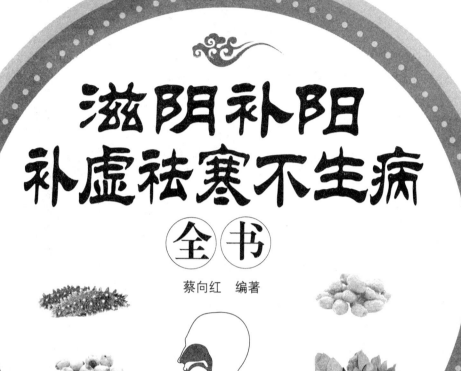

# 滋阴补阳
# 补虚祛寒不生病

## 全书

蔡向红 编著

U0338660

天津出版传媒集团

天津科学技术出版社

**图书在版编目（CIP）数据**

滋阴补阳、补虚祛寒不生病全书 / 蔡向红编著 . —天津：天津科学技术出版社，2014.8（2018.12 重印）

ISBN 978-7-5308-9161-2

Ⅰ.①滋… Ⅱ.①蔡… Ⅲ.①补阳—基本知识 ②补虚—基本知识 Ⅳ.① R254.1 ② R243

中国版本图书馆 CIP 数据核字（2014）第 196982 号

责任编辑：孟祥刚

责任印制：兰　毅

**天津出版传媒集团** 出版
**天津科学技术出版社**

出版人：蔡　颢

天津市西康路 35 号　　邮编 300051

电话（022）23332490

网址：www.tjkjcbs.com.cn

新华书店经销

北京德富泰印务有限公司印刷

开本 1 020×1 200　1/10　印张 36　字数 690 000

2018 年 12 月第 1 版第 5 次印刷

定价：59.80 元

# 前言

在日常生活中，很多人都会从中医口中听到这样一些话，"你的身体阴阳有些失调"，"他体寒太重"，"她的身体太虚"。那么，究竟什么是"阴阳失调"，什么又是"虚""寒"？这些状况又会给身体造成怎样的危害呢？中医认为阴阳失调、身体虚寒是百病之源，而阴阳调和，寒邪不入，身体不虚才是人的健康长寿之道。因此，滋阴补阳、补虚祛寒，祛病保健势在必行。

阴阳平衡是养生治病的根本，一旦保养不慎，就很容易出现阴阳失衡，导致疾病。阳邪致病，可引起阳盛阴伤的热证；阴邪致病，可引起阴盛阳伤的寒证。阳气虚，不足以制阴，可引起虚寒证。阴液亏，不足以制阳，可引起虚热证。所以说，阴阳失调，是一切疾病发生的根本原因。

那如何保持阴阳平衡呢？这就需要滋阴补阳。滋阴补阳，是强身健体、益寿延年的法宝。所谓滋阴补阳，就是用具有滋阴温阳作用的方法，治疗阴阳两虚证。例如，一些人三天两头会感觉不舒服，不是头痛，就是胸闷气短，再就是四肢乏力，如果不是由于外伤所致，那就是身体内的阴阳失调了。这时候，如果单纯地治疗头痛或胸闷，属于治标不治本，而且不适症状会出现反复现象。如果从调和阴阳入手，根据症状来调节体内脏腑功能，就会彻底消除不适症状。

关于滋阴补阳，不仅仅适用于产生不适或病变后对身体的调节，更主要的是能够起到绝好的养生效果。中医讲求，一年四季，乃至一天的不同时辰，滋阴补阳的方法和效果都是不尽相同的；而滋阴补阳的手法，更是不胜枚举，有食疗、药膳、运动、按摩，等等。身体有疾患的朋友，平时在家采用一些办法滋阴补阳，对治疗大病有一定缓解作用，对治疗小病则有立竿见影的作用，帮助身体快速恢复健康。

疾病易趁"虚"而入，遇"寒"则猖。虚寒与阴阳一样，对人体的健康影响很大。阴阳调和是保证人体不生病的根本，但要想保持身体健康、益寿延年，实现无病到天年的目的，补虚祛寒是关键。人体如果受寒的话，会引起感冒、颈椎病、关节炎等疾病；人体如果虚了，会导致失眠、心悸、肠胃病、便秘等疾病。体质虚寒有的是先天所致，有的则是久病、生育、营养不良、压力过重等后天原因造成的。生活中，体质虚寒的人随处可见。比如，生活中大多数人都有过类似的体验：才爬两层楼梯就气喘吁吁；干一点儿力气活就浑身酸痛难耐；上班的时候经常感觉力不从心；天气刚转凉就冻得瑟瑟发抖；稍微吃凉的东西就腹泻不止；晚上睡觉盖着厚厚的棉被也不觉得暖和……这些现象就是体质虚寒的表现。可以说，每10人中至少有5人的身体符合以上的状况。可见，体质虚寒给人们带来了无穷的困扰，给健康增添了许多危险的因素。所以，人要获得长期的健康，就必须时刻预防寒邪乘"虚"而入。

想要化解体内的虚寒，其实并不难，首先要做的就是一定要知道是哪里虚，哪里寒，然后采用科学有效的方法对症调养，必能做到去除虚寒，获得健康。比如阳虚的人，可用拔罐来祛寒湿；喝生姜红糖水可以辅助治疗宫寒；多晒背部补阳气；手脚冰凉，多按阳池穴；在膻中穴、百会穴刮痧，补阳气……

要想寿命长，全靠调阴阳，要想身体健，补虚祛寒要做好。本书对阴阳失调、身体虚寒出现的各种症状进行了一一分析，读者只要对应自己的症状找到病因，就可以辨证施治、协调阴阳、直面虚寒，彻底根治身体所患疾病。全书分为上下两篇，上篇详细讲述滋阴补阳的要点，从食补、神补、人体经络、生活环境、脏腑功能、季节交替等多个方面，阐述保证身体健康的多种方法以及家庭常用中药方、药膳食疗方。下篇重点分析了补虚祛寒的相关知识，从气虚、血虚、阳虚、阴虚、体寒、腹寒等角度，论述补虚祛寒的方法，以及常用的保暖养虚的方法。全书内容翔实、通俗易懂，所涉及的食疗方、药膳方、中药方以及其他的保健方法，都十分适合普通家庭使用，是一本适合日常滋补、调养的"健康秘籍"。翻开本书，您所有健康问题便可迎刃而解。

# 目录

## 上 篇　滋阴补阳不生病

## 第五章 流传千年的食方是滋阴补阳最好的"药"

——"从食材中寻找滋阴补阳的宝贝 ·············· **060**

## 第六章 畅通经络是阴阳双补的自然之道

——"经络提升元气，更能滋阴补阳 ·············· **077**

## 第七章　美妙性生活潜藏滋阴补阳的秘方

## 第八章　脏腑之地是阴阳之"宿主"

## 第九章　时节交替变换之时，正是滋阴补阳的好时候

## 第十章　阴阳虚衰，滋补药物不能少——"家庭必备的滋阴补阳的传世名方 **147**

# 下 篇　补虚祛寒保健康

## 第八章 人老腿先老，健身先健脚——"腿脚防寒，养护下半身就是养命 ⋯ 254

## 第九章 祛腹寒，固守腹部之宫城——"让五脏六腑在腹宫里安枕无忧 ⋯⋯⋯ 265

# 上 篇
## 滋阴补阳不生病

# 第一章 探索养生的奥秘
## ——"滋阴补阳"是养生不可违背的天道

## ▶ 滋阴补阳，是强身健体、益寿延年的法宝

《素问·阴阳应象大论》指出，"阴阳者，天地之道也，万物之纲纪，变化之父母，生杀之本始。神明之府也，治病必求于本。"这是对阴阳高度的概括与精简的阐述。

在中国古代哲学思想中，阴阳就是天地之道，万物之纲，可想而知，其分量是多么的重要。我们对事物所进行的探讨研究不外乎它的变化，包括时间上的和空间上的。而引起这种变化的正是阴阳。在中国的传统理论中，阴阳就是变化之母。

中医理论指出，人体内多种病变的发生，究其根源，都是阴阳不调和所致。阴阳不和以致气血不足，并进一步导致体内脏腑器官功能失常，诱发病变。生命是一种内在稳定状态，这种稳定取决于阴阳的平衡，阴阳就像天平上的两个砝码，一左一右相互制约，只有它们重量相当，天平才平衡。一旦阴阳失调，天平向一方倾斜，平衡被打破了，人就会生病。所以，人要获得长期的健康，就必须时刻保持阴阳的平衡。

如何保持阴阳平衡呢？这就需要进行滋阴补阳。滋阴补阳，是强身健体、益寿延年的法宝。所谓滋阴补阳，就是用具有滋阴温阳作用的方药，治疗阴阳两虚证。例如，一些人三天两头会感觉不舒服，不是头痛，就是胸闷气短，再就是四肢乏力，如果不是由于外伤所致，那就是身体内的阴阳失调了。这时候，如果单纯地治疗头痛或胸闷，属于治标不治本，而且不适症状会出现反复现象。如果从调和阴阳入手，根据症状来调节体内脏腑功能，就会彻底消除不适症状。

赵女士这段时间工作并不繁忙，但是总觉得四肢乏力，精神疲倦，稍微一活动就觉得气喘吁吁。她不知道自己到底得了什么病，打针、吃药、输液，可是总是不见好转。后来，她去咨询了一位老中医，老中医把脉时发现她的脉细数，又详细咨询了她目前的情况。得知她口干舌燥、咽干唇干、皮肤干燥、便干尿少，诊断为阴阳失调，阴虚液亏。于是，老中医告诉她要注意饮食，同时给她开了麦冬、小蓟、藕节、蒲公英、菊花泡水当茶饮用。一段时间后，赵女士渐渐感觉精气神又恢复了。

关于滋阴补阳，不仅仅适用于产生不适或病变后对身体的调节；更主要的是能够起到绝好的养生效果。中医讲求，一年四季，乃至一天的不同时辰，滋阴补阳的方法和效果都是不尽相同的；而滋阴补阳的手法，更是不胜枚举，有食疗、药膳、运动、按摩，等等。关注身体健康的朋友，都会在平时，尤其是季节更替之时，采用一些办法滋阴补阳，来确保身体的健康。

那些鹤发童颜、精神矍铄的老年人，通常都是注意滋阴补阳的朋友。他们关注身体健康，能够安享天伦之乐。

# ▶ 滋阴补阳，调节身体的基本原则

滋阴补阳是一种养生手段，是保证身体健康的一种有效方式。但这并不意味着滋阴补阳毫无规律可循。我们必须找到并适应滋阴补阳的规律和原则，才能确保身体健康。

## 1. 滋阴补阳，需要顺应自然

人凭借天地之间的灵气而生存，同时遵循着自然界的规律。人生于天地之间，依赖于自然而生存，也就必须受自然规律的支配和制约。这种天人相应或称天人合一学说，是中医效法自然、顺时养生的理论依据。顺应自然养生包括顺应四时调摄和昼夜晨昏调养。昼夜变化和四季变化是可以相互对照参考的，所谓朝则为春，日中为夏，日半为秋，入夜为冬。白昼阳气主事，入夜阴气主事。四时与昼夜的阴阳变化，人也应该遵从。所以，生活起居，要顺应四时昼夜的变化，动静和宜，衣着适当，饮食调配合理，体现春夏养阳、秋冬养阴的原则。

人不仅有自然属性，更重要的还有社会属性。人不能脱离社会而生存。人与外界环境是一个统一整体。外界环境包括自然环境和社会环境，因此，中国传统哲学理论崇尚"上知天文，下知地理，中知人事，可以长久"。社会环境一方面供给人类所需要的物质生活资料，满足人们的生理需要，另一方面又形成和制约着人的心理活动。随着医学的发展，日益显示出重视社会因素与心理保健对人类健康长寿的重要性：社会因素可以通过对人的精神状态和身体素质的影响而影响人的健康。所以人必须适应四时昼夜和社会因素的变化而采取相应的养生措施，才能健康长寿。《灵枢·本神》指出，"智者之养生也，必顺四时而适寒暑，和喜怒而安居处，节阴阳而调刚柔，如是则僻邪不至，长生久视。"

## 2. 滋阴补阳还需要做到形神共养

形神合一，又称形与神俱，这是中医学的生命观。形者神之质，神者形之用；形为神之基，神为形之主；无形则神无以生，无神则形不可活：形与神俱，方能尽终天年；因此，养生只有做到形神共养，才能保持生命的健康长寿。所谓形神共养，是指不仅要注意形体的保养，而且还要注意精神的摄生，使形体强健，精力充沛，身体和精神得到协调发展，才能保持生命的健康长寿。中医养生学的养生方法很多，但从本质上看，统而言之，不外"养神"与"养形"两端，即所谓"守神全形"和"保形全神"。形神共养，养神为首要任务，神明则形安。神为生命的主宰，宜于清静内守，而不宜躁动妄耗。所以中医养生以调神为第一要义，通过清静养神、四气调神、积精养神、修性怡神、气功练神等，以保持神气的清静，增强心身健康，达到调神和强身的统一。

形体是人体生命的基础，神依附于形而存在，有了形体，才有生命，有了生命方能产生精神活动和具有生理功能。形盛则神旺，形衰则神衰，形谢则神灭。形体的动静盛衰，关系着精、气、神的衰旺存亡。中医学主张动以养形，以形劳而不倦为度，用劳动、舞蹈、散步、按摩等，以运动形体，调和气血，疏通经络，通利九窍，防病健身。

静以养神，动以养形，动静结合，刚柔相济，以动静适宜为度。形神共养，动静互涵，才符合生命运动的客观规律，有益于强身防病。

# ▶ 阴和阳不能分，就像鸟和天空不能分一样

鸟儿在天空中展翅翱翔，自由自在。没有如此广袤的天空，就无法衬托出鸟儿飞翔时的愉悦；如果没有鸟儿飞翔穿梭的映衬，天空也会显得单调没有生气。鸟儿和天空，是不可分割的，缺少了任何一方都会产生缺陷。

在中医理论中，阴和阳之间的关系，就像鸟儿和天空那样紧密。阴阳是抽象的概念，是相比较而言的，所以说，"阴阳者，有名而无形"。阴阳可相互转化且不可随意分割。

在人体中，阴阳是生命现象的主要矛盾，是生命发展的动力，贯穿于生命过程的始终。就生命物质的结构和功能而言，则生命物质为阴，生命功能为阳。其运动转化过程则是阳

化气，阴成形。生命就是生命形体的气化运动。气化运动的本质就是阴精与阳气、化气与成形的矛盾运动，即阴阳的对立统一。阴阳在对立斗争中，取得了统一，维持着动态平衡状态，即所谓"阴平阳秘"，机体才能进行正常的生命活动。有斗争就要有胜负，如果阴阳的对立斗争激化，动态平衡被打破，出现阴阳胜负、阴阳失调，就会导致疾病的发生。

中医理论指出，正气与邪气也都有阴阳之分，邪气有阴邪、阳邪之分，正气有阴精与阳气之分。疾病的发生发展过程就是邪正斗争的过程，邪正斗争导致阴阳失调，从而出现各种各样的病理变化。无论外感病或内伤病，其病理变化的基本规律不外乎阴阳的偏盛或偏衰。

"人生有形，不离阴阳"，就人体部位来说，人体的上半身为阳，下半身属阴；体表属阳，体内属阴；体表的背部属阳，腹部属阴；四肢外侧为阳，内侧为阴。按脏腑功能特点分，心、肺、脾、肝、肾五脏为阴，胆、胃、大肠、小肠、膀胱、三焦六腑为阳。五脏之中，心肺为阳，肝脾肾为阴；心、肺之中，心为阳，肺为阴；肝、脾、肾之间，肝为阳，脾、肾为阴。而且每一脏之中又有阴阳之分，如心有心阴、心阳，肾有肾阴、肾阳，胃有胃阴、胃阳等。在经络之中，也分为阴阳。经属阴，络属阳，而经之中有阴经与阳经，络之中又有阴络与阳络。就十二经脉而言，就有手三阳经与手三阴经之分、足三阳经与足三阴经之别。在血与气之间，血为阴，气为阳。由此可见，脏腑器官根据其特性，可分为"阴""阳"两种，它们共同组成了一个整体的内部机体，相互作用、相互影响，"阴""阳"是密不可分的。

# ▶ 阴阳学说的基本内容

滋阴补阳源于阴阳学说。阴阳学说是我国古代人民在长期的生活实践中建立起来的朴素的对立统一理论，阴阳学说属于中国古代唯物论和辩证法范畴。中医学把阴阳学说应用于医学，形成了中医学的阴阳学说，促进了中医学理论体系的形成和发展，中医学的阴阳学说是中医学理论体系的基础之一和重要组成部分。那么阴阳学说具体有哪些内容呢？

## 1. 阴阳对立

所谓对立，是指矛盾的双方处于一个统一体，相互排斥、相互斗争。阴阳学说认为，阴阳方双的对立是绝对的，万事万物都是阴阳对立的统一，相互排斥而生，相互斗争而存。

阴阳的对立和统一是一个相反却又相承的关系，二者相互依存，缺一不可。阴阳两方面的相互对立，集中表现于二者的相互制约、相互斗争的关系，在相互制约和相互斗争的过程中，取得了统一，使二者平衡。当二者关系处于平衡的状态时，事物的发展变化才会正常，人体的阴阳平衡，才能维持正常的生理状态。一旦失去平衡，你强我弱，事物的发展变化就会遭到破坏，人体就会出现疾病。

自然界有春夏秋冬四季，有温热凉寒之分。夏季阳热盛，夏至之后，阴气就逐渐上升，用以制约火势的阳气，这就是"阳消阴长"；冬季人体阴寒之气占主导地位，但冬至过后，阳气就逐渐提升，制约过盛的阴气，这就是"阴消阳长"。这样相互制约，相辅相成，所以人体的阴阳维持于一个平衡的状态，人体才会健康。这就是自然界阴阳相互制约、相互斗争的结果。

## 2. 阴阳互根

所谓阴阳互根，是事物之间既相互对立，又相互依存，相互依赖，任何一方都不能脱离另一方而单独存在。阴阳互根则是阴阳之间相互依存、相互依赖的根据和条件。阴阳双方的存在，均以对方的存在为前提。这种性质和状态，如同天与地、上与下、动与静、寒与热、虚与实、聚与散，既对立，又是互为参照，对比中而生，互为存在的条件。阳根于阴，阴根于阳，没有阳，阴就不会存在，没有阴，阳也无从而来。阴内有阳，阳内有阴，相互对立，又相互依存。阴阳互根深刻地揭示了二者缺一不可、无法分离的状态和性质。中医学用阴阳互根的观点，来阐述人体脏与腑、气与血、功能与物质等生理病理的关系。

正因为阳根于阴，阴根于阳，这是事物发展变化的必要条件，所以，阴与阳相互依赖，二者缺一不可。这种现象不仅仅于局限于某一个个体，大自然物质与功能之间、物质与物质之间、功能与功能之间，都存在着这种阴阳互根的关系。物质是生命的基础，功能是生命的主要标志，物质性阴，功能属阳，物质是功能的基础，功能则是物质的体现。就人体而言，脏腑功能活动健全，就会不断促进营养物质的化生，而充足的营养物质，又能保护脏腑活动功能的平衡，二者相互促进，人体才会健康。

在自然界的生命活动过程中，如果阴阳不能平衡，如果正常的阴阳互根关系遭到了破坏，疾病就会滋生，甚至威胁到生命。在人体的病理情况中，阳气和阴液的相互作用即是一个互根的过程。如果一方不足，就会引起另一方的亏损，所谓"无阳则阴无以化""阳损及阴"即阳损就会耗阴，阴损则会耗阳，就是这个道理。如果人体内阳气与阴液、物质与功能等阴阳互根关系遭到了严重破坏，甚至一方已经快消失，另一方也就失去了存在的前提，这种情况即是阴阳矛盾消失，生命也即将走到尽头。

阴阳，代表的是相互关联事物的双方，或者是统一事物内部两个对立的面。因此，它们既是对立的，又是统一的，都可以向相反的方面转化，这正是以它们相互依存、相互为根的关系作为基础的。

## 3. 阴阳消长

消，即减弱；长，即增长。阴阳消长，指的就是阴阳对立双方的增减、盛衰、进退的运动变化。阴阳对立的双方不是总处于一种平衡的状态，它是一个动态的过程，此盛彼衰，此增彼减，此进彼退，总是在运动变化之中。当阴阳双方在彼此消长的动态过程中保持相对平衡的时候，人体各脏器处于一个正常的运动规律之下，在这个正常的平衡里，人体才会保持健康。阴阳双方在一定范围内的消长，是人体动态平衡的生理活动过程。但是，当这种消长程度超过了人体的生理限度，便会出现某一方过盛或过衰，就会打破这种平衡的状态，疾病就因此而生。

## 4. 阴阳转化

阴阳转化，是指阴阳双方尽管对立，但是在一定的条件下，却可以相互转化，阴转化为阳，阳也可以转化为阴。阴阳的对立是绝对的，但是对立的过程却是动态可变的，它既有量变，也有质变。事物的发展变化，就有从量变到质变，再由质变到量变的过程。阴阳消长即是一个量变的过程；而阴阳转化，则是一个质变的过程。

阴阳转化，是事物运动变化的基本规律。在阴阳消长的过程中，当事物发展到一定程度，超载了阴阳正常的区域，打破了平衡，就会必然向着相反的方面转化。当然。这种转化不是任意而为，它必须具备一定的条件，就是阴阳任意一方过盛或过衰，也就是中医学所说的"重"或"极"。所谓"物极必反"，就是这个道理。

阴阳消长和阴阳转化是事物发展变化过程中两个密不可分的阶段，两者相辅相成，阴阳消长是阴阳转化的前提，而阴阳转化则是阴阳消长的必然结果，二者紧密相连，使事物的发展始终处于一个动态的过程，保持人体生命与活力。

春夏秋冬，一年四季，轮回不息。春夏两季属阳，秋冬两季属阴，四季的轮回，就具体体现了阴阳的互相转化过程。冬天结束，春天来临，气温回升，同时也是阴转化为阳的过程；当夏季结束，秋天来临，气候渐渐凉爽，这又是由阳转化为阴的过程。阴阳是中国古代哲学的基本范畴之一，也是易学哲学体系中的最高哲学范畴。阴阳化生万事万物，是生命物质运动变化的基础。中国古代哲学中的一些重要概念、范畴和命题，都是以阴阳这一范畴为基础展开讨论和阐述。阴阳，即是事物的对立面，阴阳在相互作用的过程中运动变化，因此，这种对立的事物是运动变化的。

阴阳对立、阴阳互根、阴阳消长、阴阳转化，是阴阳学说的基本内容。这些内容不是彼此孤立存在、单独运行的，而是相互联系、相互影响、互为因果的。

# ▶ 中医病理的指导

中医理论指出，疾病的发生发展取决于两方面的因素：一是邪气。所谓邪气，就是各种致病因素的总称。二是正气。正气泛指人体的功能活动，常与邪气对称。邪气有阴邪（如寒邪、湿邪）和阳邪（如六淫中的风邪、火邪）之分。正气又有阴精和阳气之别。

中医常诊断热毒疾病，就是因为体内阳气过盛。阳盛是病理变化中阳邪过盛，从而在人的机体表现出的热的病变。如夏季中暑，就是因为暑热邪气侵入人体，造成人体阴阳失衡，阳气偏盛，出现高热、出汗、口渴、面赤、脉数等表现。因其性质属热，所以说"阳盛则热"。因为阴阳互依，此消彼长，当阳气过盛时，必然导致阴液的损伤，如暑热出现高热面赤等病症时，就会出现阴液耗伤而口渴的现象，损伤人体的正气，所以说"阳盛则阴病"。

同理，"阴盛则寒"。阴盛是针对阳盛而言，是病理变化中阴邪过盛而表现出来的寒的病症。当人们纳凉饮冷时，机体阴气就可能偏盛，导致人体疾病，如腹痛、泄泻、形寒肢冷、舌淡苔白、脉沉等症状。阴盛打破了人体阴阳的平衡，使阳气损伤，如出现腹痛、泄泻等症状时，必然出现阳气损耗而形寒肢冷的现象，造成人体正气的损伤。所以说"阴盛则阳病"。这就是阴阳消长理论的最直接体现。"阳盛则热"就是阳长阴消，而"阴盛则寒"就属于阴长阳消，其中，以"长"为主，"消"居其次，都是属于人体阴阳失衡的表现。

阴盛即阳虚，阳虚则寒。阴阳之气相互制约，相互依赖，当人体阴阳动态平衡被打乱，阴或阳任何一方不足，必然导致另一方相对偏盛，这就使机体内阴阳不能相互制约。阳虚就不能制约阴，当阴盛时机体就会出现寒象，具体表征为面色苍白、畏寒肢冷、精神倦怠、自汗、脉微等。

阳盛则阴虚，阴虚则热。阴阳平衡，人体则健康，这个平衡是动态变化的，当阴虚不能制约阳时，阳就会出现偏盛，产生热象。如久病就会耗损阴液，出现潮热、盗汗、五心烦热、口干舌燥、脉细数等热象表现。

这种现象用阴阳消长理论分析，"阳虚则寒"属于阳消而阴长，"阴虚则热"属于阴消而阳长。这两种现象，均是以"消"为主，因消而长，"长"居其次。

从阴阳互根这一原理来讲，阴阳互为根，保持在一个动态的相对平衡的状态。当机体任何一方虚损，必然导致另一方的不足。阳损及阴，阴损及阳。阳虚至一定程度，阴液不能化生，就会同时出现阴虚的现象，称"阳损及阴"；相同的道理，阴虚至一定程度，阳气不能化生，就会出现阳虚的现象，即"阴损及阳"。二者相辅相依，都不能脱离另一方而单独存在，只有始终处于正常水平的平衡状态，才是一种正常的生理状态。

临床上，把阳盛则热称作"实热"，把阴虚则热称作"虚热"，把阴盛则寒称作"实寒"，把阳虚则寒称作"虚寒"，以区别它们的不同。把阳损及阴、阴损及阳而致阴阳两虚划分为虚寒虚热范畴；阳损及阴，以虚寒为主，虚热居次；阴损及阳，以虚热为主，虚寒居次；而阴阳两虚则是虚寒虚热并存，且暂时处于均势的状态。但是由于这种低水平是动态平衡，所以在疾病的发展过程中仍然会有主次。

阴阳转化也同样体现在病症之上。在病症的发展过程中，阴阳之中的某一方偏盛或偏衰，都可以在一定条件下相互转化为相反的方向，阳损及阴和阴损及阳就是阴阳转化的体现。

当人体阴阳失衡，处于病理状态之下时，对立的阴阳双方处于一个相互对立的状态，进行着剧烈的斗争。阴阳斗争，也就是邪正的斗争，是阴证和阳证的斗争，这是疾病自我运动转化的内在原因，而中医的治疗，是促使转化的外部条件，外因通过内因起作用，从而使阴阳平衡，达到治病的目的。阴阳相互对立，有着显著差别，但是阳证之中存有阴证，阴证之中存有阳证，又是相互渗透的。

中医正是依据阴阳理论，来进行临床治疗。以上论证的理论，也正是阴阳学说的根本所在，对于我们进行"滋阴补阳"同样具有指导意义。

## ▶ 若想活得好，光补阳不够，还需滋阴

在传统医学中，滋阴指滋养阴液的一种治法。人体中的阴，不是孤立存在的，而是同万事万物一样，存在于一个对立统一的整体中。阴与阳是两个对立统一的矛盾，不存在孤阳无阴或独阴无阳的情况。阴阳在人体是相互滋生，相互制约，相互依存的，息息相关的关系。因此讨论滋阴时，亦必须阴阳并论。

在人体生理过程中，身体组织器官内部及其相互之间，都普遍存在着不停的阴阳气化运动。其总的生理概念是：阴为有形的物质，阳为无形的功能，正如《素问·阴阳应象大论篇》指出，"阳生阴长，阳杀阴藏，阳化气，阴成形"；"阳为气，阴为味，味归形，形归气，气归核，精归化"。由于人体脏腑、经络各个方面，都普遍存在着不停的阴阳消长气机运动，人体才能得以保持自己持续的生理活动。《素问·经脉别论篇》中说，"饮入于胃，游溢精气，上输于脾。脾气散精，上归于肺，通调水道，下输膀胱"；以及肾阴上济于心，心阳下降于肾，这就是人体脏腑物质之间的上下升降、内外出入的相互对立、依存和转化过程，也就是阴阳升降气化过程。

阴的生理，实质是指"阴精"或"阴液"的生理，它代表人体五脏所藏的精华。如《灵枢·本神篇》说："五脏，主藏精者也，不可伤，伤则失守而阴虚，阴虚则无气。"说明阴液在人体的重要性。《素问·生气通天论篇》还指出："阴平阳秘，精神乃治，阴阳离决，精气乃绝。"说明生理的阴阳，必须平衡。不能偏盛偏衰，否则可能造成疾病或危境。

五脏各有阴精，如心主血，汗为心液；肝藏血，脾统一身之血，化生精液；肺主气，敷布津液，肾主水，藏精，主生髓。五脏各藏精、津、液、血、髓。这些物质，统属阴精，但主要物质来源，全居于肾。《素问·上古天真论篇》说："肾者主水，受五脏六腑之精而藏之。"可见全身之阴精与肾阴有着密切关系。阴精如此，阳气也是如此。明代张景岳指出，命门为精血之海，脾胃为水谷之海，均为五脏六腑之本，然命门为元气之根，为水火之宅，五脏之阴气，非此不能滋，五脏之阳气，非此不能发。张景岳认为，五脏六腑之阴液，都由肾阴来供应。明代赵献可更将肾阴的功能说成与脑和脊髓有关系，他指出，肾阴"是上行夹脊至脑中为髓海，泌其津液，注之于脉，以荣四肢，内注五脏榺，以应刻数"。说明肾阴在脑和脊髓影响下，将肾阴分泌出来，贯注于血脉，而达四肢脏腑，供应人体生理上的需要。

总之，"阴"是机体生命活动的物质基础，要想身体健康，必须重视滋阴。由于分布和作用不同的关系，因而有精、津、液、血、髓等不同名称，它的来源可包括先天、后天两个方面。先天因素，秉受父母之精血，肾为先天之本；肾气之盛衰，又直接和人的生长发育、衰老与生殖能力有关。后天因素，机体摄纳饮食营养，经脾胃消化，吸收饮食精微，依赖肺、肾、三焦等气化作用，转输化生而成精、津、液、血、髓等。在正常生理情况下，它们参与人体新陈代谢，营养全身各部分的脏腑和组织，因而汗、涕、泪、唾、尿等都是阴液的代谢物。机体在内外环境影响下，阴液能相应地转化为不同的代谢物，借以协调人体的阴阳平衡。

一般情况下，人们认为补阳是十分重要的，往往忽视了对滋阴的关注，从而会诱发一些疾病或身体不适。但光补阳是远远不够的，要做到阴阳调和，还要注重滋阴。


## ▶ 阳气是生命的根本

事物及运动中具有外表的、向上的、亢盛的、轻清的、功能性的等特点，具有阳属性的一面，我们称之为具有阳气。

中医理论认为，阴阳是相互对立的。就运动的方向和性质来说，则行于外表的、向上的、亢盛的、增强的、轻清的为阳气。就其功能和形态来说，阳气指功能。具体于脏腑功能而言，指六腑之气；就营卫之气来说，指卫气；《素问·生气通天论》："阳气者，若天与日，失其所，则折寿而不彰。""阳气者，精则养神，柔则养筋"。

阳气支持着人的正常生存需要，它是人体物质代谢和生理功能的原动力，人体的生殖、生长、发育、衰老和死亡，都取决于人的阳气。古人曾说："得阳者生，失阳者亡"，可见阳气对人体的重要决定作用。阳气具有温养全身组织、维护脏腑功能的作用，一个人的阳气越足，身体就会越强壮，反之，人体就会生病。当一个人的阳气完全耗尽的时候，生命也就走到了尽头。当阳气虚弱的时候，人的生理活动就会减弱、衰退，导致怕冷。随着年龄的增长，人的阳气就会逐渐亏损，身体抵抗力也渐渐下降。《灵枢》有言："人到四十，阳气不足，损与日至。"说的就是这个道理。

人的阳气主要来自两个方面，一个是父亲和母亲的遗传，这是先天性的；另一方面来自饮食，从食物中吸收水谷精气转化而来。而人体功能的正常运转、情绪变化、气温变化、活动等，都会一定程度地消耗阳气。

阳气的温养作用对于人体健康是非常重要的。阳气就像太阳，当太阳出来的时候，身体感觉非常暖和。当人体阳气充足的时候，身体也经常感觉是暖和的。生活中，我们经常看到有的人一到冬天就特别怕冷，有时甚至夏天都感觉身上冷。这种人就是体内阳气不足，"火气不够"。相反，有的人总感觉身上非常暖和，即使冬天也比别人穿得少，我们说这种人"火气大"，也就是阳气旺。《黄帝内经》将阳气的温养功能高度概括为"若天与日""精则养神，柔则养筋"。当人体的阳气充足的时候，人的精神就非常饱满，充满活力，身手敏捷，身体强壮，精气神十足。相反，有的人整天精神不振，精神倦怠，有气无力，这就是阳气不足，阴气占主导了。

在我们的人体中，阳气同样具有新陈代谢的作用。人体的新陈代谢是需要阳气气化作用来进行的，吃的食物，吸的气体，在气化作用下可以变成可吸收利用的物质进入人体，又合成人体所需要的有用的物质来滋养身体，同时分化出无用的代谢废物，并将其排出体外。而阳气在整个气化作用中，占着主导地位。如果离开了阳气，气化作用就不可能进行，一旦人体的新陈代谢功能停止，生命活动也将终结。

除此之外，阳气还有"卫外"和"固密"的作用。中医里很多概念非常抽象，但又能容易从自然现象中形象地领会理解。中医说人的阳气"若天与日"，如果把人体看作一个地球，阳气对人体就好像大气层对地球发挥的作用一样。大气层阻挡着外来的有害物质，使地球上的生物能健康成长，阳气对于人体也是如此，可以保护人体在一定范围内不受外来有害物质的侵袭，这就是"卫外"的作用。另一方面，大气层又保护着地球内部有用的物质不随便流散，如氧气、水分、热量，就像阳气保护人体的有用物质一样，以更好地为其服务，这就是"固密"的作用。阳气的这两种功能，能够维持人体内部的稳定，使人体功能平稳地运转。因此，真正阳气旺而且卫外固密功能好的人，身体是十分健康的。

所以，阳气足是一个人健康的最重要体现。在中医学里，保阳气是一条重要原则。万物的生长，都离不开阳气，离开阳气生命就会枯竭。一个人的身体健康与否、生命长短等都离不开阳气。"阳强则寿，阳衰则夭"，养生，必须养阳。但是，关于养生的人，又必须善于固其精，因为精盈的人，气就足，气足的人神全，身健。

## ▶ 生死关头救阳为急

中医理论指出，如果人体内阳气旺盛，那么各个器官都会处于最佳工作状态，机体防御功能强，才能够抵御外邪的入侵。一旦阳气受损，人体的防卫功能就会减弱，就会很容易受到疾病的侵扰，若是阳气得不到及时补充，或者身体反复受损，则可使阳气衰竭，危及生命。由此可知，阳气对生命有着至关重要的作用。在中医理论中，也讲究在病人的生死关头，一定要以救阳为第一要务，只有保证体内阳气不全部丧尽，才能有转机的希望。

阴阳贵在平衡，但这种平衡是一种相对平衡；阴阳二者相比较，始终是以阳动为主、阴气从之的状态，所以阳气应该旺盛一些。《黄帝内经》中说："阳不胜其阴，则五藏气争，九窍不通。"只有阳气足够旺盛，才能转化为动力，使阴精得以化生，才能确保津液、血等阴液的正常循行，并涵养脏腑器官、四肢百骸。

说到这里，我们不得不提起一位能够"起死回生"的神医——扁鹊。扁鹊是春秋战国时期人，本名秦越人。据传他少时曾从长桑君学医，擅长诊脉，能够洞察内腑五脏的症结，医术极为高明。

一次扁鹊到了虢国，听说虢国太子暴亡不足半日，还没有装殓。于是他赶到宫门告诉中庶子，称自己能够让太子复活。中庶子认为他所说的是无稽之谈，人死哪有复生的道理。扁鹊长叹说："如果不相信我的话，可试着诊视太子，应该能够听到他耳鸣、看见他的鼻子肿了，并且大腿及至阴部还有温热之感。"中庶子闻言赶快入宫禀报，虢君大惊，亲自出来迎接扁鹊。

扁鹊说："太子所得的病，就是所谓的'尸厥'。人接受天地之间的阴阳二气，阳主上主表，阴主下主里，阴阳和合，身体健康；现在太子阴阳二气失调，内外不通，上下不通，导致太子气脉纷乱，面色全无，失去知觉，形静如死，其实并没有死。"

扁鹊命弟子协助用针砭进行急救，刺太子三阳五会诸穴。不久太子果然醒了过来。扁鹊又将方剂加减，使太子坐了起来。又用汤剂调理阴阳，二十多天后，太子的病就痊愈了。

由此可见，阳气具有如此重要作用，因此我们在日常生活中一定要注意对其保护和滋养。在这里给大家推荐一款有效护理阳气的日常菜谱——花生仁拌芹菜。

具体做法：准备连皮花生仁100克，芹菜250克，豆油、酱油、精盐、味精、白糖、醋、花椒油各适量。炒锅内放豆油烧热，放入花生仁炸酥捞出。把芹菜摘去根叶后切成3厘米长的段，放开水锅里焯一下捞出，用冷水淘凉，控净水分，把芹菜与花生仁共同放入盘中，把酱油、精盐、白糖、味精、醋、花椒油放在小碗内调好，浇在盘中，拌匀即成。当菜佐餐，随意食用。

中医理论指出，花生性平，味甘；入脾、肺经；可以醒脾和胃、润肺化痰、滋养调气、滋阴补阳、清咽止咳。芹菜性凉，味甘辛，无毒；入肝，胆，心包经；主治清热除烦，平肝，利水消肿，凉血止血。

经常食用此方可以补充体内阳气，确保身体健康。

# ▶ 男人重在补阳，女人重视滋阴

中医理论指出，阴阳贵在平衡，只有阴阳平衡，才能保证身体处在正常状态，维持身体健康。因此，我们必须保证自己体内的阴阳平衡。但如果细化一点儿来讲，男人应该重视补充阳气，女人则应该把重点放在滋阴上。

男人的生命重在一身阳气，如果男人阳气不足，就会体弱多病，失去"阳刚之气"，甚至阳痿、早泄，影响到家庭幸福和后代的繁衍。女人重在阴血，如果体内津液精血等阴液减少，就会造成气血不足、容颜衰老等症状，所以女人应该重视滋阴。男人补阳、女人滋阴，方法都是多种多样的；可以选择中成药，也可以选择食疗进补方进行调节。

下面给大家介绍两种中成药，分别能够补阳、滋阴。

## 1. 桂附地黄丸

该品所治病证为肾阳虚证，是由于肾中阳气不足所致，故治疗上以温补肾阳为主。全方以六味地黄丸为基础，滋补肝肾之阴，又配以肉桂、附子温补肾中阳气，以达到"益火之源，以消阴翳"的目的。诸药配合，既补肾阴，又补肾阳，阴阳互生，阴中求阳，正如张景岳所言"善补阳者，必于阴中求阳，则阳得阴助而生化无穷"。对于肾阳亏虚所致之疾患极为适宜。在临床应用中，除桂附地黄丸主症外，对因肾虚阳衰引起的慢性尿路感染、慢性肾小球肾炎、前列腺肥大、水肿、老年性阴道炎、糖尿病、老年性尿失禁、慢性支气管哮喘、慢性气管炎、哮证、喘证、神经衰弱、白内障、慢性腰腿痛等疾病有治疗和改善症状的作用。

### 2. 河车大造丸

河车大造丸出于明代名医张介宾所著的《景岳全书》,《中国医学大辞典》谓:"大造者,其功之大,有如再造,故名。"《古方选注》中述:"本方借后天以补先天,疗虚损功同大造,故称河车大造丸。"河车即紫河车,为产妇分娩时的胎衣,因有羊水而润滑,故名紫河车。"造"为滋养之意,大造即是得到较多的滋养。

在方剂配伍上,采取的是益阳助阴之法。以补养元气为主,滋养肾阴为辅,达到益气、补血、补肾的目的。本方以血肉有情之品的紫河车为主,其性甘、咸、温,入肝肾二经,身体瘦弱之人服之,能补气、养血、益精。辅以熟地黄味甘微温,滋阴养血、温补肝肾、能疗肾阴不足,壮水制火,腰酸腿软。佐以龟板补肾滋阴养血,治虚损羸瘦、骨蒸潮热。麦门冬甘寒,可润肺清心,益胃生津,能疗虚劳咳嗽,心烦口渴。

# ▶ 中医理论中的"阴"和"阳"

中医里最为核心的东西即为阴阳。在中医中,方方面面都要围绕"阴阳"二字。

《素问·阴阳应象大论》的开首即说:"阴阳者,天地之道也,万物之纲纪,变化之父母,生杀之本始,神明之府也,治病必求于本。"这是对阴阳高度的概括与精简的阐述。中国哲学认为,阴阳就是天地之道,万物之纲,可想而知,其分量是十分重要的。我们对事物所进行的探讨研究不外乎它的变化,包括时间、空间。而引起这种变化的正是阴阳,阴阳是变化之母。我们所生存的环境中,无论是社会还是自然,也无论地球上的微生物或者远在宇宙的银河,世间万物不过是一个生生息息的不断轮回过程,这个过程形成的本身也依然是阴阳。就连我们百姓平时经常说的神明之府也与阴阳有关。

作为中国的传统文化,中医理论中最为重要的、最为核心的也就是阴阳。在谈到治病求本的问题时,我们都知道"西医治标,中医治本",却说不上来是如何治的。实际上,这还是要在阴阳里面来寻求答案。阴阳正是这样一个影响着我们方方面面、最原始本质的东西。

对于阴阳的具体理解,通俗地讲就是相互关联却又对立的事物双方。这个事物可以是具体的也可以是抽象的。同时它既包含两个事物的相互对立,也包含同一事物内部所存在的相互对立。一般来讲,属阳性的都具有活动的、外在的、上升的、温热的、明亮的、功能的、功能亢进的特点;属阴的则是沉静的、内在的、下降的、寒冷的、晦暗的、物质的、功能衰减的。

# ▶ 人体内部的"阴"与"阳"

阴阳属于哲学范畴,占据中国古代哲学体系中的重要位置。此前对于阴阳的研究讨论,大多停留在阴阳的定性以及阴阳观的演变这一层面上。对中医的阴阳学说往往重视不够、探讨不深。应该说,在阴阳学说的发展史上,阴阳的问题至关重要,这是在中国传统医学领域对中国哲学范畴所做出的重大发展,尤其在阴阳学说中有了一个质的突破。由对阴阳的定性研究,上升为对阴阳双方的具体的定位、定量标定,同时阴阳的由三到一、由一到三又指明了疾病的转变方向,所以说阴阳本身就包含了定位、定量、定性、定向四种含义。因此关于中医理论中的阴阳问题的研究,对重新认识中医理论框架有着重要意义。

中国古代哲学家认为世间万物皆有阴阳,人也不例外。体表与内脏相对,体表在外为阳,内脏在里为阴;内脏之中,以膈肌为界线,位置高的心、肺为阳,位置低的肝、脾、肾为阴;脏与腑相对,腑的功能通达、运动为阳,脏的功能收藏、沉静为阴。同时,阴阳还可以概括人的生理功能。人体的物质基础(血肉筋骨)属阴,而生理功能活动(如心要跳动、肺要呼吸)属阳,两者互相依存,协调运作。生理功能活动(阳)的发生,必然要消耗一定的营养物质(阴),而营养物质(阴)的吸收产生,又必须依赖于脏腑的功能活动（阳）。

正常状态下，人体中的各种阴与阳之间保持着相对的平衡协调状态（古代称为"阴平阳秘"）。而疾病的发生就是非正常的，那么实质上就是人体内阴阳失去了平衡。

因此对于疾病的诊断和治疗，也同样要围绕阴阳的观点。中医认为，阴阳是认识疾病的总纲。诊断时，如面部色泽比正常人偏鲜明者属于阳，晦暗者属于阴；说话声音比正常人洪亮者属阳，低微者属于阴；切脉发现脉搏跳动比平时速度更快、位置更表浅、力量更大的属阳，相反更慢、更深、力量更小的属阴，等等。对这些症状进行阴阳属性的辨别，就可以逐步辨清疾病的部位、性质、程度、变化趋势等，从而得出整个疾病的阴阳属性。如疾病的位置在人体的浅表，疾病是因人体阴阳物质或功能比正常偏多引起，病人体温升高或自己感到身体发热之类的疾病属阳；相反，病位在里，虚证、寒证就属阴。

阴阳理论贯穿了中医学理论的各个方面，是中医学基本的概念和思维方式。在现代看来，这种思维方式显得有些朴素却又玄妙神秘，它所包含的丰富的辩证法思想，似乎很难理解，却又有着深厚的科学道理。

## ▶ 阴阳平衡才有身体健康

中国传统文化讲究和谐，讲究平衡，社会重在平衡，环境重在平衡，健康也重在平衡。平衡是瞬间的，也是永恒的，人体同其他事物一样，处于一种动态平衡之中，如果破坏了这种平衡，各种生理活动就会发生变化，严重时就会引起疾病、危害健康。所以，要保持健康，每个人都应努力做好自身的平衡，而健康平衡的前提条件就是人体的阴阳平衡。

《黄帝内经》中指出，人身的阳气，白天主司体表：清晨的时候，阳气开始活跃，并趋向于外；中午时，阳气达到最旺盛的阶段；太阳偏西时，体表的阳气逐渐虚少，汗孔也开始闭合。所以到了晚上，阳气收敛拒守于内，这时不要扰动筋骨，也不要接近雾露。这表明了人体的阴阳是随着自然界阴阳的运动而变化的，并且总是处于不断消长中。

自然界的阴阳的转变也是这样。清晨万物复苏，阳气开始强盛欲动，并趋向升腾；中午时，阳光普照，阳气也达到最高潮；傍晚太阳偏西时，地表的阳气逐渐消减；到了晚上，阳气收敛，阴气升腾。

寒热温凉，产生四季温差和昼夜的变化，因此可以说人体的阴阳与大自然的阴阳是密不可分的。那么，如果我们能够遵循这个大自然的阴阳变化，进行平衡阴阳，那么就可以事半功倍。既然大自然给我们恩赐，不停地给我们带来阳和阴，那么阳虚的人和阴虚的人就应该利用大自然的阴阳变化的规律来进行养阳和养阴。所以，《黄帝内经》便提出春夏养阳，秋冬养阴，维持阴阳平衡的理论。

早晨日出的时候，面向东方做深呼吸，阳气可以从鼻孔还有人体的各个皮肤腠理、毛孔进入人体；正午的时候，日头当顶，我们到户外后，让太阳的日精从我们的百会穴进入人体；傍晚日落红霞的时候，可以到户外，尽量地采吸太阳给我们这一天中最后的一次养阳机会。

阴阳平衡是生命活动的根本。阴阳要是平衡，人体才会健康；如果阴阳失衡，那我们就会患病，就会早衰，甚至死亡。所以生命的宗旨，最重要的就是维护生命的阴阳平衡。

## ▶ 中医调节阴阳平衡的方法

中医理论中，对于阴阳的调节方法，多采用"补法"，也称补益法，就是用药物或食物进行调补，来充实体内阴、阳。之所以说补，正是有不足。气、血、津液之不足，就会导致某些脏腑功能的衰退，此时气血虚弱、无力祛除病邪。这时使用补法，就能够使正气恢复，而且有利于驱病除邪，从而达到扶正祛邪、滋阴补阳之功。

关于中医的进补，其特点则主要表现在以下几个方面：

### 1. 重视整体概念，强调因人而异

中医进补，主要是从一个人的整体入手，进行全面分析，然后确定不同的进补方法。并非头痛医头，脚痛医脚，而是有针对有目的地抓住根本的问题所在来进补。

### 2. 讲究辨证论治，分清气血阴阳

中医进补，讲究辨证论治。所谓辨证论治就是通过"四诊"（望、闻、问、切）的手段，全面了解病人所出现的症候，并加以分析，搞清疾病发生的原因，推断疾病的部位和性质，掌握虚证的实质，最终确定运用哪种补法治疗，选用哪种方剂和药物调理，来取得理想的进补效益。也就是说，要根据辨证论治的原则，通过"四诊"手段，分清气虚、血虚、阴虚、阳虚，然后分别采用补气、补血、补阴、补阳的方法对症进补。

### 3. 提倡精神调节，注意运化功能

调节精神，充分发挥自身的主观能动性，对增强身体健康，提高防病功能，有着很大的益处。具体说来就是要减少不良的精神刺激，避免情绪的巨大波动，保持一种心情舒畅的乐观心态，这样才能为进补创造有利的条件。有些病人体质虚弱，需要进补，但他的消化功能很差，胸闷，嗳气，食欲不振，大便溏薄，如果只是采用大剂量的滋补性补品进补，结果便是病人食欲丧失，胸闷胃胀。所以，对这些消化能力低下的病人，应该用轻灵而易于消化的补剂，并且适当配合一些健脾助运的药物，先提高病人的消化吸收能力，之后进补，才能取得理想的治疗效果。

中医中关于进补的方法，主要是以口服为主的进补法，口服类进补方法按照所用材料可以分为食疗进补法、药物进补法以及食疗药物混合进补法三大类。

第一，食疗进补法。就是用果蔬、肉类等富含营养的食物进补。如果运用得法，效果显著。如用甲鱼、乌龟滋阴清热，羊肉、狗肉温阳散寒，等等，品种繁多，举不胜举。

第二，药物进补法。按照中医辨证论治原则，针对不同虚证，可以分别采用补气、补血、补阴、补阳的药物来进补。药物进补的形式是多样的。但需要对症进补，否则，进补不对路，往往事倍功半，不能取得效果。

第三，食疗药物混合进补法。这是一种把食物和药物混合在一起的混合进补方法。如东汉张仲景所著《金匮要略》，载有"当归生姜羊肉汤"，用当归150克、生姜250克、羊肉500克煮服，有很好的补血温阳散寒的作用。

除了口服的形式，进补的方式还有运动的形式和针灸的形式。这在古代早已有之。体育运动这种养生保健方法最早发源于古代哲学思想，所谓"流水不腐，户枢不蠹"。汉代医学家华伦发明的"五禽戏"，就是体育锻炼的一种保健方法。他说"人体欲得劳动，血脉流通，病不得生，譬如户枢，终不朽也"。这一观点对当时乃至后世都产生了较大影响。在古代医学文献中，对针灸形式的补益法，认为其有"扶元益气，调中扶邪"之功。像明代医学家李挺编著的《医学入门》中有药物灸可以"大补元气，延年益寿"的说法。

进补的目的是为了保健强身，抗病延年。无论是对何种年龄层次的人群都有着不同的意义和要求，通过合理进补，可以增强体质，青春常驻，保持充沛的精力；同时可以延缓衰老，永享健康，生活甜蜜；而对身体虚弱多病的人来说，可以达到增强抗病能力，有利于疾病趋向好转和痊愈的效果。

## ▶ 中医对疾病阴阳的诊断原则

中医诊断疾病的过程，包括诊察疾病和辨别证候两个方面。正所谓"察色按脉，先别阴阳"。

如色泽鲜明者属阳，晦暗者属阴；语声高亢洪亮者属阳，低微无力者属阴；呼吸有力、声高气粗者属阳，呼吸微弱、声低气怯者属阴；口渴喜冷者属阳，口渴喜热者属阴；脉之浮、数、洪、滑等属阳，沉、迟、细、涩等属阴。

表证、热证、实证属阳，里证、寒证、虚证属阴。在临床辨证中，只有分清阴阳，才能抓住疾病的本质，做到执简驭繁。所以辨别阴证、阳证是诊断的基本原则，在临床上具有重要的意义。在脏腑辨证中，脏腑气血阴阳失调可表现出许多复杂的证候，但不外阴阳两大类，如在虚证分类中，心有气虚、阳虚和血虚、阴虚之分，前者属阳虚范畴，后者属阴虚范畴。

总之，由于阴阳偏盛偏衰是疾病过程中病理变化的基本规律，所以疾病的病理变化虽然错综复杂，千变万化，但其基本性质可以概括为阴和阳两大类。

中医学十分重视对疾病的预防，不仅用阴阳学说来阐发摄生学说的理论，而且摄生的具体方法也是以阴阳学说为依据的。阴阳学说认为，人体的阴阳变化与自然界四时阴阳变化协调一致，就可以延年益寿，因而主张顺应自然，春夏养阳，秋冬养阴，精神内守，饮食有节，起居有常，做到"法于阴阳，和于术数"。借以保持机体内部以及机体内外界环境之间的阴阳平衡，达到增进健康、预防疾病的目的。

由于疾病发生发展的根本原因是阴阳失调，因此，调整阴阳，补偏救弊，促使阴平阳秘，恢复阴阳相对平衡，是治疗疾病的基本原则。阴阳学说用以指导疾病的治疗，一是确定治疗原则，二是归纳药物的性能。

### 1. 阴阳偏盛的治疗原则

损其有余，实者泻之。阴阳偏盛，即阴或阳的过盛有余，为有余之证。由于阳盛则阴病，阳盛则热，阳热盛易于损伤阴液，阴盛则阳病，阴盛则寒，阴寒盛易于损伤阳气，故在调整阴阳的偏盛时，应注意有无相应的阴或阳偏衰的情况存在。若阴或阳偏盛而其相对的一方并没有构成虚损时，即可采用"损其有余"的原则。若其相对一方有偏衰时，则当兼顾其不足，配合以扶阳或益阴之法。阳盛则热属实热证，宜用寒凉药以制其阳，治热以寒，即"热者寒之"。阴盛则寒属寒实证，宜用温热药以制其阴，治寒以热，即"寒者热之"。因二者均为实证，所以称这种治疗原则为"损其有余"，即"实者泻之"。

### 2. 阴阳偏衰的治疗原则

补其不足，虚者补之。阴阳偏衰，即阴或阳的虚损不足，或为阴虚，或为阳虚。阴虚不能制阳而致阳亢者，属虚热证，治当滋阴以抑阳。一般不能用寒凉药直折其热，须用"壮水之主，以制阳光"的方法，补阴以制阳。"壮水之主，以制阳光"又称壮水制火或滋水制火，滋阴抑火，是治求其属的治法，即用滋阴降火之法，以抑制阳亢火盛。如肾阴不足，则虚火上炎，此非火之有余，水之不足，故当滋养肾水。《黄帝内经》称这种治疗原则为"阳病治阴"。若阳虚不能制阴而造成阴盛者，属虚寒证，治当扶阳制阴。一般不宜用辛温发散药以散阴寒，须用"益火之源，以消阴翳"的方法，又称益火消阴或扶阳退阴，亦是治求其属的治法，即用扶阳益火之法，以消退阴盛。如肾主命门，为先天真火所藏，肾阳虚衰则现阳微阴盛的寒证，此非寒之有余，乃真阳不足，故治当温补肾阳，消除阴寒，《黄帝内经》称这种治疗原则为"阴病治阳"。

补阳配阴，补阴配阳，至于阳损及阴、阴损及阳、阴阳俱损的治疗原则，根据阴阳互根的原理，阳损及阴则治阳要顾阴，即在充分补阳的基础上补阴（补阳配阴）；阴损及阳则应治阴要顾阳，即在充分补阴的基础上补阳（补阴配阳）；阴阳俱损则应阴阳俱补，以纠正这种低水平的平衡。阴阳偏衰为虚证，所以称这种治疗原则为"补其不足"或"虚则补之"。

## ▶ 滋阴补阳，需要培护正气

中医理论指出，人体疾病的发生和早衰的根本原因，就在于机体正气的虚衰。正气旺盛，是人体阴阳协调、气血充盈、脏腑经络功能正常、卫外固密的象征，是机体健壮的根本所在。因此，历代医家和养生家都非常重视护养人体正气。《寿亲养老新书》对保养人体正气做了概括："一者少言语，养内气；二者戒色欲，养精气；三者薄滋味，养血气；四者咽津液，养脏气；五者莫嗔怒，养肝气；六者美饮食，养胃气；七者少思虑，养心气。"人体诸气得到滋养，脏腑功能协调，使机体按一定规律生生化化，则正气旺盛，人之精力充沛，健康长寿；正气虚弱，则精神不振，多病早衰。一旦人体生理活动的动力源泉断绝，生命运动也就停止了。因此，保养正气乃是延年益寿之根本大法。

人体正气又是抵御外邪、防病健身和促进机体康复的最根本的要素，疾病的过程就是"正气"和"邪气"相互作用的结果。正气不足是机体功能失调产生疾病的根本原因。《素问·遗篇刺法论》说"正气存内，邪不可干"，《素问·评热病论》说"邪之所凑，其气必虚"，《灵枢·百病始生篇》又进一步指出，"风雨寒热，不得虚邪，不能独伤人。卒然逢疾风暴雨而不病者，盖无虚，故邪不能独伤人。此必因虚邪之风，与其身形，两虚相得乃客其形"。这些论述从正反两个方面阐明了中医的正虚发病观。就是说，正气充沛，虽有外邪侵犯，也能抵抗，而使机体免于生病，患病后亦能较快地康复。由此可知，中医养生学所指的"正气"，实际上是维护人体健康的脏腑生理功能的动力和抵抗病邪的抗病能力，它包括了人体卫外功能、免疫功能、调节功能以及各种代偿功能等。正气充盛，可保持体内阴阳平衡，更好地适应外在变化，故保养正气是养生的根本任务。

保养正气重在脾肾。保养正气，就是保养精、气、神。从人体生理功能特点来看，保养精、气、神的根本，在于护养脾肾。《医宗必读·脾为后天之本论》说："故善为医者，必责其本，而本有先天后天之辨。先天之本在肾，肾应北方之水，水为天一之源。后天之本在脾，脾应中宫之土，土为万物之母"。在生理上，脾肾二脏关系极为密切，先天生后天，后天充先天。脾气健运，必借肾阳之温煦；肾精充盈，有赖脾所化生的水谷精微的补养。要想维护人体生理功能的协调统一，保养脾肾至关重要。

### 1. 保精护肾

肾之精气主宰人体生命活动的全部过程。《图书编·肾脏说》云"人之有肾，如树木有根"，即明确指出肾精对健康长寿的重要性。扶正固本，多从肾入手，为此古人反复强调肾之精气的盛衰直接关系到人体衰老的速度。所以，历代养生家都把保精护肾作为抗衰老的基本措施。

现代医学研究认为，肾与下视丘、垂体、肾上腺皮质、甲状腺、性腺，以及自主神经系统、免疫系统等，都有密切关系。肾虚者可导致这些方面功能紊乱，并能引起遗传装置的改变，从而广泛地影响机体多方面的功能，出现病理变化和早衰之象。临床大量资料报道都表明，性欲无节制，精血亏损太多，会造成身体虚弱，引起多种疾病，过早地衰老或夭亡。这说明重视"肾"的护养，对于防病、延寿、抗衰老是有积极意义的。至于调养肾精的方法，要从多方面入手，节欲保精、运动保健、导引补肾、按摩益肾、食疗补肾、药物调养等。通过调补肾气、肾精，可以协调其他脏腑的阴阳平衡。肾的精气充沛，有利于元气运行，增强身体的适应调节能力，更好地适应自然。

### 2. 调养脾胃

脾胃为"后天之本"，"气血生化之源"，故脾胃强弱是决定人之寿夭的重要因素。正如《景岳全书》说："土气为万物之源，胃气为养生之主。胃强则强，胃弱则弱，有胃则生，无胃则死，是以养生家必当以脾胃为先。"可见，脾胃健旺是人体健康长寿的基础。

脾胃为水谷之海，益气化生营血。人体功能活动的物质基础，营卫、气血、津液、精髓等，都是化生于脾胃，脾胃健旺，化源充足，脏腑功能强盛。脾胃是气机升降运动的枢纽，脾胃协调，可促进和调节机体新陈代谢，保证生命活动的协调平衡。人身元气是健康之本，脾胃则是元气之本。李东垣阐述："人以脾胃中元气为本"的思想，提出了脾胃伤则元气衰，元气衰则人折寿的观点。所以，《脾胃论》说："真气又名元气，乃先身生之精气，非胃气不能滋。"元气不充，则正气衰弱。东垣指出"内伤脾胃，百病丛生"。正说明脾胃虚衰正是生百病的主要原因，故调理脾胃、扶正益气也是预防保健的重要法则。

现代科学实验证明，调理脾胃，能有效地提高机体免疫功能，对整个机体状态加以调整，防衰抗老。从治疗学上来看，调理脾胃的应用范围十分广泛。它除了调治消化系统的疾病外，血液循环系统、神经系统、泌尿生殖系统、妇科、五官科等方面的多种疾患，都可以收到良好的效果。由此可知，脾胃是生命之本，健康之本，历代医家和养生家都一致重视脾胃的护养。调养脾胃的具体方法是极其丰富多彩的，如饮食调节、药物调养、精神调摄、针灸按摩、气功调养、起居劳逸调摄等，皆可达到健运脾胃、调养后天、延年益寿的目的。其中，饮食调节是最安全、最省钱的方法，具体需要做到以下几点：

　　（1）每顿饭只吃八分饱。每顿饭都不要吃的过饱，因为胃消化食物也需要消耗气血能量，吃得过饱会加大胃肠负担，而且吃下去的东西也不能够全部吸收。所以每顿饭都要注意不要过饱，八分饱是最好的状态。过量的食物只会给脾胃带来负担，给身体带来垃圾的。

　　（2）细嚼慢咽是关键。平常人们吃下去的冷的、热的、辣的、硬的、大块的，都会对胃黏膜造成刺激，损伤胃黏膜。所以，要尽量的将入口的饭菜充分咀嚼成为细细的糊状，这样咽下去以后可以减轻胃负担，而且可以使身体充分吸收营养。

　　（3）粥与主食要足量．在一顿饭中，粥与主食的总量要占1/2，也就是一半主食和粥，一半是菜肴。这样吃下去的五谷杂粮、豆类才能给身体提供足够的制造气血的原料，也能让体内的阴阳平衡。早餐和午餐的主食要量大一些，晚餐就以粥、糊为主。

　　（4）忌食冷饮与辛辣食物。当人摄入大量冷饮后胃内所有的血管剧烈收缩，胃部需要的气血就会急剧增加，心脏和脾脏就必须调动大量的血来帮助它，要用自身的热量来把冰凉的饮料暖热，从而消耗脾胃大量的能量。这样的冰凉多了自然就转化成了寒、寒又转化成痰湿积存在了脾胃当中。大量的进食冷饮、生鲜果蔬是使脾胃大量积存痰湿的主要原因。

　　调理肾元，在于培补精气，协调阴阳；顾护脾胃，在于增强运化，弥补元气，二者相互促进，相得益彰。这是全身形、防早衰的重要途径。突出强调精血之养，重在脾肾，此为培补正气的关键所在。

　　除此之外，滋阴补阳，培护正气还需进行食补，食补有时比药补更为重要，因为食补不仅可补虚祛邪，并可扶正，达到补虚扶正的要求，使机体的气血阴阳达到新的平衡，恢复健康，故有"药补不如食补"之说，进补是为了补虚扶正，若不虚而补、补之过度或不当的进补均可引起不良反应，如壮实的人服了人参、阿胶等性温的补气血药物，会出现食欲减退、恶心、饱胀、便秘、头晕、咽痛、牙龈出血等；又如怕冷、大便溏薄的阳虚者服了生地、麦冬、鳖甲等补阴药食物，会更加怕冷、腹泻、腹痛等，这些都是因进补不当，损伤了胃气，违反了中医辨体施补的原则。

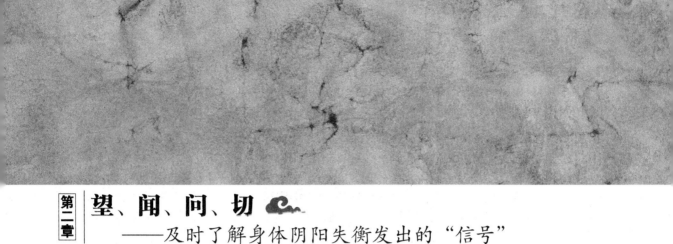

# 第二章

# 望、闻、问、切

## ——及时了解身体阴阳失衡发出的"信号"

### ▶ 阴阳失衡时，身体就会发出"信号"

阴阳失调是机体阴阳之间协调平衡失常。阴阳学说强调阴阳之间的交感、对立制约、互根互用、消长平衡及相互转化，在一定的范围内维持着动态平衡。阴阳的运动变化是永恒的，阴阳的协调平衡是相对的。使相对的平衡处于无尽的变化中，表现为人体生命活动的协调统一，是为无病。阴阳失调则是一切疾病发生的最基本的原理之一。

在临床上，阴阳失调的病理变化多与疾病本质的寒热性质密切相关，《素问·阴阳应象大论》说"阳胜则热，阴胜则寒"，《素问·调经论》又说："阳虚则外寒，阴虚则内热，阳盛则外热，阴盛则内寒"。说明在疾病过程中人体大多存在着病变性质的或寒或热，或寒热错杂，或寒热真假等病理变化。为此，阴阳失调更成为阐释病性寒热变化的具有普遍意义的基本病机，明代张景岳的《景岳全书》说："寒热者，阴阳之化也。"

人体阴阳失衡，机体就会有所表征。阴阳失衡主要包括以下几种类型：

#### 1. 阴阳偏盛

阴阳偏盛，包括阴盛和阳盛两个方面的病理变化。当感受阳热病邪，或感受其他病邪或内邪滋生瘀滞；或者身体功能本身病理性亢奋而化热；还有喜好吃辛辣、肥腻食物，或误用了温补壮阳的保健品而化热，从而出现阳盛。在临床上，感受阳热病邪的症状多表现为恶热、烦躁易怒、面红心烦、口渴难忍、便干尿黄、苔黄脉数等实热性病证。

阴盛是指体内的阴占据主导地位，在疾病过程中以阴寒之邪侵害机体而出现的阴气偏盛、功能障碍或减退、热量不足，或者水湿、痰饮、瘀血等病理状态。阴气偏盛多由于外感阴寒之邪，或者喜食生冷食物、寒滞等导致的。在临床上，多表现为四肢惧冷、恶寒喜暖、脘腹冷痛或者泄泻水肿、精神疲倦、口淡不渴、痰液清稀、苔白脉迟等实寒性症状。

#### 2. 阴阳偏衰

阴阳偏衰，指的是人体阴或阳某一方低于另一方的病理变化，阴液或阳气亏损不足，表现出正气虚弱的状态，形成"精气夺则虚"的虚证。当机体内阴阳失衡，出现阴或阳某一方物质减少或功能减退时，就不能制约对方而保持阴阳平衡，形成"阳虚则阴盛""阳虚则寒（虚寒）""阴虚则阳亢""阴虚则热（虚热）"等病理现象。

（1）阳偏衰。阳偏衰，也就是阳虚，指机体阳气虚损，功能减退或衰弱，机体反应性低下，代谢活动减退，热量不足的病理状态，多表现为阳气不足，阳不制阴，阴相对亢盛的虚寒证。这种现象，多由先天禀赋不足，或后天饮食失养或长期过度劳累，或久病不愈耗损阳气而引起。一般以脾肾阳虚为主，可见畏寒喜暖、精神不振、倦卧少动、脉象无力等症。还可见下利清谷、小便清长、水肿发作等症。总之，阳气虚衰，病理表现一般多为虚寒性征象。

（2）阴偏衰。阴偏衰，也就是阴虚，指机体阴液、精、血虚亏，功能减退，因而阴不制阳，导致阳相对亢盛，功能虚性亢奋的虚热生病理状态。多表现为滋养、宁静功能减退，阳气功能相对偏盛的虚热证。阴液不足，一般以肝肾之阴为主，症见口干舌燥、咽干唇干、皮肤干燥、便干尿少、舌红少苔等症。当长时间阴虚液亏，就可能导致血虚精少，表现为形体消瘦、盗汗、脉细数等症。

### 3. 阴阳互损

当机体阴液或阳气耗损到一定程度时，就会影响到另一方，导致相对应的一方的亏损，从而形成阴阳两虚的病理转化。肾为全身所有脏器阴阳的根本，内藏精气。久病必然会累及到肾，所以，不管是阴虚还是阳虚，一般情况都是肾脏阴阳失调之下，才会容易发生阳损及阴、阴损及阳、阴阳互损的病理变化。

阳损及阴，是指在阳气亏损比较厉害的情况下，阴液不能化生，时间长了就会累及阴精生化不足，这样阳虚又导致了阴液的亏少，从而形成了阴阳两虚的病理状态。这种情况，是由于肾阳虚衰、精关不固、失精耗液，或者因为阳虚使血亏液少，或阳虚不固、伤津耗液等所造成的。在临床上，多表现为虚寒证和虚热证并存，但以虚寒为主的病理特征。

阴损及阳，是指由于阴液或阴精亏损得比较厉害时，长时间使阳气气化不足，从而在阴虚的基础上又导致了阳气虚亏，形成了以阴虚为主阴阳两虚的病理症状。这种情况多由于生病时间过长，致使阴液亏耗不足、遗精、盗汗、失血等慢性消耗性病症而引起。在临床上，也是表现为虚寒证和虚热证并存，但以虚热症状为主的病理状态。

### 4. 阴阳亡失

阴阳亡失是指机体阴液或阳气在短时间内急剧大量地消耗脱失，造成功能衰竭，从而导致人体出现危重的病理病证。阴阳亡失包括亡阳和亡阴两方面的病理变化。

亡阳是指人体阳气大量地急剧亡脱的危重证候，导致人身全性功能突然严重衰竭危及生命的病理状态。这种情况多见于各种疾病的危重阶段，一般情况在高热大汗或发汗太过，或才吐泻过度、失血过多的情况下，可能导致阳气突然衰竭。而一些慢性消耗性疾病的亡阳，多是由于阳气损伤太过，或者长时间过度劳动所致。亡阳证的临床表现主要为大汗淋漓、肌肤手足冰冷、汗稀而凉、精神萎靡、神情淡漠、呼吸气微甚至昏迷、面色苍白、脉微欲绝等症状。较亡阴证而言，更加危急。

亡阴是指人体阴液严重缺失或消耗，阴精亏竭，从而致全身功能严重衰竭所表现的证候。亡阴可能由高热、汗、吐、泻、大量出血从而耗损阴液导致。由于阴液大量亡脱，而阴阳互相储存，阴竭而使阳无所附，也会很快散越，所以往往亡阴会很快导致亡阳证，最后阴阳尽失，生命症状消失。亡阴的临床表现有身体干瘪、皮肤皱折、眼眶深陷、口唇干燥、精神烦躁或昏迷、身热手足温、舌红而干、脉虚数无力等虚热而见衰竭的症状。

在日常生活中，我们应该注意自己身体变化，注意收集身体所发"信号"，采取应对措施；来调节阴阳平衡，维护身体健康。

## ▶ 必要时，可以给自己找个中医看看

在现代生活中，有很多人对中医产生了质疑。他们认为，中医的医学理论运用在临床中，见效过慢，而且对于一些疾病没有形成科学认知体系；再加上确实有一些骗子，利用人们对中医的不了解，进行欺诈行骗，严重损害了中医在人们心中的地位。所以很多人会选择西医。但这些情况并不能掩盖中医的理论光芒。

以人体阴阳为例，当人体出现阴阳失衡的时候，会相应地表现出一些症状，人体会感到不适。如果此时选择西医治疗，采用一些高科技手段，如 X 光、核磁共振等，进行诊断，往往查不出任何病症，这是因为此时病患尚未形成；从西医的角度来看，人体仍然属于健康的。但站在中医的角度，就应该进行滋阴补阳的调理了，如果此时不进行调理，任其发展，大的病患必会到来。因此，当身体出现阴阳失衡的时候，我们应该去请中医医生进行

诊断，以求将病患消灭在萌芽阶段。中医对病患有着特殊的视角和疗法，我们不能对中医产生偏见。感到身体出现异常之际，选择中医或许是个好方法。

由于最近工作过于繁忙，小李感觉身体出现了异常，总感到四肢无力，头晕目眩。于是，小李到医院进行了检查，但身体各项指标都很正常，这让小李感到不可思议。在家休息了几天后，症状并没有减轻。此时，小李的一位朋友建议他去请一位中医医生看一下。经人介绍，小李找到了一名老中医，把自己的情况向医生详细讲述了一下。医生把脉之后，详细查看了小李的舌头，询问了他身体的病症，然后，老中医告诉小李，他体内阴阳失调，所有症状皆由阳虚所致，同时又嘱咐他要注意休息和劳逸结合，并让他注意饮食。除此之外，老中医并没有给小李开其他药。小李按照中医所说，调节自己的生活状态，一段时间后，竟感觉自己身体恢复到了正常的状态。

# ▶ 判断身体阴阳的简单方法

谈到"滋阴补阳"，很多朋友会有同样的疑问。那怎么来判断自己属于"阴"还是"阳"呢？这可以根据身体所呈现出的具体症状来分析。我们给大家推荐一种简易判断阴阳属性的方法——观察舌苔。

舌苔由胃气所生，而五脏六腑皆禀气于胃，因此，舌苔的变化可反映脏腑的寒、热、虚、实，病邪的性质和病位的深浅。舌苔的望诊包括望苔色、望苔质两部分。

## 1. 苔色

苔色即舌苔的颜色，病态的苔色主要有白苔、黄苔、灰苔、黑苔。有时也可发生绿苔、霉酱苔。

（1）白苔，一般表示为表证、寒证。舌苔薄白而润为正常人的舌苔，同时，苔薄白亦是表示病在体表而未入里。舌苔薄白而过于润滑，多见于表寒证。苔薄白而干燥，为表热证或感受燥邪。舌苔白厚而干燥，代表湿浊化热伤津。舌苔布满白苔，摸之不干燥，称为"粉白苔"，表示得瘟疫病。苔白且干燥，称为"糙裂苔"，多见于温热病。舌淡苔白而滑润，代表寒证或寒湿证。舌苔白滑而黏腻，见于体内有痰湿或湿困于脾。舌苔白滑而腐，为胃腑蕴热。如果苔白如雪花片而质干枯者，称为"雪花苔"，表示脾冷。舌及满口生衣，出现霉苔或生糜烂点，为胃气衰败，脏气将绝之危候。

（2）黄苔，主里热证。舌苔薄黄而干燥，则里热盛，津液受损。苔黄干燥生刺，舌有裂纹，为里热极盛，津液大伤，脏腑大热。舌苔黄厚而腻，多为痰热、食积或湿热内蕴。舌苔黄滑而润，为阳虚表现。

（3）灰苔，主里证。苔灰薄而润滑，多为寒湿内阻，或痰饮内停。苔灰而干燥，为热病或阴虚火旺。

（4）黑苔，大多由黄苔或灰苔转化而成，表明病情极其严重。苔黑而干燥，为热盛津亏。舌尖苔黑而干燥，为心火盛。苔黑而润滑，为阳虚阴寒极盛。

## 2. 苔质

苔质即舌苔的形质，分为以下几种。

（1）苔的有无。正常舌有一层薄白苔，由胃气而生。在疾病过程中，舌苔从有到无，是胃气阴不足、正气渐衰的表现；但舌苔剥落之后，复生有薄白苔，则是邪退正生，胃气渐复的表现。

（2）苔的厚薄。透过舌苔能隐隐见到舌质的为薄苔，不能见到舌质为厚苔。舌苔的厚薄可测定正邪盛衰和病情的深浅轻重。薄苔主外感表证，亦主内伤气郁。厚苔主痰饮、湿邪、积滞。舌苔由薄变厚，病邪自表入里，邪盛病进；舌苔由厚变薄，为病邪自里达表，正胜病退。

（3）苔的润燥。通过舌苔的润燥可了解津液的变化，若舌面润泽，干湿适中为正常舌象，虽有病而津液未伤；若扪之湿而滑利，则称滑苔，多主寒主湿，或阳虚水饮内停。若舌面望之干枯，用手扪之无津液，则为燥苔，多由热盛伤津、阴液亏耗，或气不化津所致。

（4）苔的腐腻和苔的偏全。舌苔在舌面分布的变化。舌苔布满全舌称为全；舌苔偏布于舌面的前、后、左、右某一局部，称为偏。察舌苔分布的偏全，可判断病变的所在。全苔为邪气散漫，多为湿痰阻滞中焦之征；舌苔偏见于舌的一侧，为邪在半表半里，或病在肝胆；苔中根厚腻，多为痰饮或胃肠积滞等。

（5）苔的剥落和消长。舌苔薄厚、多少的变化，也是正邪进退的反映。舌苔由少变多、由薄复厚，一般说明邪气加重，主病进；舌苔由厚变薄、由多变少，说明正气渐复，主病退。若舌苔骤增骤退，多为病情暴变的征象。

（6）苔的真假。辨舌苔的真假，可判断疾病的轻重和预后。舌苔真假的判断以有根无根为标准。凡舌苔紧贴舌面，不易刮去，似从舌体上长出来的，即真苔又称有根苔。若苔不着实，如浮涂在舌面，刮之即去，即假苔又称为无根苔。在疾病的初期、中期，有根苔比无根苔为深重，疾病后期有根苔比无根苔为佳。若舌面上浮一层厚苔，望似无根，而其下部生出一层新苔，属疾病趋愈的征象。

# ▶ 阴阳失衡，气血第一个"说话"

人体阴阳一旦出现失衡状态，人体就会马上就会有所反应。中医理论指出，人体的阳精肾气、阴水津液，主导着体内的气血循环和运行；一旦阴阳失衡，就会失去供给气血的动力，造成气血不调，继而诱发其他病症。

在中医理论中，气血指人体内气和血的统称。中医学认为气与血各有其不同作用而又相互依存，以营养脏器组织，维持生命活动。气血不足的结果会导致脏腑功能的减退，引起早衰的病变。气虚，即脏腑功能衰退抗病能力差。气虚则畏寒肢冷、自汗、头晕耳鸣、精神萎靡、疲倦无力、心悸气短、发育迟缓。血虚则面色无华萎黄、皮肤干燥、毛发枯萎、指甲干裂、视物昏花、手足麻木、失眠多梦、健忘心悸、精神恍惚。

在日常生活中，我们可以根据一些细节变化，来判断是否有气血不足的情况。

## 1. 看眼睛

看眼睛实际上是看眼白的颜色，俗话说"人老珠黄"，其实指的就是眼白的颜色变得混浊、发黄，有血丝，这就表明你气血不足了。眼睛随时都能睁得大大的，说明气血充足；反之，眼袋很大、眼睛干涩、眼皮沉重，都代表气血不足。

## 2. 看皮肤

皮肤白里透着粉红，有光泽、有弹性、无皱纹、无斑代表气血充足。反之，皮肤粗糙、没光泽，发暗、发黄、发白、发青、发红、长斑都代表身体状况不佳、气血不足。

## 3. 看头发

头发乌黑、浓密、柔顺代表气血充足，头发干枯、掉发、头发发黄、发白、开叉都是气血不足。

## 4. 看耳朵

现在，人的身体素质越来越差。不信你去仔细看看，现在人的耳朵小，看上去越来越僵硬，而且形状上看上去已有些变形。就算孩子和年轻人都很少能看到圆润、肥大、饱满的大耳朵了。而这些大耳朵在老人那里却很多见，这说明以前人的身体素质明显强于现代人。

小孩子看耳朵看形态，大人除了形态外还要看后天的情况，主要看色泽、有无斑点、有无疼痛。如果呈淡淡的粉红色、有光泽、无斑点、无皱纹、饱满则代表气血充足。而暗淡、无光泽代表气血已经下降。如果耳朵萎缩、枯燥、有斑点、皱纹多，它代表了人的肾脏功能开始衰竭。

### 5. 摸手的温度

如果手一年四季都是温暖的，代表人气血充足，如果手心偏热或者出汗或者手冰冷，都是气血不足。

### 6. 看手指的指腹

无论孩子还是成人，如果手指指腹扁平、薄弱或指尖细细的，都代表气血不足，而手指指腹饱满，肉多有弹性，则说明气血充足。

### 7. 看青筋

如果在成人的示指上看到青筋，说明小时候消化功能不好，而且这种状态已一直延续到了成年后。这类人体质弱，气血两亏。如果在小指上看到青筋，说明肾气不足。如果掌心下方接近腕横纹的地方纹路多、深，就代表小时候营养差，体质弱，气血不足。成年后，这类女性易患妇科疾病，男性则易患前列腺肥大、痛风等症。

### 8. 看手指甲上的纵纹

纵纹只在成人手上出现，小孩不会有的。当成人手指甲上出现纵纹时，一定要提高警惕，这说明身体气血两亏、出现了透支，是机体衰老的象征。

### 9. 看牙龈

小孩子不明显，主要是成人。牙龈萎缩代表气血不足，只要发现牙齿的缝隙变大了，食物越来越容易塞在牙缝里，就要注意了，说明身体已在走下坡路，衰老正在加快。

### 10. 看睡眠

成人如果像孩子一样入睡快、睡眠沉，呼吸均匀，一觉睡到自然醒，表示气血很足；而入睡困难，易惊易醒、夜尿多，呼吸深重或打呼噜的人都是血亏。

### 11. 看运动

运动时如果出现胸闷、气短、疲劳难以恢复的状况，气血就不足，而那些运动后精力充沛、浑身轻松的人就很好。

## ▶ 双眼失神，阴阳不调的表现

眼睛向来被视作是心灵的窗户，人的精气神、喜怒哀乐各种情感都可以通过眼睛表现出来。拥有健康体魄的人们，他们的眼睛肯定是炯炯有神；体弱多病的人，他们的眼神肯定是呆滞无神的。这是因为眼睛的功能与脏腑经络的关系非常密切，它是人体精气神的综合反映。《灵枢·大惑论》指出："五脏六腑之精气，皆上注于目"，"目者，五脏六腑之精也，营卫魂魄之所常营也，神气之所生也"。眼睛是"视万物，别黑白、审短长"的器官，眼睛的健康与工作、学习，以及一切日常生活的关系十分重大。

正常情况下，如果人体健康阴阳调和、气血充足，那么就会目光明亮，眼珠灵活，从思维来看，就是语言利落，动作协调；反之，则两眼呆滞，反应迟钝。中医理论指出，瞳孔变小是出于疲劳过度、精津俱伤、元阳不固，病在肝肾；瞳孔变大是由于肾精不足、阴火上冲；瞳孔颜色变蓝为肝病及肾、肝肾两虚之症；颜色变灰白是由于气血两虚，肾精暗耗所致。眼眶周围发黑，可见于肾虚、水饮，也可见妇女寒湿带下症。

历代养生家都主张"目不久视""目不妄视"，因为久视、妄视耗血伤神，破坏阴阳平衡。故《素问》言"久视伤血"，《养生四要》指出："目者，神之舍也，目宜常瞑，瞑则不昏。"目之神应内守，才有益于形神协调。《老子》云："五色乱目，使目不明。"因此，《类经》强调，"心欲求静，必先制眼，抑之于眼，使归于心，则心静而神亦静矣"，说明养目和养神，调节阴阳是密切相关的。在日常生活或工作、学习中，看书、写作、看电视等时间不宜过久，当视力出现疲劳时，可排除杂念，全身自然放松，闭目静坐 3～5 分钟；或每天定时做几次闭目静养。此法有消除视力疲劳、调节情志的作用，也是医治目疾有效的辅助方法。

## ▶ 阳气不足，就会惧怕寒冷

在中医理论中，阳气被称为生命的真火，借助于阳气的温煦，人体的脏腑才能够更好地维持正常功能，推动生命的各项活动。阳气旺盛的人，身体各方面的功能就比较强健，抵御外邪的能力也较强。

《灵枢》称："人到四十，阳气不足。损与日至。"如果阳气衰弱，人就会显得很怕冷，身体也越来越虚弱，抵抗力也会下降。老年人都会开始怕冷，就是因为体内阳气开始衰弱的缘故。只要及时补肾就能够让体内的真火熊熊燃烧，人也就不那么怕冷。

人体是阴血和阳气平衡的整体，在阴阳平衡的情况下是健康的，可是如果一方下降，人就会有不良的反应。怕冷其实是"阳虚生内寒"的结果，表现在身体上就是御寒能力差，即使穿得比别人多仍然手脚冰凉，或是腹部对温度非常的敏感，容易腹泻、关节痛，女性还会有痛经等症状。

这种问题和平常的生活习惯有很大关系，有的女孩子爱美，冬天为了显得苗条即使冻得哆哆嗦嗦也穿得很少；小孩子爱吃冷饮伤了脾胃；夏天贪凉被空调病"袭击"过的人有可能伤了自己的阳气，长时间下来必然会给身体埋下隐患。俗话说得好："年轻人找病，老了病找人。"很多人怕冷是因为不爱运动。那些经常跑跑跳跳，活动比较多的人很少会怕冷。但现代人往往缺乏运动，体力活动较少，工作时长时间待在办公室里，出了办公室也不运动，出入都以车代步，一天之中的运动时间屈指可数。久坐不动，气血流通就会减弱，阳气自然得不到生发。动则升阳，年轻人可以上下班多走走路，业余时间去健身房做做运动或者爬山、打球等。老年人则可以练练太极拳，跳跳舞，参加一些舒缓、不激烈的运动。

如果处在壮年时分的你，经常感到寒冷单薄，喜欢偎在温暖的房间里，那就需要提高警惕了。这有可能是因为阳气不足造成的，是肾虚的表现，需要及时地进行调节和滋补。

阳气不足的人，可以多吃一些温热的食物，如羊肉、泥鳅、虾、韭菜、桂圆等。

下面给大家推荐一种可以补充阳气的食疗佳品——松子。

松子是松树的种子，松子内含有大量的不饱和脂肪酸，常食松子，可以强身健体，特别对老年体弱、腰痛、便秘、眩晕、小儿生长发育迟缓均有补肾益气、养血润肠、滋补健身的作用。治疗燥咳、吐血、便秘等病。《日华子本草》记载"逐风痹寒气，虚赢少气，补不足，润皮肤，肥五脏"。《玉楸药解》记载"润肺止咳，滑肠通便，开关逐痹，泽肤荣毛"。可见常食松子能延年、美容。

## ▶ 失眠多梦，由阴阳不调所致

失眠多梦在临床中，以不易入睡，睡后易醒，醒后不能再寐，或时寐时醒，或彻夜不寐为其证候特点。并常伴有日间精神不振，反应迟钝，体倦乏力，甚则心烦懊恼，严重影响身心健康及工作、学习和生活。

历代中医名家认为，失眠的病因病机以七情内伤为主要病因，其涉及的脏腑不外心、脾、肝、胆、肾，其病机总属营卫失和，阴阳失调为病之本，或阴虚不能纳阳，或阳盛不得入阴。正如《灵枢·大惑论》所云："卫气不得入于阴，常留于阳。留于阳则阳气满，阳气满则阳跷盛；不得入于阴则阴气虚，故目不瞑矣。"《灵枢·邪客篇》指出："今厥气客于五藏六府，则卫气独行于外，行于阳，不得入于阴。行于阳则阳气盛，阳气盛则阳跷陷，不得入于阴，阴虚，故不瞑。"可见，阴阳失和是失眠的关键所在。

睡眠可看作是阴阳消长平衡的一个过程。引起失眠的原因很多，《黄帝内经》记载的有三个原因。咳喘、腹满等，使人不得安卧；为邪气客于脏腑，卫气不能入阴所致；脏腑所伤，阴阳不和，则夜寐不安，如《素问》曰："人有卧而有所不安者。脏有所伤及，精有所之寄，则安。故人不能悬具病也。"认为"寐寤"是人体营卫之气顺应自然界昼夜变化的结果。即卫气"昼行于阳二十五周，夜行于阴二十五周，周于五脏"，正是营卫相互协调，实现脏腑安和，目瞑而寐。

可见，人的正常睡眠是阴阳之气自然而有规律地转化的结果，如果这种规律一旦被破坏，就可以导致不寐的发生，而这种规律被破坏的原因主要由于外邪如火、热、气、血之壅塞，干扰卫气的正常运行，内伤情志使五脏气机失常、气血不和及阴阳失调而致失眠，病理因素多为气、血、痰、瘀、火、郁、湿、食等，故七情所伤之失眠尤为重要。张景岳在《景岳全书》中说："盖寐本乎阴，巾其主也，神安则寐，神不安则不寐。"而这种神当是指心神，即人体生理活动和心理活动的主宰者。心是人体情志的发生之处和主宰者。心主神志，肝主情志，脾志为思，若情志不舒，思虑过度，不仅影响肝之疏泄，出现肝郁气滞，化火扰神，而且进一步耗伤心血，损伤脾运，最后还会出现耗尽真阴真元，心肾失交神志不宁，致使五脏俱虚，病情虚实胶结，缠绵难愈。

下面给大家推荐两种能够有效调节人体阴阳，摆脱失眠多梦的食疗方。

### 1. 玉竹猪心

准备猪心 500 克，玉竹 20 克，荸荠 50 克，韭黄 10 克，鸡汤 40 克，酱油 15 克，料酒、盐、胡椒、葱、姜、水淀粉、醋、麻油各适量。猪心切成薄片，玉竹用水煮，提取浓汁 20 毫升，再配荸荠、韭黄、鸡汤，加入酱油、料酒、盐、胡椒、葱、姜适量煸炒，用水淀粉勾芡，淋入醋和麻油少许。

### 2. 猪肉海参

猪里脊肉 200 克，海参 25 克，鸡汤、葱、姜、香菜、海米、味精、醋、盐各适量。里脊肉切成薄片，海参切成片，温水泡开，分别入清水氽过。姜、葱切末，香菜切小段，海米码入碗内，再取鸡汤烧开，放入氽过的肉片和海参片稍煮，加入味精、醋、盐，随即倒入碗内。每日 1 ~ 2 次。可随餐食用。

以上两方具有补益阴阳之功效，经常食用可以缓解失眠多梦的症状。

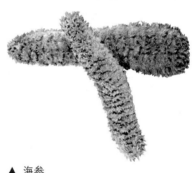
▲ 海参
海参具有补肾滋阴、养血益精的功效，可以缓解失眠症状。

## ▶ 阴阳不调容易造成心悸不安

心悸指不因惊吓而自心跳不宁的疾患，出自《伤寒论·辨太阳病脉证并治》，简称悸。其重症为怔忡，多因阴阳不调、气血虚弱所致。对于心悸，中医理论有明确的分类，各类型的心悸症状是有所不同的。

由于阳虚气弱而心悸者，多表现为心下空虚，状若惊悸，或先烦而后悸，脉大无力，治宜温阳益气；由于阴血不足，血不养心而心悸者，兼见面色无华，舌淡脉细，若兼虚火，则五心烦热。由于水饮内停，水气凌心而心悸者，兼见胸脘痞满，头晕恶心，小便短少，苔白，脉弦，治宜通阳化饮；由于痰郁心悸者，兼见惊惕不宁，突然而作，时作时止，甚则心跳欲厥，脉滑大，治宜涤痰定悸；由于气滞血瘀心悸者，兼见短气喘息，胸闷，胸膺疼痛，舌色紫暗，脉结代，治宜活血理气。

心悸的人在药物治疗的同时，应注意日常饮食调理。以下是几款有利于治疗心悸的保健食疗。

### 1. 莲子百合猪心汤

取莲子、百合各 30 克，与猪心 200 克切片加水共煨汤，肉熟后调味即成。适用于心悸、失眠、头昏、遗精等。

### 2. 五味子汤

五味子 20 克，炙甘草 30 克，水煎服，适用于心悸患者。

### 3. 莲心汤

莲子心 30 枚，酸枣 50 克，炙甘草 20 克，水煎。每晚睡前服，连服 10 天。适用于肝火上延、心肾不交型患者。

### 4. 龙眼红枣粥

糯米、龙眼肉各 50 克，红枣 10 枚，加水共煨粥。日服 2 次，连服 10 天。适用于心神不交型患者。

### 5. 枸叶叶炒猪心

猪心一个切丁，枸杞叶 100 克，人参叶 100 克，用花生油按常法炒熟佐餐。适用于气血两虚型患者。

### 6. 拌猪脑

将猪脑 100 克泡入清水中，剔除血筋洗净，沥水后加适量黄酒、葱、姜，入屉用旺火蒸 20 分钟取出，凉后加入芝麻油 10 克，酱油、蒜泥各适量，拌匀即成。适用于心悸、多梦、记忆力减退等。

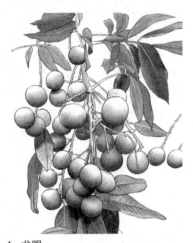

▲ 龙眼

龙眼可补益心脾，养血安神，对心悸有辅助治疗作用。

另外，心悸患者还应该注意调节情志，防止喜怒等七情过极。适当注意休息，少房事，少进食含动物脂肪多的饮食，少进咸、辣和酒、烟、浓茶、咖啡等。适当参加体育锻炼，如散步、太极拳、体操、气功等，注意预防感冒等。一定要控制情绪，少生气。

心悸患者应保持精神乐观，情绪稳定，坚持治疗，坚定信心。应避免惊恐刺激及忧思恼怒等。生活作息要有规律。饮食有节，宜进食营养丰富而易消化吸收的食物，宜低脂、低盐饮食，忌烟酒、浓茶。轻症可从事适当体力活动，以不觉劳累、不加重症状为度，避免剧烈活动。重症心悸应卧床休息，还应及早发现变症、坏病先兆症状，做好急救准备。

# ▶ 阴阳失衡会造成皮肤干燥

祖国传统医学向来讲求"天人合一"的理论，认为大自然的变化会影响到人，如果外界气候干燥，雨水偏少，燥邪伤阴，就会导致阴阳失衡；进而损伤人体的津液，容易让体内水分丢失，使人体出现缺水的症状，所带来的生理变化中以皮肤、毛发的干燥症状尤为突出。

人体如果出现阴阳失衡，外邪就容易入侵机体，内燥而使人体出现病症，耗损人体津液，从而出现皮肤、口鼻干燥、咽干口渴等症状。不仅如此，燥邪还可能伤及肺部，出现干咳少痰或痰中带血等症状。内燥损耗津液主要分为肺胃津伤和肝肾阴亏两种证型。在中医学里，将外邪又分为风、寒、暑、湿、燥、火六种，当风、寒、暑、湿、燥入侵人体后，又都可能转化为火；或者脏腑功能失调，情绪变化大，抑郁暴怒等，都有可能转化为火。火又被称为阳邪，当入侵人体时，症状多表现在机体的面部或者体表，伴有高热、恶热、心烦口渴、出汗、脉洪数等症状。同时，火邪入侵也会造成心烦、失眠、狂躁妄动、神志不清等症状。由于火邪入侵人体时，迫使津液外出，因此会出现口渴、咽干舌燥、大便秘结、小便短赤等津液伤耗的症状。

因此，当人体阴阳失衡、津液外出时，皮肤就很容易干燥。只有阴阳平衡，才能维持津液充足，使肌肤饱满湿润、充满弹性而不易衰老。如果津液不足，皮肤就会干瘪、生皱纹、脱屑、瘙痒、干老，使肌肤失去红润与光泽，变得粗糙晦暗无弹性。

下面推荐几款能够调节阴阳，缓解皮肤干燥的食疗方。

### 1. 海参沙参炖瘦肉

鲜海参 30 克，沙参 15 克，瘦肉 100 克，姜片适量。将水发海参洗干净切块，再把洗净的沙参、瘦肉、姜片放入炖盅内加清水 300 毫升，隔水武火炖 2 小时即可。

海参味甘咸，性温，具有补肾、益精、养血、润燥、止血、消炎的功效。沙参味甘微寒，能养阴润肺，益胃生津。猪肉味甘性平，能滋阴润燥，补气养血。此方适用于秋季皮肤干燥者；亦可用于神经衰弱之失眠、多梦、夜睡不宁等症。

### 2. 玉竹核桃粥

玉竹、核桃、沙参、百合各 15 克，粳米、盐适量。将洗净的玉竹、核桃、沙参、百合、粳米放入锅内，加水约 1000 毫升，大火煮开后改小火煮至米开，加入适量食盐调味即可。

玉竹味甘性微寒，亦有养阴润肺，益胃生津的作用。核桃补肾、润肠。沙参味甘微寒，能养阴润肺，益胃生津。百合味甘，微寒，能养阴润肺止咳，清心安神。共用有滋阴润燥之效。此方适用于秋季皮肤干燥、大便干结者。

### 3. 蜜橘银耳茶

银耳 20 克，蜜橘 50 克，冰糖适量。银耳用水浸泡，撕成小朵洗净，加水 1000 毫升，煮至软，放入蜜橘肉，大火煮沸后，改用小火煮 15 分钟，根据个人口味加入适量冰糖即可。

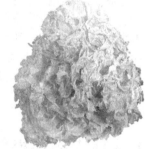

▲ 银耳

银耳滋润而不腻滞，能够润泽肌肤。

银耳是食药两用滋补佳品，有滋阴润肺、养胃生津之效；蜜橘具有润肺、止咳、化痰、健脾、顺气、止渴的功效。两者合用具有养阴润肤、美容嫩肤之功用。适用于秋季皮肤粗糙、面容憔悴者。

## ▶ 脱发，多数为阴阳失衡所致

祖国传统中医学认为脱发的病因主要在肾，若肝肾两虚气血不足，全身的血液循环就疲软，无力将营养物质输送到人体直立的最高处"头顶"，头上毛囊得不到滋养，渐渐萎缩，就会引起脱发。"肾藏精，主生殖，其华在发"，"发为血之余"，认为肾为先天之本，头发为血液的产物。肾藏精，肝藏血，精血同源相互转化，两者缺一不可。如果人体阴阳失衡，就会造成肾虚或肺损，继而导致脱发。可见，维持阴阳平衡，是预防脱发的有效办法。

中医理论指出，肾藏五脏六腑之精华，肾虚使精血不足，精血不足导致头发缺少营养供应，引起头发脱落。并且，肺主毛皮，肺败则皮毛先绝。肺是人体最主要的氧气和废物交换器官，肺功能强弱，直接影响氧气吸入，废物排出，以及体内的营养供应。头发是身体的末端器官，肺损则皮毛失养，就会产生脱发现象。

有脱发现象的朋友，如果能保证体内的阴阳平衡，促进精血的生发，就能够有效摆脱脱发现象。下面，给大家推荐几种适宜因阴阳不调造成脱发的朋友食用的食疗方。

### 1. 海带炖黑豆

鲜海带 200 克、黑豆 100 克、瘦猪肉 100 克、姜 5 克、葱 5 克、盐 5 克。把黑豆洗净，去杂质；猪瘦肉洗净，切 4 厘米见方的块；海带洗净、切丝；姜切片，葱切段。把海带、黑豆、猪瘦肉、姜、葱放入炖锅内，加水 600 毫升。把炖锅置武火上烧沸，打去浮沫，再用文火炖煮 1 小时，加入盐拌匀即成。常食此方能够补益肾阳，滋阴补阳，有效遏制脱发。

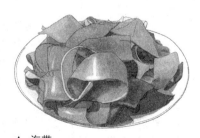

▲ 海带

海带能够补益肾阳，促进头发生长。

### 2. 黑豆乌鸡汤

黑豆 150 克，何首乌 100 克，乌鸡 1 只，红枣 10 枚，生姜 5 克，精盐适量。将乌鸡宰杀去毛及内脏，洗净备用。黑豆放入铁锅中干炒至豆衣裂开，再用清水洗净，晾干备用。何首乌、红枣、生姜分别洗净，红枣去核，生姜刮皮切片，备用。加清水适量于锅，用猛火烧沸，放入黑豆、何首乌、乌鸡、红枣和生姜，改用中火继续煲约 3 小时，加入精盐适量调味即成。

黑豆有滋补肝肾、活血补血、丰肌泽肤等功效，久服可使皮肤变得细白光洁。何首乌补肝肾、益精血，补血养颜，乌发，养心安神。乌鸡健脾补中、养阴退热。红枣健脾和胃、益气生津，多食可使人脸色红润。多食此方能够乌发，还能有效缓解头发的脱落。

### 3. 黑豆猪肝汤

猪肝 200 克，黑豆 100 克，枸杞子 25 克，沙参 30 克，生姜 2 片（去皮），香油、盐各适量。将黑豆放入锅中，用中火炒至豆衣裂开，再用清水洗净，沥干水分；将猪肝洗净，切成块；枸杞子、沙参、姜片分别洗净。将猪肝、黑豆、枸杞子、沙参、生姜放入锅中，加清水适量，用文火煲至豆烂熟，加香油、盐调味即成。该方补血益气，可防止脱发。

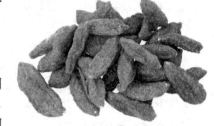

▲ 枸杞子
枸杞子对肝肾阴亏导致的脱发有辅助治疗作用。

# ▶ 人体内部环境的发病机理

人体的内环境是生命存在的依据，它由脏腑经络、形体官窍等组织结构和精气血津液等生命物质及其功能活动共同构成。人体通过阴阳五行调节、脏腑经络调节、气机升降出入调节等调节机制，保持了内环境的相对稳定。在正常情况下，人体通过内环境的自我调节来适应变化着的外环境，使机体内外环境的阴阳平衡，从而维持内环境相对的动态平衡或稳态。但是，由于种种原因，人体内环境有时会失去正常的调节控制能力，不能很好地适应外环境，从而导致内环境阴阳气血失衡。影响内环境的因素有体质、精神状态和遗传因素等。

### 1. 体质因素

从个体的体质因素来看，个体的体质特征往往是决定能否抵抗外邪入侵的关键因素。一个人的体质是影响发病的非常重要的因素。而且当许多人同时感受外邪入侵时，个体体质也往往决定了是否发病以及发病的症型，不同体质的人所易感受的致病因素或好发的疾病也各不相同，同样，他们对相同的致病因素或疾病的抵抗和耐受性也有所不同。比如身体瘦弱的人体内多火，就容易劳累咳嗽；肥胖的人多是痰湿而肥胖；老年人肾气多虚弱所以多病；体质强壮的人抵抗力强不易发病；体质虚弱的人抵抗邪气的能力较差，经常容易生病等。换一种说法，当体质强壮的人生病，就说明邪气非常盛，而体质虚弱的人，哪怕只要感受一点儿轻微之邪也就可能发病。强壮的人发病多为实证，体质虚弱的人发病多为虚证。

也就是说，每一个人的体质是不一样的，所能耐受的邪气的程度也是不一样的。体质偏阴或偏阳，就可能影响机体对寒热的耐受性。有的人阳偏盛，机体内感受到暖和，抗寒能力就较强，感受一般的寒邪就不容易发病，即使有一些不适，也很可能自愈，但是遇热邪却容易得病。而阴虚的人怕冷，耐热能力较强，但是感受寒邪时却容易生病，甚至直中三阴。

外邪的性质并不完全决定何种性质的病证。体质不同的人，当外邪入侵的时候，其致病的性质各不相同，具体会发为何种性质的病证，往往与体质类型有关。人的体质有阴阳偏重的不同，当外邪入侵后，致病就会因人而化，病证的性质和机体的表现也就会随着发生变化。

当病情随着体质而变化的时候，称为从化。当机体感受外邪后，由于体质各不相同的特殊性，病理性质也往往发生不同的变化。比如几人一同感受风寒邪气，阳热体质的人多从阳化热，而阴寒体质的人则容易从阴化寒。所以，某些病邪或疾病的易感性和发展的过程，往往取决于体质的特殊性。

### 2. 精神因素

不是所有的人在感受外邪时都会生病，除了体质的因素，人的精神状态也有很大的影响。一个人的精神状态受其情志因素的影响，当情志舒畅、精神愉快、气机畅通、气血调和、脏腑功能协调时，正气就会很旺盛，此时，邪气就难以入侵；当一个人情志不畅时，精神异常、气机逆乱、阴阳气血失调、脏腑功能异常时，正气减弱，抵抗力变差，外邪入侵容易而发病。不仅如此，精神情志因素还密切关系到疾病的发展过程。一个人的精神状态不同，其发病的缓急、病变的证候类型也不一样。比如，大怒大惊、大喜大悲这些剧烈的情志波动，就容易引起急病症。而神虚胆怯的人，容易心神慌乱，气血失调，精神抑郁或久悲失志的状态持续时间长了，就会影响脏腑气血的生理功能，从而促发慢性疾病。

一般情况下，精神兴奋状态下机体病变多为实证，精神抑郁状态下机体病变多为虚证。但是也不是绝对的，因为精神因素也有强弱，比如长期精神紧张，就会损耗阴精，致使肝阳偏亢，心火较旺，出现头痛、眩晕、心悸、失眠等病症，所以两者兼有错杂的病证也经常发生。

总之，人人都有七情六欲，这是人之常性。但是，不良的精神情志，不仅会削弱人的正气，容易得病，还有可能通过影响脏腑的生理功能诱发一些内伤疾病。

### 3. 遗传因素

遗传因素也是引起阴阳失衡、诱发疾病的因素之一。遗传因素从两个方面影响机体疾病的发生。一方面是遗传因素影响人的体质类型，不同体质的人对外邪入侵的易感性和耐受性是不同的，因此发生疾病的情况也不同。另一方面是在人类遗传过程中，亲代所发生的某些疾病也有可能遗传给后代，这种情况就是我们经常所说的"遗传病"。遗传病是指从父母接收到致病基因而引起，在胎儿时期就已经形成或已经潜伏，这种病是终生性质的，必须经过特殊治疗，否则患者将会痛苦一生或者很早死亡。遗传病一是以垂直方式一代一代传下去，以一定比例出现于同一家庭的成员之中，这是它的特点和规律。

中医学理论认为，遗传病的发生是由于先天禀赋不足所导致的，其主要原因是因为肾的精气亏虚造成。肾为先天之本，肾的阴阳是否平衡，直接影响到人体的阴阳平衡，如果肾虚，就必然会导致人体的气血阴阳失去平衡，脏腑的正常生理活动就得不到保证，所以出现了相应的病理变化。

综上所述，中医的发病学认为，疾病的发生关系到正气和邪气两个方面，正气不足是发病的内在因素，邪气是导致发病的重要条件。内外环境通过影响正气和邪气的盛衰而影响人体的发病。如体质、精神状态以及遗传因素等影响着正气的强弱。若先天禀赋不足，体质虚弱，情志不畅，则正气减弱，抗病力衰退，邪气则易于入侵而发病。

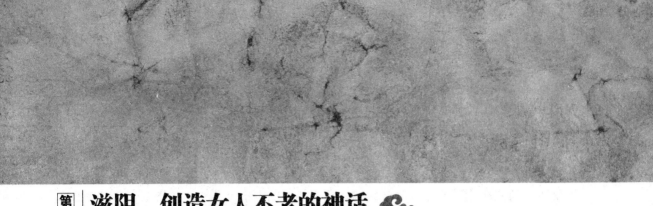

# 第三章

# 滋阴，创造女人不老的神话
## ——女人养颜的根本是滋阴

## ▶ 女人不滋阴，美丽终是镜花水月

美丽，是上苍赋予女人的独特魅力。渴望美丽也是女人一生的寄托。美丽的女人，清纯可人，面若桃花；美丽的女人，长发飘逸，短发飞扬；美丽的女人，明眸顾盼，眉目传情。美丽让女人们拥有了修长丰满的身材，更让女人们充满了青春的活力。美丽的女人总希望青春永驻，因为她们不想让青春的容颜那么快就老去，所以不断地寻找着美丽的秘方。因此，女性朋友们会频繁地出现在美容院、美发厅等场所，来寻找留住青春美丽的方法。

对于处于黄金年龄的女人来说，那种渴望美丽的心情当然也是急切的。女人们都在苦苦地寻求美丽之方，害怕岁月的脚步过后，会在自己青春靓丽的脸上留下苍老的痕迹，让自己青春靓丽一去不返。其实，一个人的容貌，除了先天因素外，后天的精心调理和保养也是非常重要的。由于女性承担着孕育生命的使命，所以容颜容易衰老，若及时进行滋补，使气血调和、阴阳平衡，面部自然红润光泽，更加靓丽。

滋阴，可以缓解女性阴虚证，使衰老减缓。阴虚会造成人体状态不良，严重影响人体健康，尤其是都市白领女性很容易出现手足心热、盗汗、咽干、口燥等现象，进而直接影响到肌肤状态，使肌肤变得黯淡、无光泽。若能及时补阴，不仅可以预防阴虚症状的出现，还可以调节已经出现的不良症状。

年轻的女性朋友，千万不要得意青春的娇艳，不要满足犹存的风韵，更不要感叹岁月的无情；只有充分调养自己才能青春永驻。

钱春花今年32岁，已经做母亲的她，把精力全部用在了照顾孩子上面；她感觉自己失去了往日的娇媚容颜。最近一段时间，由于晚上孩子哭闹，春花一直没有休息好。有一天，春花起床后照镜子，发现自己衰老了许多，鱼尾纹毫不留情地长了出来，皮肤也失去了以往的光泽。春花咨询了一下相关专家，专家指出这是阴虚的症状，应该及时采取滋阴措施。专家给春花推荐了一款滋阴的食疗方法——菊花肉丝。

准备猪瘦肉300克，菊花50克，生姜10克，葱30克，精盐3克，白糖2克，料酒20克，胡椒粉2克，鸡蛋2枚，鸡汤80毫升，湿淀粉30克，化猪油100克。

菊花瓣用清水洗净，猪肉洗净后去筋膜，切成10厘米长的丝。生姜、葱洗净切成丝。鸡蛋去黄留清。肉丝用蛋清、湿豆粉、食盐、料酒浆好。用鸡汤、湿淀粉、味精、胡椒粉、白糖兑成汤汁待用。炒锅放置旺火上，加猪油，烧至六成热时投入肉丝，快速炒散，再下姜丝、葱丝炒几下，倒入汤汁快速翻颠，待收汁亮油时，撒入菊花瓣颠匀，起锅即成。此方具有滋阴、补气的功效，经常食用对女人挽留青春容颜大有帮助。

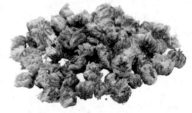

▲ 菊花

菊花益肝养血，常食有助于保持面部红润光泽。

春花按照专家的要求，进行了约半月的滋阴调养，明显感觉皮肤又充满了光泽，照镜子的时候，发现鱼尾纹也减少了。娇媚动人的容颜又回来了，春花激动不已。

## ▶做一个健康女人，远离妇科疾病

按照中医的阴阳理论，如果不注重滋阴，当精、血、津液不足，就会出现新陈代谢加快、体内津液耗损过度，从而形成口渴、干燥、便秘、体现热证，从而使外邪容易入侵身体，造成一系列妇科疾病的发生。女性朋友更要注意滋阴，因为女性朋友在特有的经期、孕期、哺乳期中，容易因"肾中精气"不足导致"阴虚"。一旦女性朋友出现"阴虚"症状，身体的免疫力就会下降，继而会诱发妇科类疾病。所以，注重"滋阴"，并做足预防、保护措施，对保障女性健康非常必要。

当上妈妈不久的孙小姐，近期感到身体不适，经期不正常，白带增多而且呈脓状。到医院接受检查，被检查出患有宫颈炎。医生告诉她，这是哺乳期的常见病症，是由"阴虚"引起的，应该在消除炎症的同时，采取"滋阴"的办法。医生建议孙小姐多吃黑芝麻。

黑芝麻含有大量的脂肪和蛋白质，还有糖类、维生素A、维生素E、卵磷脂、钙、铁、铬等营养成分，具有补肝肾，益精血，润肠燥的功效，是帮助女性朋友"滋阴补精"的好帮手。下面是两款黑芝麻疗方。

第一款，准备黑芝麻 60 克，蜂蜜 90 克，玉米粉 120克，白面 50 克，鸡蛋 2 个，发酵粉 15 克。先将黑芝麻炒香研粉，和入玉米粉、蜂蜜、面粉、蛋液、发酵粉，加水和成面团，以 35℃保温发酵 1.5 ~ 2 小时，上屉蒸 20 分钟即熟。此方具有滋阴、利肾的功效。

第二款，准备葛根 250 克，五味子 125 克，共入锅内水煎 2 次，去渣合汁，同炒香的黑芝麻、蜂蜜各 250 克，共置瓷盆内，加盖，隔水蒸 2 个小时，离火冷却，即可服用。每日 3 次，每次服 1 匙。常食此方能够补肾、滋阴养精。

▲ 黑芝麻
黑芝麻补肾益气，补血养身，增强人体抵抗力。

孙小姐按照以上黑芝麻食疗方，进行了一周的食疗，感觉身体情况有了明显的好转。一个月后，经期正常了，其他症状也都消失了。孙小姐来到医院进行检查，宫颈炎已经痊愈了。

所以，女性朋友要杜绝妇科疾病，除了多吃清淡、滋阴的食物，还要顺应昼夜变化，避免熬夜，避免工作过度劳累，避免情绪过度紧张，从生活小节上注重"滋阴"，做一个健康的美丽女人。

## ▶"桃花四物汤"，滋阴养颜第一汤

桃花四物汤为调经要方之一，是《玉机微义》转引的《医垒元戎》中的一个方子，也称加味四物汤，桃花四物汤这一方名始见于《医宗金鉴》。该方由四物汤加味桃仁、红花而成，功效为养血活血。现代研究表明，桃花四物汤具有滋阴、扩张血管、抗炎、抗疲劳、抗休克、调节免疫功能、降脂、补充微量元素、抗过敏等作用；由于该方能够养血活血，因此常食此方，还具有养颜的功效。

桃花四物汤以祛瘀为核心，辅以养血、行气。方中以强劲的破血之品桃仁、红花为主，力主活血化瘀；以甘温之熟地、当归滋阴补肝、养血调经；芍药养血和营，以增补血之力；川芎活血行气、调畅气血，以助活血之功。全方配伍得当，使瘀血祛、新血生、气机畅，滋阴养精，化瘀生新是该方的显著特点。

在桃花四物汤中，当归的首要功效就是补血调经，此外还有泽颜润肤的功效，在保护女性健康方面扮演着极其重要的角色。熟地，能对付女性脸色苍白、头晕目眩、月经不调，与当归配伍还能增强当归的补血、活血、滋阴疗效。川芎既为妇科主药，又是治疗头痛良方，还能影响内分泌系统，减轻乳房不适、心情焦虑及沮丧等经前症状。《唐本草》说它"益女子血"，现代中医认为它能够养血柔肝、补血滋阴，对月经不调有着很好的疗效。

刚刚30岁的李慧，近期感到皮肤干涩，面容缺少红润，更严重的是皱纹开始多了起来。一向很注意容颜保养的李慧对此十分紧张，她利用下班时间来到一家养生会所，向有关专家请教。专家告诉李慧，女性朋友留恋美貌青春，不能只在美容上做文章，应该配合"滋阴"的办法，对身体进行调理。这位专家建议李慧采用桃花四物汤，这个方子不仅具有养颜功效，还能够滋阴调精。

准备当归15克、熟地15克、川芎10克、白芍、10克、桃仁9克（打碎）、红花15克。将所有药材放入锅中，再加水煎煮即可。煮的时候用中等大小的饭碗装四碗水，煮到最后只剩一碗水的量就好了。早晚空腹饮用，任何温度都可以，但是药材煮过之后最好不要放置隔夜再煮。

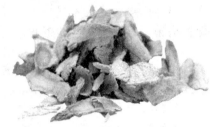

▲ 当归
将当归加入药膳中炖煮，饮汤会更容易吸收其营养。

李慧回家后，按照这个方子开始煎煮，但煮好后难以下咽，因为滋味是很苦涩的。李慧又向专家请教解决办法，专家给她提了一些建议：煮四物汤时，把上好的红枣、枸杞大把地放下去，汤水绝对会变得甜起来。或者，将当归、川芎、白芍、熟地洗净后装入过滤纱袋中，与一只去皮土鸡腿一起放入锅中，加水覆盖，先以大火烧至水滚，后改小火慢炖，煮至鸡肉熟透后起锅。也可以按自己的喜好加排骨或鱼肉，这样炖出来的桃花四物汤味道很好，又不会有很重的中药味。加去皮鸡肉会比加排骨清淡。

李慧按照这些方法，尝试了一下，桃花四物汤果然不苦了。服用了半个月后，李慧身体不适的感觉就消失了，皮肤也恢复了光泽。

## ▶ 阿胶滋阴效果好

女性由于特殊的生理特点，应以"补血、养血"为主；因此，补血滋阴，就成了女性朋友必须要做的事情。在众多补血滋阴的食品、药物中，阿胶的效果十分显著。

阿胶味甘，性平，入肺、肝、肾经；为"补血止血、滋阴润燥"之良药。临床应用于血虚萎黄、眩晕心悸、肌痿无力、心烦失眠、虚风内动、肺燥咳嗽、劳咳咯血、吐血、便血崩漏等方面具有显著疗效。阿胶具有生血作用，可用于失血贫血、缺铁贫血、再生障碍贫血及年老体弱、儿童、妇女的滋补。并对儿童、青少年的生长发育具有改善作用。长期服用阿胶，还可营养皮肤，使肌肤光洁滑润并具弹性。《本草纲目》记载："阿胶气味甘平，无毒，主治心腹内崩，腰腹痛，四肢酸痛，女子下血，安胎。久服，轻身益气；小腹痛，虚劳羸瘦，阴气不足等。"

现代医学研究证实，阿胶多由骨胶原及其部分水解产物组成，含总氮量约16%，主要为蛋白质。水解生成的氨基酸有赖氨酸10%，精氨酸7%，组氨酸2%等，钙的含量为0.079%~0.118%，对血虚者具有良好的补血作用，对血红蛋白和红细胞增长速度的疗效优于铁剂，有促进人体免疫功能、强身健体的作用，非常适合补血滋阴之用。

李萍是一位工厂的技术骨干。最近一段时间工作繁忙，李萍在连续工作几天后，感到身体有些不适了：面容变得苍白，四肢无力。李萍来到医院检查，医生告诉她这是阴虚缺血的症状，应该采取滋阴补血的措施。医生告诉她试试阿胶。阿胶是著名的滋阴补血之物，李萍早就有所耳闻，但一直没有吃过。医生还告诉了李萍关于阿胶的食用方法。

取阿胶250克，砸碎，置带盖的盆内，用黄酒250毫升加盖浸泡2~3天，泡透后，加入热水约100毫升，冰糖250克，或炒熟的黑芝麻、核桃仁适量，将盆置于锅内，蒸或炖0.5~1小时，蒸炖过程中经常搅拌，待全部溶化后取出，放凉后服用，每日早晚各一次，每次 20 ～ 30 克，加适量开水冲服即可，若气虚乏力可配入适量的人参煎液同服；若畏寒怕冷则加桂圆肉适量同服。

还有一个关于阿胶的食疗方法，准备阿胶 30 克、鸡肉 200 克、红枣 100 克，姜、葱、食盐、胡椒粉、香油适量。将鸡肉块 200 克洗干净，放入沸水中焯去血水，捞起放入炖盅里，加入清水、阿胶、红枣、姜片、葱结、精盐，盖上炖盅盖，上笼旺火炖 2 小时，出笼后，捡出姜片、葱结，撒入胡椒粉，淋入香油即可服用。常食此品，能够有效地滋阴补血。

李萍按照阿胶食用方法，开始进行滋阴调节。10 天后，收到了明显的效果；四肢无力等现象完全消失，气色又恢复到了从前的状况。

## ▶ 月经初潮起，就应该开始滋阴

女子性成熟的重要标志之一是子宫内膜周期性出血，即形成月经，月经首次来潮称为初潮。大多数女孩的初潮年龄为 12 ～ 14 岁。月经初潮是身体发育的必然，是青春期的标志，从此女子无论生理还是心智，都逐渐成熟。

中医理论认为，人体需要阴血充足，如阴血不足，会导致生理异常，造成各种病症，故中医有"男人养精、女人养血"的理论。而月经最容易造成女性体内阴血不足，有很多妇科类疾病，都是由于月经引起的阴血不足所导致的。中医称为气血亏虚，阴血不足。所以女性在月经初期就应该滋阴养血，以防止出现月经不调的现象。故月经来临之时，女性朋友常以滋补肝肾、健脾养血为主；对于月经初潮的女性朋友，首先应该科学认识此种生理现象，其次就要及时进行滋阴补血。

13 岁的周慧刚刚读初一，天生活泼乐观。但这天，放学回家的周慧却撅着嘴，一脸忧伤害怕之情。细心的妈妈忙问她怎么了。周慧反问妈妈说："妈妈，我可能快要死了。"妈妈听了一愣，忙问到底发生了什么事情。周慧告诉妈妈，今天下课去上厕所的时候，她发现自己的内裤上面全是血。所以，不知所措的周慧认为自己得了大病。妈妈听完女儿的讲述，便明白了事情的缘由。她安慰了一下紧张害怕的女儿，然后把出血的原因解释给周慧听，并给她做了一些滋引补血的红枣粥。

中医认为，枣能补中益气、养血生津、滋阴补血。非常适合女性朋友经常服用。红枣粥的做法如下。

准备银耳 25 克、红枣 15 克、粳米 100 克，莲子、枸杞、白糖适量。干银耳用冷水浸泡半天，择洗干净；红枣洗净，泡软去核；莲子、枸杞分别洗净，泡软备用；粳米淘洗干净，用冷水浸泡半小时，捞出，沥干水分；锅中加入约 1000 毫升冷水，将粳米、红枣放入，先用旺火烧沸；转小火熬煮至八成熟时加入银耳、白糖，稍煮即可。

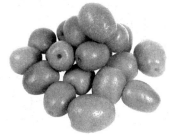
▲ 红枣
红枣是女性滋阴补血的最佳食物。

还有一个关于红枣的煮粥方法。准备花生米 100 克，干红枣 50 克，红糖适量。花生米用温水泡半小时，取皮；干红枣洗净后温水泡发，与花生米同放铝锅内，倒入泡花生米水，加清水适量，小火煎半小时，捞出花生，加适量红糖即成。在此方中，花生和红枣都有很好的滋阴养血补血的功效，特别适合月经期间或贫血的女性饮用。

周慧妈妈通过在网上搜索，还找到一个红枣的煮粥方法。干莲子 100 克、红枣 10 枚、冰糖适量。将莲子泡水 2 小时，红枣泡水 10 分钟。然后，将泡过水的莲子放在加了水的锅中以小火炖煮约 3 小时，煮烂后，放入红枣及冰糖再煮 10 分钟即可。此方同样具有滋阴养血之功效。

以后在周慧每月的月经期间，妈妈都会煮一些红枣粥给女儿喝。在妈妈的护理下，周慧的经期很正常，身体也很健康，并且面色红润。

## ▶ 秋季滋阴润燥补水，麦冬、百合少不了

麦冬又名麦门冬，味甘、微苦，性微寒。《本草新编》指出，"麦门冬，泻肺中之伏火，清胃中之热邪，补心气之劳伤，止血家之呕吐，益精强阴，解烦止渴，美颜色，悦肌肤，退虚热，解肺燥，定咳嗽"。经现代医学研究，麦冬能提高免疫功能；对多种细菌有抑制作用；能增强垂体肾上腺皮质系统功能，提高机体适应能力；有抗心律失常和扩张外周血管的作用；能提高耐缺氧能力；有降血糖作用。主要用于阴虚肺燥，咳嗽痰黏；热伤胃阴或胃阴虚，咽干口渴，大便干结；心阴虚或心经有热，心烦不眠，舌红少津等症状。

百合的主要应用价值在于观赏，其球茎含丰富淀粉质，部分品种可作为蔬菜食用。中医认为百合具有润肺止咳、清心安神的作用，尤其是鲜百合更甘甜味美。百合特别适合养肺、养胃的人食用，比如慢性咳嗽、肺结核、口舌生疮、口干、口臭的患者，一些心悸患者也可以适量食用。但由于百合偏凉性，胃寒的患者少用。秋季到来之时，需要润肺、养胃、滋阴的人越来越多。百合可清心润肺、安神定志、滋阴润肺，很适合被失眠困扰的人食用。临床研究显示可取得较为显著的疗效。

秋天，天气干燥。这天小吴起床后，突然觉得喉咙发痒，不由自主地咳嗽起来。刚开始，她并没有太在意，但这次咳嗽却一连几天都无法停止。更让小吴担心的是，自己的皮肤也开始变得粗糙，面部失去了以往的光泽。她赶紧来到医院检查，医生告诉她，咳嗽是秋季常见现象，因为此时天气干燥，所以在日常生活中应该润肺润燥，至于皮肤失去光泽问题，同样是秋季干燥所造成的，应该采取滋阴的办法对身体进行调理。医生给小吴推荐了一款百合麦冬汤。

准备百合 30 克，麦冬 15 克，猪瘦肉 50 克，葱、姜、食盐适量。将百合、麦冬、猪瘦肉分别洗净，同置锅中，加水适量煲汤，开锅后加入葱、姜、食盐，调均匀即可。此方可以喝汤，也可吃肉。肉烂、汤稠，略有麦冬、百合味，倍感清香，滋而不腻。百合润肺降气，麦冬滋阴养胃，两药均可滋燥敛火。

后来，小吴又找到了其他一些关于百合、麦冬的食疗方。天门冬、麦冬各 10 克，雪梨 1 个，冰糖末适量。雪梨洗净、去核、切片。将天冬、麦冬、冰糖末同放瓦罐内，加水适量。大火烧沸，改用小火煲 1 小时即可。天冬与麦冬均为甘寒滋阴之品，雪梨富含膳食纤维、果胶，三者搭配，有滋阴润肺、润肤瘦身之功效。

▲ 百合
百合可以养阴润肺、补中益气。

或者，准备草鱼片 500 克，百合 100 克。鱼片加盐、胡椒粉、料酒腌制 15 分钟，然后加点淀粉拌匀。待锅中水开，倒入鱼片汆一下，2 ~ 3 分钟捞起待用。锅有底油，入姜末、葱末爆香，倒入红辣椒、百合翻炒 1 分钟。倒入汆好的鱼片，这时不要翻炒，加小半碗水，加盐、鸡精，盖锅盖烧 3 分钟。撒入葱花就可出锅服用。此方同样具有滋阴润燥的功效。

小吴按照以上食疗方开始进行滋阴润肺的调节，大约十天就收到了良好的疗效。咳嗽症状完全消失，皮肤也变得光滑了。

## ▶ 调养任冲二脉，滋好阴养好血调好月经病

所谓月经病，是指月经周期、经期、经量的异常或伴经色、经质的异常；月经的非生理性停闭；或多次伴随月经周期，或于绝经前后所出现的有关症状为特征的一类疾病。

以月经周期异常为主的病有月经先期、月经后期、月经先后不定期；以经期异常为主的病有经期延长；以经量异常为主的病有月经过多、月经过少、月经时多时少；经色异常的有经来色淡、经来色紫、经来如黄泥水、月经来如胆水等；经质异常的如经来成块、经来如牛膜片等；非生理性停经的有经闭；伴随月经周期前后出现的病症有痛经、崩漏、逆经、经行吐衄、经行便血、经行身痛、经行发热、经行泄泻、经来水肿等；绝经前后出现

的病症有绝经前后诸症，年未老经水断、年老经水复行、经断复来等。

《黄帝内经》说女子"二七天癸至，任脉通，太冲脉盛，月事以时下"。二七也就是 14 岁，女孩到了 14 岁，任脉通了，太冲脉也开始壮大，这时就开始来月经了。冲任二脉都起于胞中，"冲为血海""任主胞胎"，冲任二脉充足，这个时候就有了孕育的能力。任脉主血，女子的经、带、胎、产等都与任脉脱不了干系。所谓冲脉，"冲"为要冲的意思。要冲就是多条道路会合的地方。冲脉为总领诸经气血的要冲，十二经脉皆归于冲脉，所以冲脉又有"血海"之称。《黄帝内经》认为，冲脉"起于气街，并阳明之经，挟脐上行，至胸中而散"，如果冲脉气血不足，女性就会发育不良。女人来月经时任脉一定是通畅的，此外还需要一个条件，就是冲脉要盛。冲脉起于胞中，冲脉盛，则血海充盈，月经应时而下；冲脉虚弱，血海不足，月经就会失调，还有可能导致不孕。女人到了一定年龄无法怀孕，就是因为任脉或是冲脉衰了。"七七任脉虚，太冲脉衰少，天癸竭，地道不通，故形坏而无子"，这时女人就不能生育了。由此可见，冲任二脉与女人的经、带、胎、产有着密切的关系。宋代陈自明曾经说过，"妇人病有三十六种，皆有冲任劳损所致"；所以想要女性健康，首先就要调理好冲任两脉。冲任两脉，都属于人体的脉络，对于脉络的调养，中医多采用针灸的办法。

小郑今年 33 岁，结婚已经好几年了，但一直没能做妈妈。她已经怀孕 5 次，流产 5 次了，虽然每次都几乎是发现怀孕即马上住院保胎，但怀孕到两三个月时仍流产，就在小郑夫妻俩几乎绝望之时，有朋友建议他们去看中医。小夫妻俩找到了一家较为有名的中医院。小郑向专家讲述了自己的病情：月经周期是很准的，28 天一来，4 ～ 5 天结束，就是量较少，第二天比较多，第三天以后就很少了，而且会痛经，月经来前热，人也比较烦躁，乳房胀痛，腰也疼，经色偏紫黑，有血块。结婚前也曾经吃中药调理过痛经的问题，但是始终没有效果，婚后痛经减轻，就没有再吃药了。

经过查体发现，小郑比较瘦，面色发白，无光泽，容易出虚汗，偶尔有心悸、心慌的症状，食欲尚可，睡眠比较轻，容易被吵醒，舌淡苔白，脉细，略弦。专家告诉小郑，这是典型的冲任虚损导致习惯性流产。应该采取针灸疗法，对任冲两脉进行调节。

随后，中医专家采用了针灸疗法为小郑治疗。半月后，小郑经色恢复正常，不再有血块，面色也转为红润有光泽。后来，小郑成功怀孕做了妈妈。

## ▶ 睡好子午觉，滋阴效果好

所谓子午觉，就是每天子时和午时按时入睡，其主要原则是"子时大睡，午时小憩"。

《黄帝内经》曰："阳气尽则卧，阴气尽则寤。"说明睡眠与醒寤是阴阳交替的结果。阴气盛则入眠，阳气旺则醒来，子时是晚 11 时至凌晨 1 时，此时阴气最盛，阳气衰弱；午时是中午 11 时至下午 1 时，此时阳气最盛，阴气衰弱。祖国医学认为，子时和午时都是阴阳交替之时，也是人体经气"合阴"与"合阳"的时候，睡好子午觉，有利于人体养阴、养阳。

中医认为，"子午觉"为养生妙道，在这两个时间段睡觉对人身体很有好处。"午"时是人体经气"合阳"的时候，有利于养阳。午觉只需在午时休息 30 分钟即可。"子"时则是人体经气"合阴"的时候，有利于养阴，晚上 11 时以前入睡，效果最好，可以起到事半功倍的作用。

午时"合阳"时间则要小寐，休息 30 分钟左右即可，最多不要超过 1 小时。即使不能够睡觉，也应"入静"，使身体得以平衡过渡，提神醒脑、补充精力。据医师介绍，保证"子午觉"对于工作压力较大的人非常重要。子时是指晚 11 时至凌晨 1 时，从中医理论来讲，子时是"肝经循行时间"，如果肝功能失调，会出现"胸胁满闷、口苦咽干、不欲饮食、心烦喜呕"等症状，所以上班族一定要注意尽可能在晚上 11 时之前就寝，以达到养肝的目的；而午时是"心经循行的时间"，如心功能失调，会出现"胸闷胸痛、心慌汗出，乏力，失眠健忘"等症状，所以上班族每天中午都应该抽出 15 分钟时间小憩，以达到养心的目的。

午睡后，大脑更好用、更灵活、反应更快，精力更旺盛，情绪更高。午睡还可缓解紧张，有效地帮助人们保持心理平衡，特别是对那些每天工作紧张的人。午睡时人可得到更好的保养，延缓衰老。

子时是一天中阴气最重的时候，这个时候休息，最能养阴，睡眠效果最好，而且睡眠质量最好，可以起到事半功倍的作用。这跟现代医学研究发现的人体需要在 23 点之前进入深睡眠状态理论不谋而合。子时也是中医的经脉运行到肝、胆的时间，养肝养血的时间应该熟睡。如果因熬夜而错过了这个时间的睡眠，肝胆就得不到充分的休息，进而就会大量消耗体内的精、津，造成阴虚，其症状可表现为皮肤粗糙、黑斑、面色发黄等。

如果不重视子午觉，尤其是经常熬夜，就会过度消耗阴精，造成身体免疫力下降，继而会诱发各种疾病，感冒、胃肠感染、过敏等自主神经失调症状也会不期而至地找到头上。女性如果失去了充足的睡眠，肌肤状态就会很差。保养肌肤的最佳时间就是晚上 10 点到下午 2 点，如果这个时间没有很好的睡觉，那么身体的内分泌和神经系统都会遭受到破坏，肌肤会变得越来越差，女人熬夜的坏处首先伤害的就是肌肤。因此，阴虚体质的朋友，尤其是女性朋友，一定要注意保证子午觉的睡眠质量。

睡子午觉还有几个注意事项：天气再热也要在肚子上盖一点儿东西。不要在有穿堂风的地方休息。睡前最好不要吃太油腻的东西，因为这样会增加血液的黏稠度，加重心血管病变。午休虽是打个盹，但也不可太随便，不要坐着或趴在桌子上睡，这会影响头部血液供应，让人醒后头昏、眼花、乏力。午休姿势应该是舒服地躺下，平卧或侧卧，最好的是头高脚低、向右侧卧。

# ▶ 女人滋阴养肝好气色

赵女士自己经营着一家餐馆，生意很红火。她是个风风火火的性子，做事总是很麻利。客人多的时候，她的服务员有时会照顾不过来，她看着就会很着急，有时候甚至忍不住发火。一次，新来的服务员不小心把菜汁洒在了客人的衣服上，赵女士忙不迭地赔礼道歉，最后给客人免单才算完。等到餐馆打烊的时候，一直忍着没发火的赵女士把那个犯错的服务员教训一番。说到激动处，她突然感觉头晕目眩，幸好扶住桌子才没有摔倒。她休息了一会儿，没有太在意这事。回到家顺口说起来，家人却很紧张，催她赶快去看医生。

赵女士就去做了检查，医生看她面色发红，舌头的颜色也很红，而且脉相弦数，认为她内热比较严重，应该及时滋阴补血。赵女士本来有些阴虚，体内有热，再加上性格急躁，很容易造成肝火旺盛。如果不注意调节，这样的体质容易患上高血压。为了帮助赵女士更好地调养身体，医生建议她多吃一些清淡的水果蔬菜，避免大鱼大肉，更不要吃油腻辛辣的食物，防止内火加重。当时恰好是葡萄上市的季节，医生告诉赵女士适量吃些葡萄有很好的滋阴作用。

中医理论指出，葡萄味甘酸、性平，有滋阴补血、强健筋骨、通利小便的功效，是一种滋补性很强的水果。葡萄中的多量果酸有助于消化，适当多吃些葡萄，能健脾和胃。葡萄中还含有矿物质钙、钾、磷、铁以及多种维生素 $B_1$、维生素 $B_2$、维生素 $B_6$、维生素 C 和维生素 P 等。葡萄是温补阴虚的食品，不仅具有养肝的效果，而且气血也会得以修复，达到养颜美容的效果。

葡萄有滋阴活血、开胃健脾、助消化等功效，其含铁量丰富，补血效果不错。在炎炎夏日食欲不佳者，时常食用葡萄有助于开胃。葡萄的营养价值很高，葡萄汁被科学家誉为"植物奶"。葡萄含糖量为 10% ~ 25%，高者可达 30% 左右。在葡萄所含的较多的糖分中，大部分是容易被人体直接吸收的葡萄糖，所以葡萄成为消化能力较弱者的理想果品。葡萄中含较多酒石酸，更有帮助消化的作用。适当多吃些葡萄能健脾和胃，对身体大有好处。

医学研究证明，葡萄汁是炎症病人最好的食品，可以降低血液中的蛋白质和氯化钠的含量。葡萄汁对阴虚体弱的病人、血管硬化和肾炎病人的康复有辅助疗效，在那些种植葡萄和吃葡萄多的地方，癌症发病率也明显减少。葡萄是水果中含复合铁元素最多的水果，是贫血患者的营养食品。常食葡萄对神经衰弱者和过度疲劳者均有益处。葡萄洗净生吃即可，如果不是产葡萄的季节，吃些葡萄干也可以起到很好的养肝作用。

作为日常食疗，则可以把葡萄干和糯米搭配煮粥，食疗作用极佳。另外，赵女士还找到一个葡萄食疗方。准备面包 300 克，鸡蛋 70 克，葡萄干 30 克，牛奶 200 克，吐司 100 克；白砂糖 45 克，香草 5 克，植物油 15 克，淀粉 20 克。面包去黄边，撕成块状，用清水泡软，葡萄干也泡软。蛋打散，加白砂糖 30 克、牛奶、香草、植物油打匀。将面包挤去水，与葡萄干一同加入打匀的调料中，并搅拌，使其充分混合。模型抹油，倒入汁液，覆上微波薄膜，用高火蒸 4 分钟，取出扣在盘子上。将牛奶、白砂糖 15 克拌匀，用高火煮 1 分钟到滚后，迅速调入干淀粉勾芡，淋于布丁上即可。

赵女士按照医生的要求，用葡萄进行了 20 天的食疗，效果显著，再也没有出现过眩晕的情况。

## ▶ 女人劳累过度，很容易造成阴虚缺血

王红是一家公司的人事部经理，每年的 9 月和 10 月，都是她最为忙碌的时刻。因为她要负责公司的招聘录用工作。这两个月王红都忙得脚打后脑勺。这天，王红在人才招聘市场忙碌了一天后，刚刚站起身来，突然感到一阵晕眩，紧接着就感到四肢无力。她赶紧坐下来休息。

休息了好一阵，王红才恢复了正常。她认为这是过于忙碌造成的，于是向公司请了几天假，打算好好休息一下。但休息几天后，这种情况并不见好转，四肢反而更加无力。王红来到医院检查，医生告诉她由于过度劳累，造成了阴虚缺血，才会出现眩晕症状，所以应该及时补血滋阴。医生建议她多吃些柿子，并给她推荐了一款食疗方。

准备柿子 4 只，粳米 100 克，红糖 50 克。在锅中加水 1000 毫升，烧开后，加入粳米，并将柿饼 4 只洗净，切成小粒加入，小火慢熬至粥将成时，加入红糖，熬至糖溶。分 2 次空腹服用。还有一个食疗方，准备柿饼 2 个，洗净去核，切碎，和蜂蜜 30 克一起放于大瓷碗中，加水 100 毫升，盖好，隔水蒸熟。早晚各服用 1 次，趁热食柿饼喝汤。这些食疗方可以有效地帮助女性朋友滋阴养血，滋补身体。

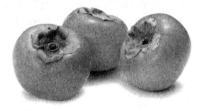
▲ 柿子
柿子可以与黑豆同食，有补血活血的作用。

中医认为，柿子味甘、涩，性寒，有清热去燥、滋阴养血、润肺化痰、软坚、止渴生津、健脾、治痢、止血等功效，可以缓解大便干结、痔疮疼痛或出血、干咳、喉痛、高血压等症。所以，柿子是阴虚体质、慢性支气管炎、高血压、动脉硬化、内外痔疮患者的天然保健食品。

柿子具有丰富的营养价值，其碳水化合物含量较高，达 18.5%，且富含葡萄糖和果糖；柿子富含维生素如胡萝卜素、维生素 C 和维生素 E，都属于抗氧化营养素，对人体具有重要的生理功能。特别是维生素 C 比一般水果都高，如果每天能吃 1 个中等大小的柿子，所摄取的维生素 C 能基本满足人体需要量的三分之一；柿子也含一定量的微量元素如铁、铜、锌、硒等，所以吃柿子对健康是有益的。

柿子既可鲜食，也可制成柿饼、柿糕和制醋等。它不仅营养丰富，而且具有药用价值。《本草纲目》说："柿乃脾、肺、血分之果也。其味甘而气平，性涩而能收，故有健脾涩肠，治嗽止血之功。"

王红按照这个食疗方进行了半个月的调养，四肢无力的症状消失了，气色比以前好多了。现在她又能够集中精力投入到工作中了。

## ▶ 留住容颜，先做到滋养脏腑气血

陈女士在平时很注意保护自己的容颜，定期到美容院进行美容。这天，陈女士在电视上收看了一期养生讲座，在讲座中专家指出，想要留住岁月的脚步，保持美丽的容颜，光靠一些化妆品是远远不够的，更应该注重对内部脏腑器官的调理，尤其要加强滋阴补血。只有人体内阴阳平衡，才能确保容颜不老。在这期讲座中，专家还建议大家经常食用牡蛎，可滋阴养颜，一食同补。

牡蛎肉肥美爽滑，味道鲜美，营养丰富，素有"海底牛奶"之美称。据分析，干牡蛎肉含蛋白质高达45%～57%、脂肪7%～11%、肝糖19%～38%。此外，还含有多种维生素及牛磺酸和钙、磷、铁、锌等营养成分。其中，钙含量接近牛奶的1倍，铁含量为牛奶的21倍，是健肤美容和防治疾病的珍贵食物。

牡蛎含18种氨基酸、肝糖原、B族维生素、牛磺酸和钙、磷、铁、锌等营养成分，常吃可以提高机体免疫力。牡蛎所含的牛磺酸可降血脂、降血压。牡蛎中的钙使皮肤滑润、铜使肤色好看，看起来特别有血色；牡蛎中的钾可治疗皮肤干燥及粉刺；牡蛎中的维生素也可以使皮肤光润，同时可以调节油脂的分泌。

中医理论指出，牡蛎味咸、涩，性微寒；归肝、心、肾经；质重镇降，可散可收；是唯一可以生食的贝类。《本草纲目》记载：牡蛎肉"多食之，能细活皮肤，补肾壮阳，并能治虚，解丹毒"。现代医学认为牡蛎肉还具有降血压和滋阴养血等功能。

牡蛎肉由于味道鲜美，营养全面，兼能"细肌肤，美容颜"及降血压和滋阴养血、健身壮体等多种作用，被视为美味海珍和健美强身食物。在诸多的海洋珍品中，许多人唯独钟情于牡蛎。西方称其为"神赐魔食"，古今中外不少名人雅士都与牡蛎结下不解之缘。据资料记载，中国名人宋美龄也经常食用牡蛎，以保持其容颜之美，可见牡蛎滋阴美容的功效得到了人们的认可。

下面介绍两款专家推荐的食疗方。

准备牡蛎500克、芋头100克、豆腐100克、芝麻盐2克、酱油20克、香油10克、醋5克、葱20克、蒜10克、胡椒面0.5克、生姜10克。把牡蛎用滚烫的盐水烫一下，把芋头煮熟后去皮，大的切成一半。把豆腐煎一下，切均匀的片。在酱油里放入葱、蒜、香油、生姜汁、胡椒面、芝麻盐，做成调料。在签子上交错串上牡蛎、豆腐、芋头后，抹上调料汁在炭火上烤。烤熟后蘸调料食用。

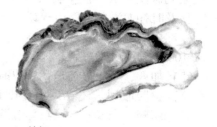

▲ 牡蛎

牡蛎可以与百合同食，有好的滋阴调中、清心安神的食疗功效。

还有一个制作牡蛎的方法，准备紫薇花4朵，牡蛎净肉500克，火腿末5克，水发冬菇10克，玉兰片10克，胡椒粉、盐、料酒、酱油、味精、鸡汤、姜片各适量。紫薇花去萼及杂质，洗净，切成细丝。牡蛎肉拣洗干净，沥干水分，切碎。火腿肉、玉兰片、冬菇分别洗净，都切成片。将牡蛎、冬菇、玉兰片各用开水焯一下。锅烧热放入鸡汤、料酒、酱油、姜片、盐、大火煮沸，放入火腿、冬菇、玉兰片、牡蛎烧沸，放入味精、紫薇花细丝，调好口味，撒点胡椒粉即成。可佐餐食用。

陈女士按照专家介绍的方法，购买了一些牡蛎，开始尝试着食疗。一段时间后，感觉皮肤比以前更有光泽了，而且身体健康，气色红润。

## ▶ 滋阴又养颜，一定要多吃菠菜

中医理论指出，菠菜性凉，味甘辛，无毒；入肠、胃经。常吃菠菜可以补血止血，利五脏，通血脉，止渴润肠，滋阴平肝，助消化；菠菜具有滋阴、润燥清热、下气调中、调血之功效。

据科学研究，菠菜含有大量的蛋白质及各类维生素。每100克菠菜含蛋白质2.4克、维生素 A 3 毫克、维生素 B₁ 0.06 毫克、维生素 B₂ 0.16 毫克、维生素 C 31.4 毫克。菠菜的赤根还含有一般蔬果缺乏的维生素 K，有助于防治皮肤、内脏的出血倾向。

菠菜还能够润燥滑肠、清热除烦，洁肤抗衰老。菠菜中含有的大量维生素和膳食纤维，能促进人体新陈代谢，延缓衰老，排出体内毒素，从而达到祛痘、美肤的作用。此外，菠菜还可以促进人体健康，防止衰老，防治缺铁性贫血。菠菜是有名的补血食物，含铁质和胡萝卜素相当丰富，可以是补血蔬菜中的重要食物。

▲ 菠菜
菠菜可排出人体内毒素，延缓衰老。

医学家们认为菠菜能养血、止血、滋阴、润燥，因而可防治便秘，使人容光焕发。菠菜还富含酶，能刺激肠胃、胰腺的分泌，既助消化，又润肠道，有利于大便顺利排出体外，避免毒素进入血液循环而影响面容，使全身皮肤显得红润有光泽。

魏新是一名记者，今年 28 岁，正是青春靓丽的年纪。但由于工作关系，需要经常在外奔波，风吹日晒，很是辛苦。虽然年轻的魏新平时比较注意容颜的保养，化妆品随身携带，但仍然遮盖不住脸上的沧桑。有一次参访回来，魏新照了一下镜子，发现自己的皮肤干燥且苍白，没有丝毫的血色，和自己的年龄很不相符。

魏新来到一家中医养生馆，向有关专家请教养颜的问题。专家告诉魏新，女性朋友的容颜是由体内精血是否充足决定的，如果不注重滋阴调理，而只在皮肤上做文章，是无法得到真正的美丽肌肤的。这位专家建议魏新，养颜首先要滋阴，可以在平时多吃菠菜，还给魏新推荐了一些菠菜食疗法。

准备石斛、茯苓各 20 克，沙参 12 克，菠菜 400 克，素汤 800 毫升，葱白、姜块各适量。石斛、茯苓、沙参以水煎取汁 200 毫升。菠菜洗净，切 4 厘米左右的段，葱白切段，生姜切片拍松。将菠菜急焯一下捞起；炒锅放旺火上，加花生油烧热，下生姜煸炒，挑去生姜；放入精盐，倒入药液和素汤，烧沸后倒入菠菜，汤沸调味精即可。此方由菠菜配以甘淡滋补的药物，具有滋阴养血、健脾助食的功效。对于阴亏液少，食欲不振者，有一定的食疗作用。

还有一个食疗方，准备菠菜、大枣各 50 克，粳米 100 克。将粳米、大枣洗净，加水熬成粥。熟后再加入菠菜煮沸即可。此方营养丰富，具有健脾益气，养血补虚的功效。

魏新按照专家的推荐，进行了一周的食疗，就感到皮肤有了一些变化；半个月后，面色肌肤变得红润饱满。现在，魏新依然坚持食用菠菜。

## ▶ 美容滋阴，不可缺少了银耳

中医认为，银耳味甘淡、性平，归肺、胃经，适用于干咳，少痰或痰中带血丝，口燥咽干，阴虚型神经衰弱和失眠多梦等。银耳性平无毒，既有补脾开胃的功效，又有益气清肠的作用，还可以滋阴润肺。另外，银耳还能增强人体免疫力，以及增强肿瘤患者对放、化疗的耐受力。银耳为药食两用之品，药性平和，服用安全，能清肺热，养胃阴；能补脾开胃，滋润而不腻滞，有扶正固本和很好的滋补润泽作用。

现代医学研究证实，银耳含有丰富的蛋白质、碳水化合物、脂肪、粗纤维、多种无机盐及维生素，其中所含 18 种氨基酸中有 7 种为人体必需氨基酸。银耳的药理有效成分是银耳多糖，主要由酸性多糖、中性杂多糖、酸性低聚糖等组成。银耳多糖有明显的抗氧化作用，并具有增强人体细胞免疫力和体液免疫力的作用，还能对抗肿瘤患者因放化疗而引起的免疫功能降低，抑制肿瘤细胞的生长。银耳还有扩张冠状动脉、降低冠脉阻力、改善冠状动脉的微循环、增加心肌营养性血流量、降血脂、降低血液黏度和减少血栓形成等作用。

银耳中含有丰富的维生素 D，能防止钙的流失，对生长发育十分有益。还有补养气血、滋肾益精等养生功效，是值得推荐的营养保健食物。银耳有"菌中之冠"的美称，它既是名贵的营养滋补佳品，又是扶正强壮的补药。历代皇家贵族都将银耳看作是"延年益寿之品""长生不老良药"。

银耳适用于五脏虚弱、气血不足、面色无华、毛发不泽等症状。据研究，经常吃银耳，能使人的新陈代谢增强，血液循环旺盛，各个组织器官的功能得到改善，皮肤的弹性增强，皮下组织丰满，皱纹变浅甚至消失，皮肤变得细嫩光滑。银耳还有通大便的作用，保持大便通畅，是维护皮肤光润的重要条件之一。因此，银耳被称为润肤食物。

沈聪有着一副姣好的面容，她对自己的面容和肌肤很在意。最近几天，单位组织加班，大家加班加点忙活了好几天，终于把单位分发的任务完成。沈聪和同事们长舒了一口气。但沈聪回家发现，因为最近过度劳累，自己的肌肤略显粗糙。沈聪赶紧进行面膜等肌肤滋养，可是不见明显效果。她打电话向自己的好朋友求助，朋友建议她在平时多吃一些银耳，美容养颜、滋阴补血两不误，不仅能够恢复以往的面容，还能够使皮肤更加光滑。

沈聪听了朋友的介绍，马上上网找到一些关于银耳的食疗方。准备银耳 200 克，莲子 100 克，红枣 100 克，冰糖 50 克。将事先用冷水泡发的银耳去粗蒂，切小块备用。锅中加入清水。先下莲子大火烧 10 分钟，将红枣洗净后，连同处理过的银耳加入锅中，大火煮 5 分钟。然后转小火煮约 1 个小时这样，不时搅拌一下，否则银耳有可能会粘锅，最后加入冰糖调味即可。还有一个食疗方，准备银耳 20 克，粳米 150 克，冰糖 20 克。将银耳用温水发透，除去硬蒂、杂质，撕成瓣状。粳米洗净。将粳米、银耳同放锅内，加水适量，用武火烧沸，再用文火煮 30 分钟，加入冰糖，搅匀即成。此方具有滋阴、润燥、生津、止渴等功效，有养肺、益气和血、补脑强心的作用。

在食疗进行 3 天后，沈聪惊奇地发现皮肤恢复到了以前的状态，光滑且有光泽。食疗进行一周后，沈聪觉得自己的皮肤比以前还要有弹性。

# ▶ 糯米具有滋阴益气的奇特效果

糯米又叫江米，是我们家常经常食用的粮食之一。糯米含有蛋白质、脂肪、糖类、钙、磷、铁、维生素 $B_1$、维生素 $B_2$、烟酸及淀粉等，营养丰富，为温补滋阴食品，具有补中益气、健脾养胃、止虚汗之功效，对食欲不佳，腹胀腹泻有一定缓解作用。古语有"糯米为温养益气妙品"的说法。

糯米香甜黏滑，常被用以制作风味小吃，深受大家喜爱。逢年过节很多地方都有吃年糕的习俗。正月十五的元宵也是由糯米粉制成的。糯米有收涩作用，对尿频、自汗有较好的食疗效果。糯米食品宜加热后食用。糯米性黏滞，难于

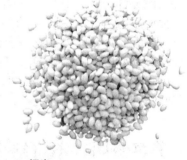

▲ 糯米
糯米补中益气，与莲藕搭配效果更佳。

消化，不宜一次食用过多，老人、小孩或病人更宜慎用。糯米年糕无论甜咸，其碳水化合物和钠的含量都很高，对于有糖尿病、体重过重或其他慢性病如肾脏病、高血脂的人要适可而止。

用糯米制成的酒，可用于滋补健身和治病。可用糯米、杜仲、黄芪、杞子、当归等酿成"杜仲糯米酒"，饮之有壮气提神、美容滋阴、舒筋活血的功效。还有一种"天麻糯米酒"，是用天麻、党参等配糯米制成，有补脑益智、护发明目、活血行气、延年益寿的作用。糯米不但配药物酿酒，而且可以和果品同酿。如"刺梨糯米酒"，常饮能防心血管疾病，具有抗癌的功效。

韩君最近碰见一件让她烦心的事情，她的脸上长出了一些小雀斑。皮肤一向白皙的她，从未出现类似情况，况且她一直注意对自己面部进行美容和保养，这次突然长出雀斑，韩君很不能接受。于是，她加强了对肌肤的美护，但是仍然不见效果，鼻子旁边反而又长出

了几点雀斑。

后来，韩君来到医院检查，医生告诉她：这是阴阳不调造成的，应该从滋阴入手，来调整体内阴阳，才能收到效果。韩君问医生服用什么药，医生建议她选食疗法，并给她推荐了滋阴益气的糯米食疗方。具体做法如下：

准备大莲藕 1000 克，糯米 500 克，白糖、怡糖适量。将藕去皮，在藕的顶端切开两段，以便灌糯米。把糯米用水洗净，浸涨，然后将糯米灌入藕的大段中，盖上小段，用牙签刺牢，放入锅中加清水 500 克，放入白糖、怡糖，用猛火烧开，然后用文火慢煮，至藕熟起糖皮，然后捞出凉凉，切片装盘，淋上糖浆即可。

或者，准备紫糯米 300 克，圆粒糯米 300 克，白芝麻 30 克，葡萄干 30 克，红糖 45 克。紫糯米和圆粒糯米分别加水浸泡 6 小时。将白芝麻用小火烘焙成金黄色至出香味。葡萄干洗净。将紫糯米和圆粒糯米混合，淘洗干净后倒入电饭锅，并放入葡萄干和红糖，加入适量凉水，搅拌均匀后蒸熟成糯米饭。取一个方形盒子，垫上一层保鲜膜，将糯米饭趁热盛入盒内，压紧实后撒上一层熟白芝麻。静置温凉后取出，去掉保鲜膜切成小块即可。常食此方可以滋阴益气，强身健体。

同时，医生还叮嘱韩君，糯米虽然能够滋阴，但不易消化，一次切不可食用过多。韩君听从医生安排，开始食用糯米滋阴调养。一周后，就发现有几点雀斑消退了；滋补半月后，脸上的雀斑完全消失。韩君又找回了往日的美丽肌肤。

## ▶ 莲藕是滋阴不可多得的食物

中医理论指出，莲藕味甘，性凉，主补中焦，养神，益气力。能清热生津，凉血止血，散瘀血。熟用微温，能补益脾胃，止泻，益血，滋阴，生肌。主治补中养神，除百病。常服，轻身耐老，延年益寿。

常食莲藕，能够补益十二经脉血气，平体内阳热过盛、火旺。交心肾，厚肠胃，固精气，强筋骨，补虚损，利耳目，并除寒湿，止脾泄久痢，女子非经期出血过多等症。生食过多，微动气。捣碎和米煮粥饭食，使人强健，蒸食也好。大便燥涩的人不能过多食用。

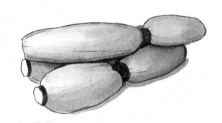

▲ 莲藕
莲藕与莲子搭配食用，补肺益气的效果会更好。

经科学研究，莲藕富含淀粉、蛋白质、维生素 B、维生素 C、脂肪、碳水化合物及钙、磷、铁等多种矿物质，肉质肥嫩，白净滚圆，口感甜脆。中医认为，藕是一款冬令进补的保健食品，既可食用，又可药用。生食能凉血散瘀，熟食能补心益肾，可以补五脏之虚，强壮筋骨，滋阴养血。同时还能利尿通便，帮助排泄体内的废物和毒素。

藕既可当水果，又可作佳肴，生啖熟食两相宜。藕不论生熟，都具有很好的药用价值。故民间有"新采嫩藕胜太医"之说。藕有养胃滋阴、健脾益气的功效，是一种很好的食补佳品。而用藕加工制成的藕粉，既富有营养，又易于消化，有养血止血、调中开胃之功效，实为老幼体虚者理想的营养佳品。

张女士已经好几天不上班了，同事们纷纷上门探望。原来张女士最近几天总是头晕眼花，面色惨白；刚刚 36 岁的她以往身体很健康，这次突然有这些症状，她自己也不知道是怎么回事。只是认为可能是工作压力过大所致，于是请假在家休息。但休息并没有让症状减轻，反而有加重的趋势。

在同事们的劝说下，张女士来到医院检查。医生告诉她，这是阴虚体质造成的。应该多吃一些滋阴食物来进行调理。医生建议张女士多吃莲藕。回家后，张女士上网搜索了一些莲藕食疗方。

准备莲藕 200 克，香菜 50 克，醋、生抽、麻油、盐、葱花末适量。把藕洗干净切片；汤锅烧水，水开后把藕片放下去煮大约 3 分钟；把藕片捞起来过冷水，然后再用冷水泡起来；趁藕泡着的时候，切一些葱花、香菜末、蒜末放到碗里，加生抽、醋、少许的盐、麻油，然后搅拌均匀；把藕片用漏勺捞起来，沥干水分，码在盘子里，浇入调料即可。

还有一个食疗方，准备莲藕300克、芹菜100克、小米椒2只、蒜2瓣，辣椒酱、生抽、油适量。莲藕洗净去皮，切薄片，芹菜洗净斜切段，小米椒切碎，蒜切片；汤锅烧水，水沸后放入藕片汆烫3分钟；捞出沥干水分，撒少许生粉抓匀；锅中放宽油，烧至6成热，放入藕片炸至表面微焦；捞出藕片，沥干多余的油；锅中留底油，再次烧热，放入辣椒酱，炒出红油；放入藕片，加入生抽，翻炒均匀；放入小米椒，蒜片和芹菜，继续翻炒两分钟即可。以上食疗方具有显著的滋阴效果。

张女士食疗1周后，收到明显效果，头晕目眩的症状得到缓解；10天后，症状完全消失。

# ▶ 常吃黑木耳滋阴有奇效

黑木耳色泽黑褐，质地柔软，味道鲜美，营养丰富，可素可荤。不但为中国菜肴大添风采，而且能养血驻颜，令人肌肤红润，容光焕发。并可防治缺铁性贫血等，具有很多药用功效。

中医理论认为，黑木耳味甘性平，有滋阴、凉血、止血作用，主治咯血、吐血、衄血、血痢、崩漏、痔疮出血、便秘带血等，是因其含铁量高，可以及时为人体补充足够的铁质，所以它是一种天然补血食品。黑木耳被营养学家誉为"素中之荤"和"素中之王"，每100克干木耳中含铁97.4毫

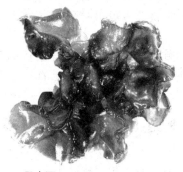

▲ 黑木耳
黑木耳能改善肾虚，治疗腰酸背痛。

克，它比绿叶蔬菜中含铁量最高的菠菜高出34倍，是动物性食品中含铁量最高的猪肝的22倍，是各种荤素食品中含铁量最多的；故常吃木耳能养血驻颜，令人肌肤红润，容光焕发。

木耳还含有抗肿瘤活性物质，能增强机体免疫力，经常食用可防癌抗癌。木耳对人体消化系统有良好的清润作用，具有清毛、洗肠、润肠、减少血液凝块、缓和冠状动脉硬化、防止血栓形成的作用。

小雪最近几天心情很不舒服，因为自己在1周内接连被领导批评了3次。领导批评自己都是同一个原因，上班精力不集中，时常打瞌睡，工作质量下滑。让小雪感到委屈的是，自己每天都睡得比较早，从没有熬夜的习惯，只是睡眠质量不好，经常做梦，有时候在梦中醒来后，就再难入睡了，往往要在床上折腾到凌晨5点多钟，才能再迷迷糊糊睡上一小会儿。因此，第二天起床后，困倦不堪，自然无法正常工作。

但领导不会因为这些原因而宽容自己，因此小雪只得努力寻找解决睡眠质量低下的问题。她想过吃一些安眠药来辅助睡眠，又怕对身体有损害。她便上网咨询相关专家，专家告诉她：失眠多梦，这通常是气血不足造成的，应该采取滋阴补血的办法。专家还推荐小雪试试黑木耳食疗方。

准备猪里脊肉100克，黑木耳10克，红枣8个，料酒1大勺，姜片、盐适量。先将猪里脊肉洗净切成丝；将黑木耳泡发后去掉根部，洗净，也切成粗丝；枣洗净切成两半，去掉枣核；锅中放水，把猪里脊肉丝、黑木耳丝、红枣、姜片一起放入锅中；加入料酒，用大火烧开，再转小火煮20分钟；用勺撇去汤表面的浮沫，然后加盐调味即可。

还有一个食疗方，准备黑木耳25克，豆腐200克，盐少许，鸡汤1碗。先将水发黑木耳洗净，豆腐切成片；将豆腐与黑木耳加入鸡汤、盐，同炖10分钟，即可食用。或者，准备黑木耳、银耳各20克，冰糖5克。将木耳、银耳用水发好，放入小碗，加入水和冰糖。置锅内蒸1小时，吃耳喝汤。

以上几个方法，除了滋阴功效外，还具有美容养颜的功效。小雪用木耳进行了3天的

食疗，就能够成功入眠了，而且睡眠质量非常好。现在小雪上班的时候精力充沛，而且皮肤也比以前好了许多。

## ▶ 滋阴、祛斑，西红柿的效果不容忽视

最近一段时间，也不知道是为什么，作为总经理的朱女士总是控制不住自己的情绪，喜欢发火。几天前，朱经理又因为一件小事，大为恼怒。发过火后，自己又有些后悔。朱女士才意识到，自己最近情绪易怒，暴躁，应该进行调理。于是，她咨询了一下相关专家，得知自己易怒的情绪是气血不足造成的，应该滋阴补血。专家还给朱女士推荐了一些关于西红柿滋阴的食疗方。

准备牛肉200克、西红柿2个，大葱、姜片、桂皮、八角、老抽、白酒和盐各适量。牛肉切大块，西红柿去蒂切块。牛肉洗干净，加热锅中的油，七成热后放入大葱、姜片、桂皮、八角爆香，随后加入牛肉翻炒。调入老抽、白酒和盐，炒匀后放入适量清水，大火烧开，撇出浮沫。汤水量要一次加足，不可中途添水。若汤不够，只能加热水或开水，千万不能中途加凉水，否则开锅的肉遇到凉水，易使肉表面收缩变紧，热量不易内传，肉质会变得即硬又皮，不好嚼咽。汤调好后，再放适量盐。转小火炖1个小时，然后倒入西红柿块，待西红柿熟透，即可关火出锅，放一些香菜末即可服用。

还有一个食疗方，准备西红柿200克、豆腐100克、葱、姜、西红柿酱、盐、糖、鸡精适量。豆腐切块。西红柿切块。姜剁碎、葱切粒；平底锅内倒一些油，油温后放入豆腐开始慢煎；直到双面煎黄后，取出；锅内不用再倒油，放入西红柿块和葱姜末。翻炒；炒出红汤后放入盐和糖还有西红柿酱，倒入一点儿清水，开小火，边熬边搅；最后将煎好的豆腐放进锅内。收汁。再调一调味道，放一点儿鸡精，就可以了出锅了。常食此方可以滋养止渴，补中益气。

朱女士按专家推荐的食疗方食用1周后，气血通畅，易怒的情况也消失了。

中医理论指出，西红柿味甘、酸，性凉，微寒。能清热止渴，养阴，凉血，归肝、胃、肺经。具有生津止渴、健胃消食、清热解毒、凉血平肝、补血养血和增进食欲的功效。可治口渴，食欲不振等多种疾病。

据营养学家研究测定：西红柿富含维生素A、维生素C、维生素$B_1$、维生素$B_2$以及胡萝卜素和钙、磷、钾、镁、铁、锌、铜和碘等多种元素，还含有蛋白质、糖类、有机酸、纤维素。每人每天食用50～100克鲜西红柿，即可满足人体对几种维生素和矿物质的需要。西红柿含的"西红柿素"，有抑制细菌的作用；其中的苹果酸、柠檬酸和糖类，有助于消化的功能。西红柿含有丰富的营养，又有多种功用被称为神奇的菜中之果。西红柿内的苹果酸和柠檬酸等有机酸，还有增加胃液酸度，帮助消化，调整胃肠功能的作用。西红柿中含有果酸，能降低胆固醇的含量，对高脂血症很有益处。

科学调查发现，长期食用西红柿及西红柿制品的人，西红柿素会在肌肤表层形成一道天然屏障，有效阻止外界紫外线、辐射对肌肤的伤害。并可促进血液中胶原蛋白和弹性蛋白的结合，使肌肤充满弹性，娇媚动人。西红柿含有胡萝卜素和维生素A、维生素C，有祛雀斑、美容、抗衰老、护肤等功效，治真菌、感染性皮肤病，能维持胃液的正常分泌，促进红细胞的形成，有利于保持血管壁的弹性和保护皮肤。另一项研究显示，西红柿汁还对消除狐臭有一定作用。

## ▶ 桑葚滋阴补血有奇效

中医理论指出，桑葚味甘酸，性微寒，入心、肝、肾经，为滋补强壮、养心益智佳果。具有补血滋阴，生津止渴，润肠燥等功效，主治阴血不足而致的肝肾阴亏，头晕目眩，耳鸣心悸，烦躁失眠，腰膝酸软，须发早白，消渴口干，大便干结等症。

早在两千多年前，桑葚已是中国皇帝御用的补品。因桑树特殊的生长环境使桑果具有天然生长、无任何污染的特点，所以桑葚又被称为"民间圣果"。现代研究证实，桑葚果实中含有丰富的活性蛋白、维生素、氨基酸、胡萝卜素、矿物质、白藜芦醇、花青素等成分，营养是苹果的5～6倍，是葡萄的4倍，具有多种功效，被医学界誉为"二十一世纪的最佳保健果品"。常吃桑葚能显著提高人体免疫力，具有延缓衰老、美容养颜的功效。

中医认为，肝主藏血、肾主生髓，是人身能量储存基地。桑葚性味甘寒，具有补肝益肾的功效。桑葚还有改善皮肤（包括头皮）血液供应，营养肌肤，使皮肤白嫩及乌发等作用，并能延缓衰老。桑葚是中老年人健体美颜、抗衰老的佳果与良药。常食桑葚可以明目，缓解眼睛疲劳干涩的症状。

桑葚对脾脏有增重作用，对溶血性反应有增强作用，可防止人体动脉硬化、骨骼关节硬化，促进新陈代谢。它可以促进血红细胞的生长，防止白细胞减少，并对治疗糖尿病、贫血、高血压、高血脂、冠心病、神经衰弱等病症具有辅助功效。桑葚具有生津止渴、促进消化、帮助排便等作用，适量食用能促进胃液分泌，刺激肠蠕动及解除燥热。

王兰今年34岁，从事编辑工作。最近几天工作比较忙，经常要加班到深夜。这天在加班时，王兰突然感到心悸气短和胸闷；到了第二天，气短症状又有所加重，自测一下心跳，要比平常快很多。王兰感到纳闷：上个月单位刚刚组织员工进行体检，自己身体很健康，所有指标都很正常，自己这是怎么了？怀着惴惴不安的心情，王兰来到医院。医生听了王兰的讲述，安慰她不必紧张，这种心悸气短的症状，是由于过度劳累造成体内阴阳不调，阴血不足造成的，只要采取相应的滋阴措施就能够解决。医生告诉王兰桑葚具有非常显著的滋阴补阳效果，还给她推荐了下面的桑葚食疗方。

准备桑葚30克、糯米60克，煮粥，待熟时调入冰糖少许服食，每日1剂。可滋养肝肾，养血明目，适用于肝肾亏虚引起的头晕目眩、视力下降、耳鸣、腰膝酸软、须发早白及肠燥便秘等。

或者，准备桑葚、蜂蜜各适量，将桑葚水煎取汁，文火熬膏，加入蜂蜜拌匀饮服，每次10～15克，每日2～3次。可滋阴补血，适用于阴血亏虚所致的须发早白、头目晕眩。

还有一个食疗方，准备桑葚干25克，牛骨250～500克。将桑葚干洗净，加酒、糖少许蒸制。另将牛骨置深锅中，水煮，开锅后撇去面上浮沫，加姜、葱再煮。见牛骨发白时，表明牛骨的钙、磷、骨胶等已溶解到汤中，随即捞出牛骨，加入已蒸制好的桑葚子，开锅后再去浮沫，调味后即可饮用。此方有滋阴补血、益肾强筋之功效，对肝肾阴亏引起的失眠、头晕、耳聋、神经衰弱等也有疗效。

王兰按方坚持食疗3天后，效果开始显露，心悸气短的现象明显缓解了；5天后呼吸顺畅，所有不适症状全部消失了。

## ▶ 红枣补血滋阴，健康好伴侣

红枣是一种营养佳品，被誉为"百果之王"。红枣含有丰富的维生素A、B族维生素、维生素C等人体必需的多种维生素和18种氨基酸、矿物质，其中维生素C的含量竟高达葡萄、苹果的70～80倍，芦丁的含量也很高，这两种维生素对防癌和预防高血压、高血脂都有一定作用。

中医理论指出，红枣性温味甘，归脾胃经，有补中益气、养血安神、缓和药性、滋阴补阳的功能，含有蛋白质、脂肪、糖、钙、磷、铁、镁及丰富的维生素A、维生素C、维生素B$_1$、维生素B$_2$，此外还含有胡萝卜素等，营养十分丰富，民间有"天天吃红枣，一生不显老"之说。红枣不仅是人们喜爱的果品，也是一味滋补脾胃、养血安神、治病强身的良药。产妇食用红枣，能补中益气、养血安神，加速机体复原；老年体弱者食用红枣，能增强体质，延缓衰老；尤其是一些从事脑力劳动的人及神经衰弱者，用红枣煮汤代茶，能安心守神，增进食欲。

春秋季节，乍寒乍暖，在红枣中加几片桑叶煎汤代茶，可预防伤风感冒；夏令炎热，红枣与荷叶同煮可利气消暑；冬日严寒，红枣汤加生姜红糖，可祛寒暖胃。红枣是天然的美容食品，还可益气健脾，促进气血生化循环和抗衰老。

最近一段时间，齐芳在上班的时候总是感觉精神恍惚，四肢乏力，回到家里也是懒洋洋的不愿意运动。家里人都劝她去医院检查一下。齐芳来到医院，把自己的情况告诉了医生。医生告诉她这种情况是阴虚体质、气血不足造成的，建议齐芳平时多吃些红枣，可以有效地滋阴补阳。

准备当归 15 克，红枣 50 克，白糖 20 克，粳米 50 克。先将当归用温水浸泡片刻，加水 200 克，先煎浓汁 100 克，去渣取汁，与粳米、红枣和白糖一同加水适量，煮至粥成。每日早晚温热服用，10 日为 1 个疗程。此粥具有补血调经，活血止痛，润肠通便的功能，适用于气血不足、月经不调、闭经痛经、血虚头痛、眩晕及便秘等症。

齐芳按照医生的要求，进行了 3 天的食疗，感觉效果不错。于是齐芳又搜索到了一个关于红枣的食疗方：准备黑木耳 10 克，红枣 50 克，白糖适量，用适量的水，把黑木耳和红枣煮熟后，加入白糖即可。此方中，黑木耳可以清肺、益气，红枣补血、养颜。

又进行了约 1 周的食疗，齐芳的不适症状基本上消失了。现在的齐芳精力充沛，面色红润。

# ▶ 常食枸杞滋阴不衰老

枸杞子是常用的营养滋补佳品，在民间常用其煮粥、熬膏、泡酒或同其他药物、食物一起食用。枸杞子自古就是滋补养人的上品，有延衰抗老的功效，所以又名"却老子"。

中医理论指出，枸杞性甘、平，归肝肾经，具有滋补肝肾，滋阴，养肝明目的功效，常与熟地、菊花、山药、山萸肉等药同用。现代医学研究表明，它含有胡萝卜素、甜菜碱、维生素 A、维生素 $B_1$、维生素 $B_2$、维生素 C 和钙、磷、铁等，具有增加白细胞活性、促进肝细胞新生的药理作用，还可降血压、降血糖、血脂。

枸杞子亦为扶正固本，生精补髓、滋阴补肾、益气安神、强身健体、延缓衰老之良药，对慢性肝炎、中心性视网膜炎、视神经萎缩等疗效显著；对糖尿病、肺结核等也有较好疗效；对抗肿瘤、保肝、降压、降血糖以及老年人器官衰退的老化疾病都有很强的改善作用。现代医学研究表明，枸杞对体外癌细胞有明显的抑制作用，可用于防止癌细胞的扩散和增强人体的免疫功能。对于女性而言，常吃枸杞子还可以起到美白养颜的功效。

秦兰在一家网络公司从事文案工作，平时的工作就是坐在电脑旁边进行文案编写。长时间盯着电脑屏幕，秦兰总是感到眼睛生涩难耐，但她并没有太在意，便买了一瓶眼药水来缓解眼部疲劳。后来，秦兰逐渐感到四肢无力，她认为是电脑辐射的原因，但后来即使不在电脑旁，也会出现这种情况。秦兰来到医院检查，把自己的情况告诉了医生。医生告诉她：长期坐在电脑旁，眼睛肯定会有酸涩感觉；四肢无力的症状则是气血不足引起的，应该滋阴补血，保持气血通畅。医生给秦兰推荐了枸杞子食疗法，既能够缓解眼部疲劳，又能够滋阴益气。

准备枸杞子 10 克，羊肉 300 克，白萝卜 100 克，红枣、生姜、葱、花生油各 10 克，盐 7 克，味精、绍酒各 2 克，胡椒粉少许。枸杞子泡透，羊肉洗净切成块，红枣泡透，生姜去皮切片，白萝卜去皮切块，葱捆成把。烧锅下油，放入姜片、羊肉块、爆炒至香，加入清水，用中火煮净血水，倒出。在炖盅内加入羊肉块、白萝卜块、枸杞、生姜、红枣、葱，注入清汤，调入盐、味精、绍酒、胡椒粉，加盖，入蒸柜炖 2 小时，去掉葱即可。此方具有滋阴补气之功效。还有一个食疗方，小米 300 克，枸杞子 50 克，清水适量。小米淘洗干净；枸杞子洗净。锅内注水烧开，加入小米和枸杞同煮。烧开以后，小火继续煮 30 分钟左右装碗即可。此方具有安神，补脑，养心，滋阴的效果，适用于心血不足、烦躁失眠等症。

秦兰进行了 3 天食疗，眼部干涩的症状便消失了；食疗 1 周后，四肢无力症状得到了有效的改善。

## ▶ 甘蔗同样具有滋阴之功效

甘蔗的营养价值很高，它含有水分比较多，水分占甘蔗的 84%。甘蔗含糖量最为丰富，其中的蔗糖、葡萄糖及果糖，含量达 12%。此外，经科学分析，甘蔗还含有人体所需的其他物质，如蛋白质 0.2 克、脂肪 0.5 克、钙 8 毫克、磷 4 毫克、铁 1.3 毫克（以每 100 克计算）。另外，甘蔗还含有天门冬氨酸、谷氨酸、丝氨酸、丙氨酸等多种有利于人体的氨基酸，以及维生素 $B_1$、维生素 $B_2$、维生素 $B_6$ 和维生素 C 等。甘蔗的含铁量在各种水果中，雄踞"冠军"宝座。

中国古代医学家将甘蔗列入"补益药"的行列。中医认为，甘蔗入肺、胃二经，具有清热、生津、下气、滋阴润燥、补肺益胃的特殊效果。甘蔗可治疗因热病引起的伤津，心烦口渴，反胃呕吐，肺燥引发的咳嗽气喘。另外，甘蔗还可以通便解结，饮其汁还可缓解酒精中毒。一般人群均可食用，脾胃虚寒、胃腹寒疼者不宜食用。甘蔗是能清、能润，甘凉滋养的食疗佳品，古往今来被人们广为称道，就连那些清高儒雅的文人墨客们对其也情有独钟。

许女士是一位全职太太，平时在家做家务，接送孩子上学。最近一段时间，许女士总是莫名感到烦躁不安，坐也坐不稳，躺也躺不下，心里好像总有一些事情没有完成。但仔细想想，又没有任何事情需要去做。她认为可能是自己在家待得太久了造成的心情烦闷。于是，许女士利用晚饭后的一段时间，到外面散散心。但这个办法并不见效果，就是在散心的过程中，也会觉得心情烦闷，即便看到优美的景色也没有心情去欣赏。

许女士上网求教，有网友建议她咨询一下相关养生专家。许女士带着自己的困惑来到医院，相关专家告诉她：没有任何缘由的心情烦闷，多数是由气血不足造成的，这也是女性朋友经常会出现的症状，需要进行调补滋阴。专家建议许女士多吃甘蔗。这让许女士感到很奇怪，因为她从来不知道甘蔗还具有滋阴的功效。专家对她进行了一些讲解，并给她介绍了一款甘蔗食疗方。

准备甘蔗 200 克，红枣 100 克，桂圆肉 100 克，冰糖适量。将桂圆肉、红枣用清水泡一泡，待变软后将红枣去核切小块。桂圆肉冲洗掉杂质，撕成小块。甘蔗切小段。将甘蔗段、红枣肉、桂圆放入干净的汤锅里。加水没过所有食材，煮开后转小火继续煮 20 分钟左右，加入适量冰糖调味即可。还有一个甘蔗食疗方，准备甘蔗 200 克，木瓜 50 克，猪脚半只，枸杞子 50 克，姜片、盐适量。猪蹄切块汆水捞出，甘蔗去皮切段，姜切片，木瓜切丁。锅中放清水开锅后，放入猪蹄滚开后改小火放入姜片煲 40 分钟后，放入甘蔗再煲 10 分钟再放入木瓜枸杞子，最后加少许盐调味即可。此方滋阴益气效果显著。

许女士遵从专家的要求，购买了一些甘蔗开始食疗。4 天后，心情烦躁的状况明显减轻。

## ▶ 红薯能够滋阴驻颜美容

红薯富含蛋白质、淀粉、果胶、纤维素、氨基酸、维生素及多种矿物质，有"长寿食品"之誉，具有抗癌、保护心脏、预防肺气肿、糖尿病、减肥等功效。

《本草纲目拾遗》等古代文献记载，红薯有"补虚乏，益气力，健脾胃，强肾阴"的功效，使人"长寿少疾"，还能补中、和血、暖胃、肥五脏等。当代《中华本草》说其"味甘，性平。归脾、肾经。""补中和血、益气生津、宽肠胃、通便秘。主治脾虚水肿、疮疡肿毒、肠燥便秘。"

红薯含有丰富的淀粉、膳食纤维、胡萝卜素、维生素 A、B 族维生素、维生素 C、维生素 E 以及钾、铁、铜、硒、钙等 10 余种微量元素和亚油酸等，营养价值很高，被营养学家们称为营养最均衡的保健食品。这些物质能保持血管弹性，对防治老年习惯性便秘十分有效。

由于红薯是甜的，人们大都以为吃红薯会使人发胖，其实恰恰相反，吃红薯不仅不会发胖，相反能够减肥、健美、防止亚健康、通便排毒。红薯中还含有一种类似雌性激素的物质，对保护人体皮肤，延缓衰老有一定的作用。因此，许多女性把红薯当作驻颜美容食品。

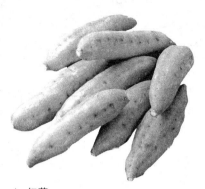
▲ 红薯
红薯能增加纤维质的摄取，有益于皮肤。

每 100 克鲜红薯仅含 0.2 克脂肪，产生 99 千卡（1 千卡 = 4.186 千焦）热能，大概为大米的三分之一，是很好的低脂肪、低热能食品，同时又能有效地阻止糖类变为脂肪，有利于减肥、健美。红薯含有大量膳食纤维，在肠道内无法被消化吸收，能刺激肠道，增强蠕动，通便排毒，尤其对老年性便秘有较好的疗效。需要说明的是，吃红薯时要注意一定要蒸熟煮透。另外，食用红薯不宜过量，中医诊断中的湿阻脾胃、气滞食积者应慎食。

对自己的容颜颇为重视的夏慧，遇到一件烦心事。那就是本来白皙的面部肌肤上，莫名其妙的长出几粒黄褐斑，这就好像美玉上出现了瑕疵。夏慧愁得要命，用了很多护肤品、祛斑霜之类，丝毫不见效果。通过在网上向专家的咨询，她得知这是阴虚造成的，需要滋阴补阳。专家还推荐她多吃一些红薯，因为红薯不仅可以完成滋阴补阳，还具有美容的效果。

准备地瓜 1 条，起司 1 片，白米 1 杯，水 1 杯，盐、油适量。将米洗净，加入 1 杯水，浸泡 15 分钟。将地瓜去皮切丁备用。起司也切成小丁片备用。将地瓜丁、油加入米中，稍微拌一下。放入电饭锅中蒸熟，取出后立即放入起司片及盐，拌匀后即可食用。

或者，准备地瓜 500 克，白糖 150 克，清水 100 克，香油 30 克，花生油 1000 克。地瓜洗净去皮，切成滚刀块。炒勺内加花生油烧至 90℃时，把地瓜块放入油内炸熟透至色泽金黄色时捞出控油。炒勺刷净加清水、白糖，用慢火熬糖至起泡，等到从水大泡变成水小泡，从糖大泡变成糖小泡至浓稠变色时，倒入炸好的地瓜离火、颠勺，使糖液完全沾在地瓜上；倒入抹过香油的盘内，上桌的时候要上碗白水，沾着吃，才不沾牙。

夏慧按以上方进行了 10 天左右的食疗，脸上的黄褐斑完全消失了，而且皮肤比以前更加有光泽，也更加有弹性。

## ▶ 阳气不足，男人在自卑的暗流中挣扎

经研究，在现实生活中，大凡自卑的男人很少事业有成。自卑的男人一直忙于自我检讨，自我剖析，却从不敢大胆去尝试。而且自卑的男人都比较敏感，容易接受外界的消极暗示，从而愈发自卑不能自拔。

从中医角度分析，造成男人自卑的原因是缺少阳气。阳气乃一身之根本，它不仅主导着人的生命，还影响着人的性格。那些积极主动、乐观向上的人，总是活泼的、阳光的，这是因为他们阳气十足，对于外界的一切都怀有大无畏的精神。而那些看上去精神萎靡，少言寡语的人，则多数为目光呆滞，反应迟缓；他们自然无法积极面对外部世界，所表现出的只有自卑或自闭。

除此之外，对自己的性能力缺乏自信，是导致男人自卑的众多因素中较为可怕的。如果一个男人对自己的性能力缺乏信心，心理上就会产生障碍，这种障碍又直接影响了他的性能力的发挥。在经历过几次不成功的性生活之后，这种怀疑就会变成沉重的精神负担和自卑心理。从中医理论来看，男子性生活出现障碍也是由于自身阳气不足造成的，多表现为肾阳虚。要在性生活中重拾信心，就必须注重自身阳气的培养。

如果自卑的人能正确对待自身缺点，把压力变成动力，奋发向上，就能够改变现状。无论做什么事，你都要相信自己的能力，相信自己可以解决各种难题，能够时时把握自己的人生方向，掌握自己的命运。如果你过于在乎别人对你的看法，有时甚至为一句无关紧要的话大为恼火，你就应该调整自己的心态了。同时，还应该从中医医学入手，采取多种措施补充阳气。常见的补充阳气方法有食疗法、药物治疗、体育锻炼等。

结婚一年的小赵，非常苦恼地找到了相关专家。原来，最近他患上了阳痿，在性生活中无法完全勃起，自然无法满足妻子的要求。小赵觉得自己特别无能，继而非常自卑，认为自己没尽到一个做丈夫的责任。妻子安慰他不要多想，却更加重了小赵的自卑心理。后来，小赵经常不去上班，他觉得自己没有脸面见人。专家听完小赵的描述，便劝慰他不要过于自卑，让他多食用山药、莲子、枸杞子、鹿肉、蛤蜊、雀肉六种护肾食品，还要多食用具有护肾利尿作用的食物，如动物肝脏、瘦肉、胡萝卜、冬瓜、西红柿、柑橘、柿子、干果等。同时，给他开了中药：韭菜子 25 克、淫羊藿 15 克、菟丝子 15 克、牛鞭 1 根，用时将牛鞭置于瓦片上以文火焙干研细，淫羊藿加少许羊油在文火上炒黄，再加菟丝子、韭菜子研成细粉，调和均匀，每晚用黄酒冲服 10 克。一个月后，小赵的阳痿症状消失了，他又重新找到了男人的自信。

总之，一个自卑的男人应该注重培养自己的阳气，阳气十足的人会把所有的精力都用在工作和事业上，这样的男人最容易成功。

# ▶ 体内阳气不足，男人就很"娘"

我们在日常生活中，经常会用"娘娘腔"来形容一些男人。所谓"娘娘腔"，专指男性的女性化气质、心理和行为。表现也因人而异，不尽相同，其中较典型的有：说话爱发嗲，走路踩"碎步"，举手投足动作忸怩，爱跟女性朋友打交道，等等。

在传统艺术京剧中，有很多男旦演员，比如梅兰芳先生、程砚秋先生，他们在舞台上扮演的都是女性角色，深受观众们的喜爱。走下舞台，他们又是顶天立地的男子汉。从来没有人因为他们是男旦演员，而觉得他们是"娘娘腔"。但在生活中存在着一类男人，他们的言语，或行为，或多或少总有些女人的影子。人们在同他们打交道的时候，总会感到别扭。

究其原因，有一部分"娘娘腔"是由生长、生活环境造成的。诸如父亲的性格、家长的期待、排行、家里女性多还是男性多、小伙伴的影响，等等，都可能对孩子的行为方式、性格特征产生一定的作用。如果从小的玩伴都是小女孩，或家里的姊妹较多，那么这样的小男孩就会不自觉地受到女孩子们的影响，而小时候造成的影响，养成的习惯是很难更改的。另外，有些父母在抚养方式上较为另类，有些家长把小男孩当作小女孩来养活，这就造成了小男孩的性格缺陷，很可能成为"娘娘腔"。

造成男人"娘娘腔"还有一个原因，那就是男人自身阳气不足。中医理论指出，阳气总司人体，阳气的多少能够直接影响到人的身体健康、生命质量。如果一个人的阳气相对不足，就会产生所谓"阴盛阳衰"，失去了男子汉应有的气质。有些男子站在面前英气勃勃，有的男子却给人一种阴柔之感，这就是阳气多少不同的结果。

小何今年23岁，刚刚参加工作，在一家公司从事办公室文员工作。正想和大家交朋友的小何，却碰到了一个特别尴尬的问题，那就是公司同事给他取了一个外号"荷花"。原来，小何的皮肤非常白皙细腻，就好像一个大姑娘，就连说话和走路都有点女孩子的感觉。小何说起话来，慢条斯理，柔声柔气；走起路来也缺乏男子汉的阳刚和威风。因此，大家都笑话他"娘娘腔"，在暗地里叫他"荷花"。

有一天，小何去其他办公室办事，刚走到门口，就听见一名同事们说："这件事荷花负责，你去找他。"另一名同事说："我刚才看见小何在办公室呢，你去找他吧。"站在门口的小何，这才得知大家给了取了一个"荷花"的外号。一个男人知道别人在背后说自己"娘娘腔"，自然觉得有失尊严。小何决心改正自己的毛病，甩掉"娘娘腔"这顶帽子。但这些都是已成习惯的东西，怎么能轻易改变呢？后来，有一位中医告诉小何，这是因为小何体内阳气不足所致，也就是我们现代西医所说的雄激素分泌不足。于是，中医告诉小何平日里要注意多食用一些豆制品，除此之外，还给他开了食疗方。

海参粥：取海参适量，粳米或糯米100克。将海参浸透，剖洗干净。切片煮烂后同米煮成粥。具有补肾、益精、养血的功效，对体质虚弱、性功能减退有较好的疗效。

小何听从了医生的建议，几个月后，果然变得阳气十足，再也没人称呼他"荷花"了。

由此可见，阳气对于一个男人的重要性，它不仅主导生命，还关乎一个男人的尊严。

# ▶ 阳气壮阳精，阳气充足才能"性"味十足

阳气对于男人来说具有至关重要的作用，维护生命、保持身体的免疫力，只是阳气作用的一方面；在男人的发育和生殖方面，阳气更是起着举足轻重的作用。

大部分男人在进入成熟期后，就开始了第二性征的发育。男性表现为生须、喉结突出、骨骼粗大、声音低沉等，开始成为一名真正的男人。真正的男人会带给别人安全感，尤其会散发给女性一种独特的感觉，让女性感到"性"味十足。男人的胡须、喉结、体毛、浑厚的声音都会增加男人的"性"味指数，而胡须、喉结、体毛、浑厚的声音这些男人特征，却并非所有男人都具备。

在我们生活中，有些男人给我们一种很中性的感觉，还有的男人甚至完全像女人，我

们称之为"伪娘"。这类男人很难受到女性的喜爱，因为他们身上没有男人的"性"味。

站在中医理论上分析，这是由于此类男人缺乏足够的"阳气"。阳气能够带给男人十足的男人味，如果缺少阳气，就会蜕变为"伪娘"。因为阳气在体内能够壮阳精，阳精对于男人有着非常重要的作用，尤其是能够增加男人的"性感"。

吕坤最近情绪一直不好，因为他总被同事嘲笑。原来吕坤长得白白净净的，看起来总是缺乏一种男子汉的气概，就连他的女朋友，有时候也嘲笑他不是男人。后来，吕坤上网时，无意间看到"补充阳气塑造真正男人"的帖子，他才了解到阳气对于男人的重要性。于是，他搜索了一些能够补充阳气的河虾食疗方。

河虾性温味甘、微温，入肝、肾经；虾肉有补肾壮阳、通乳抗毒、养血固精、化瘀解毒、益气滋阳、通络止痛、开胃化痰等功效。用河虾进行食疗的方法如下。

准备大河虾350克，酱油20克，葱段2克，醋15克，白糖25克，熟菜油500克，绍酒15克。将虾剪去钳、须脚，洗净沥干水。炒锅下菜油，旺火烧至九成热，将虾入锅用炒勺不断推动，约5秒钟即用漏勺捞起，待油温回升到八成热，再将虾倒入复炸10秒钟，使肉与壳脱开，用漏勺捞出。将锅内油倒出，放入葱段略煸，倒入虾、烹入绍酒，加酱油、白糖及少许水，颠动炒锅烹入醋，出锅装盘即成。

还有一个食疗方，准备小河虾250克、料酒5毫升、盐3克、胡椒粉1克、泡打粉1克、面粉3汤匙、五香粉1克、辣椒粉3克。小河虾清理干净沥干水，装进大碗里，加盐、料酒腌10分钟。加入五香粉、胡椒粉、泡打粉、面粉彻底拌匀。加入辣椒粉拌匀。热锅上油，油温8成热时把拌好的小河虾倒进去。炸约十几秒起锅沥油即可。以上食疗方，具有滋补阳气，温补肾阳的作用。

吕坤按照食疗方进行了一个多月的滋补，收到了很好的效果。从那时起，吕坤说话办事都充满了阳刚之气，他的同事和女朋友，再也没有嘲笑过他。

# ▶中年男人葆青春的补益方，壮一身阳气

衰老是我们无法阻止的自然规律。男人步入中年后，生理功能逐渐衰退，各种衰老现象也悄然而至，男人同样需要关怀。在日常生活中，中年男人不注重养生保健，长期在疲劳高压中生活而不注重养生保健，很容易出现疾病。

中医理论指出，男人步入中年后，阳气逐渐下降。阳气衰落，导致身体呈现出衰老症状。年轻的时候，穿一件单衣能够在深秋时节的早上进行晨练；到了中年，如果只穿单衣就难以抵御寒冷，不敢出门。年轻的时候，不管刮风下雨都喜欢运动；到了中年，却懒懒的不愿出门。年轻的时候，患上感冒不用吃药就能硬抗过去；到了中年，吃药都不能解决问题。这都是阳气衰落的表现，阳气衰落造成火力不足，免疫力下降。中年男人如果打算永葆青春，就必须补充阳气。

张峰今年45岁，已经步入中年的他，明显地感到身体大不如从前。年轻时候从未生病的他，近期连连感冒，而且一病就需要吃药、打针。本来制订了一份健身计划，却懒懒地不想实施。这天照镜子，张峰发现自己额头的皱纹骤然多了不少。后来，单位组织体检的时候，张峰同一位中医医生聊了聊养生问题，谈及中年男人养生问题，专家建议张峰多吃一些能够补充阳气的食物。这位专家还给他推荐了海参食疗方。

据《本草纲目拾遗》中记载：海参，味甘咸，补肾，益精髓，摄小便，壮阳疗痿，其性温补，足敌人参，故名海参。现代研究表明，海参具有提高记忆力、延缓性腺衰老，防止动脉硬化、糖尿病以及抗肿瘤等作用。中年男子补充阳气，海参是很好的选择。

准备豆腐100克、海参200克、木耳50克、芦笋20克、蚝油、料酒、葱姜、红椒适量。豆腐洗净，切块状；海参剖开腹部，洗净体内腔肠，以沸水加10克料酒和2片姜氽烫去腥，捞起冲凉，切寸段；将鲜芦笋焯水过凉待用。锅内放油煸香葱姜，加豆腐、木耳煸炒，加入蚝油调味。豆腐木耳入味后加入焯好的海参煸炒、加盐、鸡精出锅。将焯好的芦

笋码放在盘底，把出锅的海参豆腐倒上撒红椒丝即可。

张峰按照这个食疗方，进行了数天的滋养，感觉效果不错，自己又通过其他渠道找到了一个海参食疗方：准备海参200克，鸡翅100克，糖半匙，蚝油一匙，麻油半匙，胡椒粉少许，鸡精、水少许。海参洗净切块。锅中放姜一片、葱一条，酒半匙，水二杯煮滚，放入海参煮5分钟捞起沥干水。鸡翅洗净沥干水，用盐、酒、老抽腌料腌10分钟。起油锅至鸡翅皮呈金黄色时铲起。起油锅爆香姜、葱，下海参爆透，洒酒半匙，下鸡翅及调料炖15分钟。用生粉、水、老抽做成芡汁入锅兜匀，放上芫荽装盘。常用此食疗方，能够有效补允阳气，增强体质。

现在张峰已经进行了2个月的食疗，身体素质大大好于从前。现在的他每天体力充沛，没有再生过病。

## ▶核桃滋补阳气效果显著

核桃原产中东地区，据说是张骞出使西域时带入中原的，所以又称为"胡桃"。核桃具有极高的营养价值，据研究，50克核桃相当于500克牛奶或250克鸡蛋的营养价值。又因为核桃的形状颇似人脑的两个半球，古人将它作为补肾健脑的滋补品，并有长寿果的美称。民俗在冬至日起服食核桃内直至立春，把它当作冬令进补的佳品。

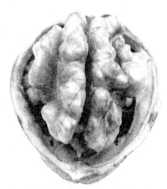
▲ 核桃
核桃属于调气养血的食物。

中医也十分看中核桃的药用价值，认为它有滋补肾阳、温肺补脑、强筋健骨的作用，可以有效地滋补人体的阳气。《医学衷参西录》对它功效的记载最为详细："核桃，为滋补肝肾、强健筋骨之要药，故善治腰痛，一切筋骨疼痛。为其能补肾、故能固牙齿，乌须发，治虚劳喘嗽，气不归元，下焦虚寒，小便频数，女子崩带诸证。其性又能消坚开瘀，治心腹疼痛，砂淋、石淋杜塞作痛，肾败不能注溲水，小便不利。"

核桃还是食疗佳品，无论是配药用，还是单独生吃、水煮、做糖蘸、烧菜，都有补血养气、补肾填精、止咳平喘、润燥通便等良好功效。核桃的食法很多，将核桃加适量盐水煮，喝水吃渣可治肾虚腰痛、遗精、阳痿、健忘、耳鸣、尿频等症。

核桃仁含有较多的蛋白质及人体营养必需的不饱和脂肪酸，这些成分皆为大脑组织细胞代谢的重要物质，能滋养脑细胞，增强脑功能；核桃仁含有的大量维生素E，经常食用有润肌肤、乌须发的作用，可以令皮肤滋润光滑，富于弹性；当感到疲劳时，嚼些核桃仁，有缓解疲劳和压力的作用。

身为公司白领的孙先生，最近感到手脚冰凉，而屋外已经是六月份的和煦天气。对养生略有了解的孙先生，隐约知道自己健康出了一些问题，却无法说出具体的原因。孙先生抽时间来到医院检查，医生告诉他，在这种温暖节气里感到手脚冰凉，这是阳气不足造成的。医生建议他多吃核桃，以滋补阳气，还给他推荐了以下食疗方。

准备核桃仁150克、山楂50克、白糖200克。核桃仁加水少许，用石磨磨成浆，装入容器中，再加适量凉开水调成稀浆汁。山楂去核，切片，加水500毫升煎煮半小时，滤出头汁，再煮取二汁，一、二汁合并，复置火上，加入白糖搅拌，待溶化后，再缓缓倒入核桃仁浆汁，边倒边搅匀，烧至微沸即可。此方能够补肺肾，补肾阳，润肠燥，消食积，用于肺虚咳嗽、气喘、腰痛、便干、食积、经少腹痛等；也可作为冠心病、高血压、高脂血症及老年便秘等患者的保健饮料。

孙先生按照医生推荐，进行了一周的食疗，阳气得到了充分的补充，手脚果然不再冰冷了。

## ▶ 能使阳气内外宣通的"单操手"

　　阴阳平衡则身体健康，阳气充足，则男人味十足。在中医理论中，讲究阴阳对立、阴阳消长、阴阳互根、阴阳转换，并且用这些规律来说明人体的组织结构、生理功能、病理变化，以及用其指导临床诊断与治疗。日常生活除了饮食补阳气外，练习太极拳是一个不错的选择。老子云"万物负阴而抱阳"。古人认为阴阳的变化是宇宙的基本规律。中医认为"阴阳者，天地之道也，万物之纲纪，变化之父母，神明之府也"。太极拳家认为"阴阳分，天地判，始成太极。所谓阴阳分是指阴静阳动、阴息阳生；天地判是指清浊二气分、阴阳相交化生万物"。由此可见中医与太极拳理论对于揭示宇宙的基本规律看法是一致的。

　　一般来说，太极拳的动作并不重要，所以打拳的时候也没有必要从太极拳的一招一式出发，也无须讲究将拳法打得多么娴熟，重要的是，要练神、练气、练意。只要练好了内功，太极拳的招式就会自觉发出、灵活多变，我们就能打出新招式，达到滋阴补阳的目的。

　　打过太极拳的人可能都知道太极讲究虚实、快慢、刚柔等，从这些动作的招式中我们不难看出，太极拳的招式实际上是相互对立的，阴中有阳，阳中有阴。从太极拳的招式中我们不难分析出，打太极拳也可以调理身体中的阴阳。

　　太极拳中的"单操手"，指将太极拳中的单一动作拿出来，根据其实战技击的含义，对空操练。它能帮助我们生发阳气，巩固脾阳，使阳气内外得到宣通。单操手和太极拳其他招式一样，练神、练气、练意本身就是平衡阴阳的过程，这是因为从阴阳的特性来讲，精为物质，为阴；神为功能，为阳，气则是沟通阴阳的媒介。阴阳相互沟通，身体内部呈现一片祥和之象，健康也就可以得到保障。

　　林先生工作比较繁忙，平时疏于锻炼，经常生病，而且近段时间总觉得很累，朋友建议他要注意调理身体，可他也不知道如何调理。于是，朋友给他介绍了一个老中医，老中医仔细地给他把了脉，又瞧了瞧他的面色，说："你体内阴阳气太重！"林先生不知何意，老中医耐心地告诉他人体阴阳的平衡关系，并给他介绍了一个简单的调理方法——单操手。

　　单操手的具体方法如下：把一个手掌的掌心向上，接着把另一个手掌扣下来，两掌相对，然后再做一遍，即一只手捧过来以后，再重复做一次。之后再用另一只手拍打第一只手，反复做这个动作七七四十九次。做完了以后，如果不管自己的双手，这样是不对的，还需要对双手进行保养。因为做完捧打训练之后，手的局部血液循环会加快，要双手上下搓一搓，手的侧面和背面也要搓一搓，最好也做四十九次。

　　林先生回到家，按照老中医所说，慢慢练习了起来，说也奇怪，一个月过去了，林先生的面色明显红润起来，声音也洪亮多了，整个人精神多了。

## ▶ 羊肉，男子补充阳气的必选

　　羊肉有山羊肉、绵羊肉、野羊肉之分。古时称羊肉为羖肉、羝肉、羯肉。它既能御风寒，又可补身体，对一般风寒咳嗽、慢性气管炎、虚寒哮喘、肾亏阳痿、腹部冷痛、体虚怕冷、腰膝酸软、面黄肌瘦、气血两亏、病后或产后身体虚亏等一切虚状均有治疗和补益效果，最适宜于冬季食用，故被称为冬令补品，深受人们欢迎。

　　李时珍在《本草纲目》中说："羊肉能暖中补虚，补中益气，开胃健身，益肾气，养胆明目，治虚劳寒冷，五劳七伤。"中医理论指出，羊肉味甘、温、无毒，入脾、肾，能够补体虚，祛寒冷，温补气血；益肾气，补形衰，开胃健力；补益产妇，通乳治带，助元阳，益精血。主治肾虚腰疼、阳痿精衰、形瘦怕冷、病后虚寒，具有补肾壮阳、补虚温中等作用，男士适合经常食用。

　　寒冬腊月里正是吃羊肉的最佳季节。在冬季，人体的阳气潜藏于体内，所以身体容易出现手足冰冷，气血循环不良的情况。按中医的说法，羊肉味甘而不腻，性温而不燥，具有补肾壮阳、暖中祛寒、温补气血、开胃健脾的功效，所以冬天吃羊肉，既能抵御风寒，又可滋补身体，实在是一举两得的美事。

凡肾阳不足、腰膝酸软、腹中冷痛、虚劳不足者皆可用羊肉作食疗品。另外，羊肝性味甘、苦、寒，能养血、补肝、明目。凡血虚目暗、视物不清、夜盲翳障者可常食之。羊胆苦寒，能解毒洁肤，可治疗风热目疾、疮疡肿毒等症。羊髓性味甘温，能补肾健脑，可治疗毛发枯槁、须发早白、失眠健忘、皮肤粗糙等症。羊肾性味甘温，能补肾气、益精髓，可治疗肾虚所致的耳聋耳鸣、须发早白。

李猛今年刚刚33岁，正处在壮年的他却没有年轻人的活力。一到冬季就特别惧怕寒冷，不敢出门，每天上下班都是开车，几乎不到户外进行活动。有一次周末，朋友邀请李猛参加户外聚会。李猛碍于情面跟随朋友去了，却被寒风吹得无法忍受。有朋友发现了李猛的尴尬，建议他在冬季多吃一些羊肉。

准备羊肉200克、当归片15克、姜15克、胡椒粉5克、盐10克。羊肉洗净切成小块，老姜切成大片备用。把羊肉块、姜片、当归片，放入砂锅内，一次加足水量，大火炖煮，煮沸后撇去浮沫，调成中火继续煮约1小时，待羊肉熟烂后，放入胡椒粉、盐调味，即可关火。吃时连

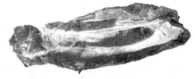

▲ 羊肉
羊肉是温补肾阳食疗方中的首选。

汤带肉一起食用。此方是汉代张仲景的名方，具有补血调血、滋补阳气、散寒开胃、益气健脾、祛寒止痛的功效，特别适合冬日食用，这也是冬季养胃的一道不错的汤水。

还有一种羊肉食疗方，准备羊肉片200克、孜然粒5克、孜然粉5克、酱油15毫升、白糖5克、盐5克、洋葱1个、蛋清1只、料酒15毫升、香葱2根。羊肉切成薄片，用清水冲洗五分钟去除血水，然后加入蛋清、料酒抓匀腌制20分钟。洋葱切成薄片，香葱切成3厘米长的段备用；炒锅烧热到用手置于上方能感觉到明显的热气，然后放入适量油，放入羊肉片迅速滑散，炒到肉片变色后盛出；再次加热锅中剩余的油，到四成热时放入洋葱炒出香味，然后放入之前炒好的羊肉片，淋入酱油、孜然粒、盐、白糖拌匀后炒出香味，最后在出锅前撒上孜然粉、香葱段拌匀即可。此方滋补阳气，效果显著。

李猛按照食疗方吃了几天后，就感觉身体温热，很明显地感觉阳气得到了补充，即使在寒风刺骨的天气，也可以进行一些短时间的户外运动了。

## ▶ 韭菜，属于男人世界的壮阳草

韭菜具有健胃、提神、止汗固涩、补肾助阳、固精等功效。在中医里，韭菜有一个很响亮的名字叫"壮阳草"。

韭菜的营养价值很高，每100克可食用部分含蛋白质2 ~ 2.85克，脂肪0.2 ~ 0.5克，碳水化合物2.4 ~ 6克，纤维素0.6 ~ 3.2克。还有大量的维生素，如胡萝卜素0.08 ~ 3.26毫克，核黄素0.05 ~ 0.8毫克，烟酸0.3 ~ 1毫克，维生素C10 ~ 62.8毫克，韭菜含的矿物质元素也较多，如钙10 ~ 86毫克，磷9 ~ 51毫克，铁0.6 ~ 2.4毫克。

此外，韭菜含有挥发性的硫化丙烯，因此具有辛辣味，有促进食欲的作用。韭菜除做菜用外，还有良好的药用价值。中医指出，韭菜根味辛，入肝经，温中，行气，散瘀。韭菜叶味甘辛咸，性温，入胃、肝、肾经，温中行气，散瘀。韭菜活血散瘀，理气降逆，温肾壮阳，韭汁对痢疾杆菌，伤寒杆菌、大肠杆菌、葡萄球菌均有抑制作用。《本草纲目》中说："韭籽补肝及命门，治小便频数，遗尿。"《本草拾遗》中有"温中，下气，补虚，调和腑脏，令人能食，益阳，止泄白脓、腹冷痛，并煮食之"的记载。韭菜主治阳痿、早泄、遗精、多尿、腹中冷痛、胃中虚热、泄泻、腰膝疼痛等病症。

宋先生最近一段时间，在晚上睡觉的时候，总会莫名其妙地出现盗汗现象。有时候一觉醒来，后背全是汗；早上起床后，还会感到四肢无力。宋先生听人说过，这是肾阳虚的表现，需要在日常生活中滋补阳气，调节肾脏，才能摆脱这种症状。宋先生查阅了一下相关资料，选定了韭菜补阳法。他通过一些养生书籍，找到了几个关于韭菜的食疗方。

准备韭菜约 160 克，大鸡蛋 3 只，生油 20 克，生粉 10 克，清水 20 克，鸡粉 20 克，麻油，胡椒粉少许。韭菜洗净切小段；生粉用水拌匀制成生粉水，待用；将调料、韭菜、生粉水一起拌匀；在大碗内搅散鸡蛋；炒锅烧热，放入三汤匙生油，待油热后，倒入韭菜、蛋液，快炒至凝固，即可装盘食用。常食此方可以滋补肾阳，补充体内阳气。

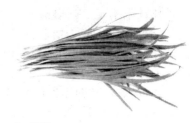
▲ 韭菜
韭菜能温肾助阳、益脾健胃。

还有一个食疗方，准备豆渣 50 克，玉米面适量，韭菜 50 克，鸡蛋 1 个。盐、香油适量。豆渣放入玉米面中，混合均匀；鸡蛋打入豆渣玉米面中混合均匀；韭菜洗净切碎，倒入面中，调入盐和香油；以上材料混合均匀，能够成团即可；取一些面团，团成圆形，略压成小饼状；平底锅中倒少许油，放入小饼小火煎；一面煎金黄后，翻面，至两面都成金黄即可。

宋先生按照这些方法，进行了一段时间的食疗，效果很明显。宋先生也喜欢上了韭菜的美味，他又找到了一个关于韭菜的食疗方。准备韭菜 300 克，虾 200 克，鸡蛋 1 个，油、淀粉、香油、盐适量。韭菜洗净，切成约 5 厘米长的段；虾洗净，轻轻把头掰下，可看到有虾线相连，轻扯，即可把虾线也拔出，接着剥壳。剥好的虾肉用淀粉抓匀后用水冲干净，重复一次，这样虾肉较爽滑；把鸡蛋磕破盛到碗里，搅匀；倒入虾仁、淀粉、适量盐拌好待用；清水倒入锅里煮沸，放油，倒入虾仁蛋液，煮至刚熟，放入韭菜，待熟后放适量盐和香油即可食用。此方具有温补肾阳，补充阳气之功效。

现在，宋先生的盗汗情况完全消失了，四肢充满了活力。

# ▶ 甲鱼补阳气，助你展雄风

中医理论指出，甲鱼肉性平、味甘；归肝经。具有滋阴凉血、补益调中、滋补阳气、补肾健骨、散结消痞等作用，可防治身虚体弱、肝脾肿大、肺结核等症。

甲鱼肉具有鸡、鹿、牛、羊、猪 5 种肉的美味，故素有"美食五味肉"的美称。它不但味道鲜美、高蛋白、低脂肪，而且是含有多种维生素和微量元素的滋补珍品，能够增强身体的抗病能力及调节人体的内分泌功能，也是提高母乳质量、增强婴儿的免疫力及智力的滋补佳品。

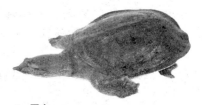
▲ 甲鱼
甲鱼益气养阳的效果较好，但忌与苋菜同食。

甲鱼自古以来就被人们视为滋补的营养保健品。在中国很早以前的记载中，就有"甲鱼可补痨伤，壮阳气，大补阴之不足"之说。唐代孟诜指出，甲鱼壮阳，阳气不盛者，宜常食之。《随患居饮食谱》则指出，甲鱼甘平，滋肝肾之阴，补人体之阳，清虚劳之热，宜蒸煮食之。

甲鱼肉富含动物胶、角蛋白、铜、维生素 D 等营养素。因甲鱼的种类和生活地区的不同，其营养成分不尽完全一致。据分析，每 100 克鲜甲鱼肉一般含：水分 73 ～ 83 克，蛋白质 15.3 ～ 17.3 克，脂肪 0.1 ～ 3.5 克，碳水化合物 1.6 ～ 1.49 克，灰分 0.9 ～ 1 克，镁 3.9 毫克，钙 1 ～ 107 毫克，铁 1.4 ～ 4.3 毫克，磷 0.54 ～ 430 毫克，维生素 A 13 ～ 20 国际单位，维生素 $B_1$ 0.02 毫克，维生素 $B_2$ 0.037 ～ 0.047 毫克，烟酸 3.7 ～ 7 毫克，硫胺素 0.62 毫克，核黄素 0.37 毫克，热量 288 ～ 744 千焦耳。甲鱼的脂肪以不饱和脂肪酸为主，占 75.43%，其中高度不饱和脂肪酸占 32.4%，是牛肉的 6.54 倍，罗非鱼的 2.54 倍，铁等微量元素是其他食品的几倍甚至几十倍。

小王最近总是愁眉苦脸的，工作起来也无精打采。在几个死党的再三逼问下，小王才说出了原因，原来最近小王感觉体弱无力，同妻子进行性生活的时候也力不从心，总是草草完事。虽然妻子并没有埋怨他，但小王却很难受。听了小王叙述的苦恼，几个朋友纷纷建议他说，这是火力不足，阳气不盛，多吃甲鱼就可以有效滋补阳气。下面是朋友为小王推荐的甲鱼食疗方。

准备黄芪 50 克，枸杞子 30 克，甲鱼 500 克，生姜 10 克，醋、食盐、酱油、葱段、味精各适量。将黄芪用清水浸润切片布包；枸杞子洗净；甲鱼去内脏后切块；生姜洗净，切成片。将以上材料一并放砂锅中，加清水适量炖煮，先用武火烧沸后，再用文火慢煮，至熟烂后，去药包，调味即可。食甲鱼，喝汤。隔日一剂，分二次食完，连续服食 3 ~ 5 剂。此方能够补益脾肾，益气养阳。

还有一个食疗方，准备甲鱼 500 克，乌骨鸡 1000 克，盐 20 克，味精 2 克，胡椒粉 2 克，料酒 25 克，姜 25 克，大葱 25 克。将甲鱼宰杀放血后，先用 70℃的水烫一下，再放在 90℃的水中烫一下捞起。刮去颈、爪、裙边上的粗皮，用刀顺着裙边将其划穿，除去内脏漂洗干净。用刀将甲鱼爪尖宰去，然后用沸水焯，出水后洗净，乌鸡洗净宰成块，用沸水除尽血水。锅洗净掺入鲜汤，放入乌鸡、甲鱼、盐、胡椒粉、姜、葱、料酒，用小火慢炖至鸡块与甲鱼质地软透。拣去姜、葱，调好味即可。

小王抱着试一试的心态，开始了甲鱼食疗。一周后，效果显著。当小王满面红光地出现在大家面前时，众人都笑了。

## ▶ 男人补阳益气可多吃鸽子肉

"要吃飞禽，鸽子鹌鹑。"这证明了鸽肉的味道鲜美。其实，鸽肉不但味道鲜美，而且营养丰富，还有一定的保健功效，能防治多种疾病，《本草纲目》中记载"鸽羽色众多，唯白色入药"，从古至今中医学认为鸽肉有补肝壮肾、益气补阳、清热解毒、生津止渴等功效。现代医学认为，鸽肉壮体补肾、生机活力、健脑补神，提高记忆力，降低血压，调整人体血糖，养颜美容，可使皮肤洁白细嫩，延年益寿。

古话说"一鸽胜九鸡"，鸽子营养价值较高，对老年人、体虚病弱者、手术后病人、孕妇及儿童非常适合。鸽子的营养价值极高，既是名贵的美味佳肴，又是高级滋补佳品。鸽肉为高蛋白、低脂肪食品，蛋白含量为 24.4%，超过兔、牛、猪、羊、鸡、鸭、鹅和狗等肉类，所含蛋白质中有许多人体必需的氨基酸，且消化吸收率在 5%，鸽子肉的脂肪含量仅为 0.3%，低于其他肉类，是人类理想的食品。鸽子蛋含有丰富的蛋白质，被人称为"动物人参"。人们把鸽肉作为扶助阳气的强身妙品，认为它具有补益肾气、强壮性功能的作用。

鸽肉的蛋白质含量高，鸽肉消化率也高，而脂肪含量较低，在兽禽动物肉食中最宜人类食用。此外，鸽肉所含的钙、铁、铜等元素及维生素 A、B 族维生素、维生素 E 等都比鸡、鱼、牛、羊肉含量高。乳鸽的骨内含有丰富的软骨素，可与鹿茸中的软骨素相媲美，经常食用，具有改善皮肤细胞活力，增强皮肤弹性，改善血液循环，使面色红润等功效。乳鸽含有较多的支链氨基酸和精氨酸，可促进体内蛋白质的合成，加快创伤愈合。

周先生今年 45 岁，从事外贸行业。近期他总是感冒不断，吃药打针也无济于事，而且还有腰膝酸软的现象发生。平时对健康颇为重视的他，害怕这是某种疾病的并发症，便到医院进行检查。检查结果出来后，医生告诉他身体并没有什么异常，感冒和腰膝酸软症状是由于人到中年阳气下降，无法正常抵御外邪入侵造成的，平时可以选用一些滋补阳气的食疗法，对身体进行调理。周先生通过查阅一些养生书籍，决定选用鸽肉。

准备鸽子 1 只，金银花、猪肉、香菇、笋干适量，枸杞子少许，食盐适量，姜 3 片，料酒适量，小葱一把。先将鸽子清洗干净，放在开水里焯一下，以去除杂质和部分腥味。瘦肉清洗干净后切块，焯水。香菇和笋干提前泡发。把鸽子放入高压锅里后放入生姜片、香菇和笋干，倒入料酒，加上瘦肉。先用大火烧至高压锅发出扑哧的声音后改中火烧 15 分钟。然后再转移到陶瓷锅里，放入金银花和枸杞，小火慢炖 20 分钟就可以

▲ 香菇
香菇与鸽肉搭配能益气补阳，增强体质。

了。最后加盐调味，即可食用。

周先生食疗进行了约10天后，收到了显著的效果。不但感冒症状得到了缓解，而且腰膝酸软的症状也全部消失了。

## ▶ 驴肉，补充阳气的美味佳肴

驴肉是一种高蛋白、低脂肪、低胆固醇肉类。中医认为，驴肉性味甘凉，有补气养血、滋阴壮阳、安神去烦的功效。可以用于气血亏虚，短气乏力，心悸、健忘、睡眠不宁，头晕、经色淡等。驴肾，味甘性温，有益肾壮阳、强筋壮骨的功效，可治疗阳痿不举、腰膝酸软等症。

俗话说"天上龙肉，地上驴肉"，这句话是对驴肉的美誉，驴肉比牛肉、猪肉口感好、营养高。驴肉中氨基酸构成十分全面，8种人体必需氨酸和10种非必需氨基酸的含量都十分丰富。色氨酸是作为识别肉中蛋白质是否全面的重要物质，这在驴肉中含量相当丰富。另外，驴肉的不饱和脂肪酸含量，尤其是生物价值特高的亚油酸、亚麻酸的含量都远远高于猪肉、牛肉。驴肉具有"两高两低"的特点：高蛋白，低脂肪；高氨基酸，低胆固醇。对动脉硬化、冠心病、高血压有着良好的保健作用。另外还含有动物胶，骨胶朊和钙等成分，能为老人、儿童、体弱者和病后调养的人提供良好的营养补充。

身为白领人士的小崔，身体一直都很健康。这天早上，小崔起床后，突然感到一阵头晕目眩，休息片刻后，恢复了正常。小崔认为这是没有吃早饭造成的，也没有给予足够的重视。几天后，小崔感到四肢无力，腰酸背痛，这才引起他的重视。

他在网上咨询了一下相关专家，专家说，这种四肢无力的症状很有可能是阳气不足造成的，可以尝试着选择一些补充阳气的食物。小崔在众多食材中，选择了自己最喜欢的驴肉，还搜索到了一些驴肉食疗方。

准备驴肉300克，驴骨头200克，香葱2棵，生姜1块，大料适量，香油2小匙，料酒1大匙，胡椒粉2小匙，精盐2小匙，味精1小匙。驴肉和驴骨头用清水洗净；香葱洗净打结，生姜洗净拍松，香菜洗净切末；将驴肉、驴骨头放入大锅中加香葱结、生姜、大料同煮，驴肉至肉烂时捞出，切片；待汤汁呈乳白时，再放入驴肉片烧开，加精盐、味精、胡椒粉、料酒、香油调味即可。

还有一个食疗方，准备驴肉5000克，花椒10克，肉豆蔻2克，红曲20克，山楂10克、桂皮5克、冰糖50克、白芷5克、草果5克、姜20克、酱油300克、料酒100克、八角5克、盐30克、大葱。将驴肉用清水清洗干净，再浸泡5小时；将汤锅置火上，注入清水烧开，放入泡好的驴肉氽一下，然后放入凉水中过凉；将锅置火上，加入冰糖炒至金红色，下入清水、酱油、精盐、料酒烧开，打去浮沫；再加入用红曲米煮的水及山楂片；将花椒、豆蔻、草果、桂皮、白芷、大料装入纱布袋内扎好口，同放入锅中；再加入葱段、姜片，烧开后煮约3分钟；再将驴肉放入，然后用旺火烧开，撇去浮沫，再用中火炖烧3.5小时，至酥烂为止；然后取出凉凉，即可改刀切片装盘食之。以上驴肉食疗方，具有滋补阳气、强身健体的功效。

小崔买了一些驴肉，滋补约1周后，四肢再次充满力量，腰膝酸软的症状也消失了。

## ▶ 男人补阳气要多食狗肉

俗话说：要吃走兽，兔子、狗肉。狗肉不仅蛋白质含量高，而且蛋白质质量极佳，尤以球蛋白比例大，对增强机体抗病力和细胞活力及器官功能有明显作用。食用狗肉可增强人的体魄，提高消化能力，促进血液循环，改善性功能。

中医指出，狗肉具有补中益气、温肾助阳的作用，可治脾肾气虚，胸腹胀满，鼓胀，水肿，腰膝软弱，寒疟，败疮久不收敛等症状。狗肉还可用于老年人的虚弱症，如尿溺不尽、四肢厥冷、精神不振等。冬天常吃，可使老年人增强抗寒能力。在中医上讲，狗肉有温补肾阳的作用，对于肾阳虚、患阳痿和早泄的病人有疗效。

随着人们生活水平的提高，狗肉对于人们的吸引力更为强烈，过去不上席的狗肉，如今已成为膳食中的稀世珍品、餐桌上的时尚佳肴。俗话说："寒冬至，狗肉肥"，"狗肉滚三滚，神仙站不稳"。寒冬正是吃狗肉的好时节，狗肉味道醇厚，芳香四溢，所以有的地方叫香肉，它与羊肉都是冬令进补的佳品。狗肉属热性食物，不宜夏季食用，而且一次不宜多吃。凡患咳嗽、感冒、发热、腹泻和阴虚火旺等非虚寒性疾病的人均不宜食用。肾虚患者宜常食狗肉，可以增强体质，滋补肾阳，有效地改善肾功能，增强肾活力。

小吴是一名汽车修理工人，身体一直很健康。但这几天，在干活的时候，小吴突然觉得体力大不如前，以前一个人能干的体力活，现在却觉得力不从心，四肢酸软，还经常会冒虚汗。

小吴找到当地较为有名气的一名中医，经诊断，为肾阳虚。医生建议小吴工作不要过于疲劳，并要求他马上对肾脏进行调养。这名中医给小吴开出了一份狗肉食疗方。

准备鲜狗肉 1000 克、干红辣椒 15 克、大蒜瓣 25 克、生姜 15 克、大蒜 25 克、植物油 75 克、料酒 50 克、酱油 50 克、熟芝麻面 10 克、味精 2 克、精盐 20 克。将狗肉放入清水中浸泡一天。大蒜去皮洗净拍碎末；生姜去皮洗净，切薄片；辣椒洗净、去蒂、切段待用。再将狗肉取出洗净，控水，剁成 3 厘米见方的块，放进锅里，加清水直到没过肉块为好；水烧开，狗肉捞出，再用清水冲洗三次，控干水分。把油放入锅里烧热，投入狗肉，用旺火煸炒 4 分钟；烹入料酒和酱油，待水干后，放入葱段、辣椒段和清水，用温火煨。待肉烂时，放入盐、大蒜末、味精、烧开后盛入碗内，撒上熟芝麻面，趁热吃即可。

还有其他的食疗方，准备狗肉 250 克，附片 15 克，菟丝子 10 克，食盐、味精、生姜、葱、料酒各适量。将狗肉洗净，整块放入开水锅内余透，捞入凉水洗净血沫，切成 3.3 厘米见方的块；姜、葱切好备用。将狗肉放入锅内，同姜片煸炒，加入料酒，然后将狗肉、姜片一起倒入砂锅内；同时将菟丝子、附片用纱布袋装好扎紧，与食盐、葱一起放入砂锅内，加清汤适量，用武火烧沸，文火煨炖，待肉熟烂后即成。服用时，拣去药包不用，加入味精，吃肉喝汤。每日 2 次，佐餐食。温肾助阳，补益精髓，适用于阳气虚衰，精神不振，腰膝酸软等症。

小吴按照医生的要求和食疗配方，买了一些狗肉和佐料，开始对肾脏进行滋补。狗肉的美味让小吴吃得津津有味，短短几天，就收到了明显的疗效，他觉得全身又充满了力量。

## ▶ 鹌鹑虽然小，补阳健身作用大

中医理论指出，鹌鹑味甘、性平，入大肠、心、肝、脾、肺、肾经；可补中益气、滋补肾阳、清利湿热;《本草纲目》中说鹌鹑："肉能补五脏，益中续气，实筋骨，耐寒暑，消结热"，"肉和小豆、生姜煮食，止泻痢、酥煮食，令人下焦肥。"可用于治疗消化不良，身虚体弱、咳嗽哮喘、神经衰弱等症。

鹌鹑肉适宜于营养不良、体虚乏力、贫血头晕、肾炎水肿、泻痢、高血压、肥胖症、动脉硬化症等患者食用。它所含丰富的卵磷脂，可生成溶血磷脂，有抑制血小板凝聚的作用，可阻止血栓形成，保护血管壁，阻止动脉硬化。磷脂是高级神经活动不可缺少的营养物质，具有健脑作用。

鹌鹑不仅食用营养价值很高，它的药用价值也很高。鹌鹑的肉、蛋有补五脏、益中续气、实筋骨、耐寒暑、消热结之功效。经临床试验，鹌鹑的肉蛋对贫血、营养不良、神经衰弱、气管炎、心脏病、高血压、肺结核、小儿疳积、月经不调、肾虚、腰痛、阳痿等病症都有理想

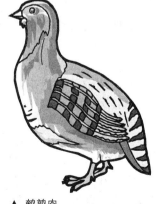

▲ 鹌鹑肉
将鹌鹑肉与山药搭配，既可以滋肾益精，又有助于补脾养胃。

的疗效。

鹌鹑蛋富含优质的卵磷脂、多种激素和胆碱等万分，对人的神经衰弱、胃病、肺病均有一定的辅助治疗作用。鹌鹑蛋中含苯丙氨酸、酪氨酸及精氨酸，对合成甲状腺素及肾上腺素、组织蛋白、胰腺的活动有重要影响。在医学疗上，常用于治疗糖尿病、贫血、肝炎、营养不良等病。

俗话说："要吃飞禽，鸽子鹌鹑。"鹌鹑肉、蛋，味道鲜美，营养丰富。鹌鹑肉是典型的高蛋白、低脂肪、低胆固醇食物，特别适合中老年人以及高血压、肥胖症患者食用。鹌鹑可与补药之王人参相媲美，被誉为"动物人参"。鹌鹑蛋是一种很好的滋补品，在营养上有独特之处，故有"卵中佳品"之称。

谢志是一名体育爱好者，虽然工作很繁忙，但他仍然每天坚持锻炼身体。这天吃过晚饭，谢志又出去跑步锻炼。短短的 3 千米跑下来，谢志就累得吁吁带喘，以前从没出现过类似情况。第二天锻炼时，又出现了类似的情况。接下来的几天，谢志开始感到四肢乏力。

他抽时间到医院检查，被医生告知，自己体内阴阳失衡，阳气不足，无法保证身体正常的内部循环，所以跑步才会出现呼吸不畅的情况，四肢乏力也源于此。医生告诉谢志，阳气不足应该及时调节，不然身体免疫力会下降，继而诱发其他疾病。在医生的建议下，谢志选择了鹌鹑食疗方。

准备鹌鹑 10 只，柠檬 250 克，花生油 500 克，精盐 3 茶匙，味精 1 茶匙，白糖、酱油、辣椒油、黄酒、麻油、胡椒粉、葱、姜适量。用刀斩去鹌鹑头，用手从脖子处连皮带毛一起撕下，去掉内脏洗净，抹上酱油、黄酒。葱、姜切片。柠檬切两半；旺火加宽油，将拌上酱油的鹌鹑过油炸至八成熟捞出；锅留底油，上旺火，下葱、姜炝锅，下入鹌鹑，烹入黄酒，加辣酱油、精盐、白糖、胡椒粉、味精和水，加盖用小火焖熟，旺火收汁，加入柠檬汁，淋麻油，翻匀出锅。

还有一个食疗方，准备鹌鹑 2 只、萝卜 200 克，菜油、生姜、葱、醋、食盐、料酒、味精各适量。去除鹌鹑的内脏，洗净血水，把它切成长、宽各 2 厘米的块；萝卜切成长 3 厘米、宽 1.6 厘米的块，备用。将锅置武火上，放入菜油烧沸，将鹌鹑块下锅，用铲反复翻炒至肉变色，再将萝卜放入混炒，然后放入葱、生姜末、料酒、醋、盐，加水少许，煮数分钟，待鹌鹑肉熟即成。此方具有极强的滋补阳气的功效。

谢志按照食疗方的要求，进行了 5 天的食疗滋补，就收到了良好的效果。现在谢志去锻炼身体的时候，再也没有出现呼吸不畅的情况。

# ▶ 男人要多吃来自海洋的补阳佳品

从中医角度来说，海水性属阴冷寒凉，生长于此的海带本身就具有极强的抗寒能力。海带性味咸，长期食用还有温补肾气的作用。因而，经常食用海带，可增强人体的抗寒和壮阳作用。

海带的营养十分丰富，含有碘、铁、钙、甘露醇、胡萝卜素等人体所需要的成分。海藻类食物中还含有丰富的锌。一般来说，男性缺锌会引起精子数量减少和精子质量下降，并伴有性功能和生殖功能减退。因而，对缺锌而不能享受"性福"的人来说，海藻类食物是一剂良药。

海藻类食物中，海带具有疏肝理气的功效。中医认为，肝和性功能有着密切关系，一方面，肝主情志，只有情志通达、气机顺畅，人才能正常地产生性欲并完成性活动；另一方面，肝主血，肝血充足了，才能保证性生活的正常进行。从成分上讲，海带中含有多糖和醇类，有抗凝血的作用，对血管内皮细胞有好处，可以预防动脉粥样硬化，并减少勃起功能障碍的发生。

郑洪这些天一直很苦恼，原因却难以启齿。他患上了阳痿的病症，无法进行正常的性生活，因此非常苦恼，但他又不好意思向好友们说，只能自己憋在肚子里。郑洪偷偷去了几家男科医院，但病情不见好转。后来，他在上网的时候发现了海带可以增补阳气，于是抱着试一试的态度，寻觅了一些海带食疗方。

准备鸭肉 300 克，水发海带 100 克，盐、水淀粉、蛋清、味精、胡椒粉各适量。鸭肉、海带分别洗净，切片。碗中放入鸭肉片，加蛋清、水淀粉调匀，海带焯水后捞出备用。砂锅中放入海带，加适量清水，小火炖半小时。将鸭片放入砂锅中，加盐、味精、胡椒粉搅匀，稍炖即可。

还有一个海带食疗方，准备五花肉 1500 克、海带 300 克、大料、花椒、香叶、白糖、葱、植物油、姜、蒜、五香粉、蚝油、适量精盐。五花肉洗净，切成大块，入高压锅，放入大料、花椒、香叶，定时 18 分钟，把肉煮熟透。将海带用水泡发，洗净，切成菱形块。葱，姜、蒜切片待用。肉压好后，取出切方块。炒锅内放少量植物油，加入白糖熬糖色，将肉块入糖色中翻炒。不用加老抽调色。就那么翻炒，不加水，炒到一定程度，把锅内多余的油倒出来，只留一点儿。再加入事先准备好的海带块、葱、姜蒜片，一起翻炒，炒熟后即可食用。

郑洪购买了一些海带，开始进行滋补。一周后，再进行性生活的时候，郑洪完全没有了障碍。

## ▶ 蚕蛹补阳固精效果显著

蚕蛹，为蚕蛾科昆虫家蚕的蚕茧缫丝后留下的蛹体。中医学认为，蚕蛹性味甘、温、咸、辛，归脾、胃、肾经。有温阳补肾、祛风除湿、健脾消积之功，适用于肾阳亏虚，阳痿遗精，风湿痹痛，小儿疳积等。《本草纲目》言其"治小儿疳瘦，长肌，退热，除蛔虫"，《医林纂要》言其"和脾胃，祛风湿，长阳气"。

药理研究表明，蚕蛹含脂肪 28% ～ 30%，蛋白质 56% ～ 63%，还含有钙、磷、铁等矿物质，丰富的维生素及激素等成分。其所含的蛋白质易被水解，且与人体蛋白质相似，人体吸收率在 90% 左右。因此，食蚕蛹既可补充脂肪、蛋白质和多种维生素，又刺激肾分泌，活精壮骨，补肾壮阳。

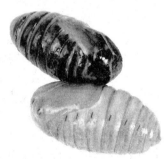

▲ 蚕蛹

蚕蛹可补肾壮阳，但脚气患者忌食。

食蚕蛹还可补充脂肪、蛋白质和多种维生素，又可增加脑细胞活力，提高思维能力。蚕蛹中含有大量的精氨酸，其含量超过鸡、鱼、肉、蛋。精氨酸能消除疲劳、提高性功能，是制造男性精子蛋白的重要原料，且对慢性肝炎、心脑血管疾患、白细胞减少及营养不良等症，都有明显的疗效。蚕蛹对金黄色葡萄球菌、大肠杆菌和绿脓杆菌有抑制作用，具有较好的消炎和抗感染作用。它所含的不饱和脂肪酸具有消减人体多余胆固醇的作用。据证实，蚕蛹对机体糖、脂肪代谢均有一定的调节作用。

从事销售工作的汪先生，每天要面对很多顾客，应对每名顾客都要求销售人员精力集中，全身心投入。但汪先生近期总是感到神疲乏力，无法全身心地应对每一名顾客，请假休息了几天，仍然没办法集中精力。后来，有同事告诉他这是阳气不足造成的，应该及时滋阴补阳。汪先生上网查阅了一下补阳的食物，最终选定了蚕蛹。

准备核桃肉 150 克，蚕蛹 80 克，肉桂 3 克。先将肉桂洗净，晒干或烘干，研成极细末。将蚕蛹洗净，晾干后略炒一下，与核桃仁同放入大碗内，加水适量，调入肉桂末，搅拌均匀，隔水炖熟，即成。可当点心，随意服食或早晚分 2 次分服。此方可以补益肝肾、健脑益智、温肺润肠、乌须黑发。适用于精血不足之腰膝酸软、夜尿频多、阳痿遗精、须发早白、肺结核、咳嗽等症。

或者，准备蚕蛹 50 克，韭菜 200 克，姜末、精盐、味精、素油等适量。将韭菜、蚕蛹分别洗净备用。炒锅置火上放入油，将沥净水的蚕蛹略炒，再放入韭菜段，加入姜末、精盐、味精翻炒均匀即可装盘上桌。此方可补气养血，温肾助阳，消除疲劳，抗衰老。适于高血脂、高血压、动脉硬化、阳痿遗精、便秘等患者食用。

蚕蛹非常美味，食疗过程进行得很顺畅，汪先生自己又找到了一个食疗方。蚕蛹50克，核桃肉100～150克，精盐、味精少许。将蚕蛹置炒锅中略炒，砂锅中注入水500毫升许，放入核桃肉、蚕蛹，大火烧开，改小火炖，约40分钟。待熟后可加精盐、味精调味即成。食蚕蛹、核桃肉，饮汤，连服5次。

1周后，汪先生重新找回了往日的状态，又可以集中精力工作了。

# ▶ 补精益阳的荷中金

李时珍在《本草纲目》中写道："莲之味甘，气温而性涩，清芳之气，得稼穑之味，乃脾之果也。中医认为莲子性平味甘、涩，入心、肺、肾经。具有清心醒脾，补脾止泻，养心安神明目、补中养神，止泻固精，益肾涩精止带，滋补元气，适用于心悸、失眠、体虚、遗精、白带过多、慢性腹症等症。莲子中间青绿色的胚芽，叫莲子心，味很苦，却是一味良药。中医认为它有清热、补阳益气、固精、安神、强心、降压之效，可治高热引起的烦躁不安、神志不清和梦遗滑精等症。莲子居住的"房子"叫莲房，又叫莲蓬壳，能治产后胎衣不下、瘀血腹疼、崩漏带下、子宫出血等症。还有一种"石莲子"，又称甜石莲，是莲子老于莲房后，堕入淤泥，经久坚黑如石质而得名。临床上常用于治疗口苦咽干、烦热、慢性淋病和痢疾等症。

莲子的营养价值较高，含有丰富的蛋白质、脂肪和碳水化合物，莲子中的钙、磷和钾含量非常丰富，除可以构成骨骼和牙齿的成分外，还有促进凝血，使某些酶活化，维持神经传导性，镇静神经，维持肌肉的伸缩性和心跳的节律等作用。磷还是细胞核蛋白的主要组成部分，可帮助机体进行蛋白质、脂肪、糖类代谢，并维持酸碱平衡，对精子的形成也有重要作用。莲子有养心安神的功效。中老年人特别是脑力劳动者经常食用，可以健脑，增强记忆力，提高工作效率并能预防老年性痴呆的发生。莲子心味道极苦，却有显著的强心作用，能扩张外周血管，降低血压。莲心还有很好的去心火功效，可治疗口舌生疮，助于睡眠。

古人说，吃莲子能返老还童、长生不老。这证明莲子在养心安神、健脑益智、消除疲劳等方面的药用价值。历代医药典籍多有记载，比如在《神农本草》《本草拾遗》《本草纲目》《本草备要》中都有据可查。现代药理研究也证实，莲子有镇静、强心、抗衰老等多种作用。莲子营养十分丰富，除含有大量淀粉外，还有丰富的钙、磷、铁等矿物质和维生素。每100克莲子含钙89毫克，含磷量可达285毫克，钾元素虽然不足2.1毫克，但在所有动、植物食品中却位居榜首。

赵先生这段时间总是感到心神不宁，而且烦躁易怒，有时候为了一点儿小事，就会和同事、家人甚至是领导大吵一架。吵架后，赵先生本人也比较懊悔，事到临头却不能控制自己的情绪。有同事告诉他，这很可能也是一种疾病，建议他去医院进行检查。赵先生来到医院后，医生告诉他，心神不宁、烦躁易怒这是阳气不足引起的，多吃莲子就可以补充阳气，摆脱这些困扰。下面是医生为赵先生开的食疗方。

准备绿豆150克，莲子50克，荷叶1张，冰糖适量。将绿豆洗干净后，用清水泡2小时以上，莲子洗净泡好，荷叶洗净，切块。锅中倒入适量清水，放入绿豆煮开，放入莲子，现次煮开后，改小火熬煮成粥，放入荷叶块烧煮。食用时，加入适量冰糖调味即可。

还有一个关于莲子的食疗方，准备红枣100克，白木耳50克，莲子100克，红糖适量。将红枣、白木耳、莲子洗净后泡水。锅中加适量的水，放入3种材料，煮熟后，加糖调味即可食用。

赵先生按照这些食疗方开始对身体进行调节，半个月后，收到了较好的效果；心情安顺了很多。

# ▶ 阳虚脱发的男人这样补

中医理论指出，芝麻味甘、性平，入肝、肾、肺、脾经。有补血明目、祛风润肠、生津通乳、滋阴补阳、益肝养发、强身体、抗衰老之功效。可用于治疗身体虚弱、头晕耳鸣、高血压、高血脂、咳嗽、身体虚弱、头发早白、贫血萎黄、津液不足、大便燥结、乳少、尿血等症。

芝麻有黑白两种，食用以白芝麻为好，补益药用则以黑芝麻为佳。黑芝麻含有大量的脂肪和蛋白质，还有膳食纤维、维生素 $B_1$、维生素 $B_2$、烟酸、维生素 E、卵磷脂、钙、铁、镁等营养成分，具有很好的抗氧化功能，其中的亚油酸还有调节胆固醇的作用。常吃芝麻，可使皮肤保持柔嫩、细致和光滑。有习惯性便秘的人，肠内存留的毒素会伤害人的肝脏，也会造成皮肤粗糙。芝麻能滑肠治疗便秘，并具有滋润皮肤的作用。利用节食来减肥的人，由于其营养的摄取量不够，皮肤会变得干燥、粗糙。芝麻中含有防止人体发胖的物质卵磷脂、胆碱、肌糖，因此芝麻吃多了也不会发胖。在节食减肥的同时，若配合芝麻的食用，粗糙的皮肤可获得改善。

今年 34 岁的小方，在一家公司从事秘书工作，大部分工作时间就是坐在办公室里写文章，工作清闲，薪水颇丰。但最近，小方却碰见了一件烦心事。早上洗漱时，他发现镜子中的自己与以往有些不同，仔细一看才发现，鬓角处多了一些白头发。这让小方感到十分惊讶，年纪轻轻，怎么会有白发呢？人家都说发愁会导致白发，可自己也没有遇见发愁的事情啊。几天后小方发现，白发呈现出逐渐增多的趋势，并且自己还出现了四肢无力的现象。他赶紧来到医院，找医生进行帮助。

经过检查，医生告诉小方，他这是肾虚引起的白发早生，并建议小方采用补阳的方法，对肾脏进行及时的调养。最后，医生建议小方选用黑芝麻来滋补肾脏。医生还给小方介绍了几个关于黑芝麻的食疗配方。

准备黑芝麻、桑葚各 60 克，大米 30 克，白糖 10 克。将大米、黑芝麻、桑葚分别洗净，同放入石钵中捣烂，砂锅内放清水 3 碗，煮沸后放入白糖，再将捣烂的米浆缓缓调入，煮成糊状即可。此糊补肝肾、润五脏、祛风湿、清虚火，常服可治病后虚羸、须发早白、虚风眩晕等症。

还有一个食疗方，准备粳米 500 克、黑芝麻 200 克、红枣 100 克。黑芝麻炒香，碾成粉，锅内水烧热后，将粳米、黑芝麻粉、红枣同入锅，先用大火烧沸后，在改用小火熬煮成粥，食用时加糖调味即可。此粥浓香扑鼻，甜润可口，具有补肝肾、乌发等食疗效果。

小方按照以上的食疗配方，服用了大概半个月，收到了良好的效果。他头上的白发又重新变为了乌发，而且四肢无力的现象也得到了明显的改观。一个月后，小方发现自己头上的白发全部消失，而且比以前还具有光泽。

# 第五章

# 流传千年的食方是滋阴补阳最好的 "药"

## ——从食材中寻找滋阴补阳的宝贝

## ▶ 食物的四气五味，是滋阴补阳的关键

食物的四气五味源自中药药性理论。四气指食物有寒、热、温、凉四种不同的状态，又称四性；五味指食物有酸、苦、甘、辛、咸五种不同的滋味。每个食品的四气五味都不同，因而有不同的治疗作用。

一般而言，寒凉性质的食物，具有平肝安神、通利二便等作用，如粟米、小麦、大麦、荞麦、谷芽、苹果、柿子、萝卜、梨、紫菜、茶、绿豆、草莓、罗汉果、菱白、冬瓜、丝瓜、茶油、蜜、萝卜、芹菜、西瓜、苦瓜、黄瓜、羊肝、鸭肉、兔肉、蟹、蚌蛤、黑鱼等，主要适用于热性病证，临床表现为发热、口渴心烦、头晕头痛、小便黄赤、大便秘结等，此类食物也是素体阳热亢盛、肝火偏旺者首选的保健膳食。

温热性质的食物，有温中散寒、助阳益气、通经活血等作用，如姜、葱、韭、蒜、糯米、西谷米、高粱、燕麦、白豆、甘薯、辣椒、酒、油菜、胡椒、南瓜、梅子、大枣、杨梅、生姜、鸡、黄鳝、带鱼、羊肉、海鳗等，适用于寒性病证，临床表现为喜暖怕冷、肢体不温、口不渴、小便清长、大便稀薄等，此类食物又是平时怕冷的虚寒体质适宜的保健膳食。

还有一种平性食物，具有平补气血、健脾和胃、补肾等功效，无论寒证、热证均可使用，也可供脾胃虚弱者保健之用，粳米、黄大豆、芝麻、豆油、面制酱、青菜、玉米、芥菜、卷心菜、茄子、冬瓜、橘子、人乳、猪肉、牛肉、鸽子、鲤鱼、鲫鱼等。

关于食物的五味，同样有着明确的区分。

### 1. 辛味（辛散）

能宣散，能行气，通血脉，适宜外感表证或风寒湿邪者。辛味食物包括生姜、葱、大蒜、洋葱、辣椒、花椒、芥菜、酒、香橼、佛手、陈皮、香菜、薤白、韭菜、韭子、白萝卜、萝卜子、芥子、油菜子、油菜、青蒿、大头菜、芋头、芹菜。

### 2. 甘味（甘补）

有补益强壮作用，凡气虚、血虚、阴虚、阳虚及五脏虚羸者皆可食用。甘味食物包括，枸杞子、百合、杏、龙眼肉、桃仁、肉桂；莲藕、茄子、西红柿、菱白、蕨菜、胡萝卜、白萝卜、萝卜子、冬瓜子、丝瓜、洋葱、竹笋、土豆、红薯、芋头、菠菜、荠菜、黄花菜、青蒿、大头菜、南瓜、扁豆、豌豆、洋白菜、白菜、芹菜、冬瓜、黄瓜、豇豆、豆腐、蘑菇、白木耳、甘蔗、荸荠；黑芝麻、绿豆、刀豆、黑大豆、赤小豆、黄豆、薏米、蚕豆、荞麦、高粱、粳米、糯米、玉米、小米、大麦、小麦；榛子、栗子、菱角、梨、西瓜、甜瓜、山楂、香蕉、桃、罗汉果、樱桃、桑葚、荔枝、橘子、柚、杧果、大枣、无花果、酸枣仁、莲子、胡桃仁、葡萄；黄鱼、泥鳅、青鱼、鲢鱼、蟹肉、鲤鱼、鲫鱼、田螺、鳝鱼、虾；猪肺、猪肠、猪肉、猪皮、猪蹄、猪肝、羊肉、鸡肉、鹅肉、牛肉、白鸭肉、鹌鹑

鹌鹑蛋、火腿。

### 3. 酸味（酸收）

有收敛固涩作用，适宜于久泄、久痢、久咳、久喘、多汗、虚汗、尿频、遗精等患者食用。酸味食物有西红柿、木瓜、马齿苋、香橼、佛手，赤小豆、柠檬、杏、梨、橙子、桃、山楂、石榴、荔枝、橘、柚、杧果、葡萄、鳟鱼。

### 4. 苦味（苦降）

能清泄，能燥湿，适宜热证、湿证者服用。苦味食物包括苦瓜、苦菜、大头菜、香椿、淡豆豉、蒲公英、槐花、香橼、佛手、薤白、荷叶、茶叶、杏仁、百合、白果、桃仁、李仁、海藻、猪肝。

### 5. 咸味（咸软）

能软坚，能散结，能润下，适宜结核、便秘者食用。咸味食物包括荠菜、海藻、海带、紫菜、海蜇、蟹、海参、田螺、猪肉、猪肾、猪蹄、猪血、猪心、火腿、白鸭肉、狗肉、鸽蛋。

想通过饮食来调养身体，就要趋利避害，建立起科学良好的饮食习惯，从而提高生命整体质量。清楚了食物的"四气五味"，就能够有目的地进行食物挑选。比如我们打算滋阴补阳，那我们就能够遵照食物的特性，选择温热食物和具有甘味、酸味的食物。

另外，中医认为，规律用餐、合理搭配是"食养"的基本原则，同时食物还要种类多样，搭配合理，五味适中；进食时要细嚼慢咽，不可暴饮暴食；美食美器，心绪安和。另外，食物还要与年龄、体质、地域环境、季节天气相适应，这样才能够发挥食物滋补的最大功效。

## ▶ 食物性能和人体健康

食物的性能理论是前人在长期的生活与临床实践中对食物的保健和医疗作用的经验总结，连同对药物应用的认识，逐渐上升为理论。古代医家把食物多种多样的特性和作用加以概括，建立了食物的性能概念，并在此基础上建立了中医食疗理论。这一理论是与阴阳、五行、脏腑、经络、病因、病机、治则、治法等中医基础理论紧密地结合在一起的。

食物的性能，古代简称为"食性""食气""食味"等，和药物性能一致，也包括气（性）味归经、升浮沉降、补泻等内容。

### 1. 食物的"性"

食物"气"或"性"与药性"四气"或"四性"说相一致。古人按寒、凉、（平）温、热基本上把食物分为三大类气质或性质。历代中医食疗书籍所载的食性很多，如大热、热、大温、温、微温、平、凉、微寒、大寒等，只是表明食物性能方面的差异程度，而无明显界限。以常见三百多种食物统计数字来看，平性食物居多，温热性次之，寒凉性更次之。从生活与临床应用食物经验看，寒凉性质食物多属于阴性，具有滋阴、清热、泻火、凉血、解毒作用。温热性质食物属于阳性，具有温经、助阳、活血、通络、散寒等作用。

### 2. 食物的"味"

食物的"味"，即是指食物的主要味道，仍概括为"五味"，即酸（涩）、苦、甘（淡）、辛、咸。五味的作用与药物"味"的作用相一致。为酸收、苦降、甘补、辛散、咸软等。以常见三百多种食物统计数字来看，甘味食物最多，咸味与酸味次之，辛味更次之，苦味较少。此外，还有淡味，中医将之归于甘味范围，有渗利小便、祛除湿气等作用，如西瓜、冬瓜、茯苓、黄花菜、薏苡仁等。

五味之外尚有"芳香"概念，系指食物的特殊气味，芳香性食物以水果、蔬菜居多，如橘、柑、佛手、芫荽、香椿、茴香等食物，芳香性食物一般具有醒脾开胃、行气化湿、化浊辟秽、爽神开窍、走窜等作用。

不同于药物"味"的作用方面，尚有：辛味食物（如辣椒、胡椒），苦味食物（如苦瓜），有健脾作用；咸味食物（如鱼、虾、蟹），有补肾、养血等作用。各种食物所具有的味可以是一种，也可以兼有几种，这表明了食物作用的多样性。至于五味的阴阳属性，则辛、甘属阳，酸、苦、咸属阴。

### 3. 食物的"归经"

食物的"归经"也是食物性能的一个主要方面，归经显示某种食物对人体某些脏腑、经络、部位等的突出作用，它表明食物的重点选择性。实际上这是古人对食物作用选择性的认识，是食物作用的内在规律。中医还认为，食物的归经与"味"有一定的联系，正如《素问·至真要大论》所说："夫五味入胃，各归其所喜，物化之常也。"

辛味食物归肺经，用辛味发散性食物（如葱、姜、芫荽等）治疗表证、肺气不宣咳嗽症状；

甘味食物归脾经，用甘味补虚性食物（如红枣、蜂王浆、山药等）治疗贫血、体弱症状；

酸味食物归肝经，用酸味食物（如乌梅、山楂等）治疗肝胆脏腑等方面疾患；

苦味食物归心经，用苦味食物（如苦瓜、绿茶等）治疗心火上炎或移热小肠证；

咸味食物归肾经，用咸味食物（如甲鱼、昆布、海藻等）治疗肝肾不足，消耗性疾患（如甲亢、糖尿病）等疾患。

食物性能的"补"与"泻"概念，一般是泛指食物的补虚与泻实两方面作用，这也是食物的两大特性。补性食物一般分别具有补气、助阳、滋阴、养血、生津、填精等功效；泻性食物一般分别具有解表、散热、开窍、辟秽（防疫）、清热、泻火、燥湿、利尿、祛痰、祛风湿、泻下、解毒、行气、散风、活血化瘀、凉血等功效。

## ▶ 饮食对人体的滋养功效

在我国古典典籍《难经》中有记载："人赖饮食以生，五谷之味，熏肤（滋养肌肤），充身，泽毛。"这就说明我国在两千多年以前，已十分重视饮食的营养作用。

饮食的滋养是人体赖以生存的基础。一个人一生中摄入的食物要超过自己体重的1000～1500倍，这些食物中的营养素几乎全部转化成人体的组织和能量，以满足生命运动的需要。

中医学认识饮食对人体的滋养作用是从整体观出发的。它认为各种不同的食品分别可以入某脏某经，从而滋养脏腑、经脉、气血，乃至四肢、骨骼、皮毛等。饮食进入人体，通过胃的吸收，脾的运化，然后输布全身，成为水谷精微，而滋养人体。这种后天的水谷精微和先天的真气结合，形成人体的正气，从而维护正常的生命活动和抗御邪气（致病因素）。此外，还形成维持机体生命的基本物质——"精"。"精"藏于五脏，是脏腑功能活动和思维、意识活动，即"神"的基础。"气、精、神"为人体之三宝，生命之所系。而它们都离不开饮食的滋养。所以，战国时期的名医扁鹊曾经指出："安身之本必资于饮食。不知食宜者，不足以存生。"

所以，日常生活中就应注意饮食对人体的滋养。常用的食补方法，有平补法、清补法、温补法、峻补法四种。

### 1. 平补法

平补法包括两种：一种是应用不热不寒、性质平和的食物，如多数的粮食、水果、蔬菜，部分禽、蛋、肉、乳类食物，如粳米、玉米、扁豆、白菜、鹌鹑、猪肉、牛奶等。一种是应用既能补气又能补阴，或既能补阳又能补阴的食物，如山药、蜂蜜既补脾肺之气，又补脾肺之阴，如枸杞子既补肾阴，又补肾阳等，这些食物适用于普通人保健。

### 2. 清补法

清补法是应用补而不滋腻碍胃，性质平和或偏寒凉的食物，有时也以泻实性食物祛除实证，如清胃热，通利二便，加强消化吸收，推陈而致新，以泻中求补。常用的清补食物有萝卜、冬瓜、西瓜、小米、苹果、梨、黄花菜等，以水果、蔬菜居多。

### 3. 温补法

温补法是应用温热性食物进行补益的方法。适用于阳虚或气阳亏损，如肢冷、畏寒、乏力、疲倦、小便清长而频或水肿等症患者，也常作为普通人的冬令进补食物。如核桃仁、大枣、龙眼肉、猪肝、狗肉、鸡肉、鳝鱼、海虾等。

### 4. 峻补法

峻补法是应用补益作用较强，显效较快的食物来达到急需补益的目的。此法的运用，应注意体质、季节、病情等条件，需做到既达到补益目的，而又无偏差。常用的峻补食物有羊肉、狗肉、鹿肉、鹿胎、鹿尾、鹿肾、甲鱼、鳟鱼、黄花鱼、巴鱼等。

## ▶ 食疗养生的具体功用

饮食为的是补充营养，这是人所共知的常识。但具体说来还有许多讲究。首先，人体最重要的物质基础是精、气、神，统称"三宝"。机体营养充盛，则精、气充足，神自健旺。《寿亲养老新书》说："主身者神，养气者精，益精者气，资气者食。食者生民之大，活人之本也"，明确指出了饮食是"精、气、神"的营养基础。其次，由于食物的味道各有不同，对脏腑的营养作用也有所侧重。《素问·至真要大论》中说："五味入胃，各归所喜，故酸先入肝，苦先入心，甘先入脾，辛先入肺，咸先入肾，久而增气，物化之常也。"

此外，食物对人体的营养作用，还表现在其对人体脏腑、经络、部位的选择性上，即通常所说的"归经"问题。如：茶入肝经，梨入肺经，粳米入脾、胃经，黑豆入肾经，等等，有针对性地选择适宜的饮食，对人的营养作用更为明显。饮食养生的作用主要有以下两个方面。

### 1. 强身、防病

食物对人体的滋养作用是身体健康的重要保证。合理地安排饮食，保证机体有充足的营养供给，可以使气血充足，五脏六腑功能旺盛。因而，新陈代谢功能活跃，生命力强，适应自然界变化的应变能力大，抵御致病因素的力量就强。

饮食又可以调整人体的阴阳平衡，即《素问·阴阳应象大论》所说："形不足者，温之以气，精不足者，补之以味。"根据食物的气、味特点及人体阴阳盛衰的情况，予以适宜的饮食营养或以养精，或以补形，既补充营养，又可调整阴阳平衡。不但保证机体健康，也是防止发生疾病的重要措施。例如：食用动物肝脏，既可养肝，又能预防夜盲症；食用海带，既可补充碘及维生素，又可预防甲状腺肿；食用水果和新鲜蔬菜，既可补充营养又可预防坏血病，等等，均属此类。

此外，发挥某些食物的特异作用，可直接用于某些疾病的预防，例如：用大蒜预防外感和腹泻，用绿豆汤预防中暑，用葱白生姜预防伤风感冒，等等，都是利用饮食来达到预防疾病的目的。

### 2. 益寿、防衰

饮食调摄是长寿之道的重要环节，利用饮食营养达到抗衰防老、益寿延年的目的，是历代医家十分重视的问题。中医认为：精生于先天，而养于后天，精藏于肾而养于五脏，精气足则胃气盛，肾气充则体健神旺，此乃益寿、抗衰的关键。因此，在进食时选用具有补精益气、滋肾强身作用的食品。同时，注意饮食的调配及保养，对防老抗衰是十分有意义的。特别是对于老年人，充分发挥饮食的防老抗衰作用尤其重要。《养老奉亲书》说：

"高年之人真气耗竭，五脏衰弱，全仰饮食以资气血。"清代养生家曹廷栋认为，以粥调治颐养老人，可使其长寿。他指出："老年有竟日食粥，不计顿，饥即食，亦能体强健，享大寿。"因之编制粥谱百余种，以示人食饮。

很多食物都具有防老抗衰作用，例如芝麻、桑葚、枸杞子、龙眼肉、胡桃、蜂王浆、山药、人乳、牛奶、甲鱼等，都含有抗衰老物质成分，都有一定的抗衰延寿作用。经常选择适当食品服用，有利于健康、长寿。

在传统的中医饮食养生法中，有丰富的调养经验和方法，在食品选择上，有谷类、肉类、蔬菜、果品等几大类；在饮食调配上，则又有软食、硬食、饮料、菜肴、点心等，只要调配有方，用之得当，不仅有养生健身功效，而且可以收到治疗效果。

# ▶饮食营养对人体阴阳养生的作用

中医认为，人处在天地之间，生活于自然环境之中，作为自然界的一部分。因此，人和自然具有相通相应的关系，遵循同样的运动变化规律。这种人和自然息息相关的关系体现在人类生活的各个方面，也包括饮食营养方面。早在两千年前，古代医家就认识到饮食的性质对机体的生理和病理方面的影响。《素问·宣明五气篇》所载的"五味所入"和《素问·阴阳应象大论》所指出的"五味所生"等皆说明作为自然界产物的"味"对机体脏腑的特定联系和选择作用。除此，食物对脏腑尚有"所克""所制""所化"等作用。

中医常据天人合一的整体营养观运用食物来达到补虚、泻实、调整阴阳的目的。自古以来，以养生益寿，防治疾病的古代佛、道、儒、医、武各家学说，无不用人体内部与自然界的协调统一的理论来阐述人体的生、老、病、死规律，同时也无不应用天人相应的法则来制订各种休逸劳作，饮食起居措施，对须臾不可离的饮食内容，以及进食方式提倡既要注意全面膳食"合而服之"，同时又主张因时、因地、因人、因病之不同，饮食内容亦有所变化，做到"审因用膳"和"辨证用膳"。

分析历代食养与食疗著作不难看出，传统营养学理论核心就在于掌握阴阳变化规律，围绕调理阴阳进行食事活动，以使机体保持"阴平阳秘"。正如《素问·至真要大论》所说："谨察阴阳之所在，以平为期。"

中医理论认为，机体失健，乃阴阳失调所致，所以治疗和饮食养生等则以调理阴阳为基本原则。《素问·骨空论》说："调其阴阳，不足则补，有余则泻。"或补或泻，都是在调整阴阳，都是以平为期。

关于饮食的宜忌，中医也是从阴阳平衡出发的，于阴平阳秘有利则宜，反之为忌。例如痰湿病人忌食油腻；木火质人忌食辛辣；老人若阴不足阳有余，则应忌食大热峻补之品；发育期儿童无特殊原因不宜进补；某些患者，如皮肤病人、哮喘病人应忌食虾蟹等海产品；胃寒患者忌食生冷食物等。其实质是为防止犯虚虚实实之弊。总之，要做到如《素问·上古天真论》所说："其知道者，法于阴阳，和于术数，食饮有节。"

在食物搭配和饮食调剂制备方面中医亦注重调和阴阳，使食物无寒热升降之偏颇。例如烹调鱼、虾、蟹等寒性食物时须佐以葱姜酒醋类温性调料，以防菜肴偏于寒凉，食后有损脾胃而引起脘腹不舒等症；又如食用韭菜等助阳之品，常配以蛋类以滋阴，以达到阴阳互补之目的。

中医学历史表明，食物与药物同出一源，二者皆属于天然产品。食物与药物的性能相同，具有同一的形、色、气、味、质等特性。因此，中医单纯使用食物或药物，或食物与药物相结合来进行营养保健，或治疗康复的情况是极其普遍的。

食物与药物同用，除因食药同源外，主要基于食物与药物的应用由同一理论指导，即食药同理。中医认为，机体衰弱失健或疾病的发生发展过程，就意味着阴阳两方面的互相消长，如阴阳的偏盛偏衰等。食物的防治疾病作用，也是通过祛除病邪，消除病因，或补虚扶弱，调整重建脏腑气机功能，来达到平衡阴阳的目的。

数千年的饮食文化历史表明，中华民族的饮食习惯从整体来看，是在素食的基础之上，力求荤素搭配，全面膳食的，正如《素问·五常政大论》所说的"谷肉果菜，食养尽之"和《素问·藏器法时论》所说的"五谷为养，五果为助，五畜为益，五菜为充，气味合而服之，以补精益气"。

所谓全面膳食，就是要长期或经常在饮食内容上尽可能做到多样化，讲究荤素食、主副食、正餐和零散小吃，以及食与饮等之间的合理搭配。既不要偏食，也不要过食与废食。但另一方面，对特殊人或患者，也不主张采用与常人一样的饮食模式，可据其不同的体质、职业、信仰与病情，做到审因用膳和辨证用膳。

# ▶ 滋阴补阳，需注意饮食健康

自古以来，饮食卫生一直为人们所重视，把注意饮食卫生看成是养生防病的重要内容之一。归纳起来，主要有四点：

### 1. 饮食宜新鲜

新鲜、清洁的食品，可以补充机体所需的营养，饮食新鲜而不变质，其营养成分很容易被消化、吸收，对人体有益无害。食品清洁，可以防止病从口入，避免被细菌或毒素污染的食物进入机体而发病。因此，饮食要保证新鲜、清洁。《论语·乡党》中就有"鱼馁而肉败不食，色恶不食"，张仲景在《金匮要略》中进一步指出："秽饭、馁肉、臭鱼食之皆伤人"，告诫人们腐败不洁的食物变质的食物不宜食用，食之有害。新鲜、清洁的食品才是人体所需要的。

### 2. 宜以熟食为主

大部分食品不宜生吃，需要经过烹调加热后变成熟食，方可食用，其目的在于使食物更容易被机体消化吸收。同时，也使食物在加工变热的过程中，得到清洁、消毒，除掉一些致病因素。实际上，在人类取得火种以后，吃熟食便成为人类的饮食习惯，以致发展为烹调学。孔子的"脍不厌细"，也是着眼于熟食而言。故饮食以熟食为主是饮食卫生的重要内容之一，肉类尤须煮烂。《千金要方·养性序》说"勿食生肉，伤胃，一切肉惟须煮烂"，这对老年人尤为重要。

### 3. 注意饮食禁忌

在人类长期的实践过程中，人们逐渐认识到，有些动、植物于人体有害，吃入后会发生食物中毒，如海豚、发芽的土豆等，对人体有毒，误食会影响健康，危及生命。因而，在饮食中，应多加小心，仔细辨认。早在两千多年前，汉代医家张仲景就提出了有关食品禁忌的问题。在《金匮要略》中，分别有《禽兽鱼虫禁忌并治》和《果实菜谷禁忌并治》两类，指出："肉中有朱点者，不可食之"，"六畜自死，皆疫死，则有毒，不可食之"，"诸肉及鱼，若狗不食，鸟不啄者，不可食之"，"生果停留多日，有损处，食之伤人"，"果子落地经宿，虫蚁食之者，人大忌食之"。这些饮食禁忌，至今仍有现实意义，在饮食卫生中，应予以足够重视。

### 4. 因时因人制宜

随四时气候的变化而调节饮食，是饮食养生的原则之一，对于保证机体健康有很好作用的。元代忽思慧所著的《饮膳正要》一书中说："春气温，宜食麦以凉之；夏气热，宜食菽以寒之；秋气燥，宜食麻以润其燥；冬气寒，宜食黍以热性治其寒"，概括地指明了饮食四时宜忌的原则。

饮食调摄，还要根据不同的年龄、体质、个性、习惯等方面的差异，分别予以安排，不可一概而论。例如：胃酸偏多的人，宜适当多食碱性食物；而胃酸缺乏的人宜适当选择偏于酸性的食品，以保证食物的酸碱适度。体胖之人，多有痰湿，故饮食宜清淡，而肥甘油腻则不宜多食；体瘦之人，多阴虚内热，故在饮食上宜多吃甘润生津的食品，而辛辣燥烈之品则不宜多食。

## ▶吃你最想吃的，对滋阴补阳就有最大的好处

一提到滋阴补阳，有很多人就会产生不同程度的心理"束缚"，人们会认为，既然需要滋阴补阳，那么其他食物先放在一边，先吃能够对身体有滋补效果的。如果医生推荐几款能够滋阴补阳的食物，会对有的人造成心理"束缚"，他们会认为，既然是医生推荐的食物，肯定会对身体有很好的滋补效果，然后就每天都吃，把吃这些食物当作一种任务。如果偶尔有一天没有进行食疗，就会心神不宁，生怕会影响疗效。

这种思想是大错特错了。首先，进行滋阴补阳的调理，不代表你的身体已经被疾病纠缠。因此，没有必要把这种调理当作一项任务。当然，如果能够按时按量地进行调理，效果自然是最好的。一旦错过一两次，也不必神情紧张。

再次，医生推荐的食疗方的目的，是要调理身体。而不是要让大家拒绝其他饮食，只是在大家的饮食中，加入一种或几种食物，来达到滋阴补阳的目的。有的人误解了医生的意思，为了食疗放弃了其他饮食，这是不恰当的。

孙军前段时间感觉四肢无力，经常冒冷汗；经过医生检查，得知是体内阳气不足造成的，应该进行补阳。医生给他推荐了韭菜，并且告诉他了几个关于韭菜的食疗方。回到家的孙军，把医生的话当作了圣旨，每天都要求妻子给自己做韭菜吃，什么韭菜炒鸡蛋，韭菜虾仁汤，虽然菜的样式不同，却都是和韭菜有关。家里的人也被迫和他一起吃韭菜，几乎没有吃过其他的菜品。一连吃了大约有 5 天，吃得连孙军都有些腻了。在家人的一致要求下，才不再吃韭菜，食疗效果也大打折扣。

另外，吃你最想吃的，才是对滋阴补阳最大的好处。如果医生建议你补阳，还给你列出了一份食疗方，并不是意味着你不能吃滋阴的食物，也并非只能吃这一种食物。时刻保持自己的自主性，随心所欲，自己想吃什么就吃什么，千万不要因为医生的建议，而影响自己对食物的选择。当然这必须以食物的质量、卫生都过关，同时自己的身体也允许为前提。比如，你患有痔疮，就必须同辛辣食物保持距离，即便再喜欢吃也不行。

放松心态，阴虚则滋阴，阳虚则补阳，充分享受滋阴补阳的过程；不放过对身体有益的食疗方，不错过自己最爱吃的食物，让身体调理变得和谐并简单。

## ▶吃好早饭，这是扶阳最重要的一步

早晨吃的一餐饭，也是一天里的第一顿饭，最好在早上 7 点后吃。不吃早饭，对身体的损害是极大的。

早饭是大脑活动的能量之源，如果没有进食早餐，体内无法供应足够血糖以供消耗，便会感到倦怠、疲劳、脑力无法集中、精神不振、反应迟钝。不吃早餐，饥肠辘辘地开始一天的工作，身体为了取得动力，会动用甲状腺、副甲状腺、脑下垂体之类的腺体，去燃烧组织，除了造成腺体亢进之外，更会使得体质变酸，患上慢性病。不吃早餐，直到中午才进食，胃长时间处于饥饿状态，会造成胃酸分泌过多，于是容易造成胃炎、胃溃疡。在三餐定时情况下，人体内会自然产生胃结肠反射现象，简单说就是促进排便；若不吃早餐成习惯，长期可能造成胃结肠反射作用失调，于是产生便秘。

人体一旦意识到营养匮乏，首先消耗的是碳水化合物和脂肪，最后消耗的才是蛋白质，所以不要以为不吃早饭会有助于脂肪的消耗。相反，不吃早饭，还会使午饭和晚饭吃得更多，瘦身不成反而更胖。不要以为不吃早餐就可以少吸收热量而因此减肥，根据营养学家们的证实，早餐是每个人一天中最不容易转变成脂肪的一餐。如果每天不吃早餐只会让午餐吃得更多。

中医理论指出，在一天24小时中，人体内阳气最旺盛的时刻就是每天的早晨。正所谓"一天之计在于晨"，这句话不单单是指早晨大脑清晰，适宜学习；在早晨，人体的各个器官都处于最佳状态，体内的阳气也处于最为旺盛的阶段。这时候的阳气是要被用来支持全身的运动。如果此时再有一顿美美的早餐，就会为人体提供源源的动力，为人体一早晨的运动提供热量。一顿早餐，会让本就充足的阳气更加旺盛；阳气旺盛了，人就会有动力、有活力。

如果早晨起床后不吃早饭，体内的阳气就会得不到有力的支持和补给。而我们还必须继续进行应有的工作，这个时候我们所需要的动力全部来自自身的阳气，而当这股阳气耗尽的时候，我们就再没有办法集中精力，随之而来的就是饥饿感和心慌。当我们感到饥饿的时候，就证明早起的那股阳气已经消耗殆尽了。

由此可见，一顿早饭对扶阳、护阳有着至关重要的作用。所以，那些需要补阳的人们，在遵照医嘱进行调理的同时，一定要保证自己每天都能吃上早饭。

# ▶ 选用滋阴补阳食物的方法

合理选用保健食品，对于防治老年常见病、多发病，增强体质，延年益寿，有十分重要的作用。但若食用不当，会事与愿违，反而对机体造成不良影响。因此，选择食用滋补性食物应掌握以下几条原则。

## 1. 适应个人特点

由于性别、年龄、生理状况、形体差异以及个人生活习惯的不同，对膳食会产生不同的要求，因此，选用保健食品不能千篇一律。同样的食品对一些人可能效果显著，而对另一些人可能适得其反。例如，牛奶对大多数人是理想的营养食品，但少数人体内缺少乳糖酶，食后就会出现不适及腹泻；食用同量的桂圆肉，有人食后能安眠，有人则上火失眠。在对体质虚弱的老人进行食补时，要注意区别是阳虚还是阴虚，阳虚宜多选用羊肉、狗肉等进补，而阴虚则宜食龟肉、鳖肉、蛤蜊肉等滋阴食品。

根据所患疾病的性质、表现选择食疗原料。按照中医理论，食疗过程中应遵循寒者温之、热者凉之、虚者补之、实者泻之的原则。而对疾病，则应根据其轻重缓急的不同，遵循"急则治其标，缓则治其本"的原则。"标"是疾病的临床表现和症状，"本"是疾病发生的机理和病机，一般慢性疾病多从治本着手，急性病则多先治其标再治其本或标、本同治。

## 2. 注意饮食中的性味

食物的性，指寒、热、温、凉四种性质；食物的味，指酸、苦、甘、辛、咸五种味道。一般寒凉食物有清热泻火、解毒消炎的作用，适合春夏季节或患温热性疾病的人食用，这类食物有粮谷、绿豆、赤小豆、梨、香蕉、柿子等；而温热食物则有温中、补虚、除寒的作用，适合秋冬季节或患虚寒性疾病的人食用，这类食品有糯米、肉类、鲫鱼、黄鳝等。不同味的食品也有不同作用。辛能宣散滋润、疏通血脉、运行气血、强壮筋骨、增强机体抵抗力，常用食品有葱、姜、蒜、胡椒、花椒、萝卜、各种酒类等；甘能补益和中、缓急止痛，常用食品有大枣、糯米、动物肝脏、鸭梨、椰子、豆腐、蜂蜜、白糖等；酸有收敛固涩作用，与甘味配合能滋阴润燥，常用食品有食醋等；苦能泻火燥湿坚阴，与甘味配合有清热利尿、祛湿解毒的作用，如苦瓜、茶叶等；咸有软结散结泻下作用，如海产品、猪腰子、鸽子肉等，而淡味食品有渗湿利尿作用，如苡米、白扁豆、冬瓜、藕、花生、鸡蛋等。

## 3. 因时因地灵活选食

一年四季春温、夏热、秋凉、冬寒，气候的不断变化，对人体生理功能会产生一定影响。中医学认为饮食顺应四时变化，能保养体内阴阳气血，使"正气存内，邪不可干"。一般认为春季气候温暖，万物生机盎然，宜食清淡，可多吃些菜粥，如荠菜粥；夏季气候炎热、多雨湿重，宜食甘凉之物，如绿豆汤、荷叶粥、薄荷汤、西瓜、冬瓜等；秋季气候转凉干燥，宜食能生津的食品，如藕粥等；冬季寒冷，食品宜温热，可食八宝饭、涮羊肉、桂圆枣粥等，以温补机体精气。地理环境不同，对食物结构也有较大影响，而且如饮食不当，还会发生水土不服，所以也应加以考虑。

## ▶ 多吃发酵食物，有效滋阴补阳

所谓发酵食物，是人类巧妙地利用有益微生物加工制造的一类食品，具有独特的风味，丰富了我们的饮食生活，如酸奶、干酪、酒酿、泡菜、酱油、食醋、豆豉、乳腐、黄酒、啤酒、葡萄酒，甚至还可包括臭豆腐和臭冬瓜。发酵食物的类别主要有谷物发酵制品、豆类发酵制品和乳类发酵制品。

谷物发酵制品包括甜面酱、米醋、米酒等，这些食品中富含苏氨酸等成分，可以防止记忆力减退。另外，醋的主要成分是多种氨基酸及矿物质，有降低血压、血糖及胆固醇的效果。此外，还有馒头、面包、包子、发面饼等。

豆类发酵制品包括豆瓣酱、酱油、豆豉、腐乳等。发酵的大豆含有丰富的抗血栓成分，有预防动脉粥样硬化、降低血压之功效。豆类发酵之后，能参与维生素 K 合成，防止骨质疏松症的发生。

乳类发酵制品如酸奶、奶酪等含有乳酸菌等成分，能抑制肠道腐败菌的生长，又能刺激机体免疫系统，调动机体的积极因素，有效地预防癌症。

发酵食物含有丰富的蛋白质。实验证明，酵母富含多种维生素、矿物质和酶类。每 1 千克干酵母所含的蛋白质，相当于 5 千克大米、2 千克大豆或 2.5 千克猪肉的蛋白质含量。因此，馒头、面包中所含的营养成分比大饼、面条要高出 3 ~ 4 倍，蛋白质增加近 2 倍。

营养物质有利于吸收。发酵后的酵母还是一种很强的抗氧化物，可以保护肝脏，有一定的解毒作用。酵母里的硒、铬等矿物质能抗衰老、抗肿瘤、预防动脉硬化，并提高人体免疫力。发酵后，面粉里一种影响钙、镁、铁等元素吸收的植酸可被分解，从而提高人体对这些营养物质的吸收和利用。

中医理论指出，多吃发酵食物对肝脏有利，继而可以促使肝气的培育，而肝气又可以转换为阳气，在一定程度上，保护肝脏就是储备阳气。因此，多吃发酵食物有利于滋阴补阳。

消化功能弱的人食用经过发酵的面包、馒头有利于消化吸收，这是因为酵母中的酶能促进营养物质的分解。因此，身体瘦弱的人、儿童和老年人等消化功能较弱的人，更适合吃这类食物。同样，早餐最好吃面包等发酵面食，因为其中的能量会很快释放出来，让人整个上午都干劲十足。对于要减肥的人来说，晚餐最好少吃馒头，以免发胖。

## ▶ 荞麦补充阳气、控制体重

荞麦是人类的主要粮食之一，原产于中国北方内蒙古和云贵地区。公元前 5 世纪的《神农书》中将荞麦列为八谷之一。唐朝时，荞麦食品由中国经朝鲜进入日本后，吃法达百余种，现今荞麦及荞麦面条在亚洲十分流行。因其含丰富营养和特殊的健康成分颇受推崇，被誉为健康主食品，人们视之为理想的保健食品，尤其是对高血压、冠心病、糖尿病、癌症等有特殊的保健作用。

中医理论指出，荞麦味甘，性平，寒，无毒。具有强身健体、滋补阳气、增强免疫力的作用。荞麦含有蛋白质、多种维生素、纤维素、镁、钾、钙、铁、锌、铜、硒等。因其含有丰富的蛋白质、维生素，故有降血脂、保护视力、软化血管、降低血糖的功效。同时，荞麦可杀菌消炎，有"消炎粮食"的美称。

经常食用荞麦，能增强人体防病能力，利于疾病的快速康复。经常食用荞麦不易引起肥胖症，因为荞麦含有营养价值高、平衡性良好的植物蛋白质，这种蛋白质在体内不易转化成脂肪，所以不易导致肥胖。另外荞麦中所含的食物纤维，是人们常吃的主食——面和米的 8 倍之多，具有良好的预防便秘作用，经常食用对预防大肠癌和肥胖症有益。

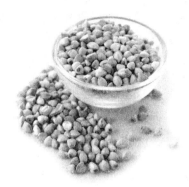

▲ 荞麦
荞麦容易使人有饱腹感，可有效控制体重。

32 岁的方风，身高 175 厘米，体重 65 千克。这是一个非常标准、漂亮的身材。但最近一段时间他体重骤升，一个半月内增加了 7.5 千克。方风很纳闷，因为他平时很注意对身材的保持，每天都会坚持跑步锻炼。近 5 年来，体重一直很稳定，不知道为什么近期会出现增重的现象。

方风找到一位中医养生专家进行咨询，专家告诉他，人体的体重，是受到体内阴阳津液控制的，如果阴阳失衡，尤其是阳气下降，就很有可能造成体重骤升。而方风体重骤然增加，就是阳气不足造成的。如果及时补充体内阳气，就能够控制体重。专家建议方风采用荞麦食疗法。

准备荞麦面 500 克，青椒 10 克，红椒 10 克，黄椒 5 克，香菇 10 克，绿豆芽 20 克，芝麻酱、盐、白糖、香油、辣椒油、花椒油、蒜茸、海鲜酱油适量。将所有的蔬菜（除绿豆芽外）切成大小一致的细丝，其中香菇和绿豆芽需要焯一下才能食用，其他青菜都可直接食用。把面煮熟，将煮好的面盛入容器；芝麻酱装碗中倒些油拌匀，加入海鲜酱油、醋、蒜茸、辣椒油、花椒油、香油、盐、白糖搅匀，如果搅匀后芝麻酱太过黏稠，可以加入适量清水。最后将放凉的面条放入碗中，摆上面码，浇上又酸又甜又辣的麻酱汁就可以吃了。

还有一个食疗方，准备荞麦米 500 克，鸡腿肉 200 克，马铃薯 100 克，胡萝卜 100 克，扁豆 50 克，酱油 10 克，食盐适量。把荞麦米洗净，沥干水分。鸡腿肉片成小块；马铃薯去皮切小块；胡萝卜切成片。锅中倒入适量的水，放入荞麦煮 20 分钟，捞出沥水。把所有的调味料倒入锅中煮开，放入荞麦米、鸡腿肉片和马铃薯、胡萝卜、扁豆一起煮 20 分钟。直到所有的材料变软，就可以盛出来食用。

方风食疗半月后，收到了良好的疗效，体重呈现出下降的趋势。

## ▶ 常食龙眼，补充阳气不衰老

龙眼俗称"桂圆"，是我国南亚热带名贵特产，历史上有"南方桂圆、北人参"之称。龙眼果实富含营养，自古受人们喜爱，更视为珍贵补品，其滋补功能非常显著。

明李时珍曾有"资益以龙眼为良"的评价。据科学分析，龙眼果肉含全糖 12.38% ~ 22.55%，还原糖 3.85% ~ 10.16%，全酸 0.096% ~ 0.109%，维生素 C 43.12 ~ 163.7 毫克。龙眼除鲜食外，还可加工成干、制罐头、煎膏等。

中医理论指出，龙眼味甘，性温。归心、脾经。龙眼有壮阳益气、补益心脾、养血安神、润肤美容等多种功效，可治疗贫血、心悸、失眠、健忘、神经衰弱及病后、产后身体虚弱等症。

此外，龙眼还有美容、抗老防衰的作用，因为它能抑制人体内使人衰老的一种酶的活性，加上所含的丰富的蛋白质、维生素及矿物质，久食可"使人轻身不老"；龙眼还能补气养血，对神经衰弱、更年期妇女的心烦汗出、智力减退都有很好的疗效，是健脑益智的佳品；而产后妇女体虚乏力，或营养不良引起贫血，食用龙眼是不错的选择。龙眼是安神的，但是疲乏的人不要吃，否则会嗜睡。

严华是一所小城镇电视台的主持人，自己担任 6 个节目的录制、主持工作。作为主持人，经常出现在电视屏幕上，容貌自然是非常重要的。这段时间，严华的面貌非常憔悴，一脸病容。电视台领导问严华怎么回事，严华说，最近一段时间，出现了入睡困难的现象，而且很容易在睡梦中惊醒，醒后就无法入眠了，晚上休息不好，因此面容比较憔悴。后来，严华到医院一检查，医生告诉他这是体内阳气不足，阴阳失调所致。

有同事建议严华平时多吃一些龙眼，龙眼既可以补充阳气，又能够起到安神辅助睡眠的作用。准备大米 50 克、桂圆肉 30 克、红糖 15 克、清水 800 毫升。大米洗净，用清水浸泡 15 分钟，然后放入砂锅，加清水大火煮开，改小火熬熟；放入桂圆肉及红糖，再熬 15 分钟即可。

或者，准备猪蹄 200 克，桂圆 100 克，红枣 100 克，糯米 50 克，黄酒、姜、盐、酱油。猪蹄剁成块，放进冷水里煮沸，捞起过冷水；沥干水的猪蹄下热油锅爆炒 5 分钟，倒入黄酒在炒锅里煮沸；炖锅里放入桂圆与红枣，倒入黄酒与猪蹄，放上拍碎的大姜块；大火烧开后，改小火炖至猪蹄桂圆酥烂，起锅前放盐，倒入酱油调色，最后大火收汁。

还有一个食疗方，准备莲子 30 克，芡实 30 克，薏苡仁 50 克，龙眼肉 8 克，水、蜂蜜各适量。将莲子、芡实、薏苡仁、龙眼肉分别洗净，放入锅中，加水用大火煮开，再用小火煮 1 小时，加入蜂蜜调味即成。

以上龙眼食疗方能补充体内阳气，强身健体，并且可以为皮肤提供营养，促进新陈代谢，改善粗糙、病态的皮肤，使面部皮肤润滑细腻，并延缓皱纹形成。

严华按方进行 1 周的食疗后，不但晚上能够安然入睡了，并且皮肤红润光泽，憔悴之色一扫而光。

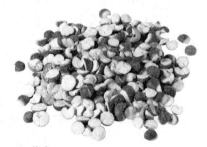
▲ 芡实
芡实具有补中益气、滋养强身、固肾涩精的功效。

## ▶ 夏日选用绿豆滋阴效果显著

绿豆是最常见的谷物之一，它含有多种维生素及钙、磷、铁等矿物质。因此，它不但具有良好的食用价值，还具有非常好的药用价值，有"济世之良谷"的美誉。

绿豆营养丰富，可作豆粥、豆饭、豆酒，或作饵饨糕，或发芽做菜，故有"食中佳品"之称。中医理论指出，绿豆味甘，性寒，有清热解毒、滋阴消暑、利尿、祛痘的作用。自《开宝本草》记载："绿豆，甘，寒，无毒。入心、胃经。主丹毒烦热，风疹，热气奔豚，生研绞汁服，亦煮食，消肿下气，压热解毒。"以后历代本草对绿豆的药用功效多有阐发。《本草纲目》云："绿豆，消肿治痘之功虽同于赤豆，而压热解毒之力过之。且益气、厚肠胃、通经脉，无久服枯人之忌。外科治痈疽，有内托护心散，极言其效。"

经科学研究，绿豆含有蛋白质、脂肪、碳水化合物、维生素 $B_1$、维生素 $B_2$、胡萝卜素、叶酸、钙、磷、铁等物质。绿豆所含蛋白质主要为球蛋白，其组成中富含赖氨酸、亮氨酸、苏氨酸，但蛋氨酸、色氨酸、酪氨酸比较少。如与小米共煮粥，则可提高营养价值。绿豆的药理作用为降血脂、降胆固醇、抗过敏、抗菌、滋阴、抗肿瘤、增强食欲、保肝护肾。

夏季到了，吴女士坐在办公室里吹着空调，很是自在。可是最近几天，她即便坐在凉爽的屋里子，也感到五心烦热，手心、脚心会不自主地出汗，擦去了就会再次冒出来。可是吴女士并不感到热，手心、脚心冒汗完全是不自主的现象。吴女士开始并没有放在心上，可是几天后这种情况越来越严重。吴女士才认识到自己身体状况出了问题。

吴女士咨询了一些养生专家，才知道五心烦热是阴虚的表现。养生专家建议吴女士，在这炎炎夏季，可以多喝绿豆汤，或是多吃绿豆食品，既能够滋阴，又可以解暑止渴。下面是专家推荐的绿豆食疗方。

准备绿豆 40 克，糯米面 100 克，白糖 15 克。绿豆洗净，放入锅中煮熟，捞出放入碗中，调入白糖，拌匀，用勺子压成泥；糯米面加水和成面团揉匀，下成 25 克一个的小剂子，用手捏出窝状；用勺子舀 20 克馅料放入面窝中央；将馅料包入面皮中间，放入饼模中，用手按平；将饼模口朝下倒出饼坯；放入蒸笼中蒸 7 分钟，取出即可。

或者，准备冬瓜 200 克，绿豆 100 克，姜片 10 克，葱段 30 克，盐 3 克。冬瓜去皮，去瓤，洗净，切成 3 厘米见方的块；绿豆淘洗干净，备用。锅置火上，放入适量清水，放入葱段、姜片、绿豆，大火煮开，转中火煮至豆软，放入切好的冬瓜块，煮至冬瓜块软而不烂，撒入盐，搅匀即可。

还有一个食疗方，准备绿豆 20 克、薏苡仁 20 克，冰糖适量。薏仁洗净，浸水 7 小时至稍软；绿豆洗净，浸水 1 小时。薏仁加 3 杯水放入锅内，用大火煮沸后，改用小火再煮半小时，放入绿豆煮至熟烂，加入冰糖调味即可。

恰好吴女士也是非常喜欢绿豆的，她按方吃了 5 天后就收到了良好的效果，继续食用一段时间后，吴女士五心烦热症状也彻底消除了。

## ▶ 冬季多吃大白菜，滋阴效果好

古人认为白菜具有很高的保健养生功能，早在汉朝，张仲景的《伤寒杂病论》就对白菜的营养价值有所记述。明代名医李时珍在《本草纲目》中更写道："菘性晚凋，四时常见，有松之操，故曰菘。"中医认为白菜微寒味甘，具有养胃生津、除烦解渴、利尿通便、清热解毒等功效，是补充营养、净化血液、疏通肠胃、预防疾病、促进新陈代谢的佳蔬，适合大众食用。民间素有"鱼生火，肉生痰，白菜豆腐保平安"之说。

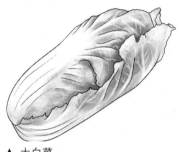

▲ 大白菜
大白菜与姜搭配还可治疗感冒咳嗽。

大白菜含水量丰富，高达 95%。冬天天气干燥，多吃白菜，可以起到很好的滋阴润燥、护肤养颜的作用。大白菜含维生素丰富，常吃大白菜可以起到抗氧化、抗衰老作用。大白菜中还含有丰富的钙、锌、硒等矿物质。其膳食纤维也很丰富，常吃能起到润肠通便、促进排毒的作用，对预防肠癌有良好作用。

除了丰富的营养外，大白菜还具有很高的药用价值。大白菜性微寒，有清热除烦、利尿通便、养胃生津之功。主治肺胃有热、心烦口渴、小便不利、便秘、丹毒、痈疮。此外，虽然大白菜偏寒，但同肉类做菜，熟食则性甘平。

步入冬季后，天气干燥，身为办公室职员的徐红娟总感到口渴，但她并未太在意，认为自己吃得过于咸了。但接下来的几天，尽管徐红娟十分注意饮食的咸淡，却仍然会出现口渴现象，大量饮水后，虽然可暂时缓解口渴症状，却不能摆脱这种困扰。

一位对养生颇有研究的同事告诉徐红娟，冬季气候干燥，容易引起人体的阴虚，而口渴就是阴虚的一种症状。这位同事还说自己以前也出现过类似的情况，后来采用了白菜滋阴法，效果明显。徐红娟按照这位同事的经验，开始了白菜食疗。

准备白菜 500 克，猪油、盐、白糖、味精、香醋、湿淀粉、葱花、干辣椒节、花椒各适量。白菜选用嫩叶，去梗后用刀拍一拍，切成方块，洗净后沥干水分，用少许盐腌一下，挤干水分；将盐、糖、醋、葱花、湿淀粉放入小碗中，调成料汁。烧热锅，放猪油，待油烧至八成热时，将花椒入锅先煸一下取出，再投入干辣椒节炸，至辣椒呈褐红色时，放入白菜，用旺火炒熟后，将料汁倒入炒匀，即可装盆食用。

或者，准备白菜 500 克、木耳 100 克，葱、姜、花椒、八角、盐、鸡精适量。白菜用手撕片，木耳用温水泡五分钟变软，摘去根部，洗净，葱、姜切丝。锅中放油，小火加热，放入花椒、八角炒出香味，放入葱、姜炒出香味儿，再放入白菜片，大火翻炒均匀。将白菜片炒至微微变软时，倒入老抽翻炒均匀，放入白糖、醋适量，放入泡好的木耳，再翻炒几分钟，撒少许盐、鸡精翻炒均匀，即可出锅。

还有一个食疗方，准备大白菜 500 克，白醋、砂糖、盐、胡椒、高汤适量。白菜随意用手撕成块儿，高汤烧开后，下白菜焯片刻，之后捞出过凉水。取一锅，加半小碗水，烧开后加入砂糖化开，加盐、胡椒调味，快出锅时再倒入白醋，这样醋的香味和酸味才能很好地发挥出来。如果觉得太清可以加水淀粉勾芡，之后浇在白菜上即可。也可以根据自己的爱好用西红柿酱、橙汁等作为浇汁。

徐红娟按方进行不到一周的食疗，口渴症状就明显减轻了。后又进行了几天的滋补，症状就完全消失了。

# ▶ 豆腐能够补充营养、滋阴补阳

豆腐已有 2100 多年的历史，深受我国人民的喜爱。它风味独特，制作工艺简单，食用方便。豆腐高蛋白，低脂肪，具降血压、降血脂，滋阴补阳，降胆固醇的功效，是生熟皆可、老幼皆宜、养生摄生、益寿延年的美食佳品。

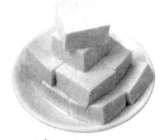

▲ 豆腐
豆腐健脾养胃、滋肾益阴的效果显著。

中医理论指出，豆腐味甘、咸、性寒、无毒。主治宽中益气，调和脾胃，消除胀满，通大肠浊气，清热散血。

豆腐营养丰富，含有铁、钙、磷、镁和其他人体必需的多种微量元素，还含有糖类、植物油和丰富的优质蛋白，素有"植物肉"之美称。豆腐的消化吸收率达 95% 以上。两小块豆腐，即可满足一个人一天钙的需求量。豆腐为补益清热养生食品，常食可补中益气、清热润燥、生津止渴、清洁肠胃。更适于热性体质、口臭口渴、肠胃不清、热病后调养者食用。

由于流感的影响，沈澜前段时间大病了一场，在家休闲了半月才来上班。但重返工作岗位的沈澜却始终没有状态，总是无法集中精力来工作，而且面色苍白。利用周末时间，沈澜来到医院检查，医生告诉她，之所以会出现这种情况，是因为大病初愈，体内免疫力尚未完全恢复、阴阳不调，所以才出现会精力不集中、面色苍白的症状，这是阴虚所致，应该及时进行滋阴补阳，调理身体。医生告诉她，豆制食品具有非常显著的滋阴效果，尤其是豆腐，滋阴效果尤为突出。

准备豆腐 250 克，咸鸭蛋 2 个，食盐、葱适量。豆腐切丁，咸蛋黄碾成泥，葱切碎；在沸水锅中放入盐、豆腐，煮约 1 分钟；捞出沥干水分后装盘；锅中放油烧至温热，改小火下蛋黄泥不断翻炒；将蛋黄炒成泡沫状时，放适量盐炒匀后，盛起蛋黄浇到豆腐上，撒上葱碎后即可上桌。

或者，准备豆腐 400 克，鲜香菇 50 克，玉米 50 克，木耳、荷兰豆、胡萝卜、食盐、酱油、鸡精、白砂糖各适量。豆腐切片。锅中放水，大火烧开，将豆腐焯一下。锅中倒入油，烧至 6 成热，将豆腐片下锅煎至两面金黄，盛出控油备用。另起锅放油烧热，放入葱，炒出香味后，将香菇、荷兰豆、玉米、胡萝卜和木耳入锅煸炒一下，然后再放入豆腐片。随后倒入泡香菇的汤、一点点老抽、少许糖和少许盐，继续翻炒 1 分钟。最后，用水淀粉勾芡，调入适量鸡精即可。

还有一个豆腐食疗方，准备荠菜 250 克，豆腐 100 克，香油 12 克，精盐、味精适量，姜末少许。将豆腐切成小方丁，用开水略烫，捞出盛在盘内。荠菜用开水焯一下，凉后切成末，撒在豆腐上，加糖、盐、味精拌匀，淋上香油即成。

沈澜食疗后的第四天，效果开始显露，不仅阴虚症状消失了，脸色也变得红润起来。

现代医学证实，豆腐除有增加营养、帮助消化、增进食欲的功效外，对牙齿、骨骼的生长发育也颇为有益，在造血功能中可增加血液中铁的含量；豆腐不含胆固醇，是高血压、高血脂、高胆固醇症及动脉硬化、冠心病患者的药膳佳肴，也是儿童、病弱者及老年人补充营养的食疗佳品。

# ▶ 栗子滋阴补阳身体棒

祖国医学认为，栗子味甘性温，无毒，有"益气补脾、厚肠胃、补肾强筋，活血止血"的作用。生食或熟食栗子都有治疗腰腿软弱无力、小便频数、反胃、便血、慢性淋巴结炎和颈淋巴结核，以及因脾胃虚寒引起的慢性腹泻或因肾虚引起的久婚不育等疾病。用风干的栗子壳烧成炭再碾成粉状，加蜂蜜调和后用水冲服，可治内痔出血。有的中医还用栗子壳与夏枯草、丹参复配治疗急性颈淋巴结炎和甲状腺肿大。它对人体的滋补功能，可与人参、黄芪、当归等媲美。栗子有养胃、滋阴补阳、健脾、补肾、壮腰、强筋、活血、止血、消肿等功效，适用于肾虚所致的腰膝酸软、腰脚不遂、小便多和脾胃虚寒引起的慢性腹泻，及外伤骨折、瘀血肿痛、皮肤生疮、筋骨痛等症。

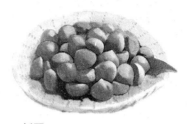

▲ 板栗
板栗是干果中滋阴补阳效果最显著的。

香甜味美的栗子，自古就作为珍贵的果品，是干果之中的佼佼者。栗子属于坚果类，但它不像核桃、榛子、杏仁等坚果那样富含油脂，它的淀粉很高。干栗子的碳水化合物达到77%，与粮谷类的75%相当；鲜栗子也有40%之多，是马铃薯的2.4倍。鲜栗子的蛋白质含量为4%~5%，虽不如花生、核桃多，但略高于煮熟后的米饭。同时它还有较好的药用价值，中医认为栗子有补肾健脾、强身壮骨，益胃平肝等功效，因此栗子又有"肾之果"的美名。栗子含有丰富的维生素C，能够维持牙齿、骨骼、血管肌肉的正常功用，可以预防和治疗骨质疏松、腰腿酸软、筋骨疼痛、乏力等，还能延缓人体衰老，是老年人理想的保健果品。

洪蕾最近发现自己小便发黄，而且大便干燥。起初，她认为是上火的缘故，只需要多喝水就可以了。但喝了几天水后，情况并没有好转。后来，洪蕾在网上咨询了相关的专家，才知道这种情况是阴虚所致，应该选用一些办法滋阴补阳。洪蕾选择了栗子食疗法。

准备栗子300克，大白菜500克，白糖、湿淀粉、花生油各适量。栗子煮至半熟，捞出，剥去外壳，对半切开；大白菜洗净，切长条块；锅内放入花生油烧热，下栗子略炸后，捞出沥油；锅内留少许底油烧热，下白菜略炸，放入栗子，加清水、酱油、精盐、白糖用旺火烧沸，再改用小火烧至熟透，用湿淀粉勾芡，起锅装盘即成。本菜具有补脾、益肾、止血、滋阴的功效，适用于脾胃虚弱，食少便血，体倦乏力，肾虚腰膝无力，大便带血及坏血病等病症。

还有一个食疗方，准备水发冬菇75克、栗子300克、绿蔬菜100克、白糖10克、味精2克、色拉油40毫升、湿淀粉10克、酱油20毫升、芝麻油10毫升。选用大小均匀直径2厘米左右的冬菇，去蒂洗净。栗子横割一刀，放入沸水煮至壳裂，用漏勺捞出，剥去外膜。炒锅置旺火上烧热，下色拉油，倒入栗子、冬菇略煸炒，加酱油、白糖和汤水落石出50毫升，烧沸后，放入味精，用湿淀粉调稀勾芡，淋上芝麻油，起锅装盘，四周缀上焯熟的绿蔬菜即成。

洪蕾按方食疗约1周后，收到了良好的效果。现在，她的大小便都逐渐趋于正常。

# ▶ 香椿，滋阴补阳的美味

中医理论指出，香椿苦、涩、平，入肝、胃、肾经。具有清热解毒、滋阴益气、健胃理气、润肤明目、杀虫、涩血止痢、止崩的功效；主治疮疡、脱发、目赤、肺热咳嗽等病症；还可用于久泻久痢、痔便血、崩漏带下、治疮癣、疥癫等病症。

香椿被称为"树上蔬菜"，是香椿树的嫩芽。每年春天开始发芽，香椿叶厚芽嫩，绿叶红边，犹如玛瑙、翡翠，香味浓郁，营养之丰富远高于其他蔬菜，为宴宾之名贵佳肴。据分析，每100克香

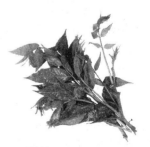

▲ 香椿
香椿除了滋阴补阳，还有抗衰老的作用。

椿中，含蛋白质 9.8 克、含钙 143 毫克、含维生素 C115 毫克，都列蔬菜中的前茅。另外，香椿还含磷 135 毫克、胡萝卜素 1.36 毫克，以及铁和 B 族维生素等营养物质。

香椿不仅营养丰富，还具有较高的药用价值。香椿中含有的维生素 E 和性激素物质，具有抗衰老和补阳滋阴作用，对不孕不育症有一定疗效，故有"助孕素"的美称。同时，香椿中含有香椿素等挥发性芳香族有机物，可健脾开胃，增加食欲。香椿含有丰富的维生素 C、胡萝卜素等，有助于增强机体免疫功能，并有润滑肌肤的作用，是保健美容的良好食品。另外，它具有清热利湿、利尿解毒之功效，是辅助治疗肠炎、痢疾、泌尿系统感染的良药。

春季来临，小杨家种的几棵香椿树又长出了新芽，靠近香椿树就能闻到那种特有的香气。小杨在网上查询得知，香椿芽不但是营养美食，还具有很强的滋补作用，于是摘了一些香椿芽，送给自己的亲朋好友。小杨还搜索到了一些关于香椿芽的美味食疗方。

准备香椿 250 克，鸡蛋 5 枚。将香椿洗净，下沸水稍焯，捞出切碎；鸡蛋磕入碗内搅匀；油锅烧热，倒入鸡蛋炒至成块，投入香椿炒匀，加入精盐，炒至鸡蛋熟而入味，即可出锅。此食品具有滋阴润燥，泽肤健美的功效。适用于虚劳吐血、目赤、营养不良、白秃等病症。常人食之可增强人体抗病防病能力。

还有一个香椿的美味制作方法，准备豆腐 500 克，嫩香椿 50 克。豆腐切块，放锅中加清水煮沸沥水，切小丁装盘中；将香椿洗净，稍焯，切成碎末，放入碗内，加盐、味精、麻油，拌匀后浇在豆腐上，吃时用筷子拌匀。此食品具有润肤明目、益气和中、生津润燥的功效。适用于心烦口渴，胃脘痞满，目赤，口舌生疮等病症。

或者，准备香椿 300 克、面粉 50 克、鸡蛋 2 个，清水、椒盐、油、食盐适量。香椿洗净，放滚水中过一下马上捞出。用少许盐拌匀腌制 2 分钟；半杯面粉，两个鸡蛋，约 100 毫升清水，适量椒盐拌匀成面糊；腌好的香椿，攥去多余水分，挂上面糊，放油锅炸至金黄酥脆即可。

# ▶ 芋头，味道甜美又滋阴

中医理论指出，芋头味甘辛、有小毒、性平，归肠、胃经，具有益胃、消肿止痛、宽肠、解毒、补中益肝肾、散结、调节中气、滋阴化痰、通便、益胃健脾、添精益髓等功效。芋头中富含钙、磷、B 族维生素、钾、镁、维生素 C、钠、胡萝卜素、铁、烟酸、皂角苷等多种成分。其丰富的营养价值，具有增强人体的免疫功能的作用，可作为防治癌瘤的常用药膳主食。其丰富的维生素能够激活体内细胞，加速新陈代谢，从而达到减肥的目的。

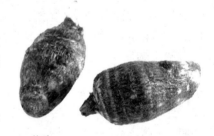

▲ 芋头
因芋头易于消化，所以很适合阴虚体质的幼儿和病人食用。

芋头含有丰富的营养价值，能增强人体的免疫功能，可作为防治癌瘤的常用药膳主食。在癌症手术或术后放疗、化疗及其康复过程中，有辅助治疗的作用；芋头含有一种黏液蛋白，被人体吸收后能产生免疫球蛋白，或称抗体球蛋白，可提高机体的抵抗力。故中医认为芋头能解毒，对人体的痈肿毒痛包括癌毒有抑制消解作用，可用来防治肿瘤及淋巴结核等病症。

芋头为碱性食品，能中和体内积存的酸性物质，调整人体的酸碱平衡，产生美容养颜、乌黑头发的作用，还可用来防治胃酸过多症；芋头含有丰富的黏液皂素及多种微量元素，可帮助机体纠正微量元素缺乏导致的生理异常，同时能增进食欲，帮助消化，故中医认为芋头可补中益气。芋头营养丰富，含有大量的淀粉、矿物质及维生素，既是蔬菜，又是粮食，可熟食、干制或制粉。芋头口感细软，黏嫩爽口，营养丰富，既能做菜肴又能做各种各样的零食，美味又可口。

刚刚 24 岁的小冯近期总是感到头晕眼花，有时候，还会出现四肢无力，胸闷的现象。

这本不是属于她这个年纪的症状。到医院检查后，医生告诉她这很可能是阴虚造成的。建议她多吃芋头，来滋阴补阳。

准备芋头 1 个，西米 100 克，冰糖 100 克，椰奶 100 毫升，清水 200 毫升。芋头去皮洗净后切成丁放入蒸锅内蒸 20 分钟至熟，然后取 1/3 熟芋头丁留起来备用，剩下的 2/3 放入搅拌机进一步加工成芋茸。锅内烧一锅沸水，沸腾时倒入西米，煮 10 分钟至中间只剩一个小白点后熄火盖上锅盖焖 10 分钟，西米就全熟透了。把煮好的西米倒入冷水中过冷水后捞出。锅里倒入 200 毫升清水放入冰糖煮溶，然后将芋茸放入锅内，搅拌均匀后放入之前的 1/3 份芋头丁一起煮，再倒入椰奶搅拌均匀，煮开后放入煮好的西米拌匀即可熄火。

或者，准备虾仁 500 克，芋头 200 克，玉米粒 100 克，香菜、米酒、生姜、盐、蛋清适量。虾仁去皮去肠泥用米酒、盐、蛋清腌片刻。芋头去皮切成滚刀块。油锅七成热，先放入玉米粒爆炒，再放入芋头翻炒一会儿。把玉米粒、芋头、生姜片转入另一砂锅，注入米酒和适量冷水，中火煮开后，小火焖。大约 20 分钟后，芋头熟烂，加盐，中火，放虾仁，水沸后，放香菜叶即可。

还有一个关于芋头的食疗方：准备水瓜 200 克，蚬肉 100 克，香芋 200 克，姜末、葱段少许，油、盐、味精、鲜奶各适量。水瓜刮去外皮，切块；香芋去皮，切成菱形块；蚬肉焯水后捞起待用。另起锅，放入油、姜末、葱段爆香，加入清水、香芋，慢火煮约 2 分钟。投入水瓜、蚬肉，与香芋一起煮，调入盐、鲜奶、味精，至水瓜熟即可。

小冯购买了一些芋头，按照食疗方进行了大约 1 周的食疗调节，效果显著，头晕眼花症状完全消失。

## ▶ 经常食用黑米，补充阳气有方法

中医认为黑米有显著的药用价值，古农医书记载：黑米具有"滋阴补肾，健身暖胃，明目活血"，"清肝润肠"，"滑湿益精，补肺缓筋"等功效，可入药入膳，对头昏目眩、贫血白发、腰膝酸软、夜盲耳鸣症、疗效尤佳。长期食用可延年益寿。因此，人们又称其为"药米""长寿米"。由于它最适于孕妇、产妇等补血之用，人们又称"月米""补血米"等。历代帝王也把它作为宫廷养生珍品，称为"贡米"。

现代医学证实，黑米具有滋阴补肾，健脾暖肝、补益脾胃、益气活血、养肝明目等疗效。经常食用黑米，有利于防治头昏、目眩、贫血、白发、眼疾、腰膝酸软、四肢寒冷、肺燥咳嗽、大便秘结、小便不利、肾虚水肿、食欲不振、脾胃虚弱等症。

黑米所含锰、锌、铜等微量元素大都比大米高 1 ~ 3 倍，更含有大米所缺乏的维生素 C、叶绿素、花青素、胡萝卜素及强心苷等特殊成分，因而黑米比普通大米更具营养。多食黑米具有开胃益中、健脾暖肝、明目活血、滑涩补精之功，对于少年白发、妇女产后虚弱、病后体虚以及贫血、肾虚均有很好的补养作用。

春节就快到了，从事教育工作的吴君，迎来了一个多月的假期。今年冬天特别冷，吴君几乎每天都在温暖的室内待着，从不进行体育锻炼。寒假结束后，吴君却感到身体不适，四肢冰凉，惧寒畏冷。身为中医的父亲告诉吴君，这是阳气不足所致，可以在平时多吃一些黑米。父亲还给吴君推荐了几款黑米食疗粥。

准备黑米 100 克，红豆 50 克，莲子 30 克，花生 30 克，桂花 20 克，冰糖适量。黑米洗净，浸泡 6 小时；红豆洗净，浸泡 1 小时；莲子洗净；花生洗净、沥干备用。锅置火上，将黑米、红豆、莲子放入锅中，加水 1000 克，大火煮沸后换小火煮 1 小时；加入花生，继续煮 30 分钟。加入桂花、冰糖，拌匀，再煮 3 分钟即可。

或者，准备牛奶 250 毫升，黑米 100 克，白糖适量。将黑米淘洗干净，加入适量水，放入锅中浸泡 2 ~ 3 小时，然后中火煮至粥快熟时，加入牛奶、白糖煮熟。每日 2 次，早晚空腹温热服食。

还有一个食疗方：准备南瓜 200 克、黑米 150 克、大枣 60 克。将南瓜洗净去柄切开，取出种子切片，将黑米、大枣洗净，一起放入锅内，加水 1000 毫升，先用猛火煮沸，后改用文火，煮至米烂即可。

或者，准备八宝，即莲子、薏仁、芡实、花生仁、桃仁、百合、蜜樱桃、瓜元、红枣等八种原料，各 50 克，黑米适量。薏仁、桃仁去皮切丁，瓜元切丁，红枣去核，莲子、薏仁、芡实、花生仁、百合用水涨发待用；黑米用清水洗净，加少量紫糯米放入锅中，加清水烧沸，将八宝料放入，移小火上煮约 2 小时，煮时注意不时用勺搅动，以免煳锅，待质浓糯软时放入压碎的冰糖，糖溶化后装碗即成。粥色紫黑，质软糯，味甜香。具有滋补食疗的作用，为一种很好的营养食品。

吴君按照这些方法，进行了不到半个月的食疗，就收到了良好的效果，四肢充满了热量，即便应对寒风也轻松自如。

## ▶喝茶虽好，想滋阴要讲究着喝

中国人很爱喝茶，把茶看做是健康的饮料。用茶来滋阴的确有不错的效果，但由于缺乏医学常识，有人喜欢在酒后饮茶，想以之解除酒燥，化积消食。但是因为酒味辛甘，入肝、肺二经，饮酒后阳气上升，肺气增强；茶味苦，属阴，主降。酒后饮茶，特别是饮浓茶对肾脏不利。

酒精进入肝脏后，通过酶的作用分解为水和二氧化碳，经肾脏排出体外。而茶碱有利尿作用，浓茶中含有较多的茶碱，它会使尚未分解的乙醛过早地进入肾脏。而乙醛对肾脏有很大的损害作用，易造成寒滞，导致小便频浊和大便干燥等症。所以，酒后最好不要立即饮茶，尤其不能饮浓茶。最好进食瓜、果或饮用果汁，既能润燥养阴，又能醒酒。

此外，饮茶不当不但达不到滋阴的效果，反而会醉人。因为茶叶中含有多种生物碱，其中的主要成分是咖啡因，它具有兴奋大脑神经和促进心脏机能亢进的作用，同时茶叶中还含有大量茶多酚，暴饮浓茶会妨碍胃液的正常分泌，影响食物消化。那些平时多以素食为主、少食脂肪的人如果大量饮用浓茶，就可能导致醉茶；空腹饮茶以及平时没有喝茶习惯，偶尔大量饮用浓茶的人，也可能引起醉茶。醉茶表现为心慌、头晕、四肢乏力等症状。发生醉茶时也不必紧张，立即吃些饭菜、甜点或糖果，就可起到缓解作用。

## 第六章 畅通经络是阴阳双补的自然之道 ～
### ——经络提升元气，更能滋阴补阳

### ▶ 用经络滋补阴阳，身体呈现祥和之态

中医上说，经络是运行气血、联系脏腑和体表及全身各部的通道，是人体功能的调控系统。经络学也是人体针灸和按摩的基础，是中医学的重要组成部分。经络学说是祖国医学基础理论的核心之一，源于远古，服务当今，一直为保障中华民族的健康发挥着重要的作用。

《灵枢·海论》指出："夫十二经脉者，内属于腑脏，外络于肢节。"人体的五脏六腑、四肢百骸、五官九窍、皮肉筋骨等组织器官，之所以能保持相对的协调与统一，完成正常的生理活动，是依靠经络系统的联络沟通而实现的。经络中的经脉、经别与奇经八脉、十五络脉，纵横交错，入里出表，通上达下，联系人体各脏腑组织；经筋、皮部联系肢体筋肉皮肤；浮络和孙络联系人体各细微部分。这样，经络将人体联系成了一个有机的整体。

经络的联络沟通作用，还反映在经络具有传导功能。体表感受病邪和各种刺激，可传导于脏腑；脏腑的生理功能失常，亦可反映于体表。这些都是经络联络沟通作用的具体表现。

《灵枢·本藏》指出："经脉者，所以行血气而营阴阳，濡筋骨，利关节者也。"气血是人体生命活动的物质基础，全身各组织器官只有得到气血的温养和濡润才能完成正常的生理功能。经络是人体气血运行的通道，能将营养物质输布到全身各组织脏器，使脏腑组织得以营养，筋骨得以濡润，关节得以通利。

经络"行血气"而使营卫之气密布周身，在内和调于五脏，洒陈于六腑，在外抗御病邪，防止内侵。外邪侵犯人体由表及里，先从皮毛开始。卫气充实于络脉，络脉散布于全身而密布于皮部，当外邪侵犯机体时，卫气首当其冲发挥其抗御外邪、保卫机体的屏障作用。如《素问·缪刺论》所说："夫邪客于形也，必先舍于皮毛，留而不去，人舍于孙脉，留而不去，人舍于络脉，留而不去，人舍于经脉，内连五脏，散于肠胃。"

只有经络通畅，气血才能川流不息地营运于全身；只有经络通畅，才能使脏腑相通、阴阳交贯，内外相通，从而养助腑、生气血、布津液、传糟粕、御精神，以确保生命活动顺利进行，新陈代谢旺盛。所以说，经络以通为用，经络通畅与生命活动息息相关。一旦经络阻滞，则影响脏腑协调，气血运行也受到阻碍。因此，《素问·调经论》说："五脏之道，皆出于经隧，以行血气，血气不和，百病乃变化而生。"所以，畅通经络往往作为一条养生的指导原则，贯穿于各种养生方法之中。

畅通经络在养生方法中主要作用形式有二：一是活动筋骨，以求气血通畅。如太极拳、五禽戏、八段锦、易筋经等，都是用动作达到所谓"动形以达郁"的锻炼目的。活动筋骨，则促使气血周流，经络畅通。气血脏腑调和，则身健而无病；二是开通任督二脉，营运大小周天。在气功导引法中，有开通任督二脉，营运大、小周天之说，任脉起于胞中，循行于胸、腹部正中线，总任一身之阴脉，可调节阴经气血；督脉亦起于胞中，下出会阴，沿

脊柱里面上行，循行于背部正中，总督一身之阳脉，可调节阳经气血。任、督二脉的相互沟通，可使阴经、阳经的气血周流，互相交贯，《奇经八脉考》中指出："任督二脉，此元气之所由生，真气之所由起"。因而，任督二脉相通，可促进真气的运行，协调阴阳经脉，增强新陈代谢的活力。

由于任督二脉循行于胸腹、背，二脉相通，则气血运行如环周流，故在气功导引中称为"周天"，因其仅限于任督二脉，并非全身经脉，故称为"小周天"。在小周天开通的基础上，周身诸经脉皆开通，则称为"大周天"。所以谓之开通，是因为在气功、导引诸法中，要通过意守、调息，以促使气血周流，打通经脉。一旦大、小周天能够通畅营运，则阴阳协调、气血平和、脏腑得养，精充、气足、神旺，故身体健壮而不病。开通任督二脉，营运大小周天其养生健身作用都是以畅通经络为基础的，由此也可以看出，畅通经络这一养生原则的重要意义。

# ▶ 中医中，人体经络的具体作用

经络纵横交贯，遍布全身，将人体内外、脏腑、肢节、官窍联结成为一个有机的整体，在人体的生命活动中，具有十分重要的生理功能。构成经络系统和维持经络功能活动的最基本物质，称之为经气，经气运行于经脉之中，故又称脉气。经气是人体真气的一部分，为一种生命物质，在其运行、输布过程中，表现为经脉的运动功能和整体的生命功能。气无形而血有质，气为阳，血为阴，一阴一阳，两相维系，气非血不和，血非气不运。所以人之一身皆气血之所循行。运行于经脉之气，实际上包括了气以及由气化生的血、精、津液等所有生命所必需的营养物质，概言之为气血而已。故称经脉是运行气血的通路。

《灵枢·经脉》曾经指出："经脉者，所以决死生，处百病，调虚实，不可不通。"经络系统在生理、病理和防治疾病方面的重要性，有以下几方面的功能：

## 1. 联系作用

人体是由五脏六腑、四肢百骸、五官九窍、皮肉脉筋骨等组成的，它们虽各有不同的生理功能，但又共同进行着有机的整体活动，使机体内外、上下保持协调统一，构成一个有机的整体。这种有机配合，相互联系，主要是依靠经络的沟通、联络作用实现的。由于十二经脉及其分支的纵横交错，人里出表，通上达下，相互络属于脏腑，奇经八脉联系沟通十二正经、十二经筋、十二皮部联络筋脉皮肉，从而使人体的各个脏腑组织器官有机地联系起来，构成了一个表里、上下彼此之间紧密联系、协调共济的统一体。所以说："夫十二经脉者，内属于脏腑，外络于肢节。"

## 2. 感应作用

经络不仅有运行气血营养物质的功能，而且还有传导信息的作用。所以，经络也是人体各组成部分之间的信息传导网。当肌表受到某种刺激时，刺激量就沿着经脉传于体内有关脏腑，使该脏腑的功能发生变化，从而达到疏通气血和调整脏腑功能的目的。脏腑功能活动的变化也可通过经络而反映于体表。经络循行四通八达而至机体每一个局部，从而使每一局部成为整体的缩影。针刺中的"得气"和"行气"现象，就是经络传导感应作用的表现。

## 3. 濡养作用

人体各个组织器官，均需气血濡养，才能维持正常的生理活动。而气血通过经络循环贯注而通达全身，发挥其营养脏腑组织器官、抗御外邪保卫机体的作用。所以说："经脉者，所以行血气而营阴阳，濡筋骨，利关节者也。"

## 4. 调节作用

经络能运行气血和协调阴阳，使人体功能活动保持相对的平衡。当人体发生疾病时，出现气血不和及阴阳偏胜偏衰的证候，可运用针灸等治法以激发经络的调节作用，以"泻其有余，补其不足，阴阳平复"。实验证明，针刺有关经络的穴位，对各脏腑有调节作用，即原来亢进的可使之抑制，原来抑制的可使之兴奋。

# ▶ 中医保健按摩的功效

保健按摩主要是通过对身体局部刺激，促进整体新陈代谢，从而调整人体各部分功能的协调统一，保持机体阴阳相对平衡，以增强机体的自然抗病能力，达到舒筋活血，健身防病之效果。

## 1. 疏通经络，行气活血

《素问·血气形志篇》说："经络不通，病生于不仁，治之以按摩"，《素问·调经论》也指出："神不足者，视其虚络，按而致之"。说明按摩有疏通经络之作用。由于按摩大多是循经取穴，按摩刺激相应穴位。因而，可使气血循经络运行，防止气血滞留，以达到疏通经络，畅达气血之目的。

从现代医学角度来看，按摩主要是通过刺激末梢神经，促进血液、淋巴循环及组织间的代谢过程，以协调各组织、器官间的功能，使机体的新陈代谢水平有所提高。

## 2. 调和营卫，平衡阴阳

营卫气血周流，则可贯通表里内外，脏腑肌腠，使全身成为一个协调统一的整体。营卫相通，气血调和，机体皆得其养，则内外调和，阴平阳秘。明代养生家罗洪在《万寿仙书》中说："按摩法能疏通毛窍，能运旋荣卫。"按摩就是依据中医理论原则，结合具体情况而分别运用不同手法，以柔软、轻和之力，循经络、按穴位，施术于人体，通过经络的传导来调节全身，借以调和营卫气血，增强机体健康。

由于保健按摩可行气活血，通调营卫阴阳。所以，按摩后血液循环加快，皮肤浅层的毛细血管扩张，肌肉放松，关节灵活，除被按摩部分具有温暖舒适的感觉外，也给全身带来一种轻松、愉快、舒适与灵活感，使人精神振奋，消除疲劳，久久行之，对保证身体健康具有重要作用。

保健按摩法多以自我按摩为主，简便易行，行之有效。

## 1. 熨目

《诸病源候论》云："鸡鸣以两手相摩令热，以熨目，三行，以指抑目。左右有神光，令目明，不病痛。"

具体做法：两手相摩擦，搓热后，将手掌放于两眼之上，这就是熨眼。如此反复熨眼三次。然后，用示指、中指、无名指轻轻按压眼球，稍停片刻。做烫目，宜在黎明时分。具有养睛明目的功效，常做此法，可使眼睛明亮有神，而不生病痛。

## 2. 摩耳

具体做法：两手掌按压耳孔，再骤然放开，连续做十几次。然后，用双手拇指、示指循耳郭自上而下按摩 20 次。再用同样方法按摩耳垂 30 次，以耳部感觉发热为度。常做此法，可增强听力，清脑醒神。

## 3. 按双眉

具体做法：用双手拇指关节背侧按摩双眉，自眉头至眉廓，经攒竹、鱼腰、鱼尾、丝竹空等穴。做时可稍稍用力，自己感觉略有酸痛为度，可连续按摩 5 ~ 10 次。具有明目、醒神的功效。

## 4. 摩腹

具体做法：用手掌面按在腹上，先以顺时针方向，再以逆时针方向，各摩腹 20 次。

立、卧均可。饭后，临睡前均可进行。饭后摩腹，有助于消化吸收；临睡前摩腹，可健脾胃、助消化，并有安眠作用。

### 5. 捶背

捶背分自己锤打及他人捶打两种。

（1）自己捶打：两腿开立，全身放松，双手半握拳，自然下垂。捶打时，先转腰，两拳随腰部的转动，前后交替叩击背部及小腹。左右转腰一次，可连续做 30 ~ 50 次。叩击部位，先下后上，再自上而下。

（2）他人锤打：坐、卧均可。坐时，身体稍前倾；卧时，取俯卧位，两臂相抱，枕于头下。捶打者用双拳沿脊背上下轻轻锤打，用力大小以捶击身体而不痛为度。从上而下为一次，可连续打 5 ~ 10 次。背部为督脉和足太阳膀胱经循行之处，按摩、捶打背部，可促进气血运行，和调五脏六腑，舒筋通络，益肾强腰。

### 6. 摩涌泉

具体做法：用左手拇指按摩右足涌泉穴；用右手按摩左足。按摩时，可反复摩搓30 ~ 50 次，以足心感觉发热为度。此法适宜在临睡前或醒后进行。常摩涌泉穴，具有调肝、健脾、安眠、强身的作用。

# ▶ 三焦经当令，阴阳和合正当时

三焦经是十二经脉之一，简称三焦经，统属于上、中、下三焦。本经发生病变，主要表现为耳聋，耳鸣，咽喉肿痛，外三焦经眼角痛，汗出，腮肿，耳后、肩、肘、臂部本经脉过处疼痛等。

手少阳三焦经起于无名指尺侧末端（关冲穴），沿无名指尺侧缘，上过手背，出于第四、五掌骨间，沿前臂伸侧两骨（尺骨、桡骨）之间，直上穿过肘部，向上臂外侧，上行至肩部，交出足少阳经的后面，进入缺盆，于任脉的膻中穴处散络于心包，向下通过横膈，从胸至腹，属上、中、下三焦。其支脉，从胸中向上，出缺盆，上走项部，沿耳后直上，抵于额角，再屈而下行面颊部，到眼眶下。另一支脉，从耳后进入耳中，出走耳前，与前脉交汇于面颊部，到达目外眦，与足少阳胆经相接。

亥时是指晚上 9 ~ 11 时，这段时间是三焦经当令。在中医里，三焦经是一个很特殊的概念。首先看"焦"这个字，是上下结构。它的上半部分是"隹"，即小鸟的意思。下半部分的"四点水"是火的意思，是火象。上面既然是小鸟，底下就应该是小火，如果是大火就会把小鸟给烤干了。所以三焦属少阳，是小火。人体表是太阳，是大火。

至今，中医对三焦有不同的解释。一种看法是，三焦就是我们人体的腔子。人体的很多脏器包括在三焦内。上焦是心和肺，中焦是脾和胃，下焦是肝和肾。比如有的人在春天会思春，这种人会有一个相，就是下巴长满了红疙瘩，也属于痤疮。当痤疮长在脸上和额头上的时候，就说明是胃经的问题。如果长在下巴上，就是肾里边的真火，也叫相火。如果去看中医，他就会说这属于下焦火旺。三焦一定要保持通畅，这样人体才能健康。如果不通畅，人就会生病。一旦三焦都病了的话，那就很危险了。

现代科学认为，从生物钟上讲，晚上 10 时是行房事的最佳时期。如果大家研究一下中国传统文化，就会知道为什么亥时是行房事的最佳时间了。在戌时，心已经很喜悦了。那么下一步就是要让肉体也能够喜悦，这就是身心不二。中国文化讲究身心不二，一个人的心喜悦了，他的身体也要喜悦，所以在这个时候，人体就要进入到一个男女阴阳和合的时期。而睡觉和养育婴儿其实是一回事，都是让生命在休养生息中得到新的能量，使生命进入到下一个新生的阶段。

《黄帝内经》就把事物全都归为一类去分析，比如说生肖与时辰。亥时就是三焦经当令，从属相上来讲，这一时段的状态就像猪。猪为什么跟亥时相关呢？实际上就是猪总是处于那种享受的状态，就是什么都不管，吃饱了喝足了就躺在那儿，以此来养自己，所以猪是可以养肥的。从取象比类的角度来讲，它是归为一类的。所以猪的身心处于三焦通泰的状态，就是一个身体全都通畅的象。《黄帝内经》告诉我们，人体是一个最无为和最自足的系统。我们如果偏离了无为、自足的本性，是必然要生病的。所以，一定要因循身体本性的原则，这样身体才是和谐的，情绪才可能达到和谐的状态。

# ▶ 中医灸法的保健方法

在身体某些特定穴位上施灸，以达到和气血、调经络、养脏腑、益寿延年的目的，这种养生方法称之为保健灸法。保健灸不仅用于强身保健，亦可用于久病体虚之人的健康，是我国独特的养生方法之一。

保健灸法，流传已久。《扁鹊心书》中即指出："人于无病时，常灸关元、气海、命门、中脘，虽未得长生，亦可得百余岁矣。"说明古代养生家在运用灸法进行养生方面，已有丰富的实践经验。时至今日，保健灸仍是广大群众所喜爱的行之有效的养生方法。

灸法一般多用艾灸。艾为温辛、阳热之药。其味苦、微温、无毒，主灸百病。是多年生菊科草本植物，灸用以陈旧者为佳。点燃后，热持久而深入，温热感直透肌肉深层，一经停止施灸，便无遗留感觉，这是其他物质所不及的。因而，艾是灸法理想的原料。

保健灸的主要作用是温通经脉，行气活血，培补先天、后天不足，调和阴阳，从而达到强身、防病、抗衰老的目的。

## 1. 温通经脉，行气活血

《素问·刺节真邪论》说："脉中之血，凝而留止，弗之火调，弗能取之。"气血运行具有遇温则散，遇寒则凝的特点。灸法其性温热，可以温通经络，促进气血运行。

## 2. 培补元气，预防疾病

《扁鹊心书》指出："夫人之真元，乃一身之主宰，真气壮则人强，真气虚则人病，真气脱则人死，保命之法，艾灸第一。"艾为辛温阳热之药，以火助之，两阳相得，可补阳壮阳，真元充足，则人体健壮，"正气存内，邪不可干"，故艾灸有培补元气，预防疾病之作用。

## 3. 健脾益胃，培补后天

灸法对脾胃有着明显的强壮作用，《针灸资生经》指出，"凡饮食不思，心腹膨胀，面色萎黄，世谓之脾胃病者，宜灸中脘"。在中脘穴施灸，可以温运脾阳，补中益气，常灸足三里，不但能使消化系统功能旺盛，增加人体对营养物质的吸收，以濡养全身，亦可收到防病治病，抗衰防老的效果。

## 4. 升举阳气，密固肤表

《素问·经脉篇》云："陷下则灸之。"气虚下陷，则皮毛不任风寒，清阳不得上举，因而卫阳不固，腠理疏松。常施灸法，可以升举阳气，密固肌表，抵御外邪，调和营卫，起到健身、防病治病的作用。

艾灸从形式上分，可分为艾炷灸、艾条灸、温针灸三种；从方法上分，又可分为直接灸、间接灸和悬灸三种。保健灸则多以艾条灸为常见，而直接灸、间接灸和悬灸均可采用。

根据体质情况及所需的养生要求选好穴位，将点燃的艾条或艾炷对准穴位，使局部感到有温和的热力，以感觉温热舒适，并能耐受为度。

艾灸时间可在 3 ~ 5 分钟，最长到 10 ~ 15 分钟为宜。一般说来，健身灸时间可略短；病后康复，施灸时间可略长。春、夏二季，施灸时间宜短，秋、冬宜长；四肢、胸部施灸时间宜短，腹、背部位宜长。老人、妇女、儿童施灸时间宜短，青壮年则时间可略长。

施灸的时间，传统方法多以艾炷的大小和施灸壮数的多少来计算。艾炷是用艾绒捏成的圆锥体的用量单位，分大、中、小三种。如蚕豆大者为大炷，如黄豆大者为中炷，如麦粒大者为小炷。每燃烧一个艾炷为一壮。实际应用时，可据体质强弱而选择。体质强者，宜用大炷；体弱者，宜用小炷。

一般说来，针刺保健的常用穴位，大都可以用于保健灸法。同时，也包括一些不宜针刺的穴位。举例如下：

### 1. 足三里穴

常灸足三里，可健脾益胃，促进消化吸收，强壮身体，中老年人常灸足三里还可预防中风。具防老及强身作用。灸法：用艾条、艾炷灸均可，时间可掌握在 5 ~ 10 分钟。

古代养生家主张常在此穴施疤痕灸，使灸疮延久不愈，可以强身益寿。"若要身体安，三里常不干"，即指这种灸法。现代研究证明，灸足三里穴确可改善人的免疫功能，并对肠胃、心血管系统等有一定影响。

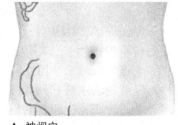

▲ 足三里穴

### 2. 神阙穴

位于当脐正中处。神阙为任脉之要穴，具有补阳益气，温肾健脾的作用。《扁鹊心书》指出："依法熏蒸，则荣卫调和，安魂定魄，寒暑不侵，身体开健，其中有神妙也，凡用此灸，百病顿除，益气延年。"灸法，灸七至十五壮，灸时用间接灸法，如：将盐填脐心上，置艾炷灸之，有益寿延年之功。

▲ 神阙穴

### 3. 膏肓穴

位于第四胸椎棘突下旁开 3 寸处常灸膏肓穴，有强壮作用。灸法：艾条灸，15 ~ 30 分钟。艾炷灸 7 ~ 15 壮。

### 4. 中脘穴

位于脐上四寸处。为强壮要穴，具有健脾益胃，培补后天的作用。一般可灸七至十五壮。

### 5. 涌泉穴

脚趾卷屈，在前脚掌中心凹陷处取穴。此穴有补肾壮阳，养心安神的作用。常灸此穴，可健身强心，有益寿延年之功效。一般可灸三至七壮。其他如针刺保健中所列曲池、三阴交、关元、气海等穴，均可施灸，具有强身保健功效。

## ▶推腹法，最有效的滋阴补阳秘法

推腹法，又名为揉腹术，实为推、云、搓、摇等法的集中运用。本法具有宣通经络，调和营卫，舒畅气机，平秘阴阳的作用，促进脏腑慢性疾病痊愈。此法立、卧施行皆可。

两手的示指、中指、无名指各伸直并拢成三指状（大拇指小拇指可各伸直向外张开），左右同并排按在心窝处，双手一起由左向右顺时针方向擦揉心窝 21 次（圈）。

说明：手掌与身体的角度要小，用手指头的一二关节指肚按，两只手，气血和注意力更集中一些，用于激发中庭这个穴位，内心要平静，人要放松，不要仰头挺腰，腰放松，下巴略内收，舌头平放，双脚平踩在地板上，当然是穿鞋的，由左向右顺时针方向，按照历代按摩的经验，由左向右顺时针方向是补气法，双眼要垂眼帘，凉热反应都是正常的，凉是外面的气进入了，热是体内穴位激发了身体能量。

双手再往下顺时针绕圈擦揉至肚脐下、膀胱处之高骨为止，双手再由高骨处分向两边绕圈圈擦揉而上回到心窝处。

说明：感觉肚子空空的挺舒服。有气散开的感觉，也有空的感觉。就是开任脉穴位的体验。是可以开郁气，化解积滞。

接着双手再由心窝处向下直推至高骨21次。

说明：要慢，要轻柔，还是用三根指头肚，由上到下，推完一次，手拿回来，再推第二次，心窝处有热感从心窝到下面，像是竹筒一样也是空的感觉。

以左手示指、中指、无名指此中三指按于膀胱边之左大腿盘骨处，如左手叉腰状，接着以右手中三指（示指、中指、无名指）顺时针方向擦绕脐腹21次（圈）。以脾气推动腹部按摩。

然后换边以右手中三指，按右大腿盘骨处如右手叉腰状，而左手中三指逆时针方向擦绕脐腹21次。以此顺肝气。以上按摩，调和肝脾。

接着左手大拇指向前，其他四指向后轻捏在左腰肾处，而右手中三指自左乳下直推至左大腿盘骨边21次。推降胃气。对那些呃逆、泛酸者有极好的保健效果。

然后换边，右手大拇指向前其他四指向后，轻捏右腰肾处，而左手中三指自右乳下直推至右大腿盘骨边21次。左右宣降胃气，胸中宽敞。

然后双腿交叉而坐，双手掌心各置左右大腿膝盖上，身体上半身顺时针由左向右摇绕21次，再逆时针摇绕21次。

说明：摇时宜自然放松尽量使上半身向外方绕，但不可绕太急促，之后收工起身。以上整个步骤做完算1度，可早午晚各做1次，初做时1次做3度，三日后1次做5度，再三日后1次做7度，此法人人可行，唯孕妇忌之。

日常行此法可通健肠胃膀胱，减腹部之肥油，亦可治身体虚弱气喘五脏六腑之症，调节体内阴阳，能防感冒治高血压、脑神经衰弱、失眠等，亦可预防疾病减缓衰老，能消除疲劳强壮身体使精神健旺而长寿。行此法时如能定心、缓揉、自然放松，行之则最佳，而力道可因人而异。

# ▶ 针刺保健养生的原则和常用穴位

针刺保健，就是用毫针刺激一定的穴位，运用迎、随、补、泻的手法以激发经气，使人体新陈代谢功能旺盛起来，达到强壮身体，益寿延年的目的，这种养生方法，称之为针刺保健。

保健而施针刺，着眼于强壮身体，增进机体代谢能力，旨在养生延寿；治病而用针法，则着眼于纠正机体阴阳、气血的偏盛偏衰，扶正祛邪，意在祛病除疾。因而，用于保健者，在选穴、施针方面，亦有其特点。选穴则多以具有强壮功效的穴位为主；施针的手法，刺激强度宜适中，选穴亦不宜过多。

针刺之所以能够养生，是由于刺激某些具有强壮效用的穴位，可以激发体内的气血运行，使正气充盛，阴阳谐调。

## 1. 通经络

针刺的作用主要在于疏通经络，使气血流畅。《灵枢·九针十二原》中指出："欲以微针，通其经脉，调其血气"，针刺前的"催气""候气"，刺后的"得气"，都是在调整经络气血。如果机体某一局部的气血运行不利，针刺即可激发经气，促其畅达。所以，针刺的作用首先在于"通"。经络通畅无阻，机体各部分才能密切联系，共同完成新陈代激活动，人才能健康无病。

## 2. 调虚实

人体的生理功能活动随时都在进行着。"阴平阳秘"是一种动态平衡，在正常情况下，也容易出现一些虚实盛衰的偏向。如体质的好坏、体力的强弱、机体耐力、适应能力，以及智力、反应灵敏度等，对于不同的个体，不同的时期，都会出现一定的偏差。针刺保健则可根据具体情况，纠正这种偏差，虚则补之，实则泻之，补、泻得宜，可使弱者变强，盛者平和，以确保健康。

## 3. 和阴阳

阴阳和谐乃是人体健康的关键。针刺则可以通经络、调虚实，使机体内外交通，营卫周流，阴阳和谐。如此新陈代谢自然会健旺，以达到养生保健的目的。"阴平阳秘，精神乃治"，就是这个道理。

现代研究证明，针刺某些强壮穴位，可以提高机体新陈代谢能力和抗病能力。如：针刺正常人的"足三里"穴，白血细胞总数明显增加，吞噬功能加强。同时，还可以引起硫氢基酶系含量增高。硫氢基为机体进行正常营养代谢所必须，对机体抗病防卫的生理功能有重要作用。这就进一步说明，针刺法确实具有保健防病、益寿的作用。

现将一些常用的养生保健穴位介绍一下：

足三里穴，位于膝下三寸，胫骨外大筋内。为全身性强壮要穴，可健脾胃、助消化，益气增力，提高人体免疫功能和抗病功能。刺法：用毫针直刺 1 ~ 1.5 寸，可单侧取穴，亦可双侧同时取穴。一般人针刺得气后，即可出针。但对年老体弱者，则可适当留针 5 ~ 10 分钟。隔日 1 次，或每日 1 次。

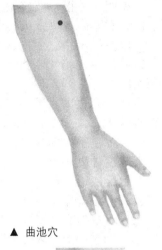
▲ 曲池穴

曲池穴，位于肘外辅骨。曲肘，肘横纹尽头便是此穴。此穴具有调整血压、防止老人视力衰退的功效。刺法：用毫针直刺 0.5 ~ 1 寸，针刺得气后，即出针。体弱者可留针 5 ~ 10 分钟，每日 1 次，或隔日 1 次。

三阴交穴，位于足内踝高点上 3 寸，胫骨内侧面后缘。此穴对增强腹腔诸脏器，特别是生殖系统的健康，有重要作用。刺法：用毫针直刺 1 ~ 1.5 寸，针刺得气后，即出针，体弱者，可留针 5 ~ 10 分钟。每日 1 次，或隔日 1 次。

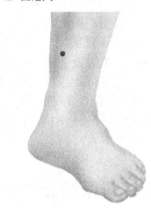
▲ 三阴交穴

关元穴，位于脐下 3 寸。本穴为保健要穴，有强壮作用。刺法：斜刺 0.5 寸，得气后出针。每周针 1 ~ 2 次，可起到强壮身体的作用。

气海穴，位于脐下 1.5 寸。此穴为保健要穴，常针此穴，有强壮作用。刺法：斜刺 0.5 寸，得气后，即出针。可与足三里穴配合施针，每周 1 ~ 2 次，具有强壮作用。

# ▶ 滋阴又能补阳的太溪穴

太溪穴，隶属足少阴肾经，别名大溪、吕细。太，是大的意思；溪，溪流的意思。"太溪"的意思就是指肾经水液在此形成较大的溪水。它是足少阴肾经的腧穴和原穴，腧穴就是本经，经气汇聚之地，而原穴也是经络中经气较大的"中转站"，太溪穴合二为一，所以太溪穴处肾经的经气最旺。足少阴肾经在五行中属水，肾主水，所以刺激太溪穴能够很好发挥"补水"也就是滋阴的作用。《医宗金鉴》说它主"房劳"，也就是可以调治性生活过多过频所导致的肾阴虚。此外，经常刺激太溪穴，还能够起到补充肾阳之功用。

有人经常足跟痛，这就是肾虚；应多揉太溪穴，顺着太溪穴把肾经的气血引过去。只要太溪穴被激活了，新鲜血液就会把瘀血冲散吸收，然后再循环带走。感到疼痛，是因为有瘀血，停在那里不动了，造成局部不通，不通则痛。如果把好血引过去，把瘀血冲散，自然就不痛了。揉太溪穴就是帮助冲散瘀血。

有人经常咽喉干，喝水也不管用，没有唾液，这是肾阴不足。揉太溪穴就能补上肾阴。可以一边按揉一边做吞咽动作，这样效果会更好。

经研究，太溪穴还有养发的功效。中医认为，头发的盛衰和肾气是否充盛有很大关系。头发伴随人的一生，从童年、少年、青年、壮年到老年，均和肾气的盛衰有直接和密切的关系，也就是《素问·六节脏象论》中"肾者，其华在发"的含义。因此，要想使自己的秀发飘逸、有光泽，就要注意补充肾阳，补肾最好的办法就是按摩太溪穴。按摩时，用对侧手的拇指按揉，也可以使用拳头突起的关节按摩，留意力量要柔和，以感觉酸胀为宜。

事实上，太溪穴不但是肾经上的大穴，而且还是全身的大补穴。众所周知，足三里穴是人体的第一长寿穴，它是胃经上的合穴，偏重于补后天，而太溪穴偏重于补先天。所以，要补肾回阳、修复先天之本就得从太溪穴开始。

太溪是肾经上的原穴，也就是说肾经的元气大会于此，是人体当中元气旺盛，无与伦比的穴位。肾是我们的后天之本，中医说肾阴和肾阳是生长发育的根本，五脏六腑皆根植于肾，肾一旦出现问题，人体就会百病丛生。太溪，作为肾经的原穴，是人体一大功臣，肾经的经水从涌泉当中出来，进入然谷的川谷当中，流注于太溪，再滋养五脏六腑，为人体提供所需的营养。

按揉太溪一年四季都可以，但春秋季节天气干燥的时候，按揉的时间应该长一些，因为燥易伤阴，多揉一些时间，既可补阴，又可防燥伤阴；夏季可以时间短一些，因为夏季湿气比较重，按揉时间长了，体内的阴气太重反倒不好；冬季比较折中一些，每天每穴 5 分钟就行了，但是无论什么季节，最好在晚上 9 ~ 11 时按揉，这时身体的阴气较旺，可以"趁热打铁"。

## ▶ 阳池穴，阻击寒气入体补回阳气

阳池穴在腕背横纹中，当指伸肌腱的尺侧缘凹陷处。现代常用于治疗糖尿病、前臂疼痛麻木、腕关节炎等。配外关、曲池主治前臂疼痛麻木；配少商、廉泉主治咽喉肿痛；配胃管下俞、脾俞、太溪等穴主治糖尿病。

刺激阳池穴，最好是慢慢地进行，时间要长，力度要缓。最好是两手齐用，先以一只手的中指按压另一手的阳池穴，再换过来用另一只手的中指按压这只手上的阳池穴。这种姿势可以自然地使力量由中指传到阳池穴内，还用不着别人帮

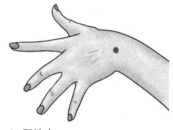

▲ 阳池穴

忙。消除发冷症除了按摩阳池穴外，还可以将关冲、命门两穴以及"手心"配合起来加以刺激，更能收到好的效果。觉得手脚发冷时，不妨两个手背互相摩擦，就能使身体暖和起来。

阳池穴，是三焦经上的主要穴位，三焦经有上焦、中焦、下焦这三组人身上的发热系统，其中上焦支配心脏和肺的呼吸功能，中焦支配消化器官，下焦支配泌尿器官。

做完运动或吃完饭后，体温就会升高，这是因为上焦和中焦发挥了功能。排完尿后为什么会情不自禁打起轻微的哆嗦，这是下焦放出热量的缘故。阳池穴不仅可以治惧冷症，还可以调节内脏器官的功能，因此对感冒、气喘、胃肠病、肾功能失调等疾病都有助益，与合谷穴一起称得上是"万能穴位"。阳池穴的位置正好在手背间骨的集合部位。寻找的方法是，先将手背往上翘，在手腕上会出现几道皱褶，在靠近手背那一侧的皱褶上按压，在中心处会找到一个压痛点，这个点就是阳池穴的所在。

刺激的方法非常简单，只要以此穴为中心，互相搓揉手背就可以。在手背摩擦生热的同时，阳池穴就会得到充分的刺激，从而达到温暖全身的效果。因为患惧冷症而无法入睡的人，睡觉前应对阳池穴进行适当刺激，然后立刻盖上棉被，身体很快就会暖和起来。

## ▶ 治疗手脚冰凉夜尿多的壮阳穴

命门穴是人体督脉上的要穴，所谓"命门"，即人体生命之门的意思，是先天之气蕴藏所在，是人体生化的来源，是生命的根本。对男子所藏生殖之精和女子胞宫的生殖功能有重要影响，对各脏腑的生理活动起着温煦、激发和推动作用，对饮食物的消化、吸收与运

输，以及水液代谢等都具有促进作用。中医认为命门藏真火，称之为命门火。

命门穴同样是人体的长寿大穴，它的功能包括肾阴和肾阳两个方面。从临床看，命门火衰的病与肾阳不足多属一致，所以，补命门火的药物又多具有补肾阳的作用。

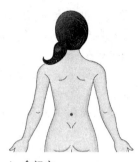
▲ 命门穴

在八卦当中，肾属坎，主水。两肾与命门的关系，就相当于一个坎卦，命门穴就是中间那一根阳爻，而左右双肾就是两边的阴爻。肾阴肾阳（又称元阴元阳），分别藏在命门和肾当中，是人体生命的来源。肾阴的活动，就像水的流动一样，需要阳气的温熏，这里的阳气就是肾阳；而命门就是肾阳藏身的地方，也就是命门之火。如果火力不足，就不能推动水的运行，肾水就不能上行，滞留在那里，表现出来的症状就是腰膝酸软，水肿，男性阳痿，女性宫寒不孕，等等，也就是人们常说的肾阳虚，这时候就需要温肾补阳。

反过来，如果肾阴不足，肾阳过旺，也就是水不制火，火势过大的话，就会导致津液缺乏，干涸枯燥。男性会出现遗精的症状，而女性很可能月经量剧减甚至闭经等，这就是肾阴虚，需要滋阴。

掌擦命门穴可强肾固本，温肾壮阳，强腰膝固肾气，延缓人体衰老。疏通督脉上的气滞点，加强与任脉的联系，可以促进真气在任督二脉上的运行，能治疗阳痿、遗精、腰痛、肾寒阳衰、行走无力、四肢困乏、腿部水肿等症。

命门穴的锻炼方法主要有下面几种方法：

### 1. 艾灸

用温灸器或雀啄灸的方法温灸命门穴，可以隔日一次，每次 10 ~ 15 分钟，此种方法在改善肾虚，解决腰酸、腰腹寒凉、下肢不温、水肿、痛经、不孕不育等方面效果显著。

### 2. 掌擦命门

坐位或站立位，双手掌上下摩擦命门及两肾，以感觉发热发烫为度，然后将两掌搓热捂住两肾，每次持续 10 分钟即可。每天可 1 ~ 2 次。此种方法对改善肾虚所引起的腰寒、腰痛尿频等方面效果显著。

### 3. 拍打命门

命门穴和神阙穴在人体上是相互对应的关系，两者一为督脉上的阳穴，一为任脉上的阳穴，同时拍打这两个要穴，可以通行气血，调和阴阳，激活人体的元阴元阳，祛病强身。所以，命门穴可以配合神阙穴一起拍打。方法可以单手或双手相继拍打命门和神阙表面皮肤，每次 50 次，每天 1 ~ 2 次。

快速并能准确找到命门穴的方法就是先定位神阙穴后，在脊柱上找到与神阙相对的位置即为命门穴。

### 4. 意守命门

意守法：用掌擦命门穴及两肾，以感觉发热发烫为度，然后将两掌搓热捂住两肾，意念守住命门穴约 10 分钟即可。

## ▶ 足三里，滋补阴液的大穴

足三里是"足阳明胃经"的主要穴位之一，是一个强壮身心的大穴，传统中医认为，按摩足三里有调节机体免疫力、增强抗病能力、调理脾胃、补中益气、通经活络、疏风化湿、扶正祛邪的作用。足三里穴位于外膝眼下四横指、胫骨边缘。

古今大量的实践都证实，足三里是一个能防治多种疾病、强身健体的重要穴位。足三里也是抗衰老的有效穴位，经常按摩该穴，对于抗衰老延年益寿大有裨益。

"三里"是指理上、理中、理下。胃处在肚腹的上部，胃胀、胃脘疼痛的时候就要"理上"，按足三里的时候要同时往上方使劲；腹部正中出现不适，就需要"理中"，只用往内按就行了；小腹在肚腹的下部，小腹上的病痛，得在按住足三里的同时往下方使劲，这叫"理下"。刺激足三里穴可以有效治疗胃痛、呕吐、腹胀、肠鸣、消化不良、下肢痿痹、泄泻、便秘、痢疾、疳积、癫狂、中风、脚气、水肿、下肢不遂、心悸、气短、虚劳羸瘦。此穴主治甚广，为全身强壮要穴之一，能调节改善机体免疫功能，有防病保健、调节阴阳作用。

民间流传"常按足三里，胜吃老母鸡"，这是因为针灸刺激足三里穴，可以起到推动脾胃、生化全身气血的缘由，而经常刺激足三里，可以起到补气生血、补肾益精、强壮身体的作用，更能使人皮肤白嫩，气血充盈。

足三里是男性养生的第一大穴，能够调理脾胃、补中益气、补肾壮阳，对治疗男性勃起不坚、早泄、脾胃虚弱等症有帮助。而且足三里越补越壮，所以对男性来说，若想提升性健康，足三里的养生手法就必须要掌握。

拇指按揉足三里。用拇指指面着力于足三里穴位之上，垂直用力，向下按压，按而揉之。其余四指握拳或张开，起支撑作用，以协同用力。让刺激充分达到肌肉组织的深层，产生酸、麻、胀、痛和走窜等感觉，持续数秒后，渐渐放松，如此反复操作数次即可。

捶打足三里。手握空拳，拳眼向下，垂直捶打足三里穴位。捶打之时，也会产生一定酸、麻、胀、痛和走窜等感觉，反复操作数次即可。

# ▶ 涌泉穴，让体内津液缓缓流淌

涌泉穴是足少阴肾经的第一个穴位。涌，外涌而出也。泉，泉水也。古人把经脉比作河川，气血就好像是流淌其中的水流，人体有很多与水相关的穴位名称，比如说"肩井""太溪""涌泉"，等等。这些穴位名称形象地描述出了气血的状态。《黄帝内经》中说："肾出于涌泉，涌泉者足心也。"意思是说，肾经之气犹如源泉之水，自此不断涌出，流向全身各处。这就是涌泉穴的意思。

涌泉穴是肾经的起始穴位，同时也是心、肾两条经相交接的地方，因此涌泉穴可以治疗和肾、心有关的多种疾病。肾为先天之本，是人体生命的原动力，五脏六腑要想正常工作，都离不开肾，所以肾经和肾的功能联系非常广泛，作用非常强大。涌泉穴的功能自然就也很强大，可以补肾填精、益髓壮骨，可以治疗肾及其经脉循行部位的病症，以及与肾有关的肝、脾、胃、心、肺等脏腑及骨、髓、脑的病症。具体来讲，有失眠健忘、头晕眼花、烦躁不安、精力减退、倦怠乏力、腰膝酸软、耳鸣耳聋，以及妇科病、男科病、神经衰弱、高血压、低血压、便秘、腹泻、咽喉肿痛等几十种病。

涌泉穴是身上常用的穴位，而且有"长寿穴"之称。刺激涌泉穴之所以能防治各种疾病，尤其是肾虚体弱、腰膝酸软、头痛头晕、便秘等病效果较明显，这是因为：第一，人体的经络系统内连脏腑，外络肢体，沟通了人体的内外上下，涌泉穴是肾经的第一个穴，也是心经和肾经交接的地方，按摩涌泉穴就可以达到对肾、肾经及全身起到整体性调节的目的。第二，人体的双脚有着丰富的末梢神经，以及毛细血管、毛细淋巴管等，通过按摩，可以促进局部血液、淋巴液的循环，从而对全身的新陈代谢起到促进作用。第三，由按摩时摩擦产生的热感对身体也是一种良性刺激。

刺激涌泉穴具体有下面几种方法：

## 1. 艾灸

艾灸涌泉的具体方法为：最常用的是艾条温和灸。方法是每晚睡前洗脚后，将艾条点燃，距离涌泉穴大约两指宽的距离施灸，让局部有温热感，皮肤出现红润为止。每次灸治20分钟，每日1次，连续灸10天为1个疗程。然后休息2～3天，再继续进行下一疗程。灸涌泉穴可以治疗脚跟疼痛、腿脚无力，也可以治疗失眠。大家如果能配合热水泡足10分钟后再灸效果更佳。

艾灸涌泉穴直到感觉温热，也是补肾固精的好办法。需要注意的是，艾灸涌泉穴对于虚寒证有很好的治疗效果，能够缓解下肢水肿、腿脚无力等症，但对于阴虚火旺的人则不宜使用。

### 2. 按摩

按摩涌泉穴的方法主要有擦法和搓法。擦涌泉的方法是取晚上以温水洗脚后取坐位，以左右拇指的指腹分别摩擦两足之涌泉穴各100次，随后再各掐揉该穴半分钟。搓脚心的方法是将双手搓热，用大鱼肚、大鱼际或者小鱼肚、小鱼际摩擦左右涌泉穴各100次。

### 3. 拔罐

体内湿毒之邪容易蕴集于涌泉穴内，不易排出，日积月累，阻塞经气，或随经气传至体内其他部位，造成许多疾病。在涌泉穴拔罐可以排出体内的湿毒浊气，疏通足少阴肾经之经气。具体方法为：在家庭中可选用真空罐，将合适大小的罐吸拔在涌泉穴上，每次10分钟，每天1次，10天为1个疗程。这种理疗方法可使肾气旺盛，人体精力充沛，可使齿固发黑，耳聪目明，延缓衰老。

### 4. 敷贴

敷贴就是用一些有补肾作用的药物敷贴在足心部位，使药力发散到经脉中去，从而起到驱寒祛湿、防病保健的作用。对于不同的病证要选用不同的药物敷贴，才能够起到很好的效果。

## ▶ 三阴交，供养身体所有属阴的器官

三阴，足三阴经也。交，交会也。三阴交穴名意指足部的三条阴经中气血物质在本穴交会。本穴物质有脾经提供的湿热之气，有肝经提供的水湿风气，有肾经提供的寒冷之气，三条阴经气血交会于此，故名三阴交穴。此穴位于内踝尖直上三寸，胫骨后缘。主治遗精、阳痿、遗尿、疝气、失眠、冠心病、中风及其后遗症等病证。很多人面对高压的生活节奏，或者因为自身饮食结构或生活习惯不合理，导致性冷淡，这样很容易影响夫妻感情，导致家庭不稳定。三阴交是一个大补穴，能补气补血，提升女人的性欲，让女人远离性冷淡，重温浪漫人生。每天17～19点，肾经当令之时，按揉三阴交，提升性欲的效果最好。坚持一个月，便可收到理想的效果。

此外，妇女一切经、带、胎、产病症，均可按摩三阴交穴，可收祛病健身效果。因为此穴为足太阴脾经、足少阴肾经、足厥阴肝经交会之处，其中，脾化生气血，统摄血液。肝藏血，肾精生气血。女人只要气血足，那些月经先期、月经后期、月经先后无定期、不来月经等统称为月经不调的疾病都会消失。而女人脸上长斑、痘、皱纹，其实都与月经不调有关。只要每天21～23点，三焦经当令之时，按揉两条腿的三阴交各15分钟，就能调理月经，祛斑、祛痘、祛皱。不过，要坚持每天按揉，按揉一个月之后，才能看到效果。

## ▶ 复溜穴，保证阴津正常的大穴

复溜穴，是足少阴肾经上的经穴。复，再。溜，悄悄地散失。意指肾经的水湿之气在此再次吸热蒸发上行，气血的散失如溜走一般，所以得名。

复溜穴具有补肾滋阴、利水肿、改善整个肾功能的作用，不仅如此，还能解除肾功能失常所产生的各种症状。所以，如果出现水肿腹胀，虽然看起来是膀胱经的问题，但你会发现，揉膀胱经却没有什么效果，这时一定要揉复溜穴，让瘀血重新流动起来就消肿了。

实际上，身体上凡是有肿的地方都跟复溜穴有关。因为肿的意思就是有水液在那里停滞不流，瘀住了，而刺激该穴就能让它重新循环起来。

除此，复溜穴还可以缓解大、小便无力，尿失禁等症状。这是因为肾在下开窍于二阴，司二便。也就是说，大、小便无力都跟肾有关。有好多人，尤其是老人，半天解不出便来，这就是肾气不足，气血不往下走。尿失禁也是这个问题，都是肾气不足的表现。这些问题都可以通过揉复溜穴得以解决。

总之，在保健方面，复溜穴是调节肾脏的一个关键枢纽，对水液代谢失常的病症有很好的缓解效果。比如我们想要补益肾脏的时候，身体内被一些脏东西堵住了，真正的气血生成不了，那就补不上。此时，就可以按揉复溜穴，身体经脉畅通后再补。正因此，此穴位对各类炎症有很好的治疗作用。

有针灸专家称针灸此穴位滋肾阴的效果极好，与日常生活中滋养肾阴的中药有同等的效果，而且无毒副作用，所以怕热口干、夜间烦躁难安的失眠症患者也可以常常按揉此穴。

## ▶按摩照海穴，有效调节阴阳

照海穴的照为照射的意思。海也可以理解为大水。该穴名意思是指肾经经水在此大量蒸发。本穴物质为水泉穴传来的地部经水，至本穴后比水形成一个较大水域，水域平静如镜，较多地接收受天部照射的热能而大量蒸发水液，故名。

中医认为，刺激照海穴可滋阴补肾，清利下焦，清心宁神，调经利尿，对于月经不调、痛经、赤白带下、阴挺阴痒、小便频数、疝气、目赤肿痛、咽喉干痛、便秘、癫痫等症有疗效，现代临床则常用于治疗肾炎、高血压、失眠、慢性咽炎、足跟痛等，尤其对于阴虚导致的五心烦热有奇效。

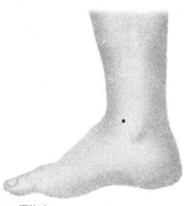

▲ 照海穴

很多朋友可能会有这样体会，随着现代生活水平的提高，人们所处的环境也发生了翻天覆地的变化，夏天家里有空调，冬天有暖气。殊不知这种舒适环境背后对人体所造成的伤害。我们感官上冬天不冷了，夏天也不怕热了，虽然人自觉舒适，可是我们自身对外界的适应能力却越来越弱。所以一到季节变化的时候，很多人身体就会出现不适症状，如咳嗽、咽喉肿痛、嗓子嘶哑等，这种情况比比皆是。

此时，按摩"照海穴"对治疗嗓子嘶哑会有较好的效果。孙思邈《千金要方》里就有记载，称此穴为"漏阴"。意思是说如果这个穴出现问题，人的肾水减少，就会造成肾阴的亏损，引起虚火上升。所以会出现如失眠、嗓子干疼、慢性咽炎、声音嘶哑等症状。另外，照海穴在奇经八脉中属于阴跷脉，与足少阴肾经交会，为八脉交会的要穴之一，具有滋肾清热之功效。经常揉按这个穴不仅能够调理阴跷脉还可以调理肾经。

在按揉照海穴的时候，要闭紧嘴巴，不能说话，如果感觉到嘴里有唾液了，也一定要咽到肚子里去。因为，唾为肾之液，唾液也有滋补肾精的作用。肾精充足了，火自然下去了。按揉照海穴不仅能治疗嗓子干痛，还能治肩周炎。方法也很简单：坐在床上屈膝，脚底平踏在床面，自己用双手拇指，分别揉摁两侧内踝下的照海穴一分钟，刺激量以自己产生酸胀的感觉为宜，每天坚持按揉1～3次。

中医专家在临床中也有发现，肾经上的照海穴不仅可以治疗咽喉肿痛嗓子嘶哑，还能改善失眠。因为"照海"和奇经八脉的阴跷脉相通，阴跷脉与眼睛相连，主管睡眠，因此照海可以用来滋阴安神，对于阴虚火旺导致的心神不安，难以入睡，照海是首选穴位。中医认为失眠是阴不入阳，除了吃得过饱或者太饿都会让人难以入睡外，其他原因引起的失眠也可以选用照海来治疗。所以，建议被失眠困扰的朋友，在睡觉前不妨摁摁"照海穴"，不仅可以滋阴降火，补肾益气，还可以让你舒舒服服地睡个好觉。

## ▶ 阴谷穴，补阴养津保健康

阴谷穴是肾经的合穴，也就是肾经的水湿之气汇合之处，是人体足少阴肾经上的重要穴道之一。阴，阴性水湿也。谷，肉之大会也，两山所夹空隙也。该穴名意指，肾经的水湿之气在此汇合并形成大范围的水湿云气，行至本穴后聚集为水湿云气，水湿云气性寒冷，所以得名。

阴谷穴位于大腿内侧，屈膝时当半腱肌肌腱与半膜肌肌腱之间。指压该穴，对于治疗多汗证非常有效。

多汗症是由于交感神经过度兴奋引起汗腺过多分泌的一种疾病。交感神经支配全身的出汗，正常情况下，交感神经通过控制出汗散热来调节人体的体温，但是多汗症病人的出汗和面部潮红完全失去了正常的控制，多汗和面部潮红使患者每日处在无奈、焦躁或恐慌之中。

如果出汗过多长期不治，病程持续时间过久，常易发生精气耗伤的症状，病人可见精神倦怠、脸色苍白、四肢乏力、不思饮食、睡眠多梦等阴阳失调等症状，损害人体和身心健康，若不及时有效地诊治，还会导致其他一些不良后果。现代医学研究表明，出汗多，会导致体内必需的微量元素流失，电解质失衡。

阴谷穴对缓解肾虚型多汗症有很好的疗效，有此症状的患者日常生活中可以多按揉此穴。此外，除了按压阴谷穴，还要按揉肾俞穴。阴谷穴能够缓和冲击肉体性、精神性的变化，更是有助于病后恢复的穴位，肾俞穴则是对因泌尿系统等不正常所引起的疾病，具有很好治疗效果的穴道。只要一面缓缓吐气，左右同时用力按压这两个穴位6秒钟，至发痛的程度为止，每天重复30次。坚持一段时间，多汗证就可治愈。

此外，阴谷穴还能治疗生殖系统病症。总之，此类保健穴位，经常按揉对身体健康是大有裨益的。

## ▶ 筑宾穴，排毒、滋阴补阳有功效

筑宾穴也是肾经上的穴位，位于人体的小腿内侧，在太溪穴与阴谷穴的连线上，太溪穴上5寸，腓肠肌肌腹的内下方。筑，通祝，为庆祝之意。宾，宾客也。该穴名意指足三阴经气血混合重组后的凉湿水气由此交于肾经。本穴物质为三阴交穴传来的凉湿水气（足三阴经气血，在三阴交穴混合后，既无热燥之性亦无寒冷之性），性同肺金之气，由此传入肾经后为肾经所喜庆，本穴受此气血如待宾客，所以得名。

筑宾穴具有清热利湿、化痰安神、理气止痛之功，是补肾排毒不可或缺的穴位。我们知道肾脏是身体最大的排毒系统，而毒素又容易生长在有湿、瘀血、痰浊多的地方，如果肾脏不健康就无法排毒，不但危害肾脏的正常运作，还会影响到整个身体功能的健康状态。

▲ 筑宾穴

所以，排毒是不得不被人们关注的问题，现在的排毒方法多种多样，如排毒茶、排毒中药。但吃进肚子的东西我们不可以乱来，有时候不但没有起到排毒的效果，反而误伤了身体就不好了。对人体来说最安全、稳妥、效果最好的排毒方法莫过于穴位疗法，而筑宾穴就是肾经上一个很好的排毒要穴。它可以祛湿、化痰、活血，这三个方面都成功了，毒就排出去了。

而且，筑宾穴最能排出人们平常最担心、最常见的那些毒，像烟毒及油漆味等污染空气的气毒，还可以解吃药后淤积在身体内的毒。那些长期吃西药的朋友，平时一定要多揉筑宾穴。

除了筑宾穴，肝经上的太冲穴也是一个解毒的穴位，但它是从肝上解毒，也就是把肝上的毒给排到肾脏了，所以需要再排毒。揉筑宾穴就是再解一遍毒，把体内的毒素统统排出去，不让毒素损伤肝肾。

筑宾穴还可以解尿酸过高。尿酸过高会产生痛风、结石证，揉筑宾穴可以治疗这些病。当把毒素排走了，脏血被过滤了，新鲜血液才能产生，这样才叫真正打通肾经，才是真正的补肾。刺激筑宾穴的方法很简单，用大手拇指用力按压5～10分钟即可。

## ▶ 大钟穴，补充肾气、滋阴补阳

大钟，大，巨大也；钟，古指编钟，为一种乐器，其声浑厚洪亮。该穴名意指肾经经水在此如瀑布从高处落下。本穴物质为太溪穴传来的地部经水，在本穴的运行为从高处流落低处，如瀑布落下一般，声如洪钟，故名。

大钟穴为肾经上的穴位。因为，气血的运行变化是经水由高处落入低处，经水落下时散发出大量的水湿气体，水湿气体吸热后飘散于穴外，本穴有联络其他经气血的作用，故为肾经络穴。我们刺激此穴，就可以补充肾气。肾气足了，气化功能就会增强，精上注于脑，大脑和小脑的功能也会增强，我们就会才思敏捷、心灵手巧。此外，大钟穴为肾经的络穴，即联络之穴，意思是它像一座桥梁可以沟通表里两经。肾与膀胱相表里，又与膀胱相通，所以大钟穴还同时具有调节肾经和膀胱经的作用。

此外，本穴还可以缓解恐惧和失声病症。恐惧是肾上疾病之一，胆小怕事，不敢担当责任。还有一些人心里踌躇满志，可老没劲做事，或坚持不了多长时间，总是感觉心有余而力不足，很多人认为这些是没有意志力的表现，其实这同样是肾气不足引起的。要想改善这种状况，让精神好起来，就必须先要补肾。有这种状况的患者可以经常按揉大钟穴，长期坚持，这些问题就会得到缓解。

还有就是失声。有一些人一着急或者劳累总是感觉说不出话来，这一定是肾气不足或肾阴不足引起的。正所谓，钟不敲不鸣，失声时可以按揉大钟穴就能得到缓解。

## ▶ 然谷穴，添肾精、增食欲

然谷穴是足少阴肾经上的穴位，在我们的脚内侧，足弓弓背中部的位置，可以摸到一个突起的骨头，这就是舟骨粗隆，在它的下边有个凹陷，这就是然谷穴。然谷的"然"字是就是"燃"，也就是燃烧的意思；而"谷"字是告诉我们这个穴的位置在足内踝前起的大骨间，就好像是山谷一样，同时也说明这里是精气埋藏很深的地方。这个穴名意指有火在人体深深的溪谷中燃烧的意思。

然谷穴的作用就是升清降浊、平衡水火、专治阴虚火旺。比如说心烦失眠、口渴喜饮、咽喉肿痛等。这是因为然谷穴是肾经的荥穴，荥穴有很好的清火作用。因为然谷是肾经上的穴位，众所周知，肾主生殖，因此然谷也可以用来治疗泌尿生殖系统疾病。值得一提的是，然谷穴还可以用来治疗糖尿病。中医把糖尿病称作消渴病，认为是体内阴虚，并由此引起燥热，所以表现出来多饮、多食、多尿以及消瘦的症状。然谷穴是肾经上的穴位，对于以多尿为主要症状的下消病症，尤为适合。

要刺激然谷穴，首先是找准然谷穴，这很重要。因为只有准确的取穴，才能让穴位发挥作用。找准位置后，用大拇指用力往下按，按下去后马上放松。大拇指按下去的时候，穴位局部会有酸胀的感觉，如果这种感觉向小腿延伸，说明效果更好了。按的时候，可以双脚交替进行，也可以同时按摩两侧。每天按摩1次，每次3分钟，只要坚持经常按然谷穴，一定可以增强肾的功能。

此外，然谷穴还可以增强脾胃功能。《黄帝内经》有句话说："肾者，胃之关也。""关"可以理解为关口、关卡的意思。在通常情况下，我们吃的这些东西首先要经过胃的消化吸收，然后再通过其他脏腑，运输到全身各处。肾就好像是水液出入的关口，如果这里出了问题，水液就不能排出，都堆积在胃里，或者溢于全身。另一方面，肾是先天之本，人体生命活动都要依靠肾。如果肾不能正常工作，其他脏腑的功能也就受到影响，无法工作。

肾对胃有很大影响，因此肾经上的然谷穴可以用来治疗食欲下降。

推拿然谷后，我们会很快感到嘴里唾液腺兴奋，唾液分泌得多了，很快人就会产生饥饿感。这时候，可以吃东西了。不过千万不要暴饮暴食，吃到八分饱就可以了。平常体弱多病的人、素来胃口不好的人，以及小孩子尤其要注意，以免损伤脾胃功能。

## ▶ 水泉穴，汇聚阴津、调节阴阳的要穴

水泉穴隶属足少阴肾经穴。水，水液也。泉，水潭也。该穴名意指肾经水液在此聚集形成水潭。本穴物质为大钟穴传来的地部经水，在本穴聚集后如同水潭，故名水泉穴。

水泉穴具有传递水液、清热益肾、通经活络之功用，可治月经不调、痛经、经闭、子宫脱垂、小便不利等症。这个穴还是郄穴，郄穴都能治急性病。老年男性一般都有前列腺问题，每天也要坚持按揉水泉穴。

对女性朋友来说如果痛经，一时不便到医院找中医医生诊治，可以自己按摩水泉穴。很多人不知道怎样定位水泉穴，可以在内踝高点和足跟连线的中点四周寻找压痛点，用手指或指关节按揉，如果家里备有艾条，可边灸边按揉，等到按揉穴位不再疼痛时，您会发现腹痛也随之消失了。

水泉穴，还可缓解足跟痛，因为肾经上的穴位跟骨头痛有关系。需要注意的是这里的足跟痛是急性的，比如刚运动完以后，足跟、脚踝酸痛，可以按揉水泉穴。如果是肾虚引起的长期性足跟痛，那就需要改按揉大钟穴和太溪穴。

刺激水泉穴的方法具体方法如下：

### 1. 点按

我们在治疗小便不利时可以选择以指代针，进行对穴位的点按，先做向心方向推按，然后再顺时针方向揉按，按5～10分钟。也可以选用锥形的刮痧用具代替手指。每天两次。连续15天为1个疗程。

### 2. 艾灸

如果家里备有艾条，可边灸边按揉，每次艾灸5～10分钟，每天1次，15次为1个疗程。对于因肾阳虚和肾阴虚引起的小便不利，效果明显。

## ▶ 关元穴，活跃阳气保健康

关元穴也就是我们所说的丹田，是人体真气、元气生发的地方。中医认为，人活着就是靠一口气——元气，没有了元气，人就要死了。小孩子生下来的时候手是握着的，叫作握固，固的就是元气；人死的时候手摊开了，元气涣散，叫作撒手归西。关元穴就是关住元气，不让元气外泄的一个穴位，是人的救命大穴。

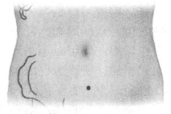

▲ 关元穴

关元穴同时为任脉穴位、小肠募穴和足三阴会穴，所以对足三阴、小肠、任脉这些经行部位发生的病都有疗效，有培补元气、肾气，暖下元的作用，治病范围广泛，包括妇科的白带病、痛经、各种妇科炎症，男科的阳痿、早泄、前列腺疾病等。前人有"当人身上下四旁之中，故又名大中极，为男子藏精、女子蓄血之处也"的说法。刺激关元穴用灸比较好，每天坚持灸15～20分钟，两周后就会感觉性功能有明显提高，对那些老是感觉腰部发凉、阳痿、早泄及体质虚弱导致的眩晕、无力、怕冷的人效果最好，还可以治疗突发的昏厥。

长期灸关元穴，会感觉后腰两肾部位有明显的发热感，有热气自关元穴斜向两侧上方，非常舒服。还有，很多老年人睡眠不好，灸一段时间的关元穴就能改善，效果很好。

艾灸关元穴的具体操作方法如下：

先将艾绒制成高约 0.5 厘米，炷底直径约 0.5 厘米中型艾炷。施灸时令患者仰卧在床上，暴露关元穴，在其皮肤表面上除以石蜡或凡士林少许，以防烫伤和艾炷倾倒。把艾炷置于关元穴，用火点燃，燃烧时患者稍觉烫就去掉，另换一炷。每燃烧 1 个艾炷，即为 1 壮。每次 100 ~ 200 壮。以灸至皮肤红晕、无烧伤，患者感到舒适为度。术者应密切注意掌握温度，避免烫伤。每周 1 次，每 3 次为 1 个疗程。

如果艾灸不方便，不妨时常按摩关元穴，前提是一定要让手指热起来，不要用冷冰冰的手指去刺激腹部皮肤。尤其是女性，一定要注意下腹部保暖。但是，关元和子宫靠得很近，未婚未育的女性不能乱灸关元穴，那样很可能造成不孕。

凡在腰部的穴位，不管腹部还是后背都很重要，因为腰部是肾之所在，穴位和肾气或多或少有关联。所以，即使平时没有刺激这些穴位，也一定要有个意识，就是保持腰部的温度。腰部是人最容易长肉的地方，这其实是身体在自主调控，因为它有更重要的职责——保护肾。所以对于腰腹，一个不变的养生法就是保暖。

## ▶ 肾俞穴，补益阳气、治疗肾病

肾俞，别名高盖。肾，肾脏也。俞，输也。肾俞作为肾的俞穴，其名意指肾脏的寒湿水汽由此外输膀胱经，有益肾助阳、强腰利水的功效。因此，对肾俞穴进行刺激就能补益肾精，温通元阳，强身壮腰，延缓衰老。

除保健作用之外，临床上肾俞穴常被用来治疗肾炎、肾绞痛、遗尿、尿路感染、阳痿、早泄、遗精、精液缺乏等泌尿生殖系统疾病，肾下垂、膀胱肌麻痹及痉挛、胃出血、肠出血、痔疮、肝大等外科系统疾病，以及月经不调、腰痛、哮喘、耳聋、贫血、肋间神经痛、脑血管病后遗症等其他疑难杂症。

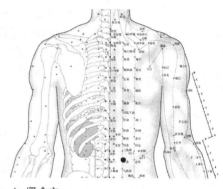
▲ 肾俞穴

虽然肾俞穴对很多病都有疗效，但其最显著的作用还是在于慢性肾病的治疗。在中医理论中，肾病大体包括“水肿”和“淋证”两类，其中水肿在《黄帝内经》中直接被称为“水”，主要包括我们平常所说的肾性水肿，而淋证实际上就是指各种尿异常。中医认为，无论水肿还是淋证，基本病机都在肾与膀胱。当肾阳虚衰或膀胱气机不利时，身体里的水就不能正常气化吸收，变成尿液排出，就会出现身体水肿及小便异常。因此，对于肾病的治疗，基本原则就是温肾阳，利膀胱，而艾灸肾俞则恰恰能有此功效。

治疗慢性肾病，可以用灸法，具体方法为：以肾俞为主穴，委阳为辅穴，艾灸悬灸，肾俞每次灸 10 ~ 20 分钟；委阳每次灸 5 ~ 10 分钟。隔日 1 次，10 次为 1 个疗程，其顺序通常是先灸肾俞，再灸委阳。此套方法总体的作用是，在慢性肾病的恢复期稳定病情，预防病情进一步恶化或发生严重的并发症。值得注意的是，这种方法只能作为肾病的辅助方法使用，不可替代常规的疗法。

## ▶ 尺泽穴，增补阳气效果佳

尺泽穴，属于手太阴肺经，出自《灵枢·本输》，又名鬼受、鬼堂，为肺经的合穴。“合”即有会合的意思，经气充盛，由此深入，进而会合于脏腑，恰似百川汇入海，故称为合。

尺泽穴也是最好的补肾穴，通过降肺气而补肾，最适合上实下虚的人，高血压患者多是这种体质。肝火旺，肺亦不虚，脾气大但很能克制自己不发火的人常会感到胸中堵闷，

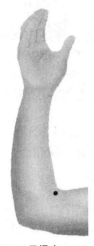

▲ 尺泽穴

喘不上气来。此时可点揉肺经的尺泽穴。

尺泽穴位于在肘横纹中，肱二头肌腱桡侧凹陷处。取法：手掌向上，微屈肘，在肘横纹上，肱二头肌腱桡侧缘处取穴。

在中医里，肺属金，肾属水，而金能生水。尺泽穴是合穴，属水，肺气足了就可以补肾。所以，揉尺泽穴就能把肺经多余的能量补到肾经上去。大家都知道，肺与心具上焦，这上焦要是能量被淤积，那么，人就会觉得有东西在身体里面往上冒，这时候就会呈现出人们常说的"心浮气躁"的状态，说得再通俗点就是有"火气"。这个时候如果还能很好地控制，就特别想吃凉的东西，甚至有一种"敞开心扉给人看"的感觉，造成上实下虚两脚冰凉的病症。这个时候，千万不要浪费掉了"内火"这些宝贵的能量，将其转化就是很好的"补肾佳品"。用拇指按揉对侧胳膊的尺泽穴，指压下去以感觉酸胀为佳。按揉2分钟。然后交换手继续按揉。每天做3次。以有酸胀感为佳。

# ▶气海穴，平衡阴阳养生穴

气海穴隶属任脉。气，就是人体呼吸出入的气息；海，就是海洋。气海与两肾相连，肾属水，水在身为阴，"孤阴不长，独阳不生"，必须阴阳相济才能保证身体的健康。人们吃饭、呼吸、睡眠，一切动静，无不是在调动人体的水火阴阳。所以，必须让心火下降肾脏，就好像天上的太阳照耀江海。这样，阴水得到阳火的照射，就能够化生云气，上达心肺，滋润身体，形成水升火降、通体安泰的局面。当身体处于一种和谐循环的状态中时，邪气自然不得近身，人也就不会得病。

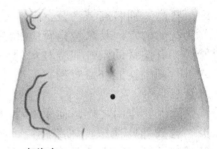

▲ 气海穴

古代医学家十分重视气海的作用，认为气海之气由精产生，气又生神，神又统摄精与气。精是本源，气是动力，神是主宰。气海内气的强弱，决定了人的盛衰存亡，主治性功能衰退。对妇科虚性疾病，如月经不调、崩漏、带下，或者男科的阳痿、遗精，以及中风脱症、脱肛都有很好的防治作用，特别对中老年人有奇效。

艾灸气海穴是一个很好的保健方法。气海在下腹部，而下腹部是女性的子宫、男性的精囊藏身之处，都是极其重要的部位。古人说"气海一穴暖全身"，就是强调这个穴的保健养生作用。实际上，现代研究也证实了，艾灸气海可以使免疫球蛋白明显增加。可见，气海穴的确是极有作用的一个穴位。

刺激此穴除了用按揉或艾灸的方法外，还可以通过调整呼吸达到保健功效。日常生活中，人们采用的多是胸式呼吸，靠胸廓的起伏达到呼吸的目的，这样肺的中下部就得不到充分的利用，同时也限制了人体吸入的氧气量。而腹式呼吸是加大腹肌的运动，常有意识地使小腹隆起或收缩，从而增加呼吸的深度，最大限度地增加氧气的供应，就可以加快新陈代谢，减少疾病的发生。气功中的吐纳一般都要求腹式呼吸，以达到深、匀、缓的效果。呼吸规律是人类自然的动律，调之使气息细长乃是顺其功能而延伸之，以达到强健人体、延年益寿之功。

让气海充实，正确的腹式呼吸是：首先放松腹部，用手抵住气海，徐徐用力压下。在压时，先深吸一口气，缓缓吐出，缓缓用力压下。6秒钟后再恢复自然呼吸。如此不断重复，则精力必然日增。

## ▶ 刺激至阳穴，补充阳气的最佳选择

至阳穴在后背第七胸椎之下。在十二地支当中，阴阳的兴盛正好是六支，比如阳气从子时开始升发，到午时达到极点。第七支"午"在这里起着兴衰转承的作用。至也就是极、最的意思，至阳的意思就是说，到了这里，阳气就达到了一个顶点。

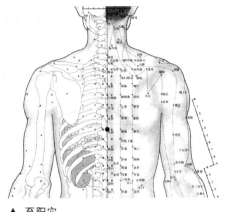

▲ 至阳穴

人体当中，横膈以下为阳中之阴，横膈以上为阳中之阳。至阳穴就是阳中之阴到达阳中之阳的地方，也就是背部阴阳交关的地方。所以一些寒热交杂的病，比如肾虚等找这个穴效果很好。这个原理也不难解释，寒热交杂就相当于阴阳相争，双方势均力敌，难分胜负。这时候，我们刺激至阳穴，就相当于给阳方派去了一支生力军，必定胜券在握。

至阳穴是后背督脉上阳气最盛的地方，自然是阳光普照，全身受益，正所谓"至阴飕飕，至阳赫赫，两者相接成和，而万物生焉"。如果体内火力不足的话，可以自己动手刺激至阳穴，以便使得阳气升腾。方法如下：手弯到后背，用示指和中指合力使用，力度可以加强一点儿，给至阳多加一点儿动力，体内阳气就会升腾。

至阳穴还有一个特殊的功效，就是能够安定我们的情绪。每个人都会有感到力不能及、无助的时候，这时候如果有人能够伸出手来，或许仅仅是强有力的一握，或许是拍一拍肩膀，都可以给茫然无措的人一种无比强大的力量。至阳穴其实就是这样一个坚定我们信心和正气的穴位，当我们心里慌张、混乱的时候，都不要忘了，在我们的身体上就有这样一个会随时给你打气加油的穴道。

# 第七章

# 美妙性生活潜藏滋阴补阳的秘方

## ——不伤阴阳，就是滋阴补阳最好的选择

### ▶ "性"福适度，家庭阴阳才能平衡

在一个完整的家庭生活中，丈夫为"阳"，妻子为"阴"；阴阳者，天地之道也。房事活动体现了一个阴阳整体的观念。古人以阴阳思辨自然，以阴阳剖析自身，东方哲学认为，男女、阴阳、天地，统成一体。

所谓阴阳之道，乃是性爱的真髓、核心，这一基本理论和法则是研究人类生活的一大需要。因此，食色乃为动物的自然属性。人类的繁衍昌盛亦从男女阴阳规律而来。我国古代道教很重视养生，也很重视"阴阳之道"的研究，不仅不把它看作"修行"的阻碍，而且看成重要的修炼方法之一。其主要目的在于保精、致气、还精、补脑，正如元代李鹏飞在《三元延寿参赞书》中说："男女居室，人之大伦，独阳不生，独阴不成，人道有不可废者。"一阴一阳之谓道，偏阴偏阳之谓疾。

男女相需好比是天地相合，若男女两者不合，则违背阴阳之道。犹"若春无秋，若冬无夏。因而合之，是谓圣度，圣人不绝和合之道"。由此可见，房事生活本乎自然之道，这是养生延寿的重要内容之一，是健康长寿的基础。男女相互依存，正常的性生活可以调协体内的各种生理功能，促进性激素的正常分泌，有利于防止衰老。良好的房事生活可以增强夫妻和谐、婚姻的情趣和家庭幸福。

但凡事都讲求一个"度"，性爱更是看重这个"度"字。如果贪图一时享受，致使性爱过度，则身体会受到严重的损伤，致使阴阳失衡。那么性生活过度具体都有哪些危害呢？下面我们就来详细了解一下。

性生活过度对男女双方而言，都会造成体力上的较大消耗。久而久之，必然造成体质状况的低下。随即也会影响精神状态，连思维能力、记忆力、分析能力等都会每况愈下。

性器官"过劳"，由于性冲动的连续与重复发生，无论男女都会加重性控制神经中枢与性器官的负担；经常性的劳累结果，物极必反，反而会引起性功能衰退，造成性功能的"未老先衰"。

男子经常过性生活，会延长射精时间，因为第二次性生活的射精出现时间肯定比第一次长，这就埋下了今后诱发阳痿、不射精、射精时间迟缓、性生活无快感等性功能障碍的隐患。男子在性生活后有一个不反应期，也即房事结束后有一段时间对性刺激不再发生反应。经常反复地过性生活就会延长不反应期，也就容易引起性功能衰退。

男子经常过性生活，由于性器官反复与持久性地充血，会诱发前列腺炎、精囊炎等疾患，不但造成会阴部不适、腰酸背痛，还会出现血精。女子经常过性生活，性器官始终处于充血状态，会诱发盆腔充血，引起盆腔瘀血综合征，产生腰酸下身沉重等不适感觉。

由此可见，过度性生活既对健康无益，又难使性生活的愉悦细水长流。所以应引起夫妻双方的重视，只有"性"福适度，才能保证家庭阴阳平衡，享受真正的幸福。

# ▶ 房事保健的原则和方法

房事保健应当从年轻时就开始做起，直至老年，始终如一。历代养生家和医家对此皆有不少论述，概括起来，主要有以下几个方面：

## 1. 行房有度

所谓有度，即适度，就是说不能恣其情欲，漫无节制。古代养生家认为，男女房事，实乃交换阴阳之气，固本还元，只要行之有度，对双方都有益处。马王堆出土的竹简《十问》中，有房事影响寿夭的记载，其大意是说，夫妇间的性生活如能遵守一定的法度，做到心安不放纵，形气相和谐，保精全神，勿使元精乏竭。这样，体虚的人可以逐渐充盈，体壮的人更能健实，老年的人亦可因而长寿。

房事有度，即解决一个数量问题。但"度"不是一个绝对概念。《素女经》认为："人年二十者，四日一泄；年三十者，八日一泄；年四十者，十六日一泄；年五十者，二十一日一泄；年六十者，即当闭精，勿复更泄也。若体力犹壮者，一月一泄。凡人气力自相有强盛过人者，亦不可抑忍；久而不泄，致痈疽。若年过六十，而有数旬不得交接，意中平平者，可闭精勿泄也"。古人认为不同的季节，度的标准也不相同，应遵循"春二、夏三、秋一、冬无"的原则，即春天每月二次，夏天每月三次，秋天每月一次，冬天避免房事。孙思邈还指出："人年四十以下，多有放恣"，若不加节制，"倍力行房，不过半年，精髓枯竭，唯向死近，少年极须慎之"。古人这些有关两性生活的观点，其中包含着合理的科学成分。

现代医学认为，行房次数适度的掌握，并没有一个统一标准和规定的限制，宜根据性生活的个体差异，加上年龄、体质、职业等不同情况，灵活掌握，区别对待。新婚初期，或夫妻久别重逢的最初几日，可能行房次数较频，而经常在一起生活的青壮年夫妇，每周 1 ~ 2 次正常的房事不会影响身体健康。行房适度一般以第二天不感到疲劳为原则，觉得身心舒适，精神愉快，工作效率高。如果出现腰酸背痛、疲乏无力、工作效率低，说明纵欲过度，应当调整节制。对于青壮年来说，房事生活一定要节制，不可放纵；对于老年人，更应以少为佳。

## 2. 晚婚少育

中国古代养生家历来主张"欲不可早"。《寿世保元》指出"男子破阳太早，则伤其精气；女子破阴太早，则伤其血脉"，故青少年不可近欲。《三元延寿参赞书》引《书》云："精未通而御女，以通其精，则五体有不满之处，异日有难状之疾"；"未笄之女天癸始至，已近男色，阴气早泄，未完而伤"。这说明"早欲"影响正常生理发育，危害健康。故此，古代养生家早就提出晚婚的主张。《泰定养生主论》中指出："古法以男三十而婚，女二十而嫁。又当观其血色强弱而抑扬之，察其禀性淳漓而权变之，则无旷夫怨女过时之瘵也。"可见，不仅主张晚婚，而且还要查看有无妨碍晚育的疾病，再做决定，这些观点与现代医学的观点是一致的。从现代生理学观点看，人体骨骼的钙化过程要在 23 ~ 25 周岁才能完成。只有待全身发育成熟后，婚育才可进行，晚婚必然晚育。不仅如此，还应提倡少育。孙思邈在《千金方》中说："字育太早，或童孺而擅气"，"生子愚痴，多病短寿"。可见，早婚早育不仅会耗损男女本身的精血，损害身体健康，而且为下一代带来灾难。胎孕生育必然耗伤人体大量精血。因此，产妇产后，正气未复，则不可再孕。否则，会更加耗精伤肾，引起多种疾病。不仅影响母体健康，胎儿亦多先天不足。

我们提倡晚婚晚育，但并非越晚越好，应根据人体生理特点决定。《素问·上古天真论》说："女子，四七，筋骨坚，发长极，身体盛壮"，"丈夫，四八，筋骨隆盛，肌肉满壮"。就是说，女子 28 岁左右，男子 32 岁左右，是一生肾气最旺盛的时期，也是生育的最佳时期。结合现代医学的观点，女性婚育的最佳时期是 21 ~ 28 岁，男性婚育的最佳时期是 24 ~ 32 岁。在这个时期生育子女可较好地避免后代智力缺陷、畸形等不良后果，从而保证下一代的聪明、健康、长寿，为家庭和社会带来益处。

### 3. 提倡独宿

古代养生家将独宿作为节制房事和养生保健的重要措施之一。孙思邈在《千金翼方》中引用彭祖的话说："上士别床，中士异被，服药百裹，不如独卧。"《孙真人养生铭》指出："秋冬固阳事，独卧是守真"。古人认为，独卧则心神安定，耳目不染，易于控制情欲，有利于房事保健。故民间亦有"中年异被，老年异床"之说法。临床所见，房劳伤肾者，的确有之。尤其少数年轻人不懂房事保健之法，婚后纵欲，致使体弱肾亏，未老先衰。故青壮年情欲易动难制者，可采用此法。老年纵欲者，多致病患缠身，很少有长寿者。所以赵献可的《寡欲论》要求老年人"急远房帏，绝嗜欲"。有些患慢性疾病康复期间，也宜适当采用独卧养生之法，戒房事，调养精血，以期早日康复。总之，独卧可作为一种辅助保健方法，针对不同情况，分别对待。

## ▶ 远离五更色，才有助于滋阴补阳

常言说："早酒晚茶五更色，阎王鼻子要早摸。""晚茶、晨酒、五更色"被称为三大害，尤其是对男人的害处更大，会严重地伤及人的机体健康。喝晚茶会影响睡眠而导致失眠，早晨喝酒则会使人一整天头脑都不清晰，于工作和生活都极为不利。所以古人云，"莫饮卯时酒，昏昏醉到酉"，一天到晚人都是昏昏沉沉的状态，那对健康的确是一点儿好处都没有，可见晨酒对人的危害之严重。

晚茶与晨酒对人体健康的害处，都是显而易见的。然而"五更色"的害处在哪里呢？我们首先要知道什么是"五更色"。"五更色"又叫"五更花"，就是在黎明起床以前的五更时分过性生活。"早烟夜酒五更花，三件事情不惹它"，因为马上就要起床了，必须投入到白天紧张的工作和生活中，人在过完性生活之后如果得不到及时的休息，就会使人的机体平衡发生失调，从而降低身体的抵抗力，这样就会对身体的健康有着极大的影响。

说到"五更色"，就不能不说一说"五更天"。中国古代把夜晚分为5个时间段，叫作五夜或者是五更。五更天就是凌晨寅时的3时到5时，平旦正点是4时。这个时辰恰是至阴至寒之时，因为旧日的阳气尽去，而新的一天阳气尚未生发。古人修炼有"采阴补阳、采阳补阴"，"阴阳互采"之说，道家认为男子属阴身、内含真阳，女子为阳体、内含真阴。所以在互为交感的时候，喜悦和快乐的感觉冲开女子的乐脉，致使女子地脉开张。男子天脉开张，男女阴阳之气就会在和乐的氛围中相交感应，这对于男人而言，就是采阴补阳，对于女人而言，就是采阳补阴。

采阴补阳的最好时机，是每天阳气正盛的中午时分，即上午11时到下午1时；采阳补阴的最好时间，就是五更时分阴气十足的时候。每天下午的申时，也就是下午3时到5时，最适宜男女阴阳、互补互采。阴阳互补术还强调，男子可以从女性性高潮时所分泌的阴精爱液中，获得祛病延年的补益，甚至认为女性的唾液和乳液，也有补益身体的功效。正如马王堆出土的《十问》中所记载的："待彼合气，而微动其形。能动其形，以致五声，乃入其精。虚者可使充盈，壮者可使久荣，老者可使长生，玉闭坚精，必使玉泉毋倾，则百疾弗婴，故能长生。"明朝的《紫金光耀大仙修真演义》中也说："凡媾合，会女情姹媚，面赤声颤，其关始开，气乃泄，津乃溢。男子受气吸津，以益元阳，养精神，此三峰大药也。"

当然了，现代人的状况与古人的情形是大不相同的了，那么现代人又应该选择在什么时间过性生活，才会对人的健康最有利呢？一天中应以晚上10时到12时过性生活为最适宜，因为这个时候，是人体性激素分泌的高潮时期，尤其是男性比女性更为明显。在这个时候两性交合，不仅快感强，而且无损于身体，因为性交之后就可以得到充分的休息。一旦过了子夜，夜半之后为阴衰，到早晨的时候阴尽阳足，在这个时候交合时，对人的肾阴损伤最大。

中医养生认为"人体就是一个小宇宙"，所以要达到"天人合一"的境界。从这个观点出发，我们也要重视生活中各种活动的时辰，强调要遵循日出而作，日落而息的原则。所以在性爱交媾中，不仅要追求心情的愉悦、心灵的快感，还要注重遵循养生之道。

在天地之象中，天光大亮的时候代表天门已开，此时人体阴阳是平衡静处的。如若选择此时进行房事，就会破坏人体内在已有的阴阳平衡。打破了平衡，就会使双方紊乱而心力交瘁。因为男女交欢会消耗人体中大量的肾精，这样就更会导致人体肾精亏虚而疲惫不堪，之后还要匆匆劳作，身体不能养息和调整，很容易引起其他健康问题。人体的生物钟就是身体健康的一道屏障，我们要遵循日月运行的轨迹，而不应该随意去打乱和破坏自然规律，才能健康长寿。

## ▶ 行房过度，可用川断杜仲煲猪尾滋阴补阳

性爱是美好的，在进行性生活的时候，男女很容易沉浸其中，尤其是男性朋友，容易造成性爱过度，以致伤害身体。如果当晚行房过度，第二天就会出现腰膝酸软、头晕无力等症状。对此，应及时对身体进行滋补，滋阴补阳，减轻行房过度对身体造成的损害。

刚刚结婚半年的邢军，陪同领导到外地出差，半个月后方才回家。俗话说"小别胜新婚"，小两口见面后分外兴奋，当晚两人"战斗"了半宿方才满足地睡去。接下来的几天，亦是如此。这天，需要照常上班的邢军起床后，突然感到四肢无力，还有些头晕目眩，但他并没有多想。到了单位，还是觉得身体不适。这下他意识到，很可能是最近几天行房过度，身体有些吃不消了。

下班回家后，邢军在网上咨询了一下相关专家。专家告诉他，从表现出的症状看，确实是行房过度造成的，应该及时进补一些具有滋阴补阳功效的食物。这位专家推荐邢军试一试川断杜仲煲猪尾。为了身体健康，邢军暂停了房事，并开始服用此方。一周后，效果就显现出来，四肢力量逐渐恢复；10天后，头晕目眩的症状也消失了。经过此番教训，邢军开始重视性爱的"度"了。

川断，中药名。中医中药学理论指出，川断味苦、辛；性微温。归肝、肾经。能够补肝肾；强筋骨；调血脉；续折伤；止崩漏。用于腰背酸痛、肢节痿痹、跌扑创伤、损筋折骨、胎动漏红、血崩、遗精、带下、痈疽疮肿。

杜仲，是中国名贵滋补药材。以杜仲叶为原料的杜仲茶具补肝肾、强筋骨、降血压、安胎等诸多功效。杜仲具有补肝肾，强筋骨，清除体内垃圾，加强人体细胞物质代谢，防止肌肉骨骼老化，平衡人体血压，分解体内胆固醇，降低体内脂肪，恢复血管弹性，利尿清热，广谱抗菌，兴奋中枢神经，提高白细胞数量，增强人休免疫力等显著功效。《本草纲目》指出：杜仲，古方只知滋肾，惟王好古言是肝经气分药，润肝燥，补肝虚，发昔人所未发也。盖肝主筋，肾主骨，肾充则骨强，肝充则筋健，屈伸利用，皆属于筋。杜仲色紫而润，味甘微辛，其气温平，甘温能补，微辛能润，故能入肝而补肾，子能令母实也。

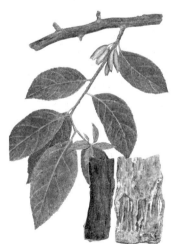

▲ 杜仲

杜仲还可与桑寄生搭配同样有滋补肝肾的作用。

猪尾巴，即猪的尾巴，也称皮打皮、节节香。由皮质和骨节组成，皮多胶质重，多用于烧、卤、酱、凉拌等烹调方法。猪尾有补腰力、益骨髓的功效。猪尾连尾椎骨一起熬汤，具有补阴益髓的效果，可改善腰酸背痛，预防骨质疏松。在青少年男女发育过程中，可促进骨骼发育，中老年人食用，则可延缓骨质老化、早衰。民间多用其治疗遗尿症。

川断杜仲煲猪尾的做法：准备猪尾300克、杜仲30克、续断25克、盐1克。将猪尾去毛洗净，与川续、杜仲同入陶瓷器皿中，加水煮至猪尾熟透，调入精盐。一次服完，每周1～2次，连用1个月。此方具有滋阴补阳、壮腰健肾的功效。

## ▶ 秋冬阳气渐衰，滋阴补阳不宜泄精

秋季，气候由热转寒，是阳气渐收，阴气渐长，由阳盛转变为阴盛的关键时期，是万物成熟收获的季节，人体阴阳的代谢也开始阳消阴长过渡。而冬季是一年中气候最寒冷的季节。严寒凝野，朔风凛冽，阳气潜藏，阴气盛极，人体的阴阳消长代谢也处于相对缓慢的水平，人体将阳气"储藏"了起来。

因此，秋冬季节行房事容易中伤肾阳。所以在秋冬季节，要控制性生活的频率，以避免消耗太多的体力，导致寒邪入侵，有伤肾阳，导致肾虚。中医理论指出，秋冬季性生活要量力而行，以免伤肾耗精。判断性生活是不是过频，可以看性生活次日的疲劳程度，肾主骨，如何伤肾，首先会出现腰酸腰痛，如果感到疲倦乏力，头昏眼花，甚至畏寒怕冷，则说明性生活频率不合适。

中医认为，善保精者多高寿，过损精者必早衰。夫妻在秋冬季过性生活，在适当控制性频率的同时，体质虚寒者还可以多吃一些补肾温阳的食物，来平衡体内阴阳，提升男性朋友的性爱能力，减少早泄等现象的发生。

我国民间有"天上的飞禽，香不过鹌鹑；地上的走兽，香不过狗肉"之说。民间还有"狗肉滚三滚，神仙站不稳"的谚语。进入秋冬季节，男性朋友可以多吃狗肉，来滋补身体，温补肾阳。

准备干净的狗肉1000克，葱结50克、姜块50克、桂皮10克、八角5克、酱油50克、精盐25克、白糖25克、绍酒100克。将狗肉切成大块，入沸水氽后洗净，放入大锅，将全部调料一起下锅，加水至浸没，旺火烧滚后，再用中火，煮至酥烂出锅，冷却后拆骨。根据需要的量切片装盘。食时根据各人爱好调入所需的佐料。

狗肉的做法有很多，又比如：

准备鲜狗肉1500克，香菜200克，泡菜100克，干红椒5只，冬笋50克，绍酒50克，小红辣椒15克，精盐5克，青蒜50克，酱油25克，味精1.5克，醋15克，胡椒粉1克，湿淀粉25克，桂皮10克，芝麻油15克，葱15克，熟猪油100克，姜15克。

将狗肉去骨，用温水浸泡并刮洗干净，下入冷水锅内煮过捞出，用清水洗2遍，放入砂锅内，加入拍破的葱、姜、桂皮、干红椒、绍酒25克和清水，煮至五成烂时，切成长条。将泡菜、冬笋、小红辣椒切末，青蒜切花，香菜洗净。

炒锅置旺火上，放入熟油50克，烧至八成热时，加入狗肉爆出香味，喷绍酒，加入酱油、精盐和原汤，烧开后倒在砂锅内，用小火煨至酥烂，收干汁，盛入盘内。炒锅内放入熟猪油，烧至八成热，下入冬笋、泡菜和红辣椒炒几下，倒入狗肉原汤烧开，放入味精、青蒜，用湿淀粉调匀勾芡，淋入芝麻油和醋，浇盖在狗肉上，周围拼上香菜即成。

## ▶ 春夏阳气渐盛，可适当增加"性"福频率

汉语中自古就有的"怀春""叫春""春意萌动"等说法，透露出人们的性爱在春季变得活跃起来。春天男女性激素分泌旺盛，阳气渐盛，是性爱的好时节。春季，阳气上升，万物欣欣向荣。在这种"天地俱生，万物以荣"的季节里，人的思想意识及身体活动应顺其自然的变化，身心保持势展畅达的状态。此时性生活较冬季应有所增加，至少不能对其加以过分的制约。适度增加性生活有助于机体各组织器官的新陈代谢，有利于身体健康。在这样的季节里，人也应与万物一样，在思想意识和身心活动方面，不要受到任何的压抑，尽量使身心保持一种畅达的状态。只有这样，才能有助于机体各组织器官的代谢。

《内经》记载，四季之主气为："春生、夏长、秋收、冬藏"，万事万物如粮食生长一样，在春天生发，夏天成熟，秋天收获，冬天贮藏。房事也应按着这样的规律进行。按照经络理论，人体的生殖器被肝经环绕着，春季是肝经主气，肝气性喜达舒，最怕受抑郁和压制，所以春季保持适当频度的性爱，对改善心绪也是非常有益的。

但是，需要提醒的是，春夏性爱频率也不是越多越好，性爱时要遵循一定的原则。

前戏要求男人达到"三至",即充分勃起(肝气至),阴茎发热(心气至),坚硬持久(肾气至);女性最好达到"五至",即脸红润(心气至),目含情(肝气至),微出汗(肺气至),紧依偎(脾气至),阴液溢(肾气至)。

同时,春季性爱还应注意其他问题,比如频率应该缓慢增加。立春后,可以随着性欲增强增加性爱频率,但一定要循序渐进、由少增多,尤其注意不可任意放纵。因为性爱过频可能引起身体不适,严重者会有损肾气。还要补水补阳气。春季天气干燥,夫妻双方都要注意及时补充水分,以免因饮水不足造成尿量少而浓,不能及时把细菌等有害物质排出体外,患上生殖系统疾病。同时,春天要多晒太阳,多参加室外活动,为身体补充阳气。春季是肝经主气,肝气顺畅,性爱才能和谐,身体才能健康。此时性爱养生最忌情绪烦躁或太过压抑,建议春季性爱前保持平和愉快的心情,带着美好的期待去享受性爱。

## ▶ 欲不可纵,节欲才是健康之本

"欲不可纵",是中医养生学的基本要点之一。古今中外,对性进行了多种多样的探索,主要有三种观点和流派,一是纵欲,一是禁欲,一是节欲,前二者走向极端是有害的,而"节欲"则是辩证地提出性生活的适度、节制,于人体有着重要养生意义。正如古人所言:"房中之事,能生人,能煞人,譬如水火,知用者,可以养生;不能用之者,立可尸矣。"这些话告诫世人,房事应该有所节制。

《素问·上古天真论》说:"以欲竭其精,以耗散其真,故半百而衰也。"《养性延命录》:"壮而声色有节者,强而寿。"《金匮要略》:"房室勿令竭乏,不遗形体有衰,病则无由入其腠理。"孙思邈则指出"人年四十以下,多有放恣,四十以上,即顿觉乏力,一时衰退,衰退既至,众病蜂起","所以善摄生者,凡觉阳事辄盛,必谨而抑之,不可纵心竭意以自贼也"。肾为先天之本,肾精充足,五脏六腑皆旺,抗病能力强,身体强壮,则健康长寿。反之,肾精匮乏,则五脏衰虚,多病早夭。节欲保精对于中老年尤为重要。孙思邈说:"四十已上,常固精养气不耗,可以不老","六十者闭精勿泄","若一度制得,则一度火灭,一度增油。若不能制,纵情施泄,即是膏火将灭更去其油,可不深自防"。国内外长寿老人大多对性生活都有严格而规律的节制,这说明了节欲对健康长寿有积极意义。

纵欲,一是指不节制,纵欲无度,二是指不懂房事宜忌,房事不谨慎。中医学历来认为房事不节,劳倦内伤是致病的重要原因。房事过度的人常常出现腰膝疲软,头晕耳鸣,健忘乏力,面色晦暗,小便频数,男子阳痿、遗精、滑精,女子月经不调、宫冷带下等症状。房事不节可直接、间接引起某些疾病,致使疾病反复发作,加重病情。临床常见的冠心病、高血压性心脏病、风心病、肺结核、慢性肝炎、慢性肾炎等,经治疗症状基本消失后,常因房事不节或遗精频繁,而使病情反复发作,使病情加重。

现代医学研究认为,失精过多,雄、雌激素亏损,人体免疫功能减退,人体组织蛋白形成能力低下,血循环不畅,内分泌失调,代谢率降低等,不仅造成身体虚弱,而且容易引起疾病。精液中含有大量的前列腺素、蛋白质、锌等重要物质。过频的房事生活会丢失大量与性命有关的重要元素,促使身体多种器官系统发生病理变化而加速衰老。另外,精子和性激素是睾丸产生的,失精过度,可使脑垂体前叶功能降低,同时加重睾丸的负担,并可因"反馈作用"抑制脑垂体前叶的分泌,导致睾丸萎缩,从而加速衰老的进程。这充分说明"纵欲催人老,房劳促短命"的传统观点是很科学的。

## ▶ 行房事也要讲求"天时地利"阴阳平衡

我国古人在做事情的时候,讲求"天时地利",即自然气候条件和地理环境,二者如果缺少其一,都认为是不完美的。生活在现代的人,很难理解古人的良苦用心,甚至将这一千百年总结出的经验,归结为迷信,大加斥责和批判。其实静心想想,我们现代人的生活同样需要"天时地利"的支持。该观念已经渗透到了生活的各个细微角落，即便在男女求欢行房一事上，此观念同样具有非常强大的指导意义。

在这里的"天时"，是指在自然界某些异常变化的情况下应禁止房事活动。"人与天地相应"，自然界的剧烈变化能给人以很大的影响，日食月食，雷电暴击，狂风大雨，山崩地裂，奇寒异热之时，天地阴阳错乱，不可同房。《吕氏春秋·季春记》指出，"大寒、大热、大燥、大湿、大风、大震、大雾七者动精则生害矣。故养生者，莫若知本，知本则疾无由生矣"。

自然界的剧烈变化对人体的影响，一是导致精神情绪变化，二是对生物功能的干扰。自然界的剧变常可超过人体本身的调节能力，打破人体的阴阳平衡，发生气血逆乱。此时行房，即为触犯天忌。

古代养生家还认为，在自然界气候异常变化之时行房受孕，会对胎儿正常发育产生一定的影响。孙思邈在《千金要方·房中补益》中强调指出："弦望晦朔，大风、大雨、大雾、大寒、大暑、雷电霹雳、天地晦冥，日月薄蚀，虹蜺地动，若御女者，则损人神不吉，损男百倍，令女得病，有子必癫痴顽愚瘖哑聋聩，挛破盲眇，多病短寿。"在自然界剧烈变化之时进行房事，不仅影响男女双方的身体健康，如果受孕生子，有可能出现先天性疾病和先天畸形或出现临盆难产等情况。从现在的临床观察情况来看，婴幼儿的先天性疾患，皆与孕前的生活环境或孕期感染及发热过度等因素有关，这说明夫妇房事生活充分注意自然界的异常变化是非常必要的，对优生优育有积极意义。

所谓"地利"，就是指要避免不利于房事活动的不良环境。例如，《千金要方·房中补益》所说日月星辰火光之下，神庙佛寺之中、井灶圊厕之侧、塚墓尸枢之旁等，一切环境不佳之处均应列为禁忌。良好的环境是房事成功的重要条件之一。不良的环境可影响男女双方的情绪，有害于房事质量，有时还能造成不良后果。在心理上留下阴影。有利于房事的环境，应是安静、少干扰、面积较小的房间，室内光线明暗适度，温度适宜。空气较为流通，卧具要干净。总之，一个安逸、舒爽的环境，对房事和健康有益。

正常的房事生活是人们幸福美满生活中不可缺少的一部分。它可以给人们带来幸福和欢乐，也可给人们造成灾难和苦恼，这种相互满足的幸福是不会自行来到人们中间，它是建立在一定知识的基础之上的。中国古代养生家和医家对房中保健做了比较系统的阐述，指出了它的理论原则和具体方法以及有关禁忌。具备此类知识，才能够提高房事的愉悦性，保证阴阳平衡和人体的健康。

## ▶ 保证行房愉悦必须遵照的禁忌

中国房中养生非常重视入房禁忌，强调"欲有所忌""欲有所避"。所谓禁忌，就是在某些情况下要禁止房事。若犯禁忌，则可损害健康，引起很多疾病。只有阴阳合气，双方才能进入最佳状态。人的生理状态受生活习惯、情志变化、疾病调治等方面的直接影响，女性还有胎、产、经、育等生理特点。在某些特定的情况下不宜行房，以免带来不良后果。

### 1. 醉莫入房

一般认为酒对性兴奋有一定的促进作用，故有"酒是色媒人"之说。但切勿饮酒过量行房，更不能用酒刺激性欲，不然会带来很多危害。《素问·上古天真论》指出："以酒为浆，以妄为常，醉以入房，以欲竭其精，以耗散其真，不知持满，不知御神，务快其心，逆于生乐，起居无节，故半百而衰也"。《千金要方·道林养性》中指出，"醉不可以接房，醉饱交接，小者面（黑干）咳嗽，大者伤绝血脉损命"。可见，醉酒入房害处无穷。

醉酒之后有的欲火难禁，行为失控，动作粗暴，礼仪不周，醉态中彼此都会有一些超出双方可容范围的行为，从而导致房事不和谐，且伤肾耗精，可引起各种病变。临床所见早泄、阳痿、月经不调、消渴等病，常与酒后房事不当有一定关系，长期饮酒过度，可诱发骨髓炎、食道炎及严重的营养缺乏症等。由于乙醇可损害精细胞和卵细胞，经常饮酒或醉酒入房，不但有害自身，还可殃及后代。妇女酒后受孕或妊娠期饮酒，可使胎儿发育不良，严重者发生各种畸形，出生后先天发育不全，智力迟钝、呆傻，健康状况不佳，寿命不长。

### 2. 七情劳伤禁欲

当人的情志发生剧烈变化时，常使气机失常，脏腑功能失调。在这种情况下，应舒畅情志，调理气血，不应借房事求得心理平衡。七情过极，再行房事，不仅易引起本身疾病，如果受孕还可影响胎儿的生长、发育。另外，劳倦过度宜及时休息调理，尽快恢复生理平衡。若又以房事耗精血，必使整个机体脏腑虚损，造成种种病变。《千金要方·房中补益》指出："人有所怒，气血未定，因以交合，令人发痈疽，运行疲乏来入房，为五劳虚损，少子。"《三元延寿参赞书》指出："恐惧中入房，阴阳偏虚，发厥自汗盗汗，积而成劳。"只有在双方精神愉快、体力充沛的状态下，性生活才能完美和谐，才能无碍于身心健康。

### 3. 切忌强合

养生家早就指出，"欲不可强"。所谓"强"，即勉强，性生活是双方的事，任何一方都不宜勉强。勉强房事者，不仅会给心理上带来障碍，还会引起各种疾病。因为强合行房违犯了阴阳顺乎自然的法则，其结果不可避免地会带来不良后果。在两性生活中，不顾体力和情感，勉强行房，只会给男女间之关系带来不良影响，给身体造成危害。《三元延寿参赞书》指出"强力入房则精耗，精耗则肾伤，肾伤则髓气内枯，腰痛不能俯仰"，"体瘦尪羸、惊悸、梦泄、遗沥、便泄、阳痿、小腹里急、面黑耳聋"。强合行房所造成的危害，应引起人们的充分注意。

### 4. 病期慎欲

患病期间，人体正气全力以赴与邪气做斗争，若病中行房，必然损伤正气，加重病情，导致不良后果。病后康复阶段，精虚气扇，元气未复，需静心休养。若反而行房耗精，使正气更难复原，轻者旧疾复发，重者甚或丧命。《千金要方·伤寒劳复》指出："病新差，未满百日、气力未平复，而以房室者，略无不死。近者有一士大大，小得伤寒，差已十余日，能乘马行来，自谓平复，以房室，即小腹急痛，手足拘挛而死"，这就突出说明了病后房事的严重危害性。现代医学证明，适度而和谐的性生活可以给男女双方带来好处。有些慢性病患者，也非一概不能行房事，但决不可多欲。结核病、肝脏病、肾病等慢性病人，房事过度可促使旧病复发或恶化，一定要视病之轻重适量掌握。凡病情较重体质又弱者，应严格禁欲。

## ▶ 房事过后，三汤保阴阳

《黄帝内经》中指出，"法于阴阳，和于术数，食饮有节，起居有常，不妄作劳，故能形与神俱，而尽终其天年"，是说人要想健康长寿，就要依照自然规律来生活，饮食起居都要节制有常，包括性生活也必须有节制。

性生活过于频繁，就会非常耗伤人体的阴精，中医称之为"竭"，这种病症经常见于新婚夫妻，尤其是蜜月期间，在性生活频率较高的情况下容易发生。像这样的症状，可以通过饮用益精填髓的饮品来进行调节和保养；如果在房事中出现呼吸不畅，或者是神昏意乱，中医称之为"烦"。这种情况往往多见于工作压力过大、长期情绪抑郁烦闷，而导致性生活的次数减少、质量也不高的上班族。可以通过饮用能够理气散结的饮品来进行调节和保养；在行房事的时候有的人就会大汗淋漓，中医称之为"泄"。此种情况除了在性生活过程中表现为多汗，房事以后感到四肢发冷、心慌气短，并且还伴有咽喉干燥、关节酸疼、周身乏力等症状，这都是因为阳气大量外泄而伤阴伤阳所致。这种病症一般在身体虚弱的人之中，或者是中老年人中比较常见。可以通过饮用能够滋阴补阳的饮品来进行调节。

中医认为，人体健康调摄的一个重要方面就是要在房事后进行补养，所以如果出现这种情况，就需要额外补充一些能够补气补血的食物进行调养，比如桂圆、莲子、鸡、鸽、大枣等食物，如果经常煲汤饮用，就可以起到补气滋阴、涩汗固精的作用。

下面介绍三种在房事后宜于进行补养，并能使体力迅速恢复健康的补肾汤品：

### 1. 黄花菜海带牛尾汤

准备牛尾骨两大块，干黄花菜 50 克，海带 50 克，木耳 50 克，腐竹 100 克，葱段、姜片、胡椒粉、山楂适量，煮牛肉调料包一个。干黄花菜用温水泡 20 分钟左右，清洗 2 ~ 3 次。牛尾骨浸泡后洗净。冷水下锅，煮开后撇去浮沫，捞出备用。将泡发后的黄花菜、海带、木耳、腐竹连同飞水后的牛尾骨一起放进砂锅里。加入葱段、姜片、胡椒粉、调料包、山楂，填清汤没过原料，炖 2 ~ 3 小时。

此黄花菜牛尾汤的营养价值非常高，有滋阴补肾，益精健骨，补中益气，健脾益胃的作用。

▲ 黄花菜

黄花菜与牛尾搭配不仅可以加强牛尾滋阴壮阳的功效，还可提升药膳的鲜美口味。

### 2. 白果莲子糯米乌鸡汤

准备竹丝鸡 1 只，白果 15 克，莲子肉 30 克，胡椒 3 克，糯米 30 克。竹丝鸡洗净，去内脏，滴干水。白果仁、莲子肉、胡椒洗净，与浸洗过的糯米一起放入鸡肚内，用线缝合，放入炖盅内。加开水适量，炖盅加盖，文火隔开水炖 3 小时，调味供用。

竹丝鸡能补脾益肾，是妇女常用滋补之品，白果温肺益气，莲子肉善于健脾固肾，与白果同用，收敛止带效果更优，以助竹丝鸡补虚调经。佐以胡椒温中健胃，糯米温中暖胃、调补脏腑。合而为汤，共奏补脾固精、收敛止带之功，是味鲜可口、补而不腻之补品。

### 3. 补髓汤

准备甲鱼 1 只，猪脊髓 200 克，生姜、葱、胡椒粉、味精、精盐各适量。将甲鱼用开水烫死，刮净外皮，洗净揭去鳖甲，去内脏和头爪，剁成块。将猪脊髓洗净，切段，放入碗内。将甲鱼放入锅内，加生姜、葱、胡椒粉，用武火烧沸，再用文火煮熟，然后放入猪脊髓，煮熟后加味精、精盐调味即成。吃肉喝汤。

此汤营养丰富，滋阴补肾，填精补髓。

## ▶ 淫欲不可思，阴阳方平衡

中医理论指出，肾藏精气，人的先天精气在于肾，肾乃先天之本，是人类生命成长的第一推动力。肾者，神也。《黄帝内经》在谈到人的生命过程的时候，就是以人体肾气的盛衰，来划分人的生理阶段的。书中还提到肾"受五藏六腑之精而藏之"，意思是说，人体中五脏六腑的精华全都积存在肾，所以肾气的充盈与否，决定着机体五脏六腑运行的好与坏。肾藏精、肝藏血、精血互化、肝肾同源。如果精气血相互关系失调，人就会出现气虚体弱、元气不足的现象。

《黄帝内经》中指出，"肾者主水"。比如从人体在肾藏中分泌清浊，过滤出尿液再排出体外的过程里，就能看出肾的这一功能。"肾者主水"，人体中的水是上下一贯的。轻清者在上，浊重者在下，都由肾在统一的调配与平衡。如果肾阴和肾阳的动态平衡遭到了破坏，而又不能够自行恢复时，就会形成肾阴虚或者肾阳虚的病理变化。以男性为例，当男子接触到淫秽电影或视频，看到妖艳暴露的色情刺激时，很容易生起欲念而产生性冲动。这就叫作《黄帝内经》所说的"心感于外，精摇于内"。

心有所动，人在有了性冲动的时候往往就会呼吸加快、口干舌燥，因为肾藏之精是有一定限度的。既然产生了性冲动，那么身体就会本能的制造精子，好为释放这种冲动做出准备。中医认为人体制造精子是要消耗人的肾气的，《黄帝内经》中说，"膀胱者，津液藏焉，气化则能出"，人体的水液在肾脏的气化动力作用下而升腾，因为肾与膀胱的关系是互为表里，全身的水液在膀胱里被肾功能过滤之后，被过滤出去的废水即尿液就被排出体外，留下的就是滋养润滑五脏六腑乃至全身的各种体液，精液就是其中的一种。由于有了性的冲动，也就是身体的肾气被抽走一部分，而用于制造精子。那么气化升腾水液的动力也自然就会减弱了。之所以看到美女就想咽口水，就是因为人的口腔位于身体的上位，而且口腔对湿润度的反应比较敏感，那么上来的水分不足，人就会有口干舌燥的感觉。

美女"勾引"了男子的心神，就会使男人的心跳加快而心火虚旺。引起了性冲动，身体的自然反应就是抽走肾气制造精子，那么肾气化升腾水液的作用就会减弱，人的上半身就会感到焦躁。肾属水，人的肾气被抽走，那么肾水制约心火的能力也就降低了，而导致人心火虚旺。所谓的"欲火焚心"，此话一点儿都不假，心火虚旺就会全身发热、面红耳赤，并且心神散乱，又怎么能不影响身心健康呢。所以一定要守住一颗安静的心，不要随便动欲念，以免伤肾伤身与伤神。

## ▶ 女性房事保健的原则

妇女具有特殊的生理特点，即指经期、孕期、产期及哺乳期，这是正常的生理现象。针对妇女的特殊生理，古代医家和养生家提出了一些具体的房中保健要求。

### 1. 经期禁欲

《千金要方·房中补益》指出："妇人月事未绝而与交合，令人成病。"月经期性生活，易引起痛经、月经不调、子宫糜烂、输卵管炎、盆腔感染，或宫颈癌等多种疾病，影响女方身体健康。

### 2. 孕期早晚阶段禁欲

妇女在怀孕期间，对房事生活必须谨慎从事，严守禁忌。尤其是妊娠前三个月和后三个月内要避免性生活。早期房事易引起流产，晚期房事易引起早产和感染，影响母子健康。《保产要录》指出，"则两月内，不露怒，少劳碌，禁淫欲，终身无病"，明代妇科医家万全亦指出："孕而多堕者，男子贪淫纵情，女子好欲性偏。"《傅青主女科》又进一步指出"大凡妇人怀妊也，赖肾水荫胎，水源不足，则水易沸腾，加之久战不已，则火为大劫，再至兴酣癫狂，精为大泄，则肾水溢涸，而龙雷相火益炽，水火两病，胎不能固而堕矣"。孕期妇女需要集中全身精血育养胎儿，房事最易耗散阴精，若不善自珍摄，则母体多病，胎儿亦难保全，故怀孕期间必须节制房事。

### 3. 产期百日内禁欲

孕妇产后，百脉空虚，体质虚弱，抵抗力低下，需要较长时间的补养调理，才能恢复健康。同时产褥期恶露未净，若再房事，更伤精血，邪气乘虚而入，引起多种疾病。孙思邈在《千金要方·妇人方》中明确指出："至于产后，大须将慎，危笃之至，其在于斯。勿以产时无它，乃纵心恣意，无所不犯，犯时微若秋毫，感病广于嵩岱。所以，妇人产后百日以来，极须殷勤忧畏，勿纵心犯触，及即便行房。若有所犯，必身反强直，犹如角弓反张，名曰褥风，凡产后满百日，乃可合会，不尔至死，虚羸百病滋长，慎之。凡妇人皆患风气脐下虚冷，莫不由此早行房故也。"故产后百日内必须严戒房事。

### 4. 哺乳期内当节欲

在哺乳期内，喂养幼儿需要大量营养价值高的母乳。乳汁乃母体气血所化，若用劳损伤，气血生化之源不足，则乳汁质量不佳，就会影响婴儿的正常发育，还可引起软骨病、疳积、贫血等病。所以，孙思邈指出："毋新房以乳儿，令儿羸瘦，交胫不行"，特别是"其母遇醉及房劳喘后乳儿最剧，能杀儿也"。因此，女性在哺乳期应节制房事，安和五脏，保证婴幼儿的健康成长。

## ▶强肾保阴阳的手法

肾气充足，性功能旺盛，可有效地保持身心健康，维护人体内的阴阳平衡。强肾保健的方法种类很多，如饮食、药物、推拿按摩、针灸、气功等。根据不同情况选择相应方法保健，都可收到良好效果。下面介绍几种简单易行、效果显著、不出偏差的功法，只要坚持锻炼，持之以恒，就可以达到强肾保精，延年益寿的目的。

### 1. 叩齿咽津翕周法

每日早晨起床后叩齿100次，然后舌舔上腭及舌下、齿龈，含津液满口，频频咽下，意送至丹田。翕周即收缩肛门，吸气时将肛门收紧，呼气时放松，一收一松为一次，连续做50次。此法有滋阴除火，固齿益精，补肾壮腰的作用，能防治性功能衰退。

### 2. 按摩下肢涌泉法

取坐位，双手搓热后，双手掌分别紧贴脚面，从趾跟处沿踝关节至三阴交一线，往返摩擦20～30次，然后用手掌分别搓涌泉穴100次，摩擦时，宜意守涌泉穴，手势略有节奏感。本法有交通心肾、引火归源之功，对心肾不交引起的失眠、遗精等症都有很好的防治效果。

### 3. 双掌摩腰法

取坐位，两手掌贴于肾俞穴，中指正对命门穴，意守命门，双掌从上向下摩擦40～100次，使局部有温热感。此法有温肾摄精之效，对男子遗精、阳痿、早泄，女子虚寒带下，月经不调等，均有很好的防治作用。

### 4. 壮阳固精法

（1）兜阴囊：取半仰卧位。将双手搓热后，以一手扶小腹，另一手将阴囊上下兜动，连续做60～100次，然后换手也做60～100次。

（2）拿睾丸：一手扶小腹，另一手抓拿睾丸，一抓一放为1次，连续做60～100次，然后换手，以同样方法再做60～100次。

（3）提阳根：一手掌面紧贴丹田，另一手握阴茎和睾丸向上、下、左、右提拉各30次，然后换手再做30次。

（4）壮神鞭：两手掌夹持阴茎，逐次加力，来回搓动100～200次。做功时不要憋气，要放松肌肉，意念部位，切忌胡思乱想。此功法有壮阳、补肾、固精作用。该功法未婚青年不宜练，最适合中老年人操练，久练能延缓衰老，益寿延年。

### 5. 疏通任督法

取半仰卧位。点神阙，一手扶小腹，另一手中指点按在神阙穴上，默数60个数，然后换手再做一次。搓尾间，一只手扶小腹，另一手握尾间30～50次，然后换手再重做30～50次。揉会阴，一只手或双手重叠扶在阴部，手指按在会阴穴上，正反方向各揉按30～50次。揉小腹，双手重叠，在小腹部正反方向各揉按30～50圈。此功法温运任督，疏通任督，培补元气，护理阴阳。久练可有疏通经络、滋阴补肾，调节任督冲带等脉功能，对前列腺炎、泌尿结石、子宫疾患有良好的防治功效。

上述功法既可单项做，亦可综合做。只要认真坚持这些练习保健功法，就能使肾气旺盛，阴阳协调，精力充沛，从而起到防治疾病、延缓衰老的作用。

## ▶节欲葆精，维持阴阳的良方

中医理论指出，精在生命活动中起着十分重要的作用，所以，要想使身体健康而无病，保持旺盛的生命力，养精则是十分重要的内容。《类经》明确指出："善养生者，必宝其精，精盈则气盛，气盛则神全，神全则身健，身健则病少，神气坚强，老而益壮，皆本乎精也。"葆精的意义，于此可见。

葆精的另一方面含义，还在于保养肾精，也即狭义的"精"。男女生殖之精，是人体先天生命之源泉，不宜过分泄漏，如果纵情泄欲，会使精液枯竭，真气耗散而致未老先衰。《千金要方·养性》中指出："精竭则身惫。故欲不节则精耗，精耗则气衰，气衰则病至，病至则身危。"告诫人们宜保养肾精，这是关系到机体健康和生命安危的大事。足以说明，精不可耗伤，养精方可强身益寿，作为养生的指导原则，其意义也正在于此。

欲达到养精的目的，必须抓住两个关键环节。

其一为节欲。所谓节欲，是指对于男女间性欲要有节制，自然，男女之欲是正常生理要求，欲不可绝，亦不能禁，但要注意适度，不使太过，做到既不绝对禁欲，也不纵欲过度，即是节欲的真正含义。节欲可防止阴精的过分泄漏，保持精盈充盛，有利于身心健康。在中医养生法中，如房事保健、气功、导引等，均有节欲葆精的具体措施，也即是这一养生原则的具体体现。

其二是葆精，此指广义的精而言，精禀于先天，养于水谷而藏于五脏，若后天充盛，五脏安和，则精自然得养，故保精即是通过养五脏以不使其过伤，调情志以不使其过极，忌劳伤以不使其过耗，来达到养精保精的目的，也就是《素问·上古天真论》所指出的"志闲而少欲，心安而不惧，形劳而不倦"。避免精气伤耗，即可保精。在传统养生法中，调摄情志，四时养生，起居养生等诸法中，均贯彻了这一养生原则。

# ▶ 人体精气的重要作用

中医学精、气、血、津液学说中精的概念，源于中国古代哲学气一元论中的"精气说"。在中国古代哲学思想发展史上，在气的概念的演变过程中，将气范畴规定为精、精气，提出了精气说，认为精气是最细微而能变化的气，是最细微的物质存在，是世界的本原，是生命的来源。精是构成人体和维持人体生命活动的精微物质，其生理功能如下。

### 1. 繁衍生殖

生殖之精与生俱来，为生命起源的原始物质，具有生殖以繁衍后代的作用。这种具有生殖能力的精称之为天癸。男子二八天癸至，精气溢泻；女子二七而天癸至，月事应时而下。精盈而天癸至，则具有生殖能力。男女媾精，阴阳和调，胎孕方成，故能有子而繁衍后代。俟至老年，精气衰微，天癸竭而地道不通，则丧失了生殖繁衍能力。由此可见，精是繁衍后代的物质基础，肾精充足，则生殖能力强；肾精不足，就会影响生殖能力。故补肾填精是临床上治疗不育、不孕等生殖功能低下的重要方法。

### 2. 生长发育

人之生始于精，由精而成形，精是胚胎形成和发育的物质基础。人出生之后，犹赖月精的充养，才能维持正常的生长发育。随着精气由盛而衰的变化，人则从幼年而青年而壮年而步入老年，呈现出生长壮老已的生命运动规律。

### 3. 生髓化血

肾藏精，精生髓，脑为髓海。故肾精充盛，则脑髓充足而肢体行动灵活，耳目聪敏。精盈髓充则脑自健，脑健则能生智慧，强意志，利耳目，轻身延年。故防治老年性痴呆多从补肾益髓入手。"肾生骨髓"，髓居骨中，骨赖髓以养。肾精充足，则骨髓充满，骨骼因得髓之滋养而坚固有力，运动轻捷。齿为骨之余，牙齿亦赖肾精生髓而充养，肾精充足则牙齿坚固而有光泽。

精生髓，髓可化血，"人之初生，必从精始，血即精之属也，但精藏于肾，所蕴不多，而血富于冲，所至皆是"。精足则血充，故有精血同源之说。临床上用血肉有情之品，补益精髓可以治疗血虚证。

### 4. 濡润脏腑

人以水谷为本，受水谷之气以生：饮食经脾胃消化吸收，转化为精，水谷精微不断地输送到五脏六腑等全身各组织器官之中，起着滋养作用，维持人体的正常生理活动。其剩余部分则归藏于肾，储以备用。肾中所藏之精，既贮藏又输泄，如此生生不息。肾主受五脏六腑之精而藏之。所以五脏盛乃能泄，是精藏于肾而非王于肾也。五脏六腑之精，肾实藏而司其输泄，输泄以时，则五脏六腑之精相续不绝。中医有"久病必穷肾"之说，故疾病末期常补益肾之阴精以治。

# ▶ 多吃鸡蛋，有利于性生活

鸡蛋，是母鸡所产的卵，它富含各类营养，是人类常食用的食品之一。

中医理论指出，鸡蛋性味甘、平，归脾、胃经，可补肺养血、滋阴润燥，用于气血不足、热病烦渴、胎动不安等，是扶助正气的常用食品，多吃鸡蛋能够提高性生活的能力，还能补阴益血，除烦安神，补脾和胃。可用于血虚所致的乳汁减少，或眩晕，夜盲；病后体虚，营养不良；阴血不足，失眠烦躁，心悸；肺胃阴伤，失音咽痛，或呕逆等。

▲ 鸡蛋
鸡蛋除了滋阴补阳，还可以为人体提供足够的优质蛋白。

鸡蛋含蛋白质和人体必需的八种氨基酸；其脂肪中含多量卵磷脂、甘油三酯和胆固醇；还含有铁、磷、钙等矿物质以及维生素 A、维生素 $B_2$、维生素 $B_6$、维生素 D、维生素 E 和维生素 $B_3$ 等，有较高的营养价值和一定的医疗效用。鸡蛋几乎含有人体所有需要的营养物质，不少长寿老人的延年益寿经验之一，就是每天必食一个鸡蛋。中国民间流传的许多养生药膳也都离不开鸡蛋。例如，何首乌煮鸡蛋，鸡蛋煮猪脑，鸡蛋粥等。加工成咸蛋后，含钙量会明显增加，可由每百克的 55 毫克增加到 520 毫克，约为鲜鸡蛋的 10 倍，特别适宜于想补钙的人。

《本草纲目》云：卵白，其气清，其性微寒；卵黄，其气浑，其性温。精不足者，补之以气，故卵白能清气，治伏热，目赤，咽痛诸疾。形不足者，补之以味，故卵黄能补血，治下痢，胎产诸疾。鸡蛋白能润肺利咽，清热解毒，适宜咽痛音哑，目赤，热毒肿痛者食用。但《食疗本草》又云："动心气，不宜多食。"鸡蛋黄能滋阴润燥，养血患风，适宜虚劳吐血、热病惊厥、心烦不得眠、胎漏下血者食用。

专家指出，鸡蛋是增强人体性功能的最佳营养添加剂。据说阿拉伯人在婚礼前几天的饮食以葱烧鸡蛋为主，以保证新婚之夜性爱的美满。而印度医生则建议，夫妻在过性生活之前，应多喝由鸡蛋、牛奶和蜂蜜煮成的大米粥。我国民间也流传着新婚晚餐煎鸡蛋的习俗。

关于鸡蛋的食疗方也有很多，下面介绍两种。

### 1. 苦瓜煎蛋

准备苦瓜半根，鸡蛋 2 个，红甜椒少许，盐、胡椒粉、料酒适量。苦瓜洗净去瓜蒂，对半切开，去瓤，先切成长条，再切成小薄片。将切好的苦瓜薄片放入容器内，加入一小匙盐，然后用手揉搓苦瓜薄片，使其苦汁逼出，过 5 分钟后再用清水冲洗干净。取一个小锅，加入适量清水，加入盐，料酒，煮开后倒入苦瓜薄片，焯至变色后倒在滤网中，沥干水分。红甜椒切丁备用。鸡蛋打散，加入盐，胡椒粉，料酒搅匀，再加入苦瓜薄片和红椒碎继续搅匀。平底锅加热，加入适量油，晃动锅子，使锅底布上一层油即可，倒入苦瓜蛋液，用小火慢慢煎至底部凝固，翻面继续煎另一面，两面都煎至金黄即可。

### 2. 木瓜牛奶蒸蛋

准备木瓜半个，鸡蛋 2 个，红糖、牛奶适量。木瓜切块，平铺碗底。鸡蛋加红糖打散。

牛奶和蛋液的比例大概是 1 ：4。牛奶用微波炉稍微加温，加入蛋液内。把牛奶加蛋液倒入装木瓜的碗里。放入锅内，开蒸，水开后蒸 10 分钟。

## ▶ 常吃大葱，补阳强阴身体壮

中医理论指出，大葱味辛，性微温，具有发表通阳、解毒调味的作用，主要用于风寒感冒、恶寒发热、头痛鼻塞、阴寒腹痛、痢疾泄泻、虫积内阻、乳汁不通、二便不利等。大葱含有挥发油，油中主要成分为蒜素，又含有二烯内基硫醚、草酸钙。另外，还含有脂肪、糖类、胡萝卜素、B族维生素、维生素C、烟酸、钙、镁、铁等成分。

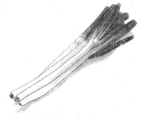
▲ 大葱
大葱可以温阳利湿。

葱还具有利肺通阳、发汗解表、通乳止血、定痛疗伤的功效，可用于痢疾、腹疼痛、关节炎、便秘等症。葱有一种独特的香辣味，能刺激唾液和胃液分泌，增进食欲。葱所含的苹果酸和磷酸糖能兴奋神经、改善促进循环，解表清热。常吃葱可减少胆固醇在血管壁上的堆积。

现在经过科学家的研究，大葱中的各种维生素能保证人体激素正常分泌，还能有效刺激性欲，从而"壮阳补阴"。

大葱具有刺激身体汗腺，达到发汗散热之作用；葱油可以刺激上呼吸道，使黏痰易于咳出。葱中所含大蒜素，具有明显的抵御细菌和病毒的作用，尤其对痢疾杆菌和皮肤真菌抑制作用更强。大葱所含的果胶，可明显地减少结肠癌的发生，有抗癌作用。葱内的蒜辣素也可以抑制癌细胞的生长；葱还含有微量元素硒，可降低胃液内的亚硝酸盐含量，对预防胃癌及多种癌症有一定作用。

生葱像洋葱一样，含烯丙基硫醚，这种物质会刺激胃液的分泌，且有助于食欲的增进。与含维生素 B₁ 含量较多的食物一起摄取时，会促进食物的淀粉及糖质变为热量，可以缓解疲劳。

大葱富含维生素C，有舒张小血管，促进血液循环的作用，可防止血压升高所致的头晕，使大脑保持灵活，并能预防老年痴呆。大葱的挥发油和辣素，能祛除腥膻等油腻厚味菜肴中的异味，产生特殊香气，如果与蘑菇同食还可以起到促进血液循环的作用。

关于大葱的食疗方有很多种，下面介绍几种。

### 1. 葱爆牛肉

准备牛肉 500 克，大葱 200 克，盐、料酒、姜各适量。牛肉切片，加酒、姜末、少许盐腌制 20 分钟，沥干水分。葱切滚刀片备用；油锅滑牛肉片，变色盛出；下葱段炒香，倒入牛肉片爆炒至熟，调味即可。

### 2. 大葱炒肉

准备大葱 2 根，猪肉 200 克，淀粉、料酒、姜末、蒜、胡椒粉各适量，盐、糖、味精少许。大葱切成 2 ~ 3 厘米长的段，猪肉切成薄片，切好的肉片加料酒，放一把淀粉抓匀腌 3 分钟，锅中倒少许油，放姜、蒜末炝锅，炒出香味后放腌好的猪肉，加一点儿料酒，翻炒一下，加入大葱段，放糖、盐、胡椒粉炒匀，出锅前加味精。

### 3. 大葱扒牛舌

准备牛舌 500 克，大葱 150 克，芡粉 5 克，盐 3 克，黄酒 10 克，酱油 30 克，味精 3 克，姜汁 5 克，胡麻油 5 克，花生油 50 克。将牛舌处理干净煮熟后用刀破开，切成 3 厘米长、1.5 厘米宽、0.6 厘米厚的片。大葱剥去老皮，切成 5 厘米长的段，放入热油锅中炸至金黄色。把炸好的葱段铺在锅垫上，然后将牛舌整齐地排在上面。炒锅放火上，添入花椒油，下汤炸一下，再放入铺好牛舌的锅垫，下入汤 600 毫升、味精、绍酒、酱油、盐、姜汁，用武火扒制，至透，合入盘中。锅内的余汁，稍勾流水芡，汁收浓，均匀浇在牛舌上即成。

# ▶ 虾，壮阳食补，增加火力就靠它

中医理论指出，虾性温，味甘，入肝、肾经。虾肉有补肾壮阳、通乳抗毒、养血固精、化瘀解毒、益气滋阳、通络止痛、开胃化痰等功效。适宜于肾虚阳痿、遗精早泄、乳汁不通、筋骨疼痛、手足抽搐、全身瘙痒、皮肤溃疡、身体虚弱和神经衰弱等病人食用。

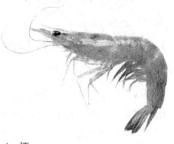

▲ 虾
虾可以补精益血、嫩肤美容。

现代医学研究证实，虾的营养价值极高，能增强人体的免疫力和性功能，补肾壮阳，抗早衰。常吃鲜虾（炒、烧、炖皆可），温酒送服，可医治肾虚阳痿、畏寒、体倦、腰膝酸痛等病症。虾皮有镇静作用，常用来治疗神经衰弱，自主神经功能紊乱诸症。海虾是可以为大脑提供营养的美味食品。海虾中含有三种重要的脂肪酸，能使人长时间保持精力集中。

据分析，每百克鲜虾肉中含水分77克，蛋白质20.6克，脂肪0.7克，钙35毫克，磷150毫克，铁0.1毫克，维生素A360国际单位。还含有维生素$B_1$、维生素$B_2$、维生素E、烟酸等。虾皮的营养价值更高，每百克含蛋白质39.3克，钙2000毫克，磷1005毫克，铁5.6毫克，其中钙的含量为各种动植物食品之冠，特别适宜于老年人和儿童食用。

虾、小龙虾、对虾，含大量的维生素$B_{12}$。同时富含锌、碘和硒，热量和脂肪较低。需要注意的是，虾的胆固醇含量较高，胆固醇偏高者不可过量食用。

虾的美味受到绝大多数人的喜爱，因而关于虾的食疗方花样繁多。

## 1. 韭菜炒虾肉

准备韭菜适量，鲜虾250克，生姜3片。将虾去肠去壳；韭菜择洗干净，切成5厘米长的段。炒锅放油坐火上，油热放入姜片，爆香姜片，放入鲜虾炒熟。韭菜炒熟，与虾一起上碟即可。该方主治肾虚、阳痿等症。

## 2. 蒸虾仁

准备虾仁15克，海马10克，公鸡1只，调味品，清汤适量。将公鸡去毛及内脏，洗净，装入盆内。将海马、虾仁用温水洗净，泡放在鸡肉上，加调味品、清汤，蒸至烂熟即可。该方温肾壮阳，益气补精，主治阳痿早泄。

## 3. 米酒炒大虾

对虾300克，米酒适量，生姜3克。将对虾去肠洗净放入米酒中浸泡15分钟后取出，加油、生姜猛火炒熟，调味上碟。该方主治肾气不足、阳痿。通血脉，补肾壮阳。

## 4. 仙茅虾

仙茅20克，大虾250克，生姜2片，盐少许。仙茅用清水洗干净。大虾用清水洗干净去壳，挑去虾肠。生姜切末。把以上原料一起放入瓦煲内，加水适量，中火煲1小时，加入盐少许即成。该方主治肾虚阳痿、精神不振、腰膝酸软等。

## 5. 醉虾

虾600克，绍酒适量。将虾洗净，剪去头须，除净肚肠。再将虾与绍酒一同煮2分钟，根据自己喜好，适当加调味品。浸泡1小时后可以食用。

## 6. 干煎蒜子大虾

大虾250克，大蒜20克，椒盐1中匙。大虾洗净，切去头尾，沥干水。猛油下锅，与蒜和椒盐同煎，起锅。该方主治肾虚、阳痿、性功能减退等症。

# 第八章 脏腑之地是阴阳之"宿主"

## ——把五脏运行规则当作滋阴补阳的规律

### ▶ 五脏为阴，六腑为阳，滋阴补阳要掌握脏腑规律

"脏"是指实心有机构的器官，有心、肝、脾、肺、肾五脏，习惯上把心包络附属于心，胰附属于脾，称五脏即概括了心包络和胰。脏者，藏也。心藏神，肺藏魄，肝藏魂，脾藏意与智，肾藏精与志，故为五脏，五脏属里，故为阴，藏而不泄。"腑"是指空心的器官，有胆、胃、大肠、小肠、膀胱、三焦，受五脏浊气，名传化之府，故为六腑。六腑属表，故为阳，泄而不藏。

五脏六腑之间的各种生理功能相互依存、相互制约，以保持着人体生理活动的协调平衡。五脏具有化生和贮藏精气以及藏神、主志的功效。其生理作用虽然各不相同。五脏间的各种生理功能相互依存、相互制约，以保持其生理活动的协调平衡。六腑它们的共同功能是受纳腐熟水谷、排泄糟粕。

想要保证身体健康，确保脏腑之间的阴阳平衡，就必须了解五脏六腑之间的规律，才能在日常生活中达到有效养生的目的。

首先来看一下五脏。

（1）心主血脉。心有主管血脉和推动血液循行于脉中的作用，包括主血和主脉两个方面。血就是血液。脉，即是脉管，又称经脉，为血之府，是血液运行的通道。心脏和脉管相连，形成一个密闭的系统，成为血液循环的枢纽。心脏有规律地跳动，需要三个条件：心气充沛，血液充盈，脉道通利。

（2）肺主一身之气。肺主一身之气是指肺有主持、调节全身各脏腑之气的作用，即肺通过呼吸而参与气的生成和调节气机的作用。肺主呼吸之气。肺为体内外气体交换的场所，肺主呼吸之气是指肺通过呼吸运动，吸入自然界的清气，呼出体内的浊气，实现体内外气体交换的功能。

（3）脾主运化。运，即转运输送，化，即消化吸收。脾主运化，指脾具有将水谷化为精微，并将精微物质转输至全身各脏腑组织的功能。实际上，脾具有对营养物质进行消化、吸收和运输的功能。包括运化水谷和运化水液两个方面。

（4）肝主疏泄的生理功能，总的是关系到人体全身的气机调畅。气机，即气的升降出入运动。升降出入是气化作用的基本形式。人体是一个不断地发生着升降出入的气化作用的机体。气化作用的升降出入过程是通过脏腑的功能活动而实现的。人体脏腑经络、气血津液、营卫阴阳，无不赖气机升降出入而相互联系，维持其正常的生理功能。

（5）肾藏精。肾藏精是指肾具有贮存、封藏人身精气的作用。肾中精气不仅能促进机体的生长、发育和繁殖，而且还能参与血液的生成，提高机体的抗病能力。

再来看一下六腑。六腑的生理功能具体为：饮食物入胃，经胃的腐熟，下移小肠，进一步消化，并泌别清浊，吸收其中的精微物质，大肠接受小肠中的食物残渣，吸收其中的水分，其余的糟粕经燥化与传导作用，排出体外，成为粪便。在饮食物消化、吸收过程中，

胆排泄胆汁入小肠，以助消化。三焦不但是传化的通道，更重要的是主持诸气，推动了传化功能的正常进行。

（1）胆是附于肝之短叶，与肝相连，呈中空的囊状器官。胆既是六腑之一，又是奇恒之府之一。贮存和排泄胆汁，味苦，呈黄绿色，具有促进食物的消化吸收的作用。

（2）胃位于膈下，上接食管，下通小肠。胃的上口为贲门，下口为幽门，胃分为上、中、下三部分，即上脘、中脘、下脘，因此胃又称胃脘。主受纳、腐熟水谷受纳，接受和容纳；腐熟，是胃将饮食物进行初步消化变成食糜的过程。胃主受纳、腐熟水谷，是指胃能够容纳由食管下传的食物，并将食物进行初步消化，下传于小肠的功能，故胃有"水谷之海""太仓"之称。

（3）小肠位于腹中，上端通过幽门与胃相接，下端通过阑门与大肠相连，为中空的管状器官，呈迂曲回环叠积之状。其主要功能为：主受盛、化物。受盛是接受、容纳之意。一是指小肠接受由胃初步消化的食物起到容器的作用；二是经胃初步消化的食物，须在小肠内停留一段时间，以便进一步消化吸收。

（4）大肠位于腹腔，其上口通过阑门与小肠相连，下端与肛门相接，是一个管道器官，呈回环叠积之状。大肠的主要功能为传化糟粕。

（5）膀胱位于小腹部，为中空的囊状器官，上有输尿管与肾相通，下通过尿道开口于前阴。膀胱的主要功能为贮存和排泄尿液。尿液为津液所化，尿液的形成依赖于肾的气化作用，下输于膀胱，并调节膀胱的开合，最后排出体外。

（6）三焦是上、中、下三焦的总称，为六腑之一。在人体脏腑中三焦最大，有名无实，有"孤腑"之称。从部位上来划分，膈肌以上为上焦，包括心肺；膈肌以下脐以上为中焦，包括脾胃；脐以下为下焦，包括肝肾。三焦与心包相表里。总司人体的气化活动。三焦为人体元气通行的道路。元气发源于肾，必须通过三焦输布全身，以发挥其激发、推动各脏腑组织器官功能活动的作用，从而维持人体生命活动的正常进行。元气是组织气化活动的原动力，而三焦通行元气又关系到全身气化功能的正常进行。因此说，三焦"主持诸气"，总司人体的"气化活动"。

脏腑之间具有互相支持的协同作战能力，这样可以使全身阴阳协调，维持整体的健康状态。

## ▶ 滋养脏腑气血，是滋阴补阳的不二法则

《四圣心源精华滋生》指出："水谷入胃，脾阳磨化，渣滓下传，而为粪溺，精华上奉，而变气血。"食物进入胃经过消化，分解成为支持生命新陈代谢的重要原料、营养物质，即为津液，津液经络渗入血脉之中，成为化生血液的基本成分之一。津液使血液充盈，并濡养和滑利血脉，而血液环流不息。而气是人体最基本的物质，由肾中的精气、脾胃吸收运化水谷之气和肺吸入的空气几部分结合而成。

血对人体最重要的作用就是滋养，它携带的营养成分和氧气是人体各组织器官进行生命活动的物质基础。血充足，则人面色红润，肌肤饱满丰盈，毛发润滑有光泽，精神饱满、感觉灵敏，活动也灵活。因为血是将气的效能传递到全身各器脏的最好载体，所以中医上又称"血为气之母"，又称"血能载气"。

在脏腑器官中，脾胃是我们机体消化吸收饮食的重要器官，也是血液生成的物质来源，因此，在中医上有"脾生血"的说法，也就是说补脾是养血的关键。气可以携带效能到达各个脏器，因此气充足是人体造血器官正常工作的前提条件。中医上称"气能生血"，也就是说如果血虚则先应补气。如果血亏损或者运行失常就会导致各种不适，比如失眠、健忘、烦躁、惊悸、昏迷等，长此以往必将导致更严重的疾病。

因此，保证脏腑器官的气血充足，就能够有效确保身体健康。中医理论认为，气血充足是滋阴补阳的必备条件，因此我们在日常生活中，需要加强对脏腑气血的滋养。

女子以血为本。女性的月经、怀孕、生产、哺乳四大险区，处处考验血气的虚实平衡。除了健康之外，气血还关乎美貌，世上没有任何一种化妆品，能像气血这样体贴肌肤。它了解肌肤细胞的需要，提供的是可以直接吸收和利用的营养大全，而且顺便帮皮肤做了清洁。所以，只有气血充足才可以使女性皮肤红润，才能拥有青春美貌。

周女士最近几天发现，自己的皮肤好像失去了以前的光滑润泽，而且这个月的月经也不正常了。周女士来到医院检查，医生告诉她，这是气血不足造成的。

医生建议周女士多吃一些滋补气血的食物。而红糖则是女性补血的理想食物。中医认为，红糖性温、味甘、入脾，具有益气补血、健脾暖胃、缓中止痛、活血化瘀的作用。下面是医生给周女士推荐的食疗方。

准备生山楂肉 50 克，红糖 40 克。山楂水煎去渣，冲入红糖，热饮。或者准备红枣 50 克、黑米 100 克、菊花 15 克，一同放入锅内加清水适量煮粥，待粥煮至浓稠时，放入适量红糖即可。

此方具有健脾补血、清肝明目之功效，常食用可使面部肤色红润，起到保健防病、驻颜美容的作用。

红糖中所含有的葡萄糖、果糖等多种单糖和多糖类能量物质，可加速皮肤细胞的代谢，为细胞提供能量。红糖中含有的叶酸、微量物质等可加速血液循环、增加血容量的成分，刺激机体的造血功能，扩充血容量，提高局部皮肤的营养、氧气、水分供应。

# ▶ 五脏中心脏的阴阳病理

五脏中的阴阳和气血，是机体全身阴阳、气血的重要组成部分。各脏腑的阴阳和气血都有着紧密的联系，气属阳，血属阴，而气和阳都有温煦和推动脏腑生理活动的作用。所以，我们把阳和气合称为阳气；而血和阴都有濡养和宁静脏腑组织及精神情志的作用，所以我们把阴和血通常合称为"阴血"。

即便它们都有相同的作用，但是从阴阳、气血和各脏腑生理活动的关系来说，它们又不能完全等同。脏腑中的阴阳，代表的是各个脏器生理活动的功能状态，兴奋或抑制，上升或下降，发散或闭藏。而脏腑的气血，是各大脏腑生理活动的物质基础。而气除了具有推动和温煦各脏腑生理活动的作用外，还同时对固摄起着重要的作用。

各脏器的阴阳，都是以肾阴肾阳为根本的。所以，如果各脏器的阴阳失调，时间长了，必然会累及至肾。各脏器的气血，是由水谷精微化生而来的，所以，各脏器的气血亏虚，又与脾胃气血生化之源的关系非常密切。各脏器的生理功能是不同的，各有各的特点，所以，各脏器的阴阳失调和气血失调所表现的病理变化，也不是完全相同的。

心具有心位居上焦，开窍于舌，在体合脉，其华在面，与小肠相表里的生理病理特点。

心藏神，有着"君主之官"的称号，心又主血，外合周身的经脉。心脏如果阴阳调和的话，气血就会充足，心神就会健旺。这样，气血环流周身，五脏六腑，四肢九窍，才使得人体各脏腑的组织生生不息，维持着人体正常的生命活动。心脏外面的包络，是心脏的外卫，具有保护心脏，防御外邪的重要作用。所以，心脏是五脏六腑的大主，是脏器中一个非常重要的内脏。

心的阴阳气血失调是心脏病变的内在基础。所谓心藏神主血，说的就是心具有主神志和主血脉的主要生理功能，它在人体的脏器中具有重要的作用，心脏的任何病变都可以出现血脉运行异常和精神情志改变的病理变化，这是心的阴阳气血失调所导致的。

因为阴、阳、气、血对于心主脉和心主神志等生理功能有不同的作用，所以，机体的虚实寒热不同，心的阴阳、气血失调表现也有所不同，所出现的病理变化也不尽相同。

## 1. 心气不足

如果久病体虚、年老脏气衰弱、劳累过度汗下损耗气，或者先天禀赋不足等因素，都可能引起心气不足。心气是推动血液循环的动力，一旦心气不足，心脏本身主血脉的功能就会减退。而血液又是神志的物质基础，如果心气衰弱，动力就会减弱，血脉就不充盈，就会导致心神失养，这就会出现心神不足、全身气虚病变。临床上多表现为心悸气短、神疲乏力等病症。主要表现为以下几个方面：

第一，心神不足。心脏的阴阳失调，阳气偏弱时，心主神志的生理功能就会失去鼓动和振奋的力量，就会导致精神、意识和思维活动减弱，情绪容易抑郁，不易兴奋，可出现精神萎靡、反应迟钝、神思衰弱、迷蒙多睡、懒言声低的病理现象。

第二，阴盛阳虚。阴盛则阳虚，阳虚则寒，如果心脏的阳气不足，其温煦功能就会减退。所以，在临床上，多有畏寒喜暖、四肢逆冷等虚寒之象。心气虚与心阳虚相比较，心气虚为虚而无寒象，而心阳虚则是虚而有寒象。

第三，血运障碍。血液因温煦而运行，因寒而凝滞。如果机体的心阳不足，心主血脉的功能就会减退，这样，血液循环就会不畅，从而导致血瘀的出现，严重则可能血液凝聚，从而阴滞血脉，形成心脉瘀阻的病证，表现出形寒肢冷，面色苍白无血色，或者青紫，心胸感觉憋闷、刺痛，脉数不滑或者结代等症状。

如果心阳虚衰弱得非常严重，或者寒邪暴伤阳气，或瘀痰闭阻心窍，都可能导致心阳衰败而暴脱，机体表现为大汗淋漓、四肢厥逆、神志不清、脉微欲绝等宗气大泄的情况，如果阳气亡灭的话，就会危及生命。

### 2. 心火亢盛

心火亢盛，是指心的阳气偏盛，阴气偏虚的症状。当火热之邪入侵机体，或情志原因导致内火过盛，或者喜食辛热、湿补的食物或保健药品，时间一长，就会化热生火，或者脏腑功能失调而生内火等，都可能导致机体心火亢盛。

心火亢盛的主要病理变化主要表现为以下几种：

（1）火扰心神。心阳过盛，火气通心，如果火气内积于心，就会扰乱人的心神，出现心烦失眠，甚至情绪狂躁、胡言乱语、神志不清等病理现象。

（2）血运逆常。心主血脉，心阳过盛，心火热迫使血液上升，气盛而血液循环加速，脉流薄疾，出现心悸、面红耳赤、舌红绛、脉洪数等症状，甚至出现血热妄行而导致各种出血情况的发生。

（3）心火上炎与下移。心火过盛时，火性炎上，心开窍于舌，心火循着经络上炎，可出现舌尖红赤疼痛、口舌生疮等症状。心又与小肠相表里，如果心火下移至小肠，就会出现小便黄赤，或者尿血、尿道灼热疼痛等小便赤、灼、痛的病理现象。

（4）热象显著。阳盛就会出现热证，心火亢盛，一般多见于实热征象，比如身热、口渴喜饮冷、溲赤、大便干燥秘结等症状。

我们掌握了以上心脏的运行规律、阴阳病理后，就能够对心脏进行有效调理。

## ▶ 心脏的心血阴阳变化

心血不足和心阴失调是心脏的气血变化的两个主要的方面。心血、心阴的失调，主要表现为心血亏损、心阴不足和心血瘀阻等几个方面。

### 1. 心血亏损

造成心血亏损的主要原因，多由于失血或血液生化不足、情志内伤、耗损心血等因素。心血亏损的基本病理变化有以下两个方面：

（1）血液虚少。因为心血不足，血脉空虚，血主濡养，所以会有全身血虚的症状，面色苍白、唇无血色、舌淡白无华，还会出现脉细无力的特征。

（2）心神失守。心血亏损，就会出现血虚，因此心失所养，会出现心悸怔忡、神不守舍、神志衰弱而神思难以专一，严重则会现出神思恍惚，或者失眠多梦、惊悸不安等症状。

## 2. 心阴不足

心阴不足，也就是心阴虚衰。此种情况多由于劳心过度，或久病未愈失养而耗伤心阴；或者情志内伤，心阴暗耗；或者心肝火旺，灼伤心阴等原因所致。心阴不足的基本病理变化可分为以下三个方面：

（1）虚热内生。阴液亏损，会导致阴阳失衡，阴不能制阳，出现阴虚阳盛的状况而虚热内生。可出现阴虚内热，阴虚火旺的症候，以机体出现五心烦热、潮热、盗汗、口渴咽干、面红升火、舌红、脉细数等特征。

（2）心神不宁。心阴虚，阴不制阳，心阳就会偏盛，阴虚阳盛，就会出现虚火内扰的情况，从而影响心神，可见心中烦热、神志不宁，或虚烦失眠的特征。

（3）血行加速。阴虚导致内热，热迫血行加快，脉流薄疾，会影响心主血脉的功能，出现脉数较细的特征。

从病机上来看，心血虚和心阴虚虽然都是属于阴血不足的范畴，但是，心血虚只是单纯的血液不足，血不养气，它的主要表现为心神失常和血脉不充，在濡养方面功能有所缺失。而心阴虚除了包括心血虚外，主要表现为阴虚不能制阳，心阳虚亢，虚热内生而出现的症候。所以，心血虚以血虚不足，明显的特点是"色淡"，而心阴虚则是以阴虚内热的"虚热"为表征的。

## 3. 心血瘀阻

心血瘀阻是由于心气虚或心阳不足，血行不畅，痰湿凝聚，瘀血阻滞心脉的病理变化。机体过度劳倦，寒邪入侵，或者情志刺激，经常可以诱发患者加重病情。

心脉气血运行不畅，严重的可出现见血凝气滞、瘀血阻闭。心脉不通是其基本的病理变化，主要表现为心悸怔忡，惊恐害怕，唇暗肢冷，心胸憋闷、刺痛，甚至暴痛欲绝的症状。

总之，心主血脉而内藏神，所表征都在机体的外部，开窍于舌，其经为手少阴经，又与小肠相表里。这种功能上的特点联系，构成了整个心系统。所以，心的病理变化就是这一系统结构各层次的病态反应，主要表现在血脉和心神两个方面。

血脉方面，心阳虚，血液就会凝滞而出现心胸闷痛、四肢厥冷；心阴虚，血液就会妄行而出现面肤色赤，症状出血；虚则运行无力，血流不畅，脉数不滑或脉微；实证则会循环不良，血络阻滞，血液停滞，血脉不能，出现瘀血症状。

心神方面，心阳虚，寒则心神不足，就会出现神情沉静，喜卧欲寐，严重则会出现阳气暴脱而导致神志不清；心阳亢，热则心神失守，会出现神情浮躁而烦扰失眠，甚至胡言乱语；虚则慵懒疲倦，精神萎靡；实证则表现为情绪不能自已，嬉笑无常，悲不自胜，严重则出现精神失神，癫狂症状。汗液源自于心，大汗之后如果心阳又亡，就会导致心火上炎，出现舌赤烂痛，心火下移至小肠，出现尿赤涩痛，甚至血尿的现象。


# ▶ 心脏的保健养生原则

历来，医学界都把心脏看作人体的"中心器官"，所以有心为"君主之官""五脏六腑之大主也"的说法。主血脉和主神志，是心脏的两个主要的生理功能。心脏是否健康，会直接影响到人体是否健康，是否会长寿。在当代医学条件之下，心脏病虽然可以得到许多有效的治疗，但是，在人类死亡的因素原因之中，还是占有重要的比率。所以，心脏的保健对人体的健康是至关重要的。

## 1. "心主血脉"的保健

心主血脉包括主血和主脉两个方面，这两个方面构成了人体内一个相对独立的系统，它的功能状况，全身生理功能的好坏，全都依赖这个系统的功能。"心主血脉"保健很重要，需要从多方面入手，但是最基本的有两点，一是增强心脏功能，二是减轻心脏负担。

（1）配膳要科学。《素问·五脏生成篇》云："心之合脉也，多食咸，则脉凝泣而变色"，《素问·生气通天论》指出："味过于咸，大骨气劳，短肌，心气抑。"这些，都明确指出了饮食应以淡为主，过咸会给心脏带来不利的影响。心脏饮食保健的基本要求是营养丰富，清淡多样。提倡高蛋白，低脂肪；高维生素，低盐饮食。因为心肌的发育和血脉运行都需要消耗高级蛋白质，要及时补充；另外，要注意低脂肪，如果脂肪食品食用过多，会出现"脂肪心"，很容易引起动脉硬化。在饮食中最好适当食用植物蛋白、瘦肉、牛奶之类，并选用一些能降血脂的食物，如大豆、花生、蘑菇、大蒜、生姜、洋葱、酸牛奶、茶叶、甲鱼、海藻、玉米油、蜂王浆、山楂等，还要少吃含胆固醇高的食物，如蛋黄、猪肝、猪脑、蟹黄、鱼子、奶油等。除此之外，饮食习惯提倡混合饮食，这样维生素和微量元素吸收来源会更多，更均衡。维生素 C、维生素 $B_6$、维生素 $B_1$、维生素 $B_2$、维生素 $B_{12}$、微量元素铬、锰、镁等对于预防动脉硬化、心血管保健很有价值。日常饮食中要适当多选食谷类、豆类、面等，并多食绿叶蔬菜和水果。饮食清淡对预防心血管疾病有很大的好处，如果钠盐食用过多，会使心脏负担增加，又易引起高血压等疾病，所以，日常生活饮食要清淡。总之，科学配膳可以有效地预防心血管疾病。

（2）切忌暴饮。暴饮暴食容易引发多种疾病，历代养生家都主张渴而后饮，缓进饮料，反对大饮、暴饮。身体如果一次喝大量的水或饮料，血容量会迅速增加，心脏负担也会陡然增加。因此，年纪大的人或者心脏功能不好的，尤其要注意。一般情况下，每次进饮料不要超过 500 毫升，可以少饮多次的方法。

（3）戒过食刺激物。所有的刺激性食物和兴奋性药物，都会给心脏带来一定的负担，所以应戒烟少酒，不要饮大量浓茶，辣椒、胡椒等物也要适量；对于咖啡因、苯丙胺等兴奋药物也不应该随便服用。

（4）适量减肥。现在生活节奏加快，生活条件越来越好，肥胖的人越来越多。体重过重会使心脏负担加重。因此，青春期以后注意减少脂肪赘生，尽量控制体重，避免发胖。控制体重和减肥的方法有很多，可根据自己的实际情况进行选择。如运动锻炼、饮食减肥等，就饮食方面来说，就是要限制总热量的摄入和储存，特别是晚餐不要过量，最好早点就餐，对控制体重有较好的效果。

（5）卧具适当。所谓卧具，一般是指床而言。一般情况下床头要比床尾适当高一些，枕头高低适度，对心脏血液回流有益处。心脏功能较弱的人，休息时可采取半卧式，这样可减轻心脏的负担。

（6）运动锻炼。经常参加运动和体力劳动的人，心肌功能要比不活动的人强壮得多。这是因为，经常参加运动锻炼，可以增强冠状动脉的血流量，对心脏有很大的好处。一般认为，太极拳、气功、导引、散步、中慢速度的跑步、骑自行车、爬山、体操、游泳等，都适用于心脏的保健锻炼，具体选择哪种运动项目，要根据各自的实际情况辨证施练，中老年就不适宜参加过于激烈的竞技运动，因为运动过于激烈，心脏负荷量太大，会对心脏产生不利影响。此外，结合运动锻炼还可做按摩保健。

## 2. "心主神志"的保健

心主神志与心主血脉这两者的功能是密切相关的，血脉是神志活动的物质基础，神志是血脉功能的综合反映。情志主化分属五脏，但总统于心，故心主神志的保健是非常重要的。

（1）情志平和，就会使气血宣畅，神明健旺，思考敏捷，对外界信息的反应灵敏正常。如果情志过极，就会使心神受伤。所以，日常生活应该保持七情平和，情绪乐观，避免过度的喜怒、忧愁等不良情绪，特别是大喜、暴怒会直接影响心的神明，进而影响其他脏腑功能。生活中我们难免会遇到一些重大的变故，此时应该保持冷静的头脑，既不可漫不经心，又不必操之过急，以保证稳定的心理状态。

（2）良好的生活环境和工作环境对人的心理健康是非常重要的。环境不仅影响着我们的生理，同样影响着我们的心理健康。人类是生活中在社会中的一个群体，首先要有良好的自我意识，承担与自己脑力或体力相适应的工作和学习。同时要正确认识自己，正确对待别人和客观环境。人依赖于社会而生存，不可能脱离社会，古代思想家孟子曾说："一人之所需，百工斯为备。"除了物质的需要，人与社会的联系也是精神的需要。因此，要以饱满的热情热爱生活，同社会环境保持密切联系，建立融洽的人际关系，使人们的精神生活得到互相纠正，互相补充，保持稳定的情绪，从而促进身心的健康。

# ▶ 心脏与其他脏腑的阴阳关系

心脏为其他各脏腑的统帅，心脏功能的强弱，直接影响着其他脏腑的功能。心脏与其他脏腑的关系，主要包括心与肺、脾、肝、肾，以及小肠等脏腑之间在病理上的相互影响。

## 1. 心与肺

心与肺在病理上的相互影响，这是因为心肺同居上焦，心气上通于肺，肺主治节而助心行血。心肺两者之间的相互影响，主要表现在气和血的功能失调方面。如果肺气虚弱，则中气不足，就不能助心行血，心气也会虚弱。心气一旦虚弱，心血就不能充养于肺，肺气也虚。心、肺之气虚相互影响，最后会导致心肺气虚，在临床上表现为心悸气短、咳嗽喘促、动则尤甚，声低气怯，胸闷，咳痰清稀等症状。

一旦肺气虚弱或肺失宣肃，就会影响心主血脉的功能，从而导致血液运行迟滞，出现胸闷、气短，以及心悸、唇青、舌紫等心血瘀阻的病理表现。如果心气不足或心阳不振，心主血脉的功能就会减弱，血脉运行不畅，由血及气，也会影响肺的宣降功能，使宣肃功能失常，从而出现心胸憋闷、刺痛，以及咳嗽、气促、喘息等肺气上逆的病理现象。

心火炽盛，心阳过盛，就会灼伤肺阴，火烁肺金，不但会出现心悸、心烦、失眠等心火内扰之症，还会出现咳嗽、咯血等阴虚肺损之状。在温热病的发展过程中，疾病的转变，可以从肺卫阶段直接进入心营，即所谓"逆传心包"。临床上，初见发热、微恶寒、咳嗽，继则出现高热、神昏谵语、舌绛等由肺卫直入心营的症状。

## 2. 心与脾

心主血，脾生血又统血，所以在病理上，心与脾之间的相互影响，主要表现在血的生成和运行方面。

心血不足或者心阳不振，都会影响脾的运化功能，使脾的功能失常。反过来，如果脾虚健运无权，不能益气生血，心失所养，也会导致疾病的发生。脾气虚弱，运化失职，血的化源就不足；或脾不统血，失血过多，反过来又会影响心的功能，导致心血不足。这种相互影响，在临床上既表现为脾气虚弱而出现的面黄、神疲、食少便溏，还表现为统摄失职而出血，会有心悸、失眠、健忘、脉细等心血不足之症。

心行血，滋养脾，如果思虑过度，耗伤心血，血虚就无以滋养于脾，脾的健运就会受到影响，导致脾虚气弱，健运失司。在临床上，既有心血不足的症状，又有脾气虚衰之状。不论是心气不足而致心血亏损，还是脾气虚衰而使心血不足，都会影响脾之运化和统血之功能，心与脾，两者相互联系又互相影响，终致心脾两虚之证。临床上，多表现为脾气虚弱而食少、腹胀，心血不足而心悸，心神失养而失眠、多梦，以及全身气血双虚而眩晕、面色不华、体倦等。

另外，心主血液的运行，脾有统血的功能，在心脾两脏的作用下，血液沿着脉道正常运行，不致溢于脉外。一旦心脾功能失常时，就会出现出血性病理改变。

## 3. 心与肝

心与肝同样是紧密联系又相互影响的。心主血，肝藏血；心主神志，肝主疏泄。心与肝的病理影响，主要表现在血液和神志两个方面。

（1）血液方面：心、肝阴血不足，往往是互相影响的，如果心血不足，常会引起肝血虚衰；肝血不足，反过来会使心血衰弱。所以，在临床上经常表现为心悸怔忡、面色不华、舌淡、脉细无力等心血不足的症状和头晕目眩、爪甲不荣、视力减退、肢麻痉挛、妇女月经涩少等肝血亏损的症状同时并见。所以，血虚证除了心脾两虚，还会出现心肝血虚，而心肝血虚的症状，既有心血不足的表现，又有肝无所藏，不能荣筋养目的症候。

（2）神志方面：心脏和肝脏一旦出现病症，经常表现为精神出现异常。比如，如果心肝血虚、血不养心、肝失濡养，就会出现神无所主，疏泄功能失常。所以，肝血亏虚的病人，除了肝血不足的症状外，还会出现心悸不安、失眠多梦等神不守舍的症状。如果心阴不足，虚火内炽，心肝之阴血亏损，而心肝之阳气无所制约，就会出现心悸、心烦、失眠、多梦，同时症见急躁易怒、头晕目眩、面红目赤等肝气上逆，浮而上亢的症状。严重的话会出现心肝火旺，相互影响，气郁化火生痰，痰与气（火）相结，阻蔽心窍，扰于心神，导致癫狂等精神失常的疾病。

总之，现在常见的很多精神情志的疾病，很多都是由于心肝两脏相互影响，肝气郁结，气机不调而出现的神志方面的异常变化。反过来，情志如果失调，又会致肝气不舒，严重时会使肝气火上逆。

### 4. 心与肾

心与肾之间的关系主要为水火既济的关系。心肾之间阴阳水火精血动态平衡失调，即为心肾不交。其主要病理表现是肾水亏而心火旺，以及心肾阳虚水泛。

（1）肾阴不足，心阳独亢：肾水不足，不能上承以济心阴，阴不制阳，使心阳独亢，从而致使肾阴亏于下，心阳亢于上的病理变化，出现心悸、失眠、多梦、心烦，以及腰膝酸软、男子遗精、女子梦交等。此为"心肾不交"或"水火不济"。

（2）心肾阴虚，阴虚火旺：心肾阴虚，不能制约心阳，导致心火上炎，而见五心烦热、消瘦、口舌生疮、口干少津、失眠、心悸、健忘等。

（3）心阳不振，水气凌心：心阳不振，不能下温于肾，以致寒水不化，上凌于心，阻遏心阳，则现心悸、水肿、喘咳等"水气凌心"之候。

此外，心血不足和肾精亏损互相影响，互为因果，紧密联系，从而导致精亏血少，而见眩晕耳鸣、失眠、多梦、腰膝酸软等。这也是属于心肾之间生理功能失调的病变。

### 5. 心与小肠

心与小肠相表里，所以两者在病理上相互传变。心热可移至小肠，小肠实热又可上熏于心。

（1）心移热于小肠：心火炽盛会出现心烦、舌尖红赤、口舌生疮疼痛等症状。如果心火下移，影响小肠分别清浊的功能，又可引起小便短赤、尿道灼热疼痛，严重的会导致尿血等症状，称"心移热于小肠"，又称"小肠实热"，可用清心利尿的方法导热下行。

（2）小肠实热上熏于心：小肠有热，也可循经上熏于心，出现心烦、舌赤、口舌生疮糜烂等心火上炎的病理现象。在治疗上，可采用清心泻火和清利小便的药物并用的方法。

## ▶ 五味粥滋养心阴，可宁心安神

五味子，俗称山花椒、五梅子等，《新修本草》记载，"五味皮肉甘酸，核中辛苦，都有咸味"，故有五味子之名。五味子，顾名思义是一种具有辛、甘、酸、苦、咸五种药性的果实，在一般只带有一两种药味的中药材当中，实属独特。五味子的中药功效在于滋补强壮之力，药用价值极高。中医指出，五味子性温，味酸、甘，归肺、心、肾经，具有收敛固涩，益气生津，补肾宁心的功效。用于久咳虚喘，梦遗滑精，遗尿尿频，久泻不止，自汗，盗汗，津伤口渴，短气脉虚，内热消渴，心悸失眠等症。

五味子可以保护人体五脏，尤其对心脏的保护功能尤为突出。早在两千多年前，王宫贵族和中药名师已普遍采用这种传统沿用的强身妙品。五味子含有丰富的有机酸、维生素、类黄酮、植物固醇及有强效复原作用的木酚素，它也是兼具精、气、神三大补益的少数药材之一，能益气强肝、增进细胞排出废物的效率、供应更多氧气、营造和运用能量、提高记忆力及性持久力。

孙阿姨最近这段时间遇到了一件烦心事，那就是晚上入睡困难。孙阿姨已经退休好几年了，一直身体很好，而且没有干过重活，也没有感到过疲倦。可是最近这段时间，虽然孙阿姨每天晚上10点上床睡觉，但翻来覆去就是无法入睡，有时候要到凌晨1点多才能入睡。最近几天，又有了新情况：晚上睡觉的时候还出现了盗汗、自汗的情况；有时候半夜醒来，后背全是汗水。孙阿姨来到医院检查，医生说这是心内津液不足造成的，心内津液不足，造成心脏功能失常，所以产生了失眠、盗汗症状，采用滋补心阴的办法就能有效缓解这些症状。

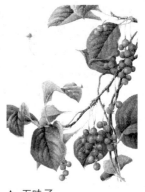

▲ 五味子
五味子常用于虚烦不寐、怔忡、心悸。

医生推荐孙阿姨多吃一些五味子粥。准备五味子10克，大米100克。把五味子洗净，去杂质；大米淘洗干净，去泥沙。把大米、五味子放入锅内，加清水600毫升。把锅置武火上烧沸，打去浮沫，再用文火煮40分钟即成。每日1次，每次吃粥80~100克。此方能够益气生津，补养肝肾，适宜津亏口渴、自汗、慢性腹泻、神经衰弱、失眠等患者食用。五味子粥之所以有此疗效，是因为五味子有扩血管作用。五味子能够提高心肌代谢酶活性，改善心肌的营养和功能，具有收敛固涩，益气生津，补肾宁心安神的功效。

或者，准备鲈鱼1条，五味子50克，料酒、精盐、葱段、姜片、胡椒粉、生油各适量。将五味子浸泡洗净。将鲈鱼去鳞、鳃、内脏，洗净放入锅内，再放入料酒、盐、葱、姜、生油、清水、五味子，煮至鱼肉熟浓汤成，拣去葱姜，用胡椒粉调味即成。每周1剂，分数次食用，用量不限。

孙阿姨购买了一些五味子，按照食疗法的要求开始制作五味子粥。仅用五天时间，就收到了良好的效果，盗汗现象明显减轻，而且入睡也变得轻松了。

## ▶麻雀栗子粥，通补五脏之阳

中医理论指出，栗子性温，味甘平；入脾、胃、肾经。栗子中不仅含有大量淀粉，而且含有丰富的蛋白质、脂肪、B族维生素等多种营养成分，热量也很高，栗子的维生素 $B_2$、维生素 $B_2$ 含量丰富，维生素 $B_2$ 的含量至少是大米的4倍。每100克栗子中含有维生素C24毫克，蛋白质5.7克，脂肪2克，碳水化合物40~45克，淀粉25克，还含有钙、磷、铁、钾等无机盐及胡萝卜素等多种成分。

栗子中所含的丰富的不饱和脂肪酸和维生素、矿物质，能防治高血压病、冠心病、动脉硬化、骨质疏松等疾病，是抗衰老、延年益寿的滋补佳品。栗子是碳水化合物含量较高的干果品种，能供给人体较多的热能，并能帮助脂肪代谢，具有益气健脾，厚补胃肠的作用。

麻雀肉性温助热，味甘，入肾经，壮阳益精。主治肾阳虚弱、阳痿早泄、腰膝酸冷、小便频数、崩漏或闭经、带下等。

在临床中，常以麻雀和栗子共用，制成麻雀栗子粥。

最近一段时间工作繁忙，老张感到有些力不从心，总会出现腰腿酸软的症状，这几天还出现了小便频多的现象。老张请了几天假，到医院进行了全面检查。医生告诉老张，这种情况是由体内阳气不足，脏腑功能失调造成的。只要采用相应的措施，补充体内阳气，就可以摆脱此种症状的困扰。

医生给老张推荐了麻雀栗子粥。准备麻雀5只，生地15克，覆盆子15克，枸杞子30克，栗子100克，葱、白酒适量。将栗子去皮洗干净。麻雀宰杀，去除皮毛和内脏，洗净晾干，炒熟，酌加少量白酒，稍煮。再放入各种栗子、作料和清水，先用武火煮沸，再用文火煮熬20分钟。待粥将成时，加葱白（切段），煮沸即可。

麻雀肉含有蛋白质、脂肪、胆固醇、碳水化合物、钙、锌，磷、铁等多种营养成分，

还含有维生素 $B_1$、维生素 $B_2$，能补充人体的营养所需。特别适合中老年人。因雀肉中的脂肪能为人体提供大量的能量，储存于皮下又能防止身体热量散发，从而保持体温；达到温补肾阳的功效。麻雀肉中的蛋白质更是生命的物质基础，组成身体的各种细胞，帮助细胞更新及修复。钙是组成骨骼的重要物质，能预防骨质疏松，又能防止骨质疏松。磷参与了身体能量的贮存、释放和转移。铁更是血红素的主要成分，血虚的人更应注意补充。

而栗子中含有的多种元素则可以滋补肾阳，补充体内阳气。二者同补，可以有效调节五脏功能，通补五脏阳气。

老张还是第一次食用麻雀肉，按照这个食疗法滋补一周后，腰腿酸软的症状就得到了明显的缓解。十天后，小便频多的现象也消失了。

## ▶ 海马童子鸡，是补肾阳虚的能手

海马自古以来备受人们的青睐，男士们更是对其情有独钟。因此海马国内外市场需求量很大。海马属鱼纲，又名龙落子，是珍贵药材，有健身、催产、消痛、强心、散结、消肿、舒筋活络、止咳平喘的功效。有"北方人参，南方海马"之说。海马除了主要用于制造各种合成药品外，还可以直接服用，可健体治病。

中医理论指出，海马味甘、咸，性温；归肝、肾经。用于肾虚阳痿、精少，宫寒不孕，腰膝酸软，尿频；肾气虚，喘息短气；跌打损伤，血瘀作痛。此外，尚可治疗瘰疬、瘿瘤；外用治阴疽疮肿、外伤出血等。

所谓童子鸡，是指生长刚成熟但未配育过的小公鸡，或饲育期在三个月内（依各品种不同稍有差异，最少只有饲养不到一个月）、体重达 500 ~ 700 克、未曾配育过的小公鸡。后来也有专门的品种称为童子鸡。童子鸡，我国南北方都有烹制，方法也基本相同，都是用老卤烧煮。卤水的配料南北略有不同，最显著的一点是：南方用糖，北方不用糖。

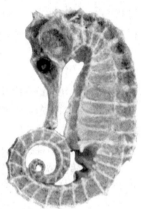
▲ 海马
海马具有补肾壮阳、镇静安神、舒筋活络的功效。

海马童子鸡不仅是餐桌上的美味，而且还能够作为食疗方，达到滋补肾阳的效果。

张斌今年 36 岁，从事贸易工作。最近几天，张斌在上班期间，总会出现头晕眼花的现象。刚开始的时候，张斌认为是自己没有休息好，但这种症状却呈现加重趋势，更伴随着出现了四肢无力的症状。张斌来到医院检查后得知，这是由肾阳虚造成的，应该及时采取措施补充肾阳。

有朋友给张斌推荐了海马童子鸡。准备童子鸡 1 只，海马 10 克，虾仁 100 克，料酒、盐、味精、葱、姜等各适量。童子鸡去毛及内脏，将鸡放入蒸钵内，虾仁放在鸡周围，加葱姜，料酒，盐，味精等，上笼蒸熟，吃鸡肉，虾仁，饮汤。此方能够补精益气，温中壮阳。适用于气虚，阳虚，体质虚弱，乏力怕冷，早泄等症。

鸡肉的主要成分是蛋白质，营养价值很高。鸡肉里含弹性结缔组织极少，所以容易被人体的消化器官所吸收。童子鸡肉经蒸煮之后，鸡肉纤维便分离，变得细嫩、松软适口，而且消化率高，很容易被人体吸收利用，有增强体力、强壮身体的作用。鸡肉含有对人体生长发育有重要作用的磷脂类，是中国人膳食结构中脂肪和磷脂的重要来源之一。祖国医学认为，鸡肉有温中益气、补虚填精、健脾胃、活血脉、强筋骨的功效。

海马有补肾壮阳，调气活血之功，虾肉补肾壮阳，童子鸡益气补精。三味配伍，不仅肉质细嫩而鲜美，气味芳香，营养丰富，而且有较好的温肾壮阳补虚的功效，是肾阳虚、阳痿、早泄、体质虚弱者调补佳品。

张斌按照食疗方的要求，购买了相关食用材料，开始进行食补。这道海马童子鸡不仅味道鲜美，而且对于滋补阳气效果显著。食疗一周后，头晕眼花的症状就完全消失了。

## ▶ 滋阴补阳，就选补心绿茶饮

我国有上千年的饮茶文化，茶成了招待宾客的必备之物，几乎每个中国家庭中都备有好几种茶。尤其是绿茶，更是受到大家的欢迎。关于绿茶的滋味我们都了解，却很少有人能知道绿茶的功效。

绿茶，又称不发酵茶。绿茶是未经发酵制成的茶，因此较多地保留了鲜叶的天然物质，含有的茶多酚、儿茶素、叶绿素、咖啡因、氨基酸、维生素等营养成分也较多。绿茶中的这些天然营养成分，对防衰老、防癌、抗癌、杀菌、消炎等具有特殊效果，是其他茶类所不及的。

绿茶在我国被誉为"国饮"。现代科学大量研究证实，茶叶确实含有与人体健康密切相关的生化成分，茶叶不仅具有提神清心、清热解暑、消食化痰、去腻减肥、清心除烦、解毒醒酒、生津止渴、降火明目、止痢除湿等药理作用，还对现代疾病，如辐射病、心脑血管病、癌症等疾病，有一定的药理功效。

大学毕业后，小刘成了一名电脑工程师，每天的工作就是坐在电脑前，为公司设计新的电脑程序。最近一段时间，公司加班频繁，小刘每天的工作时间达到了10个小时。这天早上，小刘在电脑上刚刚工作了1个小时，就感到眼睛干涩，视物模糊，这是电脑工作者的常见病症，小刘也并没有放在心上。但接下来的几天，小刘只要工作时间长了，就会头痛耳鸣，精神无法集中，而且皮肤也开始变得粗糙，没有光泽。

小刘利用休息时间来到医院检查，医生告诉他，这是体内阴阳失衡造成的。当医生了解到小刘是一名电脑工作者的时候，对他解释说："电脑工作者每天都接受长时间的电脑辐射，损耗体内大量津液，尤其会对心脏内的阴津造成损耗；继而造成体内阴阳失衡。头痛、耳鸣这些症状都是源于这种情况，应该及时采取滋阴补阳的办法，并减少外界对身体的辐射。"医生建议小刘采用绿茶饮，多喝绿茶。

准备绿茶粉6克，山楂5钱，加3碗水煮沸6分钟，三餐后饮用，加开水冲泡还可续饮，每日1剂。

或者，准备绿茶粉2克，荷叶3钱，以沸水冲泡，可当饮料喝。

绿茶中含有有助于预防和治疗辐射伤害的茶多酚及其氧化产物，可以减少电脑对身体的辐射，同时可以增加体内津液，保证身体的阴阳平衡。同时，茶叶还可以收敛毛孔，具有消毒、灭菌、抗皮肤老化的功效。

冲泡绿茶时，水温控制在80～90℃。若是冲泡绿茶粉，以40～60℃的温开水冲泡即可。冲泡茶叶的第一泡不要喝，冲了热水后摇晃一下即可倒掉。绿茶粉不可泡得太浓，否则会影响胃液的分泌，空腹时最好不要喝。

小刘听从医生的建议，每天都冲泡绿茶喝。大概10天后，他的皮肤开始恢复了光泽；半月后，耳痛耳鸣的症状也消失了。


## ▶ 肺脏的阴阳病理、运行规律

人体的五脏六腑中，肺居胸中，是五脏六腑的华盖，与气道、喉咙相连，开窍于鼻，合称肺系。肺又与大肠相表里，主气，司呼吸，给体内外气体交换提供交换的场所。肺朝百脉而助心行血，通调水道，又是水的上源，外合皮毛，煦泽肌肤。肺性喜清肃，不耐寒热，所以如果人体一旦感受外邪，首先受袭的就是肺。因此，受病邪入侵后，肺的病理变化主要表现为呼吸功能异常、水液代谢失调、体表屏障功能失常，还会影响气的生成、血液物质循环障碍，甚至引起一些皮肤疾患。

肺的基本病理变化为病变有虚实之分，虚的表现多为气虚和阴津不足，实则多由风寒、燥热、痰湿袭肺所致。

### 1. 肺失宣肃

肺气升降出入运动主要表现为肺的宣发和肃降两个方面，二者既相互区别，又相互影响，有宣有肃才能使肺的生理功能正常。外邪袭表犯肺，或痰浊内阻肺络，或因肝升太过，气火上逆犯肺，就会导致肺气宣发和肃降失常，肺气不足，或肺阴虚亏等因素也有可能导致失常。

（1）肺气宣肃正常则呼吸调匀，否则就会呼吸不畅。肺气失宣，气机不利，呼吸不畅，就可出现鼻塞、咳嗽等症状。卫气壅滞，肺合皮毛，肺主气，宣发卫气于皮毛。肺失宣发，卫气壅滞，腠理固密，毛窍闭塞，就会出现恶寒、发热、无汗等症状。肺气不宣与肺气不利二者基本相同，但一般情况下，肺气不宣多对外感表证而言，肺气不利多对内伤杂病而言。

（2）肺失清肃又称肺失肃降，是指肺气失于清肃下降的功能，使肺气下降和清洁呼吸道的功能减退。在临床上多表现为胸闷、气促、咳嗽、痰多等。咳嗽时间长了，肺气就会受到损伤，肃降失常，就会进一步致使肺气上逆。肺气上逆与肺失清肃相同，但咳嗽气逆较肺失清肃为甚。

肺气失宣或肺失清肃，都可以导致肺气上逆而气喘，影响通调水道的功能，从而出现尿少、水肿等症。如果再进一步发展，都会损耗肺气和肺阴，导致肺气虚损或肺阴不足。

## 2. 肺气不足

肺气不足又称肺气虚。肺气不足多因肺失宣肃，长时间未愈，或因久病气虚，或劳伤过度耗损肺气所致。肺气不足除气虚的一般症状外，主要表现为以下病理变化：

（1）呼吸功能减退。肺气虚会导致体内外气体交换出入不足，可出现咳嗽、气短、声低、息微，严重时则可出现喘促、呼吸困难等症。

（2）水液停聚。肺主行水，为水之上源。肺气虚致使通调水道功能失职，从而影响水液的输布代谢，咳痰清稀，严重可出现聚痰成饮，甚至产生水肿。

（3）卫阳虚弱。肺气虚损，卫气不足，卫外功能低下，腠理不固，而致表虚自汗、畏寒等。

## 3. 肺阴亏损

所谓肺阴亏损，指的是肺脏的阴津亏损和阴虚火旺的病理变化。燥热之邪灼肺，或痰火内郁伤肺，或五志过极化火灼肺，以及久咳耗伤肺阴等，都可能导致肺阴亏损。阴津亏损，肺燥失润，就会致使气机升降失司，或阴虚而内热自生，虚火灼伤肺络而出血，可出现一系列干燥失润及虚热见症。临床表现为干咳无痰或痰少而黏、潮热盗汗、气短、颧红升火、五心烦热，严重的可能痰中带血等。肺脏阴虚津亏，如果长时间没有痊愈，常会损及肾，而致肺肾阴虚。

肺为气之主，是气机升降出入的门户，主要职责是负责呼吸，参与调节水液代谢。天气通于肺，肺与外界息息相通，极易感受外邪而发病。一般来说，肺的病理变化有邪实和正虚之分，所谓邪实，或为热壅，或为水积，或为痰阻，或为血瘀；所谓正虚，或为气虚，或为阴虚，或为气阴两虚。肺的虚证多由实证转变而来，也有虚实错杂的症候。

## 1. 肺与脾

肺主气，脾益气；肺主行水，脾主运化水湿。所以肺与脾的病理关系主要表现在气和水液代谢功能异常方面。

（1）肺气虚弱多由脾气虚弱、运化失常、水谷精微不得入肺以益气所导致，症状表现为食少、腹胀、便溏、少气懒言、咳喘痰多，严重的可出现水肿等脾虚肺弱（土不生金）之征；久病咳喘，肺失宣降也会影响到脾，因此脾就不能输布水谷精微，中焦失养，肺气表现为虚证，而出现咳喘痰多、体倦消瘦、纳呆腹胀等肺虚脾弱证。所以，肺气久虚一般首先常用补脾的方法，使脾气健运，肺气便随之逐渐恢复。所以有扶脾保肺的说法。

（2）脾的健运功能失调，水不化津，湿浊内生，聚为痰饮，贮存于肺，使肺失宣降，而出现咳嗽、喘息、痰鸣等症。水液代谢，其本在脾，其标在肺，痰之动主于脾，痰之成贮于肺，所以治疗的时候应该健脾燥湿，肃肺化痰。相反，如果肺气虚弱，失于宣降，通调水道以行水的功能受到影响，导致水液代谢不利，水湿停聚，中阳受困，就会出现水肿、腹胀、倦怠、便溏等症。

### 2. 肺与肝

肺主气，其性肃降；肝主疏泄，其性升发。因此，肺肝两脏关系到人体气机升降运动。其病理影响，主要表现在气机升降出入失常方面。

（1）气机升降失常的表现为肝气郁结，气郁化火，肝火灼肺，肺失清肃，出现易怒、胁痛、咳逆、咯血等肝火犯肺的症候。反之，如果肺失清肃，燥热下行影响到肝，肝失条达，疏泄不利，就会在咳嗽的同时，出现胸胁引痛胀满、头痛头晕、面红目赤等肺燥伤肝的症候。

（2）气血运行不畅：机体气机调畅，气血运行就会畅通无阻，如果肝肺气机升降的功能失调，使气机阻滞，就会引起气滞血瘀的病理现象。

### 3. 肺与肾

肺为气之主，肾为气之根；肺为水之上源，肾为主水之脏；肺属金，肾属水，金水相生。故肺与肾在病理上的关系，主要表现在呼吸异常和水液代谢失调及阴液亏损方面。

（1）呼吸异常。肺气虚损，久病伤及肾气，就会导致下气虚衰，气失摄纳，呼吸之气不能归根，均可出现咳嗽喘促，呼多吸少，运动的话表现就会更明显，腰酸膝软或汗出肢冷等肾不纳气之候。肺主出气，肾主纳气，出气太多，则呼为之长；纳气不足，则吸为之短，从而出现呼吸不调。

（2）水液代谢失调。肺失宣肃，通调水道失职，必累及于肾，肾反过来又影响到肺，相互影响，导致水液代谢失调，发为水肿。出现发热恶寒，小便不利而水肿等，风水不愈，亦可由肺及肾，继则出现水肿漫延全身、腰痛、小便不利等症状。如果肾阳虚衰，使肺失宣降之性，不能行水，会加重水肿，还会表现出气短咳嗽、喘不得卧等水寒射肺的症状。

（3）阴液亏损。肺阴受伤，长时间必然会影响肾阴，导致肾阴亏损，反之，肾阴亏虚也会使肺失清润。两者相互影响，最终形成肺肾阴虚，出现干咳、音哑、两颧发红、潮热盗汗、腰膝酸软、男子遗精、女子经闭等肾阴虚火旺之症。在治疗上，不论是由肺及肾，或由肾及肺，都需要肺肾同治。

### 4. 肺与大肠

肺与大肠相表里：肺与大肠在病理上的相互影响，表现为肺失宣降和大肠传导功能失调。

（1）肺失清肃，传导受阻。肺热壅盛，会灼伤津液，腑气不通而大便秘结，称为实热便秘。肺气虚弱，肃降无权，大肠传导无力，而大便艰涩，名为气虚便秘。若肺失肃降，津液不能下达，肠道失润，传导不利而大便不通，又为津枯便秘。在治疗上可辅以宣肺、补肺、润肺之品，常有助于便秘的解除。

（2）传导失常，肺失宣降。大肠传导功能失常可导致肺气失于宣降。如大肠实热，腑气壅滞不通，可以导致肺失宣肃，从而导致胸闷、咳喘、呼吸不利等。在治疗上，只要通其腑气，使大便通畅，则不治肺而喘自己平复。

## ▶肺部的保健养生方法

作为人体非常重要的器官，肺的主要生理功能是主气，司呼吸、主宣发和肃降，通调水道。中医认为，肺为五脏之华盖。肺又有"娇脏"之称，这是因为肺是非常娇弱的脏器。肺与外界直接相通，在呼吸的过程中，直接受着外界冷暖的影响，外界的各种致病微生物、灰尘等有害因素也会直接影响肺脏。肺脏的形态结构和功能退化，则更易受外界有害因素的侵袭。因此，在日常生活中，一定要注重肺的保养，这是预防疾病，增进健康，抗衰防老的重要环节。

### 1. "肺主气、司呼吸"的保健

肺脏主气，司呼吸，调节气的升降出入运动，呼浊吸清，吐故纳新，从而保证人体新陈代谢的正常进行。

因此，肺的保健至关重要。日常生活中，首先应尽量避免空气质量很差的环境中生活，以避免吸入空气中的杂质和有毒气体。例如：二氧化碳、一氧化碳、二氧化硫、二氧化矽、棉纱纤维、氯气、甲醛、有机磷农药等。如果这些有毒物质、有害物质吸入过多，可直接损伤肺部，引起人体肺部及全身性的病变。因此，日常生活要积极预防和控制空气污染，可以改善居住环境、劳动环境、居室环境，有很必要时可对灰尘多的环境进行"净化"处理。同时，搞好环境卫生、加强预防措施也是非常重要的。比如备好防尘口罩、防尘器，通风设备良好，多呼吸新鲜空气等。同时，吸烟对肺脏的伤害也是非常大的，因此，为了保护肺脏，吸烟者最好戒烟。

此外，积极参加运动锻炼也对肺脏有很好的保健作用。可以根据自己的爱好，选择适当的运动项目积极锻炼身体。散步、做广播体操、打太极拳、练气功、呼吸体操等，都可有效地增强体质，改善心肺功能。还可以经常训练腹式呼吸以代替胸式呼吸，每次持续5～10分钟，可以增强膈肌、腹肌和下胸肌活动，加深呼吸幅度，增大通气量，减少残气量，从而改善肺功能。

### 2. "肺主宣发和肃降"的保健

肺的宣发和肃降是新陈代谢的两个方面，两者相互依存、相互制约、相反相成，保持着功能的协调。一旦二者功能失去协调，种种病变就会产生。因此，保护协调肺的宣降功能，对增强体质、预防疾病具有重要意义。

（1）饮食有禁忌。俗话说病从口入，很多疾病都是因为我们的饮食不当而造成的。少吃辛辣辛味，宜淡食少盐忌咸、饮食切勿过寒过热，尤其是寒凉饮冷，对于肺脏保健有着积极的作用。《黄帝内经》中的"大饮则气逆"和"形寒饮冷则伤肺"早已明确提出了告诫，因此为了肺脏的保健，在饮食上一定要合理调摄，切不可逞一时安逸而贪凉饮冷。

（2）防寒保暖很重要。防寒保暖也是肺脏保健要注意的一个重要方面，特别是在寒冷季节或气温突变时，此时阳不制阴，人体最易患感冒，诱发支气管炎。因此要注意防寒保暖，随气温变化而随时增减衣服。室内温度、湿度要适宜，通风良好，但不宜直接吹风。要经常保持胸背的暖和，暖则肺气不伤。

（3）加强耐寒锻炼以增加免疫力。耐寒锻炼在于增强机体免疫功能，预防感冒，从而达到肺脏保健的目的。具体方法可采用冷水浴面、空气浴和健鼻的保健。

（4）疾病防治，早治早好。疾病防治是积极预防感冒的有效方法之一。特别是患有慢性支气管炎、哮喘等发作性呼吸系统疾病者，气温变化或大的节气交接前，尤其要注意做好预防保健和治疗措施，以免旧病复发或加重病情。此外，"冬病夏治"也是较好的方法。在夏季未发病之时，采用方药或针灸固本扶正之法，可以增强抵抗力，冬季就可少发病，或不发病。

## ▶脾脏的常见阴阳病理

脾位于中焦，与胃相表里，主肌肉四肢，开窍于口，其华在唇，外应于腹。脾主运化，为后天之本，气血生化之源，并能统摄血液的运行。脾主升清，喜燥恶湿。脾的病理变化主要表现为饮食水谷运化功能减退、血液的生成和运行障碍以及水液代谢失调等。脾为太阴湿土，脾的阳气为脾的功能之主，所以脾的运化功能障碍，主要是由于脾的阳气虚损，升清功能失职，运化无权所致。脾的统血功能，实际上体现在脾的阳气固摄作用之上。所以脾的病理变化以脾的阳气失调为主。

### 1. 脾阳（气）失调

脾气虚损、脾阳虚衰及水湿中阻是脾的阳气失调的主要表现。

脾气虚弱又称脾气虚。脾胃虚弱导致脾气不足、中气不足。如果饮食不节或过服消导克伐的药物，以及情志失和，思虑太过，或禀赋素虚，或过于劳倦，或久病失养，皆可损伤脾气，这样脾的运化水谷、运化水湿，以及化生气血的功能就会减退，从而导致脾气虚衰。

脾气虚弱可以引起如下病理变化：

消化吸收功能减退。脾气虚弱会导致运化无权，表现为食欲不振、纳食不化、腹胀便溏，或轻度水肿等脾失健运的症状。

气血双亏。由于脾失健运，化源不足，可出现面黄肌瘦，少气懒言，四肢倦怠乏力等全身气血不足的症候。

中气下陷。脾气虚弱，升举无力甚至下陷，称为中气下陷或气虚下陷。脾气不升，机体表现为眩晕体倦、内脏下垂、久泄脱肛、便意频数、小便淋漓难尽等症状。

脾不统血。脾气虚弱，统摄血液的功能就会降低，从而出现便血、月经淋漓不断或忽然大下、月经过多、肌衄等各种慢性出血现象，称为脾不统血。临床上具有脾虚、血虚和出血的病理改变。

### 2. 脾阴失调

脾阴失调也就是脾阴虚，一般是指脾的阴液失调而言。造成脾阴虚的原因多由饮食不节，如恣食辛辣、酗酒等，导致火气伤中，耗伤脾阴造成，或积郁忧思，内伤劳倦等，使虚火妄动，消烁阴津，暗伤精血，从而损及脾阴，或因肾水亏乏，不能滋脾而致脾阴不足。

脾阴虚的主要临床表现为食欲减退、唇干口燥、胃脘灼热、大便秘结、形体消瘦、舌红少苔等。

脾与胃同居中焦，二者之间相连着薄薄一层膜，职司水谷运化。脾主运化，胃主受纳，一升一降，相互作用，共同配合，完成纳运水谷，化生气血等生理活动。脾脏与胃腑，在五行均属土，脾脏为阴土，胃腑为阳土，两者在生理上关系密切，病理上相互影响。因此，脾阴虚常见胃阴不足，而胃阴虚又常兼见脾阴虚之象。但两者并不完全相同，脾阴虚多因情志内伤，五志化火，阴精暗耗造成；而胃阴虚多由热病伤津所致。脾阴虚多表现为味觉障碍，常感味觉欠佳、食欲减退、口唇干燥、大便秘结，而胃阴虚常会出现饥不欲食、消谷善饥、干呕呃逆等。

所以，脾气虚是脾的功能失调最基本也是最常见的病理变化，消化吸收功能减退为主要的病理表现，同时还伴有全身性气虚表现。脾气虚进一步发展就会导致脾阳虚，也可因过量食用生冷食物，或过度服用寒凉药物而直接损伤脾阳而成。脾阳虚常会轻累及肾阳而成脾肾阳虚的症候。脾阳虚不仅表现为脾气虚，还常表现为温煦功能减退，寒从中生。脾气脾阳不足、中气虚损，或久泄久利，或劳倦过度、损伤脾气，会导致脾气虚衰，功能减退，脾气升举无力，反而下陷，常为全身气虚的一个方面，主要表现为气虚和气陷两种病理变化。脾不统血，多由脾气虚弱，统摄无权所致，其病机主要在于气不摄血，故临床表现，除见脾气虚或脾阳虚征象外，还有各种出血等，脾阴不足是脾的阴液不足，常与胃阴不足相兼出现。

## ▶ 百合的滋阴润肺功效

中医认为百合性微寒平，具有清火、润肺、安神的功效，其花、鳞状茎均可入药，是一种药食兼用的花卉。

中医认为百合具有润肺止咳、清心安神的作用，可以用来治疗肺费久嗽，咳嗽痰血；热病后余热来清，虚烦惊悸，神志恍惚，脚气水肿。百合除含有蛋白质21.29%、脂肪12.43%、还原糖11.47%、淀粉1.61%，及钙、磷、铁等营养素外，还含有一些特殊的营养成分，如秋水仙碱等。这些成分综合作用于人体，不仅具有良好的营养滋补之功，而且还对秋季气候干燥而引起的多种季节性疾病有一定的防治作用。中医上讲鲜百合对病后虚弱的人非常有益。

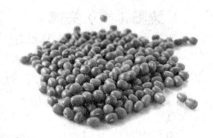

▲ 绿豆
绿豆有治疗咽喉肿痛、平肝利水的作用。

刚刚参加工作的章进，还不太适应社会的节奏，有时候对领导安排的工作感到力不从心，夜里经常要忙到凌晨1点多，躺在床上却又翻来覆去地不能入睡；好不容易睡着了，睡眠质量也较差。几天下来，章进身心俱疲。再加上这几天天气骤冷，章进又患上了咳嗽。

他抽时间到医院检查，医生告诉他这是体内阴阳失衡所造成的。因为章进这段时间经常熬夜，大量损耗了体内津液，造成阴阳失衡，所以才会出现失眠的症状。医生推荐他采用百合食疗方。

准备绿豆100克、粳米或糯米适量，加水适量煮熟，再加入50克洗净的鲜百合略煮片刻即可。在食用之前，加入白砂糖或者冰糖调味。这个方子可以清热解毒、利水消肿。适用于咽喉干咳、热病后余热未尽、烦躁失眠等症的治疗。

还有一个食疗方，准备净百合30克，莲子25克，糯米100克，加红糖适量，共煮粥食。此方可以养胃缓痛、补心安神。适用于治疗脾胃虚弱的胃脘痛、心脾虚或心阴不足的心烦不眠症。章进抱着尝试的心态，进行了不足一周的食疗，就收到了很好的效果，现在睡眠质量明显提高了。

## ▶ 脾脏与五脏的阴阳关系

脾脏位于中焦，位于腹腔的左上部，隔膜的下面，胃的背侧左上方，是人体非常重要的脏腑器官之一，"其形生如复盆"，中医认为脾主运化，"主裹血"，主"智周"，具有运化水液，输布水谷精微的功能，所以被称为人体气血生化之源和元气的根本。

### 1. 脾与肝

脾生血统血而司运化，肝藏血而主疏泄，脾与肝之间主要是运化与疏泄的关系，病理上主要表现为消化吸收障碍和血液功能失调。

（1）消化吸收障碍。肝脾协调互助，维持着人体的基本代谢功能，一旦二者关系失调，会直接影响着人体的消化吸收功能，主要有木旺乘土和土壅木郁两种不同的病理表现。

木旺乘土包括肝脾不调和肝胃不和。肝脏疏泄调畅，脾胃的消化吸收才正常。如果肝的疏泄功能失调，横逆犯脾，就会导致肝脾不调，出现脾气虚弱，运化功能失调。临床上表现既有肝失条达的表现，如胸胁胀满、精神抑郁或急躁易怒等，又有脾失健运的症状，如纳呆、腹胀、便溏等。肝失疏泄导致胃失和降，气机上逆，称之为肝胃不和，临床上除肝失疏泄的表现外，又有胃脘胀痛、呃逆嗳气等症状。

土壅木郁包括脾失健运，水湿内停；外湿浸渍，困遏脾阳；湿郁蕴热导致肝胆疏泄不利出现胆汁外溢，出现身黄、目黄、小便黄等黄疸症状。此外，脾气虚弱可致肝失疏泄，甚则动风，称之为脾虚生风。如脾虚久泻的患儿，可发展成"慢脾风"，临床上以四肢抽搐为特征。

（2）血液方面。脾气虚弱，运化无力，化源不足，或脾不统血，失血过多，都可累及于肝，从而使肝血不足，出现消瘦、食少、视物模糊、眩晕、肢麻、月经涩少或闭经等。

### 2. 脾与肾

肾为先天之本，脾为后天之本，二者在病理上相互影响。肾阳不足就不能温煦脾阳，从而导致脾阳不振，或脾阳久虚，进一步损及肾阳，引起肾阳虚，二者最终均可导致脾肾阳虚。临床上主要表现在消化功能失调和水液代谢紊乱方面。

（1）消化功能失调。《华佗神医秘传》指出："肾泄者，五更泄也。其原为肾阳虚亏，既不能温养子脾，又不能禁固于下，故遇子后阳生之时，其气不振，阴寒反胜，则腹鸣奔响作胀，泻去一、二行乃安。此病藏于肾，宜治于下而不宜治中。"由于脾肾阳虚，脾失健运，则水反为湿，谷反为滞，水谷不化，而生泄泻。如肾阳不足，命门火衰，不能温煦脾土，阴寒极盛，发为五更泄泻。

（2）水液代谢紊乱。脾虚及肾，肾阳亦衰。肾阳不足，温煦脾土功能失调，脾阳益虚。脾虚则土不制水而反克，肾虚水无所主而妄行，则水液潴留，泛滥为患，出现水肿、小便不利等。

### 3. 脾与胃

脾与胃相表里，病理上相互影响，表现为纳运失调、升降失常、燥湿不济等。

（1）纳运失调。胃主纳，脾主运，二者密切配合，消化功能正常。一旦二者协调功能失调，就会出现食欲减退，或嘈杂易饥，消化不良、食后饱胀、大便溏泄。胃主受纳，脾主消化。脾失健运，不易消化；胃的收纳功能退却，就不能食。但脾与胃在病理状态下互相影响，所以脾胃纳运失调的症状，往往同时并见，治疗时需要调脾理胃，两者兼顾。

（2）升降失常。脾主升清，如果脾气不升，甚至中气下陷，就会出现泄泻、脱肛、内脏下垂等。胃主降浊，胃气不降而反上逆，就会出现恶心、呕吐、嗳气、呃逆以及大便不通等，因为脾升胃降是相互为用的，所以清气不升，必致浊气不降，浊气不降，也必致清气不升，治疗时要以恢复脾胃升降为要。

（3）燥湿不济。脾喜燥恶湿，胃喜润恶燥，二者相反，因此要燥湿适度，水谷乃化。如果二者相互影响，可见脾病多寒多湿，药宜温燥。热邪易于伤津，灼伤胃津而化燥；胃气上逆，频繁呕吐，胃津耗损，也会出现燥象。故胃病多热多燥，药宜凉润。

总之，脾与胃，纳运协调，升降相因，燥湿相济，以维持饮食物的消化和水谷精微的吸收、输布的功能活动。如果脾胃纳运失调，升降失常，燥湿不济，也会相互影响，导致消化失常，产生各种病变。脾胃功能失调，二者不能相互配合，协调运作，治疗时要二者兼顾，才会达到治疗的目的。


# ▶ 肝脏的阴阳病理

肝主疏泄而藏血，其气升发，喜条达而恶抑郁，主筋，开窍于目，与胆相表里。肝以血为体，以气为用，体阴而用阳，集阴阳气血于一身，成为阴阳统一之体。所以肝的病理变化复杂多端，容易形成肝气抑郁，郁久化火，肝阳上亢，肝风内动等肝气、肝火、肝阳、肝风之变，而且肝脏阴血容易亏损。因此，肝的重要病理特点就表现为肝气、肝阳常有余，肝血、肝阴常不足为。所以，肝脏除了本身的病变外，还非常容易牵引其他脏腑，病理变化较为复杂。

肝病的病理变化有虚实两类，而又以实为多。

## 1. 肝气、肝阳失调

肝气、肝阳失调的病机，主要表现在肝气郁结和肝火上炎等方面。

（1）肝气郁结。肝气郁结是肝脏病理中最常见的病理变化。常由精神刺激，情志抑郁不畅，或病久不愈而因病致郁，或者其他脏器的病理影响引起，使肝失疏泄，气机不畅，形成肝气郁结之候，其轻者称为肝气不舒或肝气郁滞，临床上以情绪抑郁、悒悒不乐，以及胁肋胀痛等气机郁滞之候为特征，且每当太息、嗳气之后略觉舒缓。

肝气郁结的病理发展趋势为以下几个方面。

气滞血瘀。肝气郁结，气机阻滞，则血行不畅，必然导致血瘀，表现为胁肋刺痛、症积肿块、舌青紫或瘀点、瘀斑等。影响冲任二脉，则冲任失调，可见妇女月经不调、痛经、闭经或经血有块等。

痰气郁结。气郁生痰，痰与气结，阻于咽喉，则为梅核气；积聚于颈部则为瘿瘤等。

气郁化火。气有余成火，肝气郁结，久而化火，形成气火逆于上的肝火上炎之候。

犯脾克胃。肝气郁而不达，或气滞转化为横逆，都可影响脾胃之纳运，形成兼有呕吐、嗳气、脘胁胀痛等肝气犯胃和兼有腹胀肠鸣、腹痛泄泻、大便不爽等肝气犯脾之候。

肝气郁结与肝气横逆虽然都是肝气的病症，并且都是实证，但二者的病理性质也并不完全相同。肝气郁结为肝之疏泄不及，肝气抑郁；而肝气横逆则为疏泄太过，肝气过旺。所以，精神情志失调，前者为情志抑郁、多疑喜愁、闷闷欲哭，后者为性急易怒。

（2）肝火上炎。肝火上炎又名肝火、肝经实火，是肝脏阳热亢盛，气火上冲的一种病理变化。肝郁气滞，郁而化火常致肝火上冲，或因暴怒伤肝，肝气暴张，引发肝火上升，或因情志所伤，五志过极化火，心火亢盛，引动肝火所致。

肝火上炎的主要特点表现为头部的病症，如头胀头痛、面红目赤、急躁易怒、耳暴鸣或特发性突耳聋等病理表现。肝的阳气升动太过，郁火内灼，极易耗伤阴血而致阴虚火旺。肝火灼伤肺胃脉络，则易出现咯血、吐血、衄血。

### 2. 肝阴、肝血失调

肝阴、肝血失调的病机都是肝之阴血不足的特点。阴血虚则阳亢，则为肝阳上亢，阳亢无制而生风，为肝风内动。因此，肝阳上亢、肝风内动，亦多与肝之阴血不足有关。

（1）肝阴不足。肝阴不足又称肝阴虚。肾阴亏损，水不涵木，或肝郁化火，暗耗肝阴等，均可导致肝阴不足。肝阴不足表现为头晕目眩、眼睛干涩、面部红热、口燥咽干、五心烦热、两胁隐痛等症状，所以肝阴不足往往会出现肾阴不足。

（2）肝血亏虚。失血过多，或久病损耗，或脾胃虚弱，化生气血的功能减退等，都可能导致肝血亏虚。其病理变化除血虚征象外，主要表现在肝血不能荣筋养目等方面，肢麻不仁、关节屈伸不利、爪甲不荣等筋脉失养和眩晕眼花、两眼干涩、视物模糊等血虚不能上荣头目为主要表现特征。此外，肝血不足常可导致冲任不足和血虚生风。冲任不足，血海空虚，可引起月经量少乃至闭经。血虚生风每致虚风内动，可见皮肤瘙痒、痉挛、肉𥆧、瘈疭等病理表现。

（3）肝阳上亢。肝阳上亢，多由肝阴不足，阴不制阳，肝之阳气升浮亢逆所致，或因情志失调，郁怒伤肝，气郁化火，肝火炽盛，耗伤肝阴，发展为阴虚阳亢而成。因肝肾同源，故肾阴不足，水不涵木而致肝肾阴虚，最易引起肝阳上亢。肝阳上亢的病理特点为阴虚阳亢，本虚标实，上盛下虚。上盛则为阳气亢逆，属标病，表现为眩晕耳鸣、头重脚轻、面红目赤、烦躁易怒等；下虚为肝阴虚，属本病，表现为腰膝酸软、足痿无力等。

肝气郁结、肝火上炎、肝阳上亢三者，在病理上是相互影响的。

（4）肝风内动。肝风内动多是肝脏阴阳气血失调，发展至极期的病理变化，属于内风范畴。临床上以眩晕、震颤、抽搐等动摇不定的症状为主要特征。有热极生风、肝阳化风、血虚生风、阴虚风动之分。

热极生风又称热盛动风，多因邪热炽盛所致。其病理特点为发病急骤，多在里热、实火情况下出现，常见于温热病邪入营血阶段，或某些发热性疾病的极期，多表现为高热、神昏、抽搐、痉厥的特征。

肝阳化风是因为肝阴不足，肝阳失去制约，阳亢无制，妄自升动而致。其病理变化多有肝阴不足，肝阳上亢之候，继之出现眩晕欲仆、肢麻震颤、筋惕肉𥆧等，甚则昏仆、偏瘫，发为中风。

血虚生风系阴血不足，筋脉失养所致。一般是在血虚基础上发生的，阴血不足症状比较明显，风胜则动之表现轻微，或仅见于肌表，如皮肤瘙痒、手足发麻等，少有抽搐现象。

阴虚风动多是在温热病末期，病人下焦肝肾阴血不足所致，以手足蠕动、心中憺憺大动为特征。

总之，肝风内动，以肝肾阴虚，不能制约阳气，肝的阳气升动太过者为多见。

综上所述，可知"气、火、风"为肝脏病理发展过程中的一大特点。肝失疏泄，气机郁滞可造成肝气郁结。肝郁不舒，郁而化火，可形成肝火；久之肝火内耗肝阴，肝阴不能制约肝阳而致肝阳上亢；肝阳升动无制，风气内动，则为肝风。三者之间，常以肝气郁结为先导，亦即肝病的原发因素。再则，气病及血，气滞必血瘀，气郁不达，津液停聚，亦可酿痰。气、火、痰、瘀、风的病理变化过程，可产生各种复杂的病变，其病理根源，则均与肝气郁结有关。

# ▶ 肝病与肾、胆的阴阳关系

祖国传统医学理论认为，肝欺强凌弱，为五脏之贼，所以肝脏出现病症，往往会影响到与之相邻的器官。肝火犯肺，可致咳嗽阵作、干咳痰少、面红胁痛，甚则咯血；肝火冲心，可致心肝火旺；肝火及肾也非常常见，耗水伤阴，致使肝肾阴虚，肾失闭藏。六腑以疏通畅泄为顺，故肝气郁结，又可使六腑传化失常。

在病理上，肝与心多表现为心肝火旺，心肝血虚。肝与肺，多表现为木火刑金，较少见金乘木之证。肝与脾，则以肝木乘脾、土壅木郁为常见。

## 1. 肝与肾

肝与肾之间在病理上的相互影响，主要体现于阴阳失调、精血失调和藏泄失司等方面。

（1）阴阳失调。肝肾之阴相互制约，协调平衡，息息相通，所以病理上也相互影响。肾阴不足可引起肝阴不足，阴不制阳而导致肝阳上亢，出现头重脚轻、腰酸膝软、眩晕耳鸣等上盛下虚之征，甚至阳亢无制而生风，表现出肢麻、震颤等肝风内动之象，这种病理变化称之为"水不涵木"。反过来，肝阴不足下汲肾阴，造成肾阴不足，肝肾阴虚，临床上表现为眩晕耳鸣、腰膝酸软、失眠健忘、五心烦热、男子遗精、女子月经量少等阴虚阳亢、虚火内扰的病理现象。肝火太盛，也可劫伤肾阴，形成肾阴不足。

（2）精血失调。肾精亏损，可致肝血不足，而肝血不足，也可引起肾精亏损，终致肝肾精血亏损，出现肌肤甲错、形体消瘦、颧红少寐、女子闭经等症状。

（3）藏泄失司。肝之疏泄与肾之闭藏之间的关系失调，会导致女性月经异常，男子排精功能紊乱的病理变化。女子则现月经过多、先期而至，或月经量少，甚至闭经。男子则现遗精、滑精、梦交，或性交不能射精等。

## 2. 肝与胆

肝与胆相表里，所以肝与胆在病理上相互影响，主要表现在胆汁疏泄失常和精神情志异常。

（1）胆汁疏泄不利。胆汁来源于肝，肝的疏泄功能失常，胆汁的正常分泌、贮存和排泄也会受到影响。反之，胆道受阻，又会影响到肝发挥疏泄功能。因此，肝胆相互影响，最终导致肝胆同时出现病理变化。临床表现为肝胆湿热，疏泄不利，不仅可有目黄、身黄、尿黄、口苦等胆汁外溢的症状，又有胁肋胀满、抑郁不乐等肝气郁结的表现。所以，治疗上宜清热利湿与疏肝利胆并用而肝胆同治。

（2）精神情志异常。肝主谋虑，胆主决断，谋虑必须决断，决断又来自谋虑，二者相辅相成，相互影响。一旦两者功能失调，就会发生情志病变。如肝病及胆则胆气不宁，可出现虚烦不寐，或噩梦惊恐，触事易惊，或善恐。

# ▶ 肝脏的养生保健方法

肝藏血、主疏泄，肝脏是贮藏血液，调节血量的重要器官，又是调畅全身气机，是气机升降出入的枢纽，所以也被称为重要的"生命器官"。现代医学认为，肝脏是人体最大的消化腺和腺体，是人体新陈代谢的枢纽，还有解毒和调节水液与激素平衡的作用，因此，肝脏的保健是非常重要的。

### 1. 肝脏功能的保健

肝的藏血功能和主疏泄功能之间是相互联系、协调平衡，共同完成机体的新陈代谢的。如果疏泄不及，肝气郁结，可致各种瘀血的病理变化；如果升泄太过，影响藏血功能，则可导致各种出血之症。

（1）饮食保健。肝的疏泄功能是促进脾胃运化功能的一个极重要环节，日常饮食可以给肝脏提供必需的蛋白质和糖类等。因此，生活中要多食用易消化的高蛋白食物，如蛋类、鱼类、动物肝脏、乳类、豆制品等，还应适当吃些糖。肝脏对维生素 A、维生素 K、维生素 C 的需要量较大，所以还要适当多食些富有维生素的食物，如新鲜蔬菜和水果之类。同时，还要适当食用含纤维素多的食物，高纤维食物有助于保持大便通畅，有利于胆汁的分泌和排泄，这是保护肝脏疏泄功能的一项重要措施。虽然肝脏需要丰富的营养，但不宜给予太多的脂肪，否则，有引起"脂肪肝"的可能性。

（2）嗜酒伤肝，切忌嗜酒。嗜酒或过量饮酒可引起食欲减退，造成蛋白质及 B 族维生素缺乏，发生酒精中毒，还可导致急性中毒、脂肪肝、肝硬化，甚至引起死亡。因此，日常生活中切忌过量饮酒，以免损伤肝胆。

（3）戒怒防郁，保持平和的心态。肝喜调达，在志为怒。人的情志调畅与肝的疏泄功能密切相关。反复持久或过激的情志，都会直接影响肝的疏泄功能。抑郁、暴怒最易伤肝，导致肝气郁结或肝火旺盛的病理变化。因此，要重视培养控制过激情绪和疏导不良情绪的能力，保持情绪畅达平和。

### 2. 肝脏防病保健

经常进行体育锻炼也是保养肝脏的重要方法。但是，保养肝脏的运动锻炼要符合肝气生发、畅达的特点，原则是动作流畅、舒展、缓慢，可选太极拳、气功、八段锦、易筋经、导引等。此外，也可配合简易的养肝保健锻炼法，取右侧卧，略抬高臀部的体位，缓慢做腹式呼吸动作，连续做 20 ~ 30 分钟，每日做 2 ~ 3 次，有利于肝脏休息，还可防治肝脏下垂。

## ▶ 肾脏的阴阳辨证病理

肾藏真阴而寓真阳，为水火之脏，先天之本、生命之根，主藏精、纳气、主水，开窍于耳及二阴，其华在发，与膀胱相表里。所以当肾精充足时，骨强、齿坚、髓满、脑灵、耳聪、目明；命火充足，五脏六腑的阳气旺盛，生机勃勃。所以，肾的生理功能异常，关系着人体的生长发育、生殖功能、水液代谢的异常，脑、髓、骨以及某些呼吸、听觉、大小便的病变。

肾秘藏着人体的元阴元阳，这是人体生殖发育之根本，只宜秘藏，不宜泄露。固秘则能维持正常的生理功能，耗伤则根本虚衰，诸病由之而生。所以，肾的病理变化是虚证多而实证少。

肾脏水中有火，阴中有阳，阴平阳秘，功能正常。一旦肾脏中水火阴阳失调，就会引起人体的病症。但水火阴阳失调又有虚实之分。因外感寒湿，或湿热困于肾，病多为实，实证日久则由实转虚。肾虚有阴阳之别，精亏气虚之分。但时间一长，必致由阴及阳，或由阳及阴，而成为阴阳两虚之证。

肾是人体阴阳的根本，肾脏与其他脏腑关系非常密切，五脏之伤，久必及肾，而肾病又必影响其他各脏。

肾病多虚证，一般分为阴虚和阳虚两类。

### 1. 肾阳、肾气失调

此种病症主要表现为肾阳虚损，命火不足和肾气虚衰，封藏不固等病理变化，表现为全身性生理功能衰退，水液气化功能出现障碍、脾胃生化水谷精微功能紊乱、生育功能衰退和肺气出纳升降功能失常等。

（1）肾气不固。肾气不固是肾气虚衰，封藏失职的一种病理变化，又称下元不固。年高肾气虚弱，或年幼而肾气不充，或久病而肾气耗伤等，使肾气不能固摄封藏都会导致肾气虚衰。临床上以精关不固而滑精、遗精、早泄，膀胱失约而小便失禁、遗尿、尿后余沥，冲任不固而月经淋漓不断，或崩漏、带下清稀、滑胎、小产，以及肠虚滑脱而久泻不止、大便失禁等精、尿、经、胎、便等固摄失调为特征。

（2）肾不纳气。肾不纳气是指肾气阴阳不调，肾气虚弱不能摄纳肺气的病理变化。劳伤肾气，或久病气虚，气不归元，肾失摄纳经常会导致此种病症。临床表现为短气、喘息、呼多吸少、动辄气急而喘。咳嗽喘促历时已久的患者即是肾不纳气的体现，经常表现为肺气虚，以及时间长了累及至肾而致，这是肾气虚的一种综合表现，以上盛下虚、呼吸困难、动则喘促加剧、呼多吸少、气不得续，且伴有肾阳虚或肾阴虚的某些表现为其特点。

（3）肾阳不足。肾阳不足多因素体阳虚，久病不愈，或年老体弱，下元亏损所致。肾阳虚损对肾的生理功能影响，主要表现在三个方面：一是生殖功能减退，男子阳痿、早泄、精冷，女子宫寒不孕；二是水液代谢障碍，肾阳虚衰，气化无权，开合失度，则发为水肿，或尿频、尿闭；三是水谷精微化生减弱，不能温煦脾阳，脾肾阳虚，则运化功能失职，可见下利清谷、五更泄泻等。

### 2. 肾阴、肾精失调

肾阴、肾精失调主要反映在肾精不足、肾阴亏虚、相火妄动等方面：

（1）肾精不足。禀赋不足，或久病失养，或房劳过度，损耗肾精经常会导致肾精不足。人体的生殖和生长发育能力以及血液的生成，与肾精有密切的关系。所以肾精不足的病理变化有以下三个方面。

一是生殖功能减退。如男子精少不育，女子经闭不孕；

二是生长发育功能障碍。如小儿发育不良或迟缓（如立、行、发、齿、语等发育迟缓）、五软（头、项、四肢、肌肉、口等痿软）、囟门迟闭，以及鸡胸、龟背等。成人则可见早衰，如耳鸣健忘、发脱齿摇、足痿无力、精神呆钝等。

三是影响血液的生成，致使血液不足等。

（2）肾阴亏虚。肾阴亏虚又称肾水不足，为肾脏本身的阴液亏损，多由伤精、失血、耗液，或过服温燥劫阴之品，或情志内伤，暗耗精血，或房事不节，以及久病伤肾，真阴耗伤而成。肾阴亏虚的病理变化，一是阴液精血亏少，如形体消瘦、腰膝酸软、眩晕耳鸣、少寐健忘，或女子经少、经闭等。二是阴虚内热或阴虚火旺，如五心烦热或骨蒸潮热、口干咽燥、舌红少苔、颧红、盗汗，或相火妄动，扰于精室，而阳兴梦遗，迫血妄行，则崩漏等。

肾阴虚的特点是既有肾虚之象，又有虚热特征；而肾精不足但见虚象而无明显的虚热征象。

（3）相火妄动。相火妄动是阴虚火旺，出现火迫精泄的病理变化。此种病症多由于肾水亏损或肝肾阴虚，阴虚火旺，相火不能潜藏而妄动。其临床表现除阴虚火旺之象外，以性欲亢进、遗精早泄为特征，常具有火逆于上的特点。

所以，肾的病理变化，虚多实少。其寒为阳虚之病，其热为阴亏之变，所以肾虚分为阴虚和阳虚两类。同时两则又相互影响，阴虚或阳虚之极，又可出现阴损及阳，阳损及阴之害，终致阴阳两虚，精气俱伤。

# ▶ 肾脏的养生保健方法

肾藏精是肾的主要生理功能。肾中精气是生命活动之本，是肾阴、肾阳的物质基础，也是人体生长发育及各种功能活动的物质基础。因此，对"肾主藏精"功能进行合理保健，可以有效地预防疾病，防止衰老。日常生活可以从以下几个方面对肾脏进行保健。

## 1. 饮食保健

肾脏于机体的正常运转的功能，需要较大量的蛋白质和糖类，因此，日常生活中可以多选用有利于肾脏的饮食，比如含有高蛋白、高维生素、低脂肪、低胆固醇、低盐的食物。同时，饮食还要清淡，高脂和高胆固醇饮食易产生肾动脉硬化，使肾脏萎缩变性，高盐饮食影响水液代谢。生活中可常食用鱼类、豆类和豆制品、瘦肉、蘑菇、水果、蔬菜等。另外，适当配用一些碱性食物，可以缓和代谢性酸性产物的刺激，有益肾脏保健。

## 2. 节欲保精

精是人身三宝之一，保精是强身的重要环节日常性生活要注意节欲，不可放纵性欲。自古就有"强力入房则伤肾"之说。导致伤肾的根本原因就是因为失精过多。因此，节欲保精，是强肾的重要方法之一。

## 3. 药饵保健

体质虚弱的人除了要注意节欲，还可根据具体情况，辅以药物保健。肾阳虚的人可选用金匮肾气丸、右归丸等，单味药如海马、鹿茸、巴戟天、紫河车、核桃肉、冬虫夏草、肉苁蓉等。肾阴虚的人可选用六味地黄丸、左归丸等，单味药如楮实子、枸杞子、龟、鳖等。阴阳两虚的人可选用全鹿丸、二仙汤等，单味药如何首乌、山药、黑芝麻等。药物保健的要求，应做到阴阳协调，不可偏执。

## 4. 保持小便通畅

肺、脾、三焦、肾等脏腑共同完成了人体内的水液代谢，但肾的气化功能起着主宰作用。特别是尿液的生成和排泄，与肾中精气的蒸腾汽化直接相关。若"肾主水液"的功能发生障碍，就会引起多种病理变化。可见，肾脏主水功能对维持机体健康是很重要的。因此，保持小便通畅，在维持体内水液代谢平衡中起着关键性的作用。小便代谢障碍，会增加肾盂和肾实质发炎的机会，还可发生尿中毒或其他疾病。因此，要积极防治影响小便功能的疾患。

## 5. 预防肾脏感染

防止肾脏感染一方面要防止逆行性尿道感染，方法是讲卫生，适当多喝水；另一方面则要防止血液循环和淋巴循环的途径感染肾脏。积极防治上呼吸道感染，皮肤感染，如对扁桃体炎、龋齿、鼻窦炎、疮疖，皮肤脓肿、结核病等，必须及时防治，以免引起肾脏感染。

## 6. 运动保健

积极参加各项运动锻炼，对强肾健身颇为有益。同时，还需结合对肾脏有特殊作用的按摩保健，可以采用腰部热敷和腹压按摩法。

腰部热敷：仰卧于床上，用热水袋垫于腰部，仰卧 30 ~ 40 分钟，使腰部有温热感。此法可松弛腰部肌肉，温养肾脏，增加肾血流量，每日可做 1 ~ 2 次。

腹压按摩肾脏：取坐位，吸气之后用力憋气 3 ~ 5 秒，同时收缩腹肌增加腹部压力，如此反复有节奏地进行锻炼。此法利用腹压的升高和降低来挤压按摩肾脏，对肾脏是一种具有节奏性的冲击，有补肾固精、通经活血之效。

## 第九章 时节交替变换之时，正是滋阴补阳的好时候

——中医药学中的滋阴补阳节律智慧

### ▶ 滋阴补阳，要把季节规律当作补养的"纪律"

人有万物之灵的尊称，但人也时时刻刻都受到大自然的影响。宇宙阴阳运动，形成四季变化，从而影响万物，也影响着人。所以养生的原则当然要顺应天时气候的变化，四季养生就是顺时养生的精髓。一年四季的养生也同样掌握一定的规律：阴阳消长运行的规律、气机升降的规律、天气地气开合的规律。掌握了这三个规律以后，我们就可以养生长、化收藏、养阴阳、养五脏。

《易·系辞》中说："变通莫大乎四时。"四时阴阳的变化规律，直接影响万物的荣枯生死，人们如果能顺从天气的变化，就能保全"生气"，延年益寿，否则就会生病或夭折。所以，《素问·四气调神大论》说："夫四时阴阳者，万物之根本也。所以圣人春夏养阳，秋冬养阴，以从其根，故与万物沉浮于生长之门。逆其根，则伐其本，坏其真矣。故四时阴阳者，万物之始终也，死生之本也。逆之则灾害生，从之则苛疾不起，是谓得道。"四时阴阳之气，生长收藏，化育万物，为万物之根本。春夏养阳，秋冬养阴，乃是顺应四时阴阳变化的养生之道的关键。所谓春夏养阳，即养生养长；秋冬养阴，即养收养藏。

春夏两季，天气由寒转暖，由暖转暑。是人体阳气生长之时，故应以调养阳气为主；秋冬两季，气候逐渐变凉，是人体阳气收敛，阴精潜藏于内之时，故应以保养阴精为主。春夏养阳，秋冬养阴，是建立在阴阳互根规律基础之上的养生防病的积极措施。正如张景岳所说："阴根于阳，阳根于阴，阴以阳生，阳以阴长，所以古人春夏养阳以为秋冬之地，秋冬养阴以为春夏之地，皆所以从其根也。今人有春夏不能养阳者，每因风凉生冷伤其阳，以致秋冬多患病泄，此阴脱之为病也。有秋冬不能养阴者，每因纵欲过度伤此阴气，以及春夏多患火症，此阳盛之为病也。"所以，春夏养阳，秋冬养阴，寓防于养，是因时养生法中的一项积极主动的养生原则。

春季，阳气初生而未盛，阴气始减而未衰。故春时人体肌表虽应气候转暖而开始疏泄，但其抗寒能力相对较差，为防春寒，气温骤降。此时，必须注意保暖、御寒，有如保护初生的幼芽，使阳气不致受到伤害，逐渐得以强盛，这就是"春捂"的道理。秋天，则是气候由热转寒的时候，人体肌表亦处于疏泄与致密交替之际。此时，阴气初生而未盛，阳气始减而未衰，故气温开始逐渐降低，人体阳气亦开始收敛，为冬时藏精创造条件。故不宜一下子添衣过多，以免妨碍阳气的收敛，此时若能适当地接受一些冷空气的刺激，不但有利于肌表之致密和阳气的潜藏，对人体的应激能力和耐寒能力也有所增强。所以，秋天宜"冻"。可见，"春捂""秋冻"的道理，与"春夏养阳，秋冬养阴"是一脉相承的。

人体适应气候变化以保持正常生理活动的能力，毕竟有一定限度。尤其在天气剧变，出现反常气候之时，更容易感邪发病。因此，人们在因时养护正气的同时，非常有必要对外邪的审识避忌。只有这样，两者相辅相成，才会收到如期的成效。《素问·八正神明论》说："四时者，所以分春秋冬夏之气所在，以时调之也，八正之虚邪而避之勿犯也。"这里

所谓的"八正"，又称"八纪"，就是指二十四节气中的立春、立夏、立秋、立冬、春分、秋分、夏至、冬至八个节气。它是季节气候变化的转折点，天有所变，人有所应，故节气前后，气候变化对人的新陈代谢也有一定影响。体弱多病的人往往在交节时刻感到不适，或者发病甚至死亡，所以《素问阴阳应象大论》有"天有八纪地有五里，故能为万物之母"之说。把"八纪"作为天地间万物得以生长的根本条件之一，足见节气对人体影响的重要。因而，注意交节变化，慎避虚邪也是四时养生的一个重要原则。

## ▶ 冬季养生，滋阴补阳的要点

中医认为冬季是匮藏精气的时节，冬令进补以立冬后至立春前这段时间最为适宜。

为了保证冬令阳气伏藏的正常生理不受干扰，首先要求精神安静。为此，《素问·四气调神大论》有"冬三月，此为闭藏。使志若伏若匿。若有私意，若已有得"之说。意思是欲求精神安静，必须控制情志活动。做到如同对待他人隐私那样秘而不宣，如同获得了珍宝那样感到满足。如是，则"无扰乎阳"，养精蓄锐，有利于来春的阳气萌生。

冬季起居作息，中医养生学的主张，如《素问·四气调神大论》所说："冬三月，此为闭藏。水冰地坼，无扰乎阳；早卧晚起，必待日光。去寒就温，无泄皮肤，使气亟夺，此冬气之应，养藏之道也。"《千金要方·道林养性》也说："冬时天地气闭，血气伏藏，人不可作劳汗出，发泄阳气，有损于人也。"在寒冷的冬季里，不应当扰动阳气，破坏阴成形大于阳化气的生理比值。因此，要早睡晚起，日出而作，以保证充足的睡眠时间，以利阳气潜藏，阴精积蓄。至于防寒保暖，也必须根据"无扰乎阳"的养藏原则，做到恰如其分。衣着过少过薄，室温过低，则既耗阳气，又易感冒。反之，衣着过多过厚，室温过高，则腠理开泄，阳气不得潜藏，寒邪亦易于入侵。《素问·金匮真言论》说："夫精者身之本也，故藏于精者，春不病温。"说明冬季节制房事，养藏保精，对于预防春季温病，具有重要意义。

冬季饮食对正常人来说，应当遵循"秋冬养阴"，"无扰乎阳"的原则，既不宜生冷，也不宜燥热，最宜食用滋阴潜阳，热量较高的膳食为宜。为避免维生素缺乏，应摄取新鲜蔬菜。从五味与五脏关系有之，则如《素问·藏气法时论》说："肾主冬，肾欲坚，急食苦以坚之，用苦补之，咸泻之。"这是因为冬季阳气衰微，腠理闭塞，很少出汗。减少食盐摄入量，可以减轻肾脏的负担，增加苦味可以坚肾养心。

具体地说，在冬季为了保阴潜阳，宜食谷类、羊肉、鳖、龟、木耳等食品，宜食热饮食，以保护阳气。由于冬季重于养"藏"，放在此时进补是最好的时机。

"冬天动一动，少闹一场病；冬天懒一懒，多喝药一碗"，这句民谚，足以说明冬季锻炼的重要性。冬日虽寒，仍要持之以恒进行自身锻炼，但要避免在大风、大寒、大雪、雾露中锻炼。还须指出，在冬天早晨，由于冷高压的影响，往往会发生逆温现象，即上层气温高，而地表气温低，大气停止上下对流活动，工厂、家庭炉灶等排出的废气，不能向大气层扩散，使得户外空气相当污浊，能见度大大降低。有逆温现象的早晨，在室外进行锻炼不如室内为佳。

冬季是进补强身的最佳时机。进补的方法有两类：一是食补，一是药补，两者相较，"药补不如食补"。不论食补还是药补，均需根据体质、年龄、性别等具体情况分别对待，有针对性，方能取效。

## ▶ 秋季养生，滋阴补阳的要点

秋季，从立秋至立冬前，包括立秋、处暑、白露、秋分、寒露、霜降六个节气。气候由热转寒，是阳气渐收，阴气渐长，由阳盛转变为阴盛的关键时期，是万物成熟收获的季节，人体阴阳的代谢也开始阳消阴长。因此，秋季养生，凡精神情志、饮食起居、运动锻炼，皆以养收为原则。

### 1. 精神调养

秋内应于肺。肺在志为忧，悲忧易伤肺。肺气虚，则机体对不良刺激耐受性下降，易生悲忧情结。

秋高气爽，秋天是宜人的季节，但气候渐转干燥，日照减少，气温渐降；草枯叶落，花木凋零，常在一些人心中引起凄凉、垂暮之感、产生忧郁、烦躁等情绪变化。因此，《素问·四气调神大论》指出"使志安宁，以缓秋刑，收敛神气，使秋气平；无外其志，使肺气清，此秋气之应，养收之道也"，说明秋季养生首先要培养乐观情绪。保持神志安宁，以避肃杀之气；收敛神气，以适应秋天容平之气，我国古代民间有重阳节（阴历九月九日）登高赏景的习俗，也是养收之一法，登高远眺，可使人心旷神怡，一切忧郁、惆怅等不良情绪顿然消散，是调解精神的良剂。

### 2. 起居调养

秋季，自然界的阳气由疏泄趋向收敛，起居作息要相应调整《素问·四气调神大论》说："秋三月，早卧早起，与鸡俱兴。"早卧以顺应阳气之收，早起，使肺气得以舒展，且防收之太过。初秋，暑热未尽，凉风时至，天气变化无常，即使在同一地区也会有"一天有四季，十里不同天"的情况。因而，须多备几件秋装，做到酌情增减。不宜一下子着衣太多，否则易削弱机体对气候转冷的适应能力，容易受凉感冒。深秋时节，风大转凉，应及时增加衣服，体弱的老人和儿童，尤应注意。

### 3. 饮食调养

《素问·藏气法时论》说："肺主秋，肺欲收，急食酸以收之，用酸补之，辛泻之。"酸味收敛补肺，辛味发散泻肺，秋天宜收不宜散。所以，要尽可能少食葱、姜等辛味之品，适当多食一点儿酸味果蔬。秋时肺金当令，肺金太旺则克肝木，故《金匮要略》又有"秋不食肺"之说。

秋燥易伤津液，故饮食应以滋阴润肺为佳。《饮膳正要》说："秋气燥，宜食麻以润其燥，禁寒饮"，入秋宜食生地粥，以滋阴润燥。总之，秋季时节，可适当食用如芝麻、糯米、粳米、蜂蜜、枇杷、菠萝、乳品等柔润食物，以益胃生津，有益于健康。

### 4. 运动调养

秋季，天高气爽，是开展各种运动锻炼的好时期。可根据个人具体情况选择不同的锻炼项目，亦可采用《道藏·玉轴经》所载秋季养生功法，即秋季吐纳健身法，对延年益寿有一定好处。具体做法：每日清晨洗漱后，于室内闭目静坐，先叩齿36次，再用舌在口中搅动，待口里液满，漱炼几遍，分3次咽下，并意送至丹田，稍停片刻，缓缓做腹式深呼吸。吸气时，舌舔上腭，用鼻吸气，用意将气送至丹田。再将气慢慢从口呼出，但不要出声。如此反复30次。秋季坚持练此功，有保肺强身之功效。

## ▶夏季需要注意的补阳原则

《素问·四气调神大论》所说："夏三月，此谓蕃秀；天地气交，万物华实。"人在气交之中。所以，夏季养生要顺应夏季阳盛于外的特点，注意养护阳气，着眼于一个"长"字。

### 1. 精神调养

夏属火，与心相应，所以在赤日炎炎的夏季，要重视心神的调养。《素问·四气调神大论》指出："使志无怒，使华英成秀，使气得泄，若所爱在外，此夏气之应，养长之道也。"就是说，夏季要神清气和，快乐欢畅，胸怀宽阔，精神饱满，如同含苞待放的花朵需要阳光那样，对外界事物要有浓厚兴趣，培养乐观外向的性格，以利于气机的通泄。与此相反，举凡懈怠厌倦，恼怒忧郁，则有碍气机，皆非所宜，嵇康《养生论》说，夏季炎热，"更宜调息静心，常如冰雪在心，炎热亦于吾心少减，不可以热为热，更生热矣"。这里指出了"心静自然凉"的夏季养生法，很有参考价值。

### 2. 起居调养

夏季作息，宜晚些入睡，早些起床，以顺应自然界阳盛阴衰的变化。

"暑易伤气"，炎热可使汗泄太过，令人头昏胸闷，心悸口渴、恶心、甚至昏迷。所以，安排劳动或体育锻炼时，要避开烈日炽热之时，并注意加强防护。午饭后，需安排午睡，一则避炎热之势，二则可缓解疲劳。

酷热盛夏，每天洗一次温水澡，是一项值得提倡的健身措施。不仅能洗掉汗水、污垢，使皮肤清爽，消暑防病，而且能够锻炼身体。因为温水冲洗时水压及机械按摩的作用，可使神经系统兴奋性降低、扩张体表血管，加快血液循环，改善肌肤和组织的营养，降低肌肉张力，消除疲劳，改善睡眠，增强抵抗力。没有条件洗温水澡时，可用温水毛巾擦身，也能起到以上作用。

夏日炎热，腠理开泄，易受风寒湿邪侵袭，睡眠时不宜电扇送风，更不宜夜晚露宿。有空调的房间，也不宜室内外温差过大。纳凉时不要在房檐下、过道里，且应远门窗之缝隙。可在树荫下、水亭中、凉台上纳凉，但时间不要过长，以防贼风入中得阴暑症。夏日天热多汗，衣衫要勤洗勤换，久穿湿衣或穿刚晒过的衣服都会使人得病。

### 3. 饮食调养

五行学说认为夏时心火当令，心火过旺则克肺金，故《金匮要略》有"夏不食心"之说。味苦之物亦能助心气而制肺气。故孙思邈主张："夏七十二日，省苦增辛，以养肺气。"夏季出汗多，则盐分损失亦多。若心肌缺盐，搏动就会失常。宜多食酸味以固表，多食咸味以补心。《素问·藏气法时论》说，心主夏，"心苦缓，急食酸以收之"，"心欲软，急食咸以软之，用咸补之，甘泻之"。阴阳学说则认为，夏月伏阴在内，饮食不可过寒。心主表，肾主里，心旺肾衰，即外热内寒之意，唯其外热内寒，故冷食不宜多吃，少则犹可，食多定会寒伤脾胃，令人吐泻。西瓜、绿豆汤、乌梅小豆汤，为解渴消暑之佳品，但不宜冰镇。夏季气候炎热，人的消化功能较弱，饮食宜清淡不宜肥甘厚味。

夏季致病微生物极易繁殖，食物极易腐败、变质，肠道疾病多有发生。因此，讲究饮食卫生，谨防"病从口入"。

### 4. 运动调养

夏天运动锻炼，最好在清晨或傍晚较凉爽时进行，场地宜选择公园、河湖水边、庭院空气新鲜处，锻炼项目以散步、慢跑、太极拳、气功、广播操为好，有条件最好能到高山森林、海滨地区去疗养，夏天不宜做过分剧烈的运动。因为剧烈运动，可致大汗淋漓，汗泄太多，不仅伤阴，也伤损阳气。出汗过多时，可适当饮用盐开水或绿豆盐汤，切不可饮用大量凉开水，更不要立即用冷水冲头、淋浴。

## ▶ 需要牢记的春季养生原则

《素问·四气调神大论》指出"春三月，此谓发陈。天地俱生，万物以荣"，春归大地，阳气升发，冰雪消融，蛰虫苏醒。自然界生机勃发，一派欣欣向荣的景象。所以，春季养生在精神、饮食、起居诸方面，都必须顺应春天阳气升发，万物始生的特点，注意保护阳气，着眼于一个"生"字。

### 1. 精神养生

春属木，与肝相应。肝主疏泄，在志为怒，恶抑郁而喜调达。故春季养生，既要力戒暴怒，更忌情怀忧郁，要做到心胸开阔，乐观愉快，对于自然万物要"生而勿杀，于而勿夺，赏而不罚"，在保护生态环境的同时，培养热爱大自然的良好情怀和高尚品德。所以，春季"禁伐木，毋覆巢杀胎夭"，被古代帝王视作行政命令的重要内容之一。而历代养生家则一致认为，在春光明媚、风和日丽、鸟语花香的春天，应该踏青问柳、登山赏花、临溪戏水、行歌舞风、陶冶性情，使自己的精神情志与春季的大自然相适应，充满勃勃生气，以利春阳生发之机。

### 2. 起居调养

春回大地，人体的阳气开始趋向于表，皮肤腠理逐渐舒展，肌表气血供应增多而肢体反觉困倦，故有"春眠不觉晓，处处闻啼鸟"之说，往往日高三丈，睡意未消。然而，睡懒觉不利于阳气生发。因此，在起居方面要求夜卧早起，免冠披发，松缓衣带，舒展形体，在庭院或场地信步慢行，克服情志上倦懒思眠的状态，以助生阳之气升发。

春季气候变化较大，极易出现乍暖乍寒的情况，加之人体腠理开始变得疏松，对寒邪的抵抗能力有所减弱。所以，春天不宜顿去棉衣。特别是年老体弱者，减脱冬装尤宜审慎，不可骤减。为此，《千金要方》主张春时衣着宜"下厚上薄"，既养阳又收阴。《老老恒言》亦云："春冻未泮，下体宁过于暖，上体无妨略减，所以养阳之生气。"凡此皆经验之谈，足供春时养生者参考。

### 3. 饮食调养

春季阳气初生，宜食辛甘发散之品，而不宜食酸收之味。故《素问·藏气法时论》说："肝主春，肝苦急，急食甘以缓之，肝欲散，急食辛以散之，用辛补之，酸泄之。"酸味入肝，且具收敛之性，不利于阳气的生发和肝气的疏泄，且足以影响脾胃的适化功能，故《摄生消息论》说："当春之时，食味宜减酸增甘，以养脾气。"春时木旺，与肝相应，肝木不及固当用补，然肝木太过则克脾土，故《金匮要略》有"春不食肝"之说。由此可见，饮食调养之法，实际应用时，还应观其人虚实，灵活掌握，切忌生搬硬套。

一般说来，为适应春季阳气升发的特点，为扶助阳气，此时，在饮食上应遵循上述原则，适当食用辛温升散的食品，如麦、枣、豉、花生、葱、香菜等，而生冷黏杂之物，则应少食，以免伤害脾胃。

### 4. 运动调养

在寒冷的冬季里，人体的新陈代谢，藏精多于化气，各脏腑器官的阳气都有不同程度的下降，因而入春后，应加强锻炼。到空气清新之处，如公园、广场、树林、河边、山坡等地，玩球、跑步、打拳、做操，形式不拘，取己所好，尽量多活动，使春气升发有序，阳气增长有路，符合"春夏养阳"的要求。年老行动不便之人，乘风日融和，春光明媚之时，可在园林亭阁虚敞之处，凭栏远眺，以畅生气。但不可默坐，免生郁气，碍于舒发。

## ▶夏季天地之气相交，当借天以养阳

夏季养阳是中医因时制宜养生原则之一。夏季来临之际，自然界阳气升发，养生者宜顺时而养，须护养体内阳气，使之保持充沛。此时，凡有耗损阳气及阻碍阳气畅达的情况皆应避免。

起居《素问·四气调神大论》说："夏三月，此谓蕃秀。天地气交，万物华实。"董仲舒也曾指出："阳长居大夏，以生万物。"可知夏季是万物生长茂盛，开花结实的季节。由于此时天暑下迫，地湿上蒸，所以夏季是一年中阳气最盛的季节，气温很高，阳光充足，人体的新陈代谢非常旺盛，所以夏季养生应把顺应外界高温环境和人体内部的特点作为重点。《素问·四气调神大论》说："夜卧早起，无厌于日，使志无怒，使气得泄，若所爱在外，此夏气之应，养长之道也。"即指在起居上，人们应该晚睡早起，因为夏天太阳升得早，早晨空气清新，气温又相对较低，晚睡早起可以顺应自然界阳盛阴虚的变化，对增强体质有益。但是晚睡早起不可避免地会使睡眠时间减少，所以在中午暑热最盛之时适当午睡既可避炎热，又可消除疲劳、补充体力，以保持充沛的精力投入到工作学习当中。

夏季人体体力消耗较大，运动调摄应动静结合，可选择游泳、钓鱼、散步、慢跑等，但是运动量要适度，先要从运动量小的动作开始，等身体各部位肌肉活动开之后，逐一加大运动量，运动结束时做些放松调整活动，如慢走几步、揉揉腿，做几下深呼吸等，切记不可过于疲劳，而且不宜在烈日下或高温环境中进行运动锻炼，最好在清晨或傍晚天气凉爽时进行室外运动，运动时应穿宽松、舒适、吸汗透气性强的棉织物，便于身体散热。夏季日照较强，应适当回避日晒，但不能因为厌恶日长天热而完全回避户外运动，而应适量参加各种有益的户外活动，如爬山登岳、泛舟江湖等，通过这些运动活动筋骨，使百脉通畅，气血调和，以适应夏季的养长之气。

情志在精神调养上必须避免动怒烦躁，应保持神清气爽，舒畅自如。心神得养，神气充足则人体的功能旺盛而协调，神气涣散则损坏人体的功能。如《摄生消息论》中所说："更宜调息静心，常如冰雪在心，炎热亦于吾心少减。不可以热为热，更生热矣。"故夏季精神调摄，应适应自然界"生长"的规律，主动调节情志，保持胸怀宽阔，心情愉快。

饮食与药膳夏季养生还应注意饮食调养。因为夏季人处于炎热的环境中，体温调节，水盐代谢以及人体各系统发生了显著的变化，这些变化，最终导致人体代谢增强、营养消耗增加。一方面，人体组织蛋白分解加速，营养消耗增加，另一方面，天热大量出汗，又导致了许多营养从汗液流失。同时夏季人体阳气在外，阴气内伏又导致消化功能相对减弱，限制了营养的正常摄取，所有这些均有可能导致机体营养代谢的失衡，甚至引起相应的营养缺乏症或其他疾病。《摄生消息论》主张"夏季心旺肾衰，虽大热，不宜吃冷淘冰雪。蜜冰、凉粉、冷粥，饱腹受寒，必起霍乱。莫食瓜茄生菜，原腹中夏受阴气，食此凝滞之物，多为症块"，又说"饮食温暖，不令大饱，常常进之，宜桂汤豆蔻熟水，其于肥腻当戒"，这些都意指夏季心火旺盛，而肾水衰弱，即使是很热的天气，也要着眼于健脾益气，在饮食上应少苦寒，节冷饮，少食油腻不易消化的食物。宜食用清淡、易消化、健助脾运的食品，如鱼、蛋、奶、西瓜、黄瓜、冬瓜、玉米、豌豆等，饮品可选用绿豆汤、酸梅汤、金银花茶、菊花茶之类。夏在五行属火，五味为苦，夏季适当食味苦之物如苦瓜、百合、菊花、苦丁茶等有解热除烦、抗菌消炎、帮助消化、增进食欲、提神醒脑、消除疲劳等功效，但过多食用味苦食物则会助心气而伤肺气，因为心火过则克制肺金。

《素问·四气调神大论》说"心主夏，心苦缓，急食酸以收之"，"心欲软，急食咸以软之，用咸补之，甘泻之"，"心色赤，宜食酸，小豆、犬肉、李、韭皆酸"，所以夏季应少食苦味，多食酸味、咸味食物，如杨梅、草莓、西红柿、豆类及其制品、动物肝脏、海带、海蜇、海藻、虾皮等。酸味收敛，可固护体表，防止出汗过多，且适当食酸味食物有助于增强食欲。咸味食物则可帮助机体补充因出汗过多而丢失的盐分，以防汗多损伤心气。夏日饮食以温为佳，不宜过热，过热则伤气，温食宜助阳气。

综述可知，夏季烈日炎炎，自然界万物生长得很茂盛，人体要顺应夏季阳盛于外的特点，注意养护人体阳气，方能得养生之道。《素问·方盛衰论》指出："是以春夏归阳为生，归秋冬为死。"对于现代人而言，认识"夏季养阳"养生原则的重要性，合理掌握"夏季养阳"的要诀，科学运用"夏季养阳"的具体方法，将帮助人们更加有效地增强自身体质，提高生活质量。

## ▶凉意舒情果清芬，秋分养生先调阴阳

《春秋繁录》中记载："秋分者，阴阳相半也，故昼夜均而寒暑平。"到了秋分节气，就标志着节气已经真正进入到秋季，作为昼夜时间相等的节气，人们在养生中也应本着阴阳平衡的规律，使机体保持"阴平阳秘"的原则，按照《素问·至真要大论》所说"谨察阴阳之所在，以平为期"，阴阳所在不可出现偏颇。

秋分时节，我们在饮食调养上，要从阴阳平衡方面作为出发点，将饮食分为宜与忌。有利于阴平阳秘则为宜，反之为忌。不同的人有其不同的宜忌，如对于那些阴气不足，而阳气

有余的老年人，则应忌食大热峻补之品；对发育中的儿童，如无特殊原因也不宜过分进补；对痰湿质人应忌食油腻；木火质人应忌食辛辣；对患有皮肤病、哮喘的人应忌食虾、蟹等海产品；对胃寒的人应忌食生冷食物等。不论是哪种人，其实质都应防止实者更实、虚者更虚而导致阴阳失调。饮食调养方面要体现"虚则补之，实则泻之"，"寒者热之，热者寒之"的原则，做到《素问·上古天真论》所说的"其知道者，法于阴阳，和于术数，饮食有节"。

前几天刚过了秋分节气，天气逐渐转凉了。张国良感到自己体热烦闷，咽喉还有疼痛的感觉。张国良以为自己感冒了，却没有什么明显的感冒症状。他来到医院检查，医生告诉他这是由于秋季来临气温下降，处于季节转换之际，体内阴阳失衡造成的。此时应该多吃一些滋阴食物，调理体内阴阳，比如黄瓜。

黄瓜富含蛋白质、糖类、维生素 $B_2$、维生素 C、维生素 E、胡萝卜素、烟酸、钙、磷、铁等营养成分，同时黄瓜还含有丙醇二酸、葫芦素及柔软的细纤维等成分，是美容养颜的首选。黄瓜属凉性食物，成分中 96% 是水分，能祛除体内余热，具有祛热解毒的作用。秋季多吃黄瓜，可以调节体内阴阳平衡。医生给张国良推荐了黄瓜食疗法。

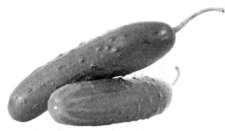

▲ 黄瓜
黄瓜是秋天滋阴调养的最好食物。

准备黄瓜 2 根，蒜适量。黄瓜洗干净，剖开。用刀轻轻地拍一下。切菱形。然后放盐腌制 10 分钟。蒜头切末，待用。把蒜末放入黄瓜中，倒麻油、醋，加点鸡精拌匀一下。

或准备黄瓜 250 克，鸡蛋 2 个，油 35 克，精盐、味精、葱姜末各适量。把鸡蛋打入碗内，加入精盐、味精调拌均匀。黄瓜洗净切成菱形片。炒勺放油加热至六成热，倒入调好的蛋液炒成蛋花倒出。原勺留少许油，烧热再放葱姜末稍炒，投入瓜片翻炒几下加入精盐、味精煸炒至断生，再倒入蛋花颠翻拌匀出勺即成。

准备腐竹 300 克，黄瓜 2 根。将黄瓜洗净，切去两头，再切成小块，放入大碗内加盐拌匀，腌 15 分钟左右，轻轻挤去水分。用水将腐竹泡胀，洗净，下开水锅中汆一下，再用凉水过凉，捞起挤干，然后再切成小段。将黄瓜、腐竹与精盐、蒜末、味精、白醋、少许糖、香油拌匀装盘即可。

张国良按方食疗一周后，身体烦热的症状消失了，体内阴阳重新平衡。

## ▶秋季阳气"收敛"，用香蕉和梨滋阴润燥

秋季来临，万物逐渐萧瑟，人体内阳气由盛转衰，逐步收敛。因此，秋季养生贵在养阴防燥。秋季阳气渐收，阴气生长，故保养体内阴气成为首要任务，而养阴的关键在于防燥，这一原则应具体贯彻到生活的各个方面，尤其是在饮食方面，需要特别注意。

杨国栋有个毛病困扰他很多年了，那就是一进入秋季就会咳嗽，而且一咳嗽就会持续很多天，严重的时候，晚上都会咳嗽不止，甚至影响了正常的休息。服用一些止咳药，也只是治标不治本。后来，有朋友推荐他去拜访一位老中医，或许能够帮助他解决问题。杨国栋马上去拜访了这位中医。听完杨国栋的介绍，这位中医告诉他：秋季体内多有燥气，容易耗上肺部津液，造成体内阴阳失衡，继而诱发咳嗽等症状，想要摆脱这种症状，可以多吃香蕉、梨等水果，这些水果具有滋阴润燥的功效。

香蕉是一种很常见的水果，在热带地区广泛种植。香蕉营养丰富，它的功效也很多，可以清肠胃，治便秘，并有清热润肺、止烦渴、填精髓、解酒毒等功效。香蕉是淀粉质丰富的有益水果，味甘性寒，可清热润肠。

准备香蕉 4 根，黄油 50 克，大杏仁 50 克，白糖、广柑汁、柠檬汁适量，鲜柠檬皮半只。香蕉去皮，劈成两半；大杏仁用沸水烫过，去皮，切成两半；鲜柠檬挤出汁后，将皮擦成细屑，与白糖、广柑汁、柠檬汁拌和成浇汁。煎锅烧热下黄油，放入香蕉，每面各煎 2 ~ 3 分钟，然后撒入大杏仁，稍拌再淋入浇汁，用小火煮开 2 ~ 3 分钟。捞出装盘，趁热

时吃。

或者准备香蕉 3 根、鸡蛋 2 个、面粉、砂糖、纯麦芽、沙拉油、黑芝麻适量。香蕉去皮，切成滚刀块；蛋打匀，与面粉拌和；砂糖、清水、纯麦芽在锅中煮，待砂糖溶化，用小火慢慢熬黄；糖快好时，另起锅将色拉油烧热，香蕉块沾点面糊投入油中，炸至金黄色时捞出，倒入糖汁中拌匀，撒上黑芝麻即可服用。

梨含有大量蛋白质、脂肪、钙、磷、铁和葡萄糖、果糖、苹果酸、胡萝卜素及多种维生素。梨还是治疗疾病的良药，民间常用冰糖蒸梨治疗喘咳，"梨膏糖"更是闻名中外。梨还有降血压、清热镇凉的作用，所以高血压及心脏病患者食梨大有益处。此外，梨皮和梨叶、花、根也均可入药，有润肺、消痰、清热、解毒等功效。

准备杧果 3 个、梨 1 个、蜂蜜适量。梨去皮，切丝，备用；杧果取果肉，切丝。将杧果丝和梨丝盛入碗中，淋入适量蜂蜜，拌匀即可。

或者，准备木瓜半只、梨 1 只、蜂蜜 200 克、水 120 克。将木瓜洗净去皮子，切块后放入搅拌机搅成泥状；将梨去皮去核，切成细丝，浸入凉水待用；取不锈钢锅，放入木瓜泥、控干水的梨丝、水，大火烧开后转中火将其烧至黏稠；离火放凉后，加入蜂蜜充分拌匀即可。

杨国栋按照香蕉、梨的食疗法，进行一周的食疗调节，咳嗽症状就消失了。

## ▶ 一昼夜中阴阳此消彼长，熬夜多伤阴阳

"日出而作，日落而息"，这是长期以来人类适应环境的结果。熬夜会损害身体健康。因为，人体肾上腺皮质激素和生长激素都是在夜间睡眠时才分泌的。前者在黎明前分泌，具有促进人体糖类代谢、保障肌肉发育的功能；后者在入睡后方才产生，既可促进青少年的生长发育，也能延缓中老年人衰老。故一天中睡眠最佳时间是晚上 10 时到凌晨 6 时。

在现代社会中，很多人由于工作原因，无法严格按照科学作息时间进行休息；也有一些人喜欢熬夜工作、游戏，其实熬夜对身体的伤害是非常大的。

人经常熬夜造成的后遗症，最严重的就是疲劳、精神不振；人体的免疫力也会跟着下降，感冒、胃肠感染、过敏等自主神经失调症状都会出现。熬夜的隔天，上班或上课时经常感到头昏脑涨、注意力无法集中，甚至会出现头痛的现象，长期熬夜、失眠对记忆力也有无形的损伤。夜晚是人体的生理休息时间，该休息而没有休息，就会因为过度疲劳，造成眼睛周围的血液循环不良，引起黑眼圈、眼袋或是白眼球布满血丝。23 时到第二天凌晨 3 时是美容时间，也是人体的经脉运行到胆、肝的时段。这两个器官如果没有获得充分的休息，就会表现在皮肤上，容易出现粗糙、脸色偏黄、长黑斑和青春痘等问题。而且，更糟糕的是，长期熬夜会慢慢地出现失眠、健忘、易怒、焦虑不安等神经、精神症状。因此，对于习惯晚睡的人来说，最迟也要在凌晨 1 时的养肝时间进入熟睡期。

中医理论指出，晚间是人体需要进行休息的时间，此时身体各功能会处于自我调整的状态。如果进行熬夜，就会迫使身体各器官超负荷工作，破坏了它们的正常功能。夜间是体内津液分泌的时间，因此熬夜还会大量耗损体内津液，破坏气血运行，继而导致阴阳失衡。

对于经常熬夜产生病症的人，要食疗同源，配合中药"君臣佐使"的原则完善治疗，不能以偏概全，单补某个方面的食物和药物，因为熬夜的人整个脏腑系统都是紊乱的。

经常熬夜的人，应采取哪些自我保健措施呢？一是加强营养，应选择富含优质蛋白质、脂肪和 B 族维生素的食物，如牛奶、牛肉、猪肉、鱼类、豆类等，也可吃点干果如核桃、大枣、桂圆、花生等，这样可以起到抗疲劳的功效。二是加强锻炼身体。可根据自己的年龄和兴趣进行锻炼，提高身体素质。熬夜中如感到精力不足或者欲睡，就应做一会儿体操、太极拳或到户外活动一下。三是调整生理节律。常年熬夜者应根据作息时间表，并不断修改至适应。四是消除思想负担。常熬夜者切忌忧虑和恐惧，应树立信心，在夜晚工作时保持愉快的心情和高昂的情绪。

## ▶ 寅时睡不着伤阴阳，按按尺泽睡得香

寅时就是凌晨3时到5时。此时的人们，正处于深度睡眠中，机体内的脏腑器官都处于休息时机。中医理论指出，寅时主收敛，寅时气血流注于肺经，肺经旺。肺朝至百脉，所有的组织器官都由它来供血，主宣发与肃降等功能，将肝贮藏的新鲜血液输送百脉，迎接新的一天到来。

对健康的人来说，通过深度睡眠来完成生命由静而动的转化过程，向全身各组织器官输送气血能量物质，寅时这个时辰心肺功能负担最重，对于危重病人最容易引起心肺功能衰弱，也是病人多死于这个时辰的原因。

若是在寅时进行熬夜或是早醒的话，就会因与身体的气血运行相违背，会有一种度日如年、特别难熬的感觉。在夜间各个时段中，寅时熬夜是对身体损害最大的。对于女性朋友来说，熬夜的最大伤害是让美丽严重打折。因此，现代人不管有多忙，千万不要熬通宵，尤其是避免在寅时熬夜。同时，寅时经常醒来也可能是身体欠佳的警示。一些上了年纪的人大多会在这个时间醒来，这主要是因为人老了以后，身体的各项功能比以前要差很多，肺的肃降能力也每况愈下。身体所运行的功能只是宣发可以，肃降不行，所以寅时往往会出一身大汗醒来。当然，寅时早醒的人要是觉得睡不着的话，也不要有急躁的情绪。因为这样会使人气郁心闷，更加难以入睡。

那么，我们该如何解决寅时睡眠不足的问题呢？我们给大家推荐一种按摩方法，按摩尺泽穴。

尺泽穴出自《灵枢·本输》，别名鬼受、鬼堂，属手太阴肺经的合穴。人体尺泽穴位于肘横纹中，肱二头肌腱桡侧凹陷处。尺，指前臂部。泽，浅水低凹处。因其位置特点而名。《黄帝内经明堂类成》杨上善注："泽，谓陂泽水钟处也。尺，谓从此向口有尺也。尺之中脉注此处，留动而下，与水义同，故名尺泽。"主治疾病为：喉咙疼痛、感冒、肘部疼痛、手臂疼痛、心悸等。该穴为人体手太阴肺经上的重要穴道之一。

取此穴位时应让患者采用正坐、仰掌并微曲肘的取穴姿势，尺泽穴位于人体的手臂肘部，取穴时先将手臂上举，在手臂内侧中央处有粗腱，腱的外侧外即是此穴（或在肘横纹中，肱二头肌桡侧凹陷处）。该穴上方3、4厘米处用手强压会感到疼痛处，就是"上尺泽"。按摩此穴可以清宣肺气，泻火降逆。

现代医学研究，按摩尺泽穴，能够有效治疗感冒、咽喉肿痛、扁桃体炎、喉炎、咽炎、支气管炎、百日咳、肺炎、胸膜炎、肋间神经痛、丹毒、胎位不正、麻疹、高血压、肺炎、支气管哮喘、肺结核、急性胃肠炎、肘关节及周围软组织疾患。

如果在寅时经常惊醒，或睡眠质量不高，可以按摩尺泽穴，清宣肺气，进而保证睡眠质量。

## ▶ 豆豉，秋季养生必选

豆豉是以大豆或黄豆为主要原料，利用毛霉、曲霉或者细菌蛋白酶的作用，分解大豆蛋白质，达到一定程度时，加盐、加酒、干燥等方法，抑制酶的活力，延缓发酵过程而制成。中医理论指出，豆豉性平，味咸。归肺、胃经。具有和胃，除烦，解腥毒，去寒热的功效。

豆豉按原料分有"黑豆豆豉"和"黄豆豆豉"两种，以黑褐色或黄褐色、鲜美可口、咸淡适中、回甜化渣、具豆豉特有豉香气者为佳。豆豉含有丰富的蛋白质、脂肪和碳水化合物，且含有人体所需的多种氨基酸，还含有多种矿物质和维生素等营养物质。豆豉还以其特有的香气使人增加食欲，促进吸收。

豆豉一直广泛使用于中国烹调之中。可用豆豉拌上麻油及其他作料作为助餐小菜；用豆豉与豆腐、茄子、芋头、萝卜等烹制菜肴别有风味；著名的麻婆豆腐、炒回锅肉等均少不了用豆豉做调料。广东人更喜欢用豆豉做调料烹调粤菜，如豉汁排骨、豆豉鲮鱼和焖鸡、

鸭、猪肉、牛肉等，尤其是炒田螺时用豆豉做调料，风味更佳。

豆豉不仅能调味，而且可以入药。中医学认为豆豉性平，味甘微苦，有发汗解表、清热透疹、宽中除烦、宣郁解毒之效，可治感冒头痛、胸闷烦呕、伤寒寒热及食物中毒等病症。

进入秋季后，毛磊总是三天两头地感冒，每次感冒都伴有头疼、胸闷的症状，反反复复总是不好。每次感冒肠胃就会不舒服，吃不下饭去。毛磊前去看中医，将自己的情况详细地向中医讲了一下，这位中医告诉他，进入秋季后天气烦躁，如果不注意调节，体内的津液就会被大量损耗，脏腑就会失去原有的动力，无法抵御季节变化带来的外邪入侵，所以就会感冒。这位中医给他推荐了豆豉，告诉他在季节变化的时候多吃豆豉可以有效治疗伤害热病。

准备草鱼750克，豆豉35克，猪里脊肉75克，姜10克，大葱10克，蒜10克，酱油15毫升，料酒15毫升，盐2克，胡椒粉2克，味精2克，辣椒25克，食用油35毫升。

将草鱼洗净，拭干水分，用盐、料酒、胡椒粉、味精拌匀腌半小时，放入盘中备用；葱、姜、蒜切碎末备用。将里脊肉切成丁，与豆豉（淘洗干净）、花红辣椒、葱末、姜末、蒜末、酱油拌匀，浇在鱼身上，用大火蒸至刚熟时取出。将食用油放入锅中，烧至七成热浇在鱼身上即可。这道菜具有很好的食疗价值，豆豉中含有多种营养素，可以改善胃肠，润燥滋阴。毛磊食用了不到一周，感觉感冒症状减轻了很多，肠胃也舒服多了。于是，毛磊又找到了一个豆豉食疗法。

准备莲藕1结，辣椒2个，大蒜2瓣，豆豉适量。盐、生抽、食用油、香葱适量。莲藕洗净刮干净表皮，切薄片备用。蒜头拍碎去皮，豆豉切碎，辣椒洗净切成辣椒圈备用。锅内放入适量的油，加入蒜头、豆豉和辣椒圈爆出香味，再加入莲藕片，加入一点点的水，大火爆炒到莲藕片变色成熟，再调入适量的盐和生抽，翻炒均匀即可出锅。用干净的刀和菜板切一点点葱花，撒在炒好的莲藕上就可以开吃了。

## ▶ 冬瓜绿豆沙，夏天最佳好食品

夏日气温高，暑热邪盛，人体心火较旺，因此常食用一些具有清热解毒、清心火作用的食物，对身体进行调理，能够维持体内阴阳平衡，确保身体健康。冬瓜和绿豆，就是非常适合夏季养生的食物。

冬瓜是一种药食两用瓜类蔬菜。据《神农本草经》记载：冬瓜性微寒，味甘淡无毒，入肺、大小肠、膀胱三经。能清肺热化痰、清胃热除烦止渴，甘淡渗痢，去湿解暑，能利小便，消除水肿之功效。

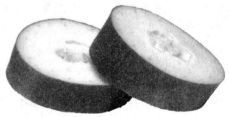

▲ 冬瓜
冬瓜可清热解毒、利水消肿、排毒润肠。

其他中医典籍诸如《别录》《开宝本草》《本草纲目》中都有关于冬瓜药用的记载，在民间通常用来治疗肺热咳嗽、水肿胀满、暑热烦闷、泻痢、痔疮、哮喘、糖尿病、肾炎水肿、鱼蟹中毒。在夏日服食尤为适宜。

绿豆是最常见的谷物类当中的一种，在炎热的夏天，我们可以吃到可口又消暑的绿豆汤。绿豆是我国人民的传统豆类食物。绿豆具有粮食、蔬菜、绿肥和医药等用途。是中国人民的传统豆类食物。绿豆蛋白质的含量几乎是粳米的3倍，所含的多种维生素、钙、磷、铁等无机盐都比粳米多。

绿豆性味甘凉，有清热解毒之功。夏天在高温环境中工作的人出汗多，水液损失很大，体内的电解质平衡遭到破坏，用绿豆煮汤来补充是最理想的方法，能够清暑益气、止渴利尿，不仅能补充水分，而且还能及时补充无机盐，对维持水液电解质平衡有着重要意义。绿豆粥也有类似功效。绿豆还有解毒作用。经常在有毒环境下工作或接触有毒物质的人，应经常食用绿豆来解毒保健。经常食用绿豆还可以补充营养，增强体力。

夏季到了，温度逐渐升高。身为公司采购员的祝山由于经常在外奔波，身体本就单薄的他经常感到头晕，时常伴有呕吐的感觉，一旦进入高温场所，这种感觉更为明显。后来祝山的一位医生朋友告诉他，这是由于夏季温度升高，体内烦湿造成的，应该经常吃一些能够祛除暑热烦闷的食物。这位朋友给他推荐了冬瓜绿豆沙。

每次准备鲜冬瓜肉250克，绿豆75克，红糖适量。制作时，先洗净冬瓜，并去皮及子，将瓜肉切成小条状，干绿豆洗净，有条件可去除绿豆皮。然后将准备好的绿豆放入砂锅内，加清水煎煮，待豆粒将煮成豆糜状时，加入切好的冬瓜，继续煲20分钟，然后加入适量红糖调味。

夏天喝绿豆汤可防治中暑、目赤、喉痛、痱子、便秘、尿赤、烦渴等症，干燥季节不宜常饮。鲜冬瓜味甘性淡，能清热解暑；绿豆性味甘凉，能清凉解毒、消暑利水；红糖甘甜能解毒润燥。三种食品合用可清热解暑、除烦止渴。

果然，祝山服用这款食疗方后不久，症状便得到了有效缓解。

## ▶夏季应该多喝红豆薏米粥

中医学认为，红豆气味甘、酸、平、无毒，有化湿补脾之功效，对脾胃虚弱的人比较适合，在食疗中常被用于高血压、动脉粥样硬化、各种原因引起的水肿及消暑、解热毒、健胃等多种用途。红豆蛋白质中赖氨酸含量较高，宜与谷类食品混合成豆饭或豆粥食用，一般做成豆沙或作为糕点原料。

红豆不仅是美味可口的食品，而且是医家治病的妙药。红豆含有较多的皂角苷，可刺激肠道，因此它有良好的利尿作用，能解酒、解毒，对心脏病和肾病、水肿有益。红豆有较多的膳食纤维，具有良好的润肠通便、降血压、降血脂、调节血糖、解毒抗癌、预防结石、健美减肥的作用。

薏米是补身的药用佳品。据医药部门化验分析，薏米含蛋白质16.2%，脂肪4.6%，糖类79.2%。冬天用薏米炖猪脚、排骨和鸡，是很好的滋补食品。夏天用薏米煮粥或做冷饮冰薏米，又是很好的消暑健身的清补剂。另外，薏米的种仁和根还能入药治病。

中医理论指出，薏米性味甘淡微寒，有利水消肿、健脾去湿、舒筋除痹、清热排脓等功效，为常用的利水渗湿药。主要成分为蛋白质、维生素 $B_1$、维生素 $B_2$，有使皮肤光滑、减少皱纹，消除色素斑点的功效，长期饮用，美白的同时能治疗褐斑、雀斑、面疱，使斑点消失并滋润肌肤。另外，薏米对面部粉刺及皮肤粗糙也有明显的疗效，同时还对紫外线有吸收能力，其提炼物加入化妆品中还可达到防晒和防紫外线的效果。薏米还具有润泽肌肤、美白补湿等显著功效。应用于皮肤上不仅具有天然美白效果，还能提高肌肤新陈代谢与保湿的功能，可以有效阻止肌肤干燥。

汤洋这段时间腿部出现了轻度水肿的情况，并且还伴有上火症状。他来到医院进行了一次全面检查，医生告诉他，水肿现象是夏季常见症状，应该采取利尿消肿的办法。医生建议汤洋选择食疗办法，并推荐了一个食疗方——红豆薏米粥。

准备薏米100克，红小豆50克，仙鹤草10克，枣25克，白砂糖30克。将薏米、红豆以温水浸泡半日；用纱布将仙鹤草包好；大枣去核浸泡；将薏米、红豆、仙鹤草、大枣一同放入锅中；加水煮成稀粥，最后撒上糖调味即可。

薏米红豆粥是治湿邪最好的药。薏米，在中药里称"薏苡仁"，《神农本草经》将其列为上品，它可以治湿痹，利肠胃，消水肿，健脾益胃，久服轻身益气。红豆，在中药里称作为"赤小豆"，也有明显的利水、消肿、健脾胃之功效，因为它是红色的，红色入心，因此它还能补心。现代人精神压力大，心气虚，饮食不节，运动量少，脾虚湿盛。既要祛湿，又要补心，还要健脾胃，非薏米和红豆莫属。将其熬成粥，意在使其有效成分充分为人体吸收，同时也不给脾胃造成任何负担。

汤洋食疗了5天，腿部水肿完全消失了，上火症状也减轻了。

## ▶ 春季滋补阴阳可多食胡萝卜

胡萝卜素有"小人参"的美称，富含糖类、脂肪、挥发油、胡萝卜素、维生素 A、维生素 B₁、维生素 B₂、花青素、钙、铁等营养成分。由于胡萝卜汁具有滋润皮肤的功效，因此深受爱美女性的欢迎，每天都多喝一点儿胡萝卜汁，可提高新陈代谢，自然地降低体重。

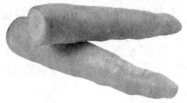

▲ 胡萝卜
胡萝卜能滋阴润燥、补肝明目。

胡萝卜汁含胡萝卜素和维生素等，可以刺激皮肤的新陈代谢，加速血液循环，从而使肤色红润，对美容护肤有很好的效果。在早晨空腹时喝是最好的，因为这更利于吸收，能让胡萝卜汁的功效发挥到最好。胡萝卜中含有丰富的胡萝卜素，可清除自由基延缓人体衰老，维持上皮组织的健康。胡萝卜汁可以用来清洁肝脏，排泄身体的脂肪和胆汁。

科学家研究证实，每天吃两根胡萝卜，可使血中胆固醇降低 10% ~ 20%；每天吃三根胡萝卜，有助于预防心脏疾病和肿瘤。中医认为胡萝卜味甘，性平，有健脾和胃、补肝明目、清热解毒、壮阳补肾、透疹、降气止咳等功效，可用于肠胃不适、便秘、夜盲症、性功能低下、麻疹、百日咳、小儿营养不良等症状。胡萝卜富含维生素，并有轻微而持续发汗的作用，可刺激皮肤的新陈代谢，增进血液循环，从而使皮肤细嫩光滑、肤色红润，对美容健肤有独到的作用。同时，胡萝卜也适宜于皮肤干燥、粗糙，或患毛发苔藓、黑头粉刺、角化型湿疹者食用。

小张的父亲今年 60 多岁，最近几天睡觉的时候，总会出现盗汗现象，而且经常在梦中惊醒，醒来后再次入睡非常困难。由于晚上休息不好，小张的父亲看起来很疲倦。小张带父亲去看中医，医生经过仔细把脉后，判断这是阴阳不调造成的，建议小张的父亲可以多吃一些胡萝卜来进行调理，还给小张列了一些食疗方。

准备胡萝卜 3 根，生抽、白糖、老抽适量，食盐少许。胡萝卜去皮，切滚刀块，不宜太大。生抽 2 勺，老抽 1 勺，白糖 2 勺，少许盐，混合调成汁。平底锅倒油烧热，下入胡萝卜块，中小火慢慢地烧，中间不加水，也不用盖锅盖，将胡萝卜烧软；待胡萝卜的棱角变圆，变得绵软并且没有一点儿生味后倒入调味汁，待汤汁烧至略干，香味渗入胡萝卜就可以关火了。

或者，准备胡萝卜约 300 克，蒜苗（青蒜）50 克，干辣椒 15 克，盐、油适量。将胡萝卜洗净去皮，切成菱形片；锅中放入适量水和少量油，将胡萝卜片放入煮熟，捞出沥干待用；蒜苗洗净拍松切成段，干辣椒去子切段或者丝；炒锅烧热，放入少量油，放入干辣椒炒香；再放入蒜苗炒香；最后加入胡萝卜片炒匀，加盐调味即可。以上食疗方均具有滋阴补阳的功效。

小张父亲按照这些食疗方进行了一周的食疗，效果显著。于是小张又在网上找到了一个关于胡萝卜的食疗方。准备鸡蛋 2 个，豌豆 100 克，牛奶 200 克，胡萝卜 300 克，红辣椒、香葱、盐、胡椒粉适量。将鸡蛋打入碗内，加入牛奶、精盐、胡椒粉调匀；胡萝卜切丁；香葱、红辣椒切末；煎盘上火注入油烧热；将豌豆、胡萝卜丁入锅炒几下，放入鸡蛋液，摊成饼状，煎至金黄色时即可。

进行食疗 10 天后，小张父亲入睡正常，盗汗症状完全消失，睡眠质量也提高了。

## ▶ 春季滋阴，多吃春笋

竹笋为禾本科竹亚科植物苦竹、淡竹、毛竹等的嫩苗，又称竹萌、竹芽。据分析，生笋含蛋白质、氨基酸、脂肪、糖类、钙、磷、铁、胡萝卜素和维生素 B₁、维生素 B₂、维生素 C 等成分。竹笋不但富含多种营养物质，而且有较高的药用价值。中医认为，竹笋味甘、微苦，性寒，能化痰下气，清热除烦，通利二便。《名医别录》言其"主消渴，利水道，益气，可久食"；《本草纲目拾遗》说它"利九窍，通血脉，化痰涎，消食胀"，尤独善于清化热痰。

春笋味道清淡鲜嫩，营养丰富，含有充足的水分、丰富的植物蛋白以及钙、磷、铁等人体必需的营养成分和微量元素，特别是纤维素含量很高，常食有帮助消化、防止便秘的功能。所以春笋是高蛋白、低脂肪、低淀粉、多粗纤维素的营养美食。现代医学证实，吃笋有滋阴、益血、化痰、消食、利便、明目等功效。现代医学则认为，竹笋具有吸附脂肪、促进食物发酵、有助消化和排泄作用，是减肥者最理想的食物之一。适用于水肿、腹水、脚气足肿、急性肾炎水肿、喘咳、糖尿病、消渴烦热等症。

几天前徐凯患上了感冒，咳嗽流涕，虽然通过吃药战胜了感冒，但依然会咳嗽，还会有热痰。徐凯上网咨询了一下相关专家，专家建议徐凯可以多吃一些春笋，对止咳化痰有着显著疗效。

准备春笋 500 克，花椒 10 粒，糖、酱油、香油各适量。将笋肉洗净，对剖开，用刀拍松，切成 4 厘米长的段。烧热锅，下油至五成熟时，放入花椒粒炸香后捞出，将春笋段入锅煸炒至色呈微黄时，加入酱油、糖和适量水，用大火煮滚，改用小火烤 5 分钟，待汤汁收浓时，放入味精，淋上香油即可。

或者准备猪里脊肉 150 克、净春笋 50 克、精盐 5 克，味精 0.5 克，绍酒 10 克，干淀粉 15 克，水淀粉 10 克，鸡蛋清 1 只，精制菜油 250 克。猪里脊肉切丝，放在容器中加冷水浸没，浸至白净。沥去水分，放入碗内，加精盐 4 克，绍酒 5 克，味精、鸡蛋清、干淀粉拌匀上劲待用。春笋煮熟，切成同肉丝粗细长短相等的细丝。炒锅上旺火烧热，放精制菜油，烧至四成熟，放入肉丝，用铁勺拨散，待肉丝变色，倒入漏勺上沥去油。原锅上火，放入精制菜油 30 克，倒入春笋丝煸炒，放入绍酒 5 克，盐 1 克及少量的汤，用水淀粉勾芡，倒入肉丝颠翻几下，淋入少量油翻锅装盘即成。

徐凯按照这些食疗法进行了不足五天的滋补，咳嗽症状消失了，痰也减轻了。徐凯感到春笋味道鲜美，非常喜欢，于是又找到了一个关于春笋的食疗法。

准备鲜春笋 300 克，香菇 50 克，胡萝卜 10 克，生姜 10 克，葱 10 克，精盐 6 克，味精 5 克，白糖 2 克，绍酒 5 克，花生油 15 克，麻油 2 克，胡椒粉 1 克。春笋切日字形厚片，香菇浸透切块，胡萝卜切片，生姜切片，葱切段。锅内加水烧开，放入笋片煮透，捞起待用；烧锅下油，下姜片、胡萝卜片爆香，放入春笋、香菇，放入绍酒，调入精盐、味精、白糖、麻油、胡椒粉炒匀，用湿生粉勾芡，下葱段，下包尾油即成。

## ▶ 春季鲫鱼汤，鲜美又益气

鲫鱼肉质细嫩，肉味鲜美，营养价值很高，每百克鲫鱼肉含蛋白质 13 克、脂肪 11 克，并含有大量的钙、磷、铁等矿物质。鲫鱼药用价值极高，中医理论指出，其性味甘、平、温，入胃、肾，具有和中补虚、除湿利水、补虚羸、温胃进食、补中生气之功效。

鲫鱼的蛋白质含量丰富且质量高，容易被人体消化吸收，是慢病患者良好的蛋白质来源；鲫鱼含有少量的脂肪，多由不饱和脂肪酸组成，是人体必需脂肪酸，具有重要的生理作用。

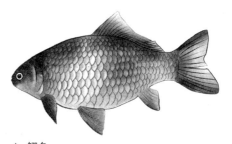

▲ 鲫鱼
鲫鱼可与豆腐搭配调治肝肾亏虚。

祖国医学认为：鲫鱼有健脾利湿、和中开胃、活血通络、温中下气之功效。鲫鱼对脾胃虚弱、水肿、溃疡、气管炎、哮喘、糖尿病有很好的滋补食疗作用。民间常给产后妇女炖食鲫鱼汤，既可以补虚，又有通乳催奶的作用。春季多吃鲫鱼，既可补充营养，又可增强抗病能力。鲫鱼清蒸或煮汤营养效果最佳；过油煎炸后的鲫鱼保健功效会降低很多。

薛强每逢春季就会出现一段时间的消化不良，食欲不振，吃什么都没有胃口；同时还会出现失眠、腰疼等症状。后来，薛强到医院检查，医生告诉他这是体内气血不足造成的，体内气血不足，就会造成胃部动力不足、失眠等症状。医生建议薛强在春季多吃鲫鱼，不仅味道鲜美还且还能够滋补气血。

下面介绍四款关于鲫鱼的食疗方。

食疗方一：准备河鲫鱼3条，玉兰片200克，盒装豆腐2盒，鲜蘑菇200克，精制油50克，姜15克，蒜15克，葱20克，泡红椒3克，味精3克，鸡精3克，胡椒粉3克，料酒20克。玉兰片切成菱形，盒装豆腐，一分为七，鲜蘑菇一分为二，洗净，装入砂锅待用。姜、蒜切片，葱，泡红椒切成"马耳朵"形。河鲫鱼去鳞、鳃和内脏，入油锅炸至金黄色取出。炒锅置火上，下油加热，放姜片、蒜片、葱、泡红椒炒香。掺白汤，放河鲫鱼、味精、鸡精、料酒、胡椒粉烧沸，去尽浮沫，盛出即可。

食疗方二：准备鲫鱼1条，黄酒、酱油各5克，盐0.5克，糖7克，胡椒粉0.1克，味精1.5克。茴香1只，麻油、姜汁各1克，葱100克，汤25克，精油500克。把鲫鱼洗净后斩去头尾，切成上下两片，再斩成5厘米见方的块，放入盐、姜汁、酒腌渍。葱切成长段。油锅烧热，放入鱼块炸至外香内嫩捞出。锅留底油，放入葱煸香，加入酒、酱油、盐、糖、味精、茴香、胡椒粉、汤烧开，将鱼块浸入汁中，滴上麻油，即可出锅装盘。

食疗方三：准备鲫鱼500克，豆腐150克，植物油适量。盐4克，味精3克，料酒10克，姜片5克，葱末10克。将鲫鱼去鳞、腮、内脏，洗净备用。将豆腐切成长条片备用。锅中放油烧热，放入鲫鱼煎至两面微黄，放入料酒、姜片、豆腐、清水1000克，旺火烧开，撇去浮沫，再用小火煮20分钟左右，加入盐、味精，撒上葱末，盛入汤盆中即成。

食疗方四：准备鲫鱼350克，山药100克，大蒜、葱、姜、盐、味精、黄酒、枸杞子各适量。鲫鱼收拾干净，用黄酒、盐腌15分钟；大蒜、葱洗净，切碎；枸杞子洗净，姜洗净，切小片。2山药去皮洗净切片，铺于碗底，放入鲫鱼，再撒上枸杞子。3加调味料上笼蒸30分钟即可。此品具有益气健脾、消炎抗癌的功效。

薛强买了几条鲫鱼，按照食疗法尝试着做了一些鲫鱼汤，味道很是鲜美。三天后，薛强胃口大开，其他气血不足的症状也全都消失了。

# 第十章 阴阳虚衰，滋补药物不能少
## ——家庭必备的滋阴补阳的传世名方

## ▶ 滋阴补阳先熟知药性，做自己的保健医生

在日常生活中，大多数朋友在碰到一些小疾病的时候，都习惯自己选择药物进行治疗。这就要求大家必须掌握一些药物的药性，以便选择药物。

药性，指药的性质、气味和功能。例如中药药性，是指中药所具有的与治疗作用有关的性能，可概括为四气五味、归经、升降浮沉、毒性等。

药物之所以能够针对病情，发挥基本治疗作用，乃是因为各种药物各自具有若干特性和作用，我国古人也称为药物的偏性，意思是说以药物的偏性纠正疾病所表现的阴阳偏盛或偏衰。把药物治病的多种多样的性质和作用加以概括，主要有性、味、归经、升降沉浮及有毒、无毒等方面，统称为药物的性能。

对药物性能的认识和论定，是前人在长期实践中，对为数众多的药物的各种性质及其医疗作用的了解与认识不断深化，进而加以概括和总结出来的，并以阴阳、脏腑、经络、治疗法则等医学理论为其理论基础，创造和逐步发展了中药基本理论，是整个中医学理论体系中一个重要组成部分。

药物都具有一定的性和味。性与味是药物性能的两个方面。自古以来，各种中药书籍都在每论述一药物时首先标明其性、味，这对于认识各种药物的共性和个性，以及临床用药都有实际意义。药性是根据实际疗效反复验证然后归纳起来的，是从性质上对药物多种医疗作用的高度概括。至于药味的确定，是由口尝而得，从而发现各种药物所具不同滋味与医疗作用之间的若干规律性的联系。因此，味的概念，不仅表示味觉感知的真实滋味，同时也反映药物的实际性能。

寒、热、温、凉四种药性，古时也称四气。其中温热与寒凉属于两类不同的性质。而温与热，寒与凉则分别具有共同性；温次于热，凉次于寒，即在共同性质中又有程度上的差异。对于有些药物，通常还标以大热、大寒、微温、微寒等词予以区别。药物的寒、热、温、凉，是从药物作用于机体所发生的反应概括出来的，是与所治疾病的寒、热性质相对而言。能够减轻或消除热证的药物，一般属于寒性或凉性，如黄芩、板蓝根对于发热口渴、咽痛等热证有清热解毒作用，表明这两种药物具有寒性。反之能够减轻或消除寒证的药物，一般属于温性而上，如附子、干姜对于腹中冷痛、脉沉无力等寒证有温中散寒作用，表明这两种药物具有热性。《神农本草经》云："疗寒以热药，疗热以寒药。"《素问至真要大论》云："寒者热之，热者寒之。"这是基本的用药规律。

此外，还有一些平性药，是指药性寒、热之性不甚显著、作用比较和缓的药物。其中也有微寒、微温的，但仍未越出四性的范围。所以平性是指相对的属性，而不是绝对性的概念。

中草药的药性，通过长期的临床实践，绝大多数已为人们所掌握，如果我们熟悉了各种药物的药性，就可以根据"疗寒以热药、疗热以寒药"和"热者寒之、寒者热之"的治

疗原则针对病情适当应用。一般寒凉药大多具有清热、泻火、解毒等作用，常用来治疗热性病症。温热药大多具有温中、助阳、散寒等作用，常用来治疗寒性病症。此外，还有一些药物的药性较为平和，称为"平"性。由于平性药没有寒凉药或温热药的作用来得显著，所以在实际上虽有寒、热、温、凉、平正气，而一般仍称为四气。

五味，就是辛、甘、酸、苦、咸五种味。有些药物具有淡味或涩味，实际上不止五种。但是，五味是最基本的五种滋味，所以仍然称为五味。不同的味有不同的作用，味相同的药物，其作用也有相近或共同之处。至于其阴阳属性，则辛、甘、淡属阳，酸、苦、咸属阴。

由于每一种药物都具有性和味，因此，两者必须综合起来看。例如两种药物都是寒性，但是味不相同，一是苦寒，一是辛寒，两者的作用就有差异。反过来说，假如两种药物都是甘味，但性不相同，一是甘寒、一是甘温，其作用也不一样。所以，不能把性与味孤立起来看。性与味显示了药物的部分性能，也显示出有些药物的共性。只有认识和掌握每一药物的全部性能，以及性味相同药物之间同中有异的特性，才能全面而准确地了解和使用药物。

中医学认为，任何疾病的发生发展过程都是致病因素作用于人体，引起正邪斗争，导致阴阳气血偏盛偏衰或脏腑经络功能失常的结果。故中药的治疗作用，主要是扶正祛邪、消除病因、纠正紊乱的脏腑气机及阴阳气血的偏盛偏衰现象，恢复脏腑经络的正常生理功能，达到治愈疾病的目的。

# ▶ 药物调养的养生原则

药物养生的具体应用，着眼在补、泻两个方面。用之得当，在一定程度上可起到益寿延年的作用。但药物不是万能，如果只依靠药物，而不靠自身锻炼和摄养，毕竟是被动的、消极的。药物只是一种辅助的养生措施，在实际应用中，应掌握如下原则。

### 1. 不盲目进补

用补益法进行调养，一般多用于老年人和体弱多病之人，这些人的体质多属"虚"，故宜用补益之法。无病体健之人一般不需服用。尤其需要注意的是，服用补药应有针对性，倘若一见补药，即以为全然有益无害，贸然进补，很容易加剧机体的气血阴阳平衡失调，不仅无益，反而有害，故不可盲目进补，应在辨明虚实，确认属虚的情况下，有针对性的进补。清代医家程国彭指出，"补之为义，大矣哉！然有当补不补误人者；有不当补而补误人者；亦有当补而不分气血、不辨寒热、不识开合、不知缓急、不分五脏、不明根本、不深求调摄之方以误人者，是不可不讲也"，这是需要明确的第一条原则。

### 2. 补勿过偏

进补的目的在于谐调阴阳，宜恰到好处，不可过偏。过偏则反而成害，导致阴阳新的失衡，使机体遭受又一次损伤。例如，虽属气虚，但一味大剂补气而不顾及其他，补之太过，反而导致气机壅滞，出现胸、腹胀满，升降失调；虽为阴虚，但一味大剂养阴而不注意适度，补阴太过，反而遏伤阳气，致使人体阴寒凝重，出现阴盛阳衰之候。所以，补宜适度，适可而止，补勿过偏，这是进补时应注意的又一原则。

### 3. 辨证进补

虚人当补，但虚人的具体情况各有不同，故进补时一定要分清脏腑、气血、阴阳、寒热、虚实，辨证施补，方可取得益寿延年之效，而不致出现偏颇。

此外，服用补药，宜根据四季阴阳盛衰消长的变化，采取不同的方法。否则，不但无益，反而有害健康。

### 4. 盛者宜泻

药物养生固然是年老体弱者益寿延年的辅助方法，以补虚为主亦无可厚非。然而，体感而本实者也并不少见。只谈其虚而不论其实，亦未免失之过偏。恰如中医名家徐灵胎所说，"能长年者，必有独盛之处，阳独盛者，当补其阴"，"而阳之太盛者，不独当补阴，并宜清火以保其阴"；"若偶有风、寒、痰、湿等因，尤当急逐其邪"，当今之人，生活水准提高了，往往重补而轻泻。然而，平素膏粱厚味不厌其多者，往往脂醇充溢，形体肥胖，气血痰食壅滞已成其隐患。因之，泻实之法也是抗衰延年的一个重要原则。《中藏经》所说"其本实者，得宣通之性必延其寿"，即是这个意思。

### 5. 泻不伤正

体盛邪实者，得宣泄通利方可使阴阳气血得以平衡。但在养生调摄中，亦要注意攻泻之法的恰当运用。不可因其体盛而过分攻泻，攻泻太过则易导致人体正气虚乏，不但起不到益寿延年的作用，反而适得其反。故药物养生中的泻实之法，以不伤其正为原则。力求达到汗毋大泄，清毋过寒，下毋峻猛，在实际应用中，应注意以下几点：确实有过盛壅滞之实者，方可考虑用攻泻之法；选药必须贴切，安全有效；药量必须适当，恰如其分；不可急于求成，强求速效。

### 6. 用药缓图

衰老是个复杂而缓慢的过程，任何益寿延年的方法，都不是一朝一夕即能见效的。药物养生也不例外，不可能指望在短时期内依靠药物达到养生益寿的目的。因此，用药宜缓图其功，要有一个渐变过程，不宜急于求成。若不明此理，则欲速不达，非但无益，抑且有害。这是药物养生中应用的原则，也是千百年来历代养生家的经验之谈，应该予以足够的重视。

## ▶ 常用的中药服用方法

常用的中草药服用方法，包括内服和外用两种方法。

外用法，一般用于外科、伤科、针灸科，以及眼耳口腔等疾病，应用方法很多，如灸法、敷药法、洗浴法、吹喉法、点眼法、温烫法、坐药法等。内服法，有汤、丸、散、膏、露、酒等，适应范围较广。由于内服法的"汤"剂，在临床应用上最为广泛，而且它的服用法对于药物的功效、病情的需要都有着重要的关系，所以这一节着重介绍"汤"剂的服用法。

"汤"剂的服用法，又可分为煎药法和服药法，前者是在将药物煎煮成汤药的过程中应该注意的事项，后者是在服药时必须注意的方面。

### 1. 煎药法

首先，关于用水问题，以清净而无杂质的河水、井水以及自来水为宜。入煎以前最好先用冷水将药物淹没并略高一些，浸泡半小时后再煎。

其次，关于火候问题，需要根据药物性质而定。如气味芳香、容易挥发的花叶类药物，一般须武火急煎，煮一二沸，即可服用，否则煎煮过久，可能丧失药效；如滋腻质重，不易出汁的根或根茎一类药物，一般须文火久煎，否则没有煮透，浪费药材。

关于煎药时间，一般药物煎煮 15 ~ 20 分钟。但是对于一些矿石贝壳类药物，如石膏、珍珠母、生牡蛎等不易出汁的，就需要先用水煎 15 ~ 20 分钟，然后再加其他药物同煎，处方时要注明"先煎"或"先入"。另外，还有一些含挥发油的芳香药物，如砂仁、豆蔻等久煎容易丧失药效的，就应该在其他药物将要煎好时，再放入煎一二沸，处方时要注明"后下"或"后入"。

其他方面，有些粉末或小粒的种子类药物，应该"包煎"，即用布包起来煎煮，以免烧焦或使药汁混浊；有些药物需要"另煎"或"另烊"，如人参、阿胶等，再冲入煎好的药汁中饮服；有些药物不必煎煮，如芒硝等，只要将药汁冲入溶化后即可服用。

## 2. 服药法

首先，关于服药量问题，一般每天一剂；病情严重的，如急性病发高热等，可以考虑每天服 2 剂；至于慢性疾病，也可一剂分二天服用，或隔一天服一剂。每剂药物一般煎 2 次，有些补药也可以煎 3 次。每次煎成药汁 250～300 毫升，可以分头煎、二煎分服，也可将 2 次煎的药汁混合后分 2～3 次服用。

其次，关于服药时间问题，一般每天服药 2 次，上午 1 次、下午 1 次，或下午 1 次、临睡前 1 次，在吃饭后 2 小时左右服用较好。但也有认为病在上焦的适宜于饭后服，病在下焦的适宜于饭前服。至于驱虫药，最好在清晨空腹时服用，治疗急性病症就随时可服，不要拘泥规定时间。

关于服药冷热问题，一般应该在药液温而不凉的时候饮服。但对于寒性病症则需要热服，对于热性病症则需要冷服；真热假寒的病症，用寒性药物而宜于温服，真寒假热的病症用温热药而宜于冷服。

所有这些情况都不是一成不变的，必须根据具体病情灵活处理。

# ▶ 滋阴补阳、益寿延年中药方的组方原则

益寿延年方剂大多是针对年老体弱者而设，因而，补益之法往往成为其组方的主要方法。综观历代医籍所载益寿延年之方，多以补脾补肾为主。系根据老年人脾、肾易虚之特点而设。然而，方剂的组成是以辨证为依据，药物间的配伍有君、臣、佐、使之分，要求有机配合，互相协调，共同达到预期的目的。因而，在方剂组成上是有一定法度的。往往是有补有泻，有塞有通，动静结合，相辅相成的。

## 1. 动静结合

基本上说来，那些益寿延年方剂对人体都有补益的功效，特别是对于年老和体弱的人非常有好处。但是，大多数补益的药方，多壅滞凝重，守而不走，如补脾的药物大多甘味过浓，容易壅气，也就是"甘能令人中满"；养血的药物最好用阴柔的药入味，但是阴柔却容易黏腻凝重，比如熟地、大枣之类的药物。这就是药物静的一方面。补益，要补身体之需，这样才可达到补益的目的。所以，当药物进入机体的时候，靠气血的循行布散到全身，需要有引经的药方才可补有所专。血液要流动才通畅，气疏理才会散，所以行气、活血之味，乃药的动力。动静结合，亦补亦理，亦养亦行，相得益彰，就可以最大程度发挥补益的功效，达到补而不滞，补而无弊，补得其所。所以动静结合是延年益寿、滋阴补阳补益方剂的重要组方原则之一。

## 2. 补泻结合

益寿延年的药物应用要遵循补泻结合的原则，这也是方剂组方的配伍原则之一。

抗衰防老，益寿延年是药物养生的目的，无论在用药上是补还是泻，目的都是调节人体的阴阳气血平衡，使人体最终达到阴平阳秘的状态，所以在实际应用中，要根据自己的具体情况而定。老年人有脏腑气血衰弱之虚的一面，也有火、气、痰、食及感受外邪实的一面，所以，要根据具体情况用药，虚者补虚，实者泻实，补与泻应结合而用。并且要根据机体的虚实程度，用药有所侧重，采用补泻结合的方法。补中有泻，泻中有补，以防止补之太过，补之有偏，泻之太猛，对人体造成伤害。这样才能达到养生益寿的目的。

## 3. 寒热适中

不同药的药性各有不同，有寒、热、温、凉的区别，组方也有君、臣、佐、使之分。益寿延年方药多用于老年人，由于老年人体质的原因，所以在遣方用药方面，药性问题一定要非常注意。明代医家万全在他所著的《养生四要》中指出："凡养生却邪之剂，必热无偏热，寒无偏寒；温无聚温，温多成热；凉无聚凉，凉多成寒。阴则奇之，阳则偶之，得其中和，此制方之大旨也"。这样的组方原则，对益寿延年的方药具有实际的指导意义。无

论是老年人还是年轻人，在使用药物时，都不宜过偏，过寒会损伤阳气，过热会损伤阴气；凉药过多会导致体内寒增加，温药过多则成热。因此，在组方时，最好采用寒、热相互为伍而用，比如，在寒凉药中，配以少许热药，或在温热药中，加少许寒凉之品，使整个方剂寒热适中，寒而无过，热而无燥，即得其中和，有养生益寿之功，而无寒热过偏对人体造成的伤害。

### 4. 相辅相成

立足于辨证，着眼于机体全局而遣药组方，是传统的益寿延年方药的组方原则。年老体弱之人，体内阴阳平衡失调，机体代谢的各个方面也出现不协调的局面，常常是诸多因素交织在一起，如，阴阳平衡被打破，脏腑、经络的不和谐、气血精津相互影响，表里内外的协同统一失控，出入升降的虚实偏差等。尽管很多时候方药的组成都考虑了主治的方向，但是仅仅如此是不够的，还必须要考虑到与之有关的其他方面。要突出其主治功效，兼顾其旁证、兼证，做到主次分明，结构严谨，这就需要药物的有机配合。通过药物间的相互搭配，相辅相成，体现了药物的配伍应用的目的。补益是益寿延年中药方剂的重点，再辅以其他而组成。所以，我们在方药中可以看到，有升有降，有补有泻，有塞有通，有开有阖，有寒有热。开、阖、补、泻合用，会补而不滞，滋而不腻，守而不呆，流通畅达；升、降、通、塞并用，清、浊就会运行有序，出、入得宜，各循其常。寒热并用，可避免用药过偏，达到阴平阳秘之状态，这即是方剂中药物相辅相成所起的作用。

# ▶ 中草药的四气五味

中草药的四气五味，就是药物的性味，代表药物的药性和滋味两个方面。其中的"性"又称为"气"，是古代通用、沿袭至今的名词，所以四气也就是四性。性和味的作用，既有区别，又有联系。

四气，就是寒、热、温、凉四种药性。寒凉和温热是对立的两种药性；寒和凉之间、热和温之间，是程度上的不同，也就是说药性相同，但在程度上有差别，温次于热、凉次于寒。

药性的寒、热、温、凉，是药物作用于人体发生的反应归纳出来的，例如，感受风寒、怕冷发热、流清涕、小便清长、舌苔白，这是寒的症状，这时用紫苏、生姜煎了汤饮服后，可以使患者发一些汗，就能消除上列症状，说明紫苏、生姜的药性是温热的。如果生了热疮、局部红肿疼痛，甚至小便黄色、舌苔发黄，或有发热，这就是热的症状，这时用金银花、菊花来治疗，可以得到治愈，说明金银花、菊花的药性是寒凉的。

除此之外，还有药的五味。五味，就是辛、甘、酸、苦、咸五种不同的滋味。它主要是由味觉器官辨别出来的，或是根据临床治疗中反映出来的效果而确定的。各种滋味的作用如下：

辛，有发散、行气或润养等作用。一般发汗的药物与行气的药物，大多数有辛味；某些补养的药物，也有辛味。

甘，有滋补、和中或缓急的作用。一般滋补性的药物及调和药性的药物，大多数有甘味。

酸，有收敛、固涩等作用。一般带有酸味的药物，大都具有止汗、止渴等作用。

苦，有泻火、燥湿、通泄、下降等作用。一般具有清热、燥湿、泻下和降逆作用的药物，大多数有苦味。

咸，有软坚、散结或泻下等作用。一般能消散结块的药物和一部分泻下通便的药物，带有咸味。

在五味以外，还有淡味、涩味，淡，就是淡而无味，有渗湿、利尿作用。一般能够渗利水湿、通利小便的药物，大多数是淡味。涩，有收敛止汗、固精、止泻及止血等作用。

由于淡味，没有特殊的滋味，所以一般将它和甘味并列，称"淡附于甘"；同时，涩味的作用和酸味的作用相同，因此，虽然有七种滋味，但习惯上仍称"五味"。

气和味的关系是非常密切的，每一种药物既具有一定的气，又具有一定的味。由于气有气的作用，味有味的作用，必须将气和味的作用综合起来看待，一般说，性味相同的药物，其主要作用也大致相同；性味不同的药物，功效也就有所区别；性同味不同或味同性不同的药物在功效上也有共同之处和不同之点。例如，同样是寒性药，若味不相同，或为苦寒，或为辛寒，其作用就有所差异，如黄连苦寒，可以清热燥湿，浮萍辛寒，可以疏解风热；同样是甘味药，但气有所不同，或为甘温，或为甘寒，其作用也不一样，如黄芪甘温，可以补气，芦根甘寒，能清热生津。所以，在辨识药性时，不能把药物的气与味孤立起来。

在临床具体应用时，一般都是既用其气、又用其味的，而在特殊应用的时候，配合其他药物，则或用其气，或用其味。

# ▶ 中草药的归经分类

归经，就是药物对于人体某些脏腑、经络有着特殊的作用。例如，龙胆草能归胆经，说明它有治疗胆的病症的功效；藿香能归脾、胃二经，说明它有治疗脾胃病症的功效。

药物归经这一理论，是以脏腑、经络理论为基础的。由于经络能够沟通人体的内外表里，所以一旦人体发生病变，体表的病症可以通过经络而影响内在的脏腑，脏腑的病变也可通过经络而反映到体表。各个脏腑、经络发生病变产生的症状是各不相同的，如肺有病变时，常出现咳嗽、气喘等症；肝有病变时，常出现胁痛、抽搐等症；心有病变时，常出现心悸、神志昏迷等症。在临床上，用贝母、杏仁能止咳，说明它们能归入肺经；用青皮、香附能治胁痛，说明它们能归入肝经；用麝香、菖蒲能苏醒神志，说明它们能归入心经。由此可见，药物的归经也是人们长期从临床疗效观察中总结出来的。

疾病的性质有寒、热、虚、实等不同，用药也必须有温（治寒证）、清（治热证）、补（治虚证）、泻（治实证）等区分。但是发病脏腑、经络又是不一致的，如热性病证，又有肺热、胃热、心火、肝火等，在用药治疗时，虽然都需要根据"疗热以寒药"的原则选用性质寒凉的药物，然而还应该考虑脏腑、经络的差异，鱼腥草可清肺热，竹叶可清胃热，莲子心可清心火，夏枯草可清肝火，就是由于它们归经的不同而有所区别。同样原因，对寒证也要进一步分肺寒、脾寒，虚证要分脾虚、肾虚，实证要分燥屎里结（大肠实）、痰饮停聚（肺实）。在治疗上，温肺的药物，未必能暖脾；清心的药物，未必能清肺；补肝的药物，未必能补肾；泻大肠的药，未必能泻肺，所有这些情况，都说明药物归经的重要意义。

但是，在应用药物的时候，如果只掌握药物的归经，而忽略了四气、五味、补、泻等药性，同样也是不够全面的。因为某一脏腑、经络发生病变，可能有的属寒，有的属热，也有可能有的属实，有的属虚，那就不能因为重视归经，而将能归该经的药物不加区分地应用。相反，同归一经的药物种类很多，有清、温、补、泻的不同，如肺病咳嗽，虽然黄芩、干姜、百合、葶苈子都能归肺经，在应用时却不一样，黄芩主要清肺热、干姜主要能温肺、百合主要补肺虚、葶苈子主要泻肺实，在其他脏腑经络方面，同样也是如此。

归经是中草药性能之一，性味也是中草药的另一方面的性能，其他还有升降浮沉、补泻等性能，应该全面掌握它们的性能，才能在临床治疗中更好地运用各种中草药。

关于药物的归经，古代文献上又曾将它和"五味"联系起来，认为：味酸，能入肝；味苦，能入心；味辛，能入肺；味甘，能入脾；味咸，能入肾。

这种归纳，虽然对一部分药物是符合的，但绝大部分与客观实际情况并不一致，不能作为规律性来认识，还应该结合具体的客观实际。

# ▶ 桂枝甘草汤，温通心阳

桂枝性味辛温，归心、肺、膀胱经。具有发汗解肌，温经通脉，助阳化气，散寒止痛的作用。

桂枝常配合麻黄治疗无汗的风寒感冒，有助麻黄发汗解表的作用。配合白芍治疗有汗的风寒感冒，有调和营卫，解肌止汗的作用。桂枝还能温经、祛风寒、活血通络。可配合当归、赤白芍、川芎、红花、桃仁等，治疗月经错后或经闭不潮以及行经腹痛、腹部痞块等；配合片姜黄、防风治疗因风寒阻络、气血不畅所致的肩臂疼痛；配合赤芍、红花、仲筋草等治疗骨节拘挛难伸、肢体疼痛等；合羌活、独活、防风、威灵仙、当归、附片等，可治疗风、寒、湿所引起的关节疼痛、四肢疼痛，常用于治疗风湿性关节炎等病。

桂枝还有助心阳和温化水饮的效能。常配茯苓、猪苓、白术、泽泻、苏子、桑皮、炙甘草，治疗水饮凌心的心悸、怔忡、水肿等；配瓜蒌、薤白、红花、五灵脂，治疗心阳不振而致的胸痹心痛。近些年来，根据这些经验，常用于治疗心功能不全、心绞痛、心肌梗死等病。但要注意辨证论治，不可用于有热证的病例。桂枝有横通肢节的特点，能引诸药横行至肩、臂、手指，故又为上肢病的引经药。用量一般为 3～10 克，特殊情况下也可用到 15～30 克。

甘草性平，味甘，归十二经。有解毒、祛痰、止痛、解痉以及抗癌等药理作用。在中医上，甘草补脾益气，止咳润肺，缓急解毒，调和百药。临床应用分"生用"与"蜜炙"之别。生用主治咽喉肿痛，痈疽疮疡，胃肠道溃疡以及解药毒、食物中毒等；蜜炙主治脾胃功能减退，大便溏薄，乏力发热以及咳嗽、心悸等。

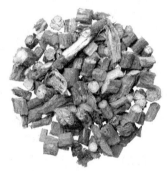

▲ 甘草
甘草入心、脾二经，用于脾胃虚弱、倦怠乏力、心悸气短等症。

甘草用于心气虚，心悸怔忡，脉结代，以及脾胃气虚，倦怠乏力等。前者，常与桂枝配伍，如桂枝甘草汤、炙甘草汤。后者，常与党参、白术等同用，如四君子汤、理中丸等。用于气喘咳嗽。可单用，亦可配伍其他药物应用。如治湿痰咳嗽的二陈汤；治寒痰咳喘的苓甘五味姜辛汤；治燥痰咳嗽的桑杏汤；治热毒而致肺痈咳唾腥臭脓痰的桔梗汤；治咳嗽涎沫的甘草干姜汤等。另风热咳嗽、风寒咳嗽、热痰咳嗽亦常配伍应用。用于痈疽疮疡、咽喉肿痛等。可单用，内服或外敷，或配伍应用。痈疽疮疡，常与金银花、连翘等同用，共奏清热解毒之功，如仙方活命饮。咽喉肿痛，常与桔梗同用，如桔梗汤。若农药、食物中毒，常配绿豆或与防风水煎服。用于调和某些药物的烈性。如调味承气汤用本品缓和大黄、芒硝的泻下作用及其对胃肠道的刺激。另外，在许多处方中也常用本品调和诸药。用于胃痛、腹痛及腓肠肌挛急疼痛等，常与芍药同用，能显著增强治挛急疼痛的疗效，如芍药甘草汤。

李倩，29 岁。最近感到心悸气短，如果活动则更为严重，头昏易惊，全身乏力。到医院检查后，医生告诉她这是心阳不足的症状，心阳不足造成气血供应不足，才会产生心悸气短的症状。医生给她开出了桂枝甘草汤：桂枝 10 克，甘草 6 克。水煎服。

汗出过多，内伤心阳，心中阳气受损则心下悸动，方中用桂枝入心，辛温助阳，甘草甘温益气，再助心中阳气复生。二药合用，辛甘化阳，阳复而阴济，使心得以安宁。

果然，李倩服用桂枝甘草汤 5 剂后，相关症状全部消失。

# ▶ 乌鸡白凤丸，调补阴阳

乌鸡白凤丸，现在多为中成药。药丸中的主要成分有：乌鸡（去毛、爪、肠）、鹿角胶、鳖甲、牡蛎、桑螵蛸、人参、黄芪、当归、白芍、香附、天冬、甘草、地黄、熟地黄、川芎、银柴胡、丹参、山药、芡实、鹿角霜。

乌鸡白凤丸具有补气养血、调经止带的功效，用于气血两虚，身体瘦弱，腰膝酸软，月经量少、后错，带下。

现代医学研究，乌鸡内含丰富的黑色素，蛋白质，B族维生素等18种氨基酸和18种微量元素，其中烟酸、维生素E、磷、铁、钾、钠的含量均高于普通鸡肉，胆固醇和脂肪含量却很低。所以，乌鸡是补虚劳、养身体的上好佳品。食用乌鸡可以提高生理功能、延缓衰老、强筋健骨，对防治骨质疏松、佝偻病、妇女缺铁性贫血症等有明显功效。《本草纲目》认为乌鸡有补虚劳赢弱、制消渴、益产妇、治妇人崩中带下及一些虚损诸病的功用。

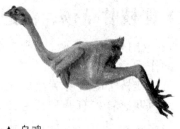
▲ 乌鸡
乌鸡具有滋阴补肾、养血添精、补虚的作用。

乌鸡白凤丸是女性常食药物，它有滋阴补阳、治疗女性月经不调、白带异常，以及养颜美容等功效。但乌鸡白凤丸并不适合所有女性。

### 1. 肥胖的女性别吃

引起月经不调的原因有很多，归纳起来大致有气虚、血虚、阴虚、气滞、血瘀、血热、血寒、痰湿等。而乌鸡白凤丸主要是用来治疗气血两虚、阴精不足所引起的月经不调，其表现主要有月经量少，颜色淡，质地稀，患者身体瘦弱、乏力气短、头晕、面色发黄或没有光泽等。

随着生活条件的改善，营养大大丰富，很多女性的月经不调并不是身体"虚"引起的，尤其一些较为肥胖的女性也容易出现月经不调的表现，中医辨证属于"痰湿"，这时如果使用乌鸡白凤丸的话，补气补血后会加重"痰湿"，病情可能会更严重。因此，肥胖的女性不宜使用。

### 2. 白带多别急着用

最近张小姐白带增多，凭"经验"一连吃了5盒乌鸡白凤丸，不仅病没有治好，连牙龈都出血了。

原来，白带增多的原因很多，滴虫性阴道炎是最常见的原因之一，此外还有真菌性阴道炎、细菌性阴道炎等都能引起，选择合适的抗菌药物并进行局部冲洗是首选治疗方案，吃乌鸡白凤丸并不对症，当然起不到疗效。而乌鸡白凤丸的滋补作用较强，病人服用后很容易上火，出现牙龈出血、口腔溃疡等症状。

### 3. 白带颜色黄不宜用

慢性盆腔炎在育龄妇女中发病率相当高，有的妇女听说乌鸡白凤丸可以治疗慢性盆腔炎，就常服此药。实际上，中医认为，慢性盆腔炎由很多原因导致，例如脾气虚、肾气虚、湿热、湿毒等。脾肾气虚所致的慢性盆腔炎主要表现为白带量多、质地比较清稀、乏力疲倦、食欲不佳、身体赢瘦、腰酸腿软、头晕等症。对于这种慢性盆腔炎，用乌鸡白凤丸比较好。

而由湿热引起的慢性盆腔炎，表现为白带颜色发黄、有腥味，不要使用乌鸡白凤丸，否则会助湿生热，加重病情；还有，由湿毒引起的慢性盆腔炎，一般病情较为严重，甚至可能由肿瘤引起，当然也不适合用乌鸡白凤丸治病。

## ▶ 六味地黄丸，滋阴清热的代表方

六味地黄丸，是由熟地黄25克，山萸肉、干山药各12克，泽泻、牡丹皮、白茯苓（去皮）各10克组成。

六味地黄丸的主要功能是滋阴补肾、清热益气。用于肾阴亏损，头晕耳鸣，腰膝酸软，骨蒸潮热，盗汗遗精。适用于亚健康状态人群和中老年人的养生保健。五心潮热、夜间盗汗、容易疲劳、腰酸腿软、遗精、早泄、精力差的人群都可以服用六味地黄丸，按疗程服用效果非常好。六味地黄丸为纯中药制剂，精选道地药材，无毒副作用，可以作为日常养生的滋补品，也是其他三高疾病、肿瘤、心脑血管疾病、肝、肾疾病的辅助用药。

六味地黄丸具有显著的增强免疫力、抗衰老、抗疲劳、抗低温、耐缺氧、降血脂、降血压、降血糖、改善肾功能、促进新陈代谢及较强的强壮作用。其抗疲劳、抗低温、耐缺氧作用与人参相似。对免疫功能的影响：能激活细胞免疫力及抗体生成反应，提高细胞免疫功能，促进扁桃体细胞诱生干扰素，提高血清干扰素水平。扩张血管，对动脉狭窄性高血压有明显的降压和改善肾功能作用。减少心肌胶原的沉着，防治高血压心血管损害。改善血液流变性，降低全血黏度、血浆黏度、纤维蛋白原，抑制梗死心脏中氧自由基的生成，缩小梗死面积，防治冠心病、心肌梗死。对血脂的影响，可明显降低胆固醇、甘油三酯和磷脂，增加高密度脂蛋白，促进脂质代谢，长期服用有防止动脉粥样硬化的作用。改善自主神经系统功能紊乱。改善性腺功能障碍，通过作用于下丘脑－垂体－性腺轴而改善性激素分泌，促进精子生成，提高精子活动率，增强性功能。促进肾脏对体内代谢产物尿素的排泄，保护肾排泄功能。

需要强调的是，六味地黄丸的特点是"三补三泻"，并非纯补药，是补泻兼施的处方，更适合肾阴虚的人。判断是不是阴虚，先看舌头，如舌质红、经常口干舌燥；再看脉搏，是否脉细且跳得快；最后，是否常有潮热、手足心热、盗汗、遗精、失眠、头晕、腰膝酸软的症状。

对于健康人群，如果没有明显肾阴虚的症状，不适宜于自行长期服用六味地黄丸；明显是阳虚（包括肾阳虚、脾阳虚）的人不宜服用，若还一味地服用六味地黄丸，病症可能会"雪上加霜"；肾阴虚但脾胃功能不好的人也不宜服用，六味地黄丸是偏于补阴的药，配方中阴柔的药多一些，吃了后会妨碍消化功能。中老年人一般脾胃功能不强，服用更要谨慎。间断吃影响不大，长期连续服用的话就不可以了。年轻人或有肝脾湿热、肺热者，服用后会加重湿热，可能导致口舌生疮、小便发黄。即使适合吃，也应戒烟戒酒，少吃刺激性食物。另外，六味地黄丸不利于解表散邪，感冒时最好别吃。脾胃虚弱、大便稀、消化不良者也应慎服。

六味地黄丸虽然是滋补肾阴的良药，但不能当维生素天天吃。一般主张服用一个月后，停一周；或吃一周，期间停一两天。针对各类疾病服用六味地黄丸的前提是中医辨证为肾阴虚，在服用时间上也应有区别：如更年期综合征要用几个月甚至半年以上；慢性疲劳综合征建议先用半个月；若用于治疗高血压、糖尿病，可能需要长期服用。另外，长期用六味地黄丸，可能会阻碍脾胃运化，最好在医生指导下加一些消化类药物。

## ▶劳累过度，用黄芪、党参来滋阴补阳

黄芪，又名黄耆，为植物和中药材的统称。黄芪味甘，性微温，归肝、脾、肺、肾经。有益气固表、敛汗固脱、托疮生肌、利水消肿之功效。在中医五行理论中，春季对应的是肝脏，因此，调养肝气对于春季的养生至关重要。黄芪作为补气佳品，在春季生发的季节能够起到一定的补气作用。黄芪熬粥汤，具有益血补气、滋阴补阳之功效。

黄芪可用于气虚衰弱，倦怠乏力，或中气下陷、脱肛、子宫脱垂。用于补气健脾，常与党参、白术等配伍；用于益气升阳而举陷，常与党参、升麻、柴胡、炙甘草等合用。用于表虚不固的自汗。用于表虚自汗，常与麻黄根、浮小麦、牡蛎等配伍；如表虚易感风寒者，可与防风、白术同用。用于气血不足、疮疡内陷、脓成不溃或久溃不敛者。如用于疮疡内陷、久溃不敛，可与党参、肉桂、当归等配伍；用于脓成不溃，可与当归、金银花、白芷、穿山甲、皂角刺等同用。用于水肿、脚气、面目水肿，配白术、茯苓等。

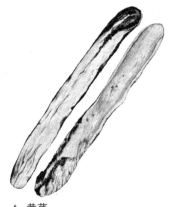

▲ 黄芪
黄芪可补中益气、养精血。

黄芪和人参均属补气良药，人参偏重于大补元气，回阳救逆，常用于虚脱、休克等急症，效果较好。而黄芪则以补虚为主，常用于体衰日久、言语低弱、脉细无力者。有些人一遇天气变化就容易感冒，中医称为"表不固"，可用黄芪来固表，常服黄芪可以避免经常性的感冒。

近一个月的时间，老张所在的单位任务繁重，几乎天天加班。老张感到身体非常疲惫。于是，他利用轮休时间到医院，请医生对身体进行调理。医生给他推荐了党参黄芪炖鸡汤。

准备党参50克，黄芪50克，红枣10克、鸡肉600克，将鸡肉下沸水锅中焯去血水、洗净；将红枣洗净、去核；将党参、黄芪用清水洗净、切段。将鸡放入炖盅内，加适量水，放入党参，黄芪、红枣、料酒、精盐、味精、姜片，放入笼内蒸至鸡肉熟烂入味，取出即成。

此方有健脾胃、补气益血、提高人体免疫力、强壮身体、滋阴补阳、延年益寿等作用。民间有"黄芪炖鸡胜人参"的说法，身体疲惫的人服用此方，可以有效驱赶疲劳，恢复身体动力。

果然，老张食用3天后，感觉疲劳感减轻了很多，又可以全身心扑在工作上了。

## ▶ 灵芝，滋阴补阳之珍品

灵芝又称灵芝草、芝草、仙草、瑞草，以紫灵芝药效为最好，灵芝对于增强人体免疫力，调节血糖，控制血压，辅助肿瘤放化疗，保肝护肝，促进睡眠等方面均具有显著疗效。

灵芝性平味甘，归心、肺、肝、肾经。具补气安神，止咳平喘之功效，主要用于治疗眩晕不眠，心悸气短，虚劳咳喘等症。现代药理学研究证实，灵芝对于增强人体免疫力、调节血糖、控制血压、辅助肿瘤放化疗、保肝护肝、促进睡眠等方面均具有显著疗效。

灵芝含多糖、核苷类、呋喃类、甾醇类、生物碱、三萜类、油脂类、多种氨基酸及蛋白质类、酶类、有机锗及多种微量元素等。灵芝多糖具有免疫调节、降血糖、降血脂、抗氧化、抗衰老及抗肿瘤作用；三萜类化合物能净化血液，保护肝功能；灵芝多种制剂分别具有镇静、抗惊厥、强心、抗心律失常、降压、镇咳平喘作用；此外，灵芝还有抗凝血、抑制血小板聚集及抗过敏作用。

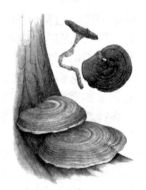

▲ 灵芝
灵芝是补气的最佳药材之一。

《神农本草经》把灵芝列为上品，谓紫芝"主耳聋，利关节，保神益精，坚筋骨，好颜色，久服轻身不老延年。"谓赤芝"主胸中结，益心气，补中增智慧不忘，久食轻身不老，延年成仙"。

灵芝的应用范围非常广泛。就中医辨证看，由于该品入五脏肾补益全身五脏之气，所以无论心、肺、肝、脾、肾脏虚弱，均可服之。灵芝所治病种涉及呼吸、循环、消化、神经、内分泌及运动等各个系统，涵盖内、外、妇、儿、五官各科疾病。其根本原因，就在于灵芝具有扶正固本，增强免疫功能，提高机体抵抗力的巨大作用。它不同于一般药物对某种疾病起治疗作用，亦不同于一般营养保健食品只对某一方面营养素的不足进行补充和强化，而是在整体上双向调节人体功能平衡，调动机体内部活力，调节人体新陈代谢功能，提高自身免疫能力，促使全部的内脏或器官功能正常化。

张勇最近一段时间感到精神疲惫，四肢无力，怎么也提不起劲头来。后来，到医院一检查，医生告诉张勇，这些症状是体内阴阳失调造成的，可以通过灵芝食补方，来进行滋阴补阳。

准备灵芝15～20克，大枣50克，蜂蜜5克。灵芝、大枣入锅加水共煎，取煮液2次，合并后加入蜂蜜再煮沸即成。或者准备灵芝15克，黄芪10克，猪蹄筋100克，葱、姜、调料适量。将灵芝、黄芪装纱布袋内，扎口；猪蹄筋洗净与灵芝、黄芪及水共炖至熟烂，去药袋，调味，饮汤食肉。灵芝具有健脾安神、益气的功效，可以有效滋补身体气血，继而调节阴阳平衡。

张勇按照医生的建议开始进行食疗，2天后就收到了效果，精神大增，疲惫的感觉也消失了。

# ▶ 茯苓，滋阴补阳的稀罕物

古人称茯苓为"四时神药"，茯苓味甘、淡、性平，入药具有利水渗湿、益脾和胃、宁心安神之功用。现代医学研究：茯苓能增强机体免疫功能，茯苓多糖有明显的抗肿瘤及保肝脏作用。

茯苓常用于小便不利，水肿等症，茯苓功能利水渗湿，而药性平和，利水而不伤正气，为利水渗湿要药。凡小便不利、水湿停滞的症候，不论偏于寒湿，或偏于湿热，或属于脾虚湿聚，均可配合应用。如偏于寒湿者，可与桂枝、白术等配伍；偏于湿热者，可与猪苓、泽泻等配伍；属于脾气虚者，可与党参、黄芪、白术等配伍；属虚寒者，还可配附子、白术等同用。

茯苓可用于脾虚泄泻、带下。茯苓既能健脾，又能渗湿，对于脾虚运化失常所致泄泻、带下，有标本兼顾之效，常与党参、白术、山药等配伍。又可用为补肺脾，治气虚之辅佐药。

茯苓还可用于痰饮咳嗽，痰湿入络，肩背酸痛。茯苓既能利水渗湿，又具健脾作用，对于脾虚不能运化水湿，停聚化生痰饮之症，具有治疗作用。可半夏、陈皮同用，也可配桂枝、白术同用。治痰湿入络、肩酸背痛，可配半夏、枳壳同用。

茯苓可用于心悸、失眠等症。茯苓能养心安神，故可用于心神不安、心悸、失眠等症，常与人参、远志、酸枣仁等配伍。在临床治疗中，对于食管癌、胃癌、肝癌、鼻咽癌、舌癌、乳腺癌、膀胱癌、肺癌、溃疡性黑色素瘤等癌瘤均有较好的治疗作用。

张华最近一段时间，工作比较繁忙，总有心神不宁、心悸气短的感觉，而且吃东西没有食欲，吃什么都没有胃口；到了晚上还会经常出现失眠等症状，翻来覆去无法入睡。晚上休息不好，白天自然无法集中精力工作，为此张华还被领导批评过几次。为了尽快摆脱这种现象，张华前去看中医。医生了解了一下基本情况，又仔细为他把了脉，然后给张华解释说，工作繁忙过度劳累，导致体内气血不足、阴阳失衡，所以就会出现心悸、失眠等症状。随后，医生给张华开出了一份茯苓食疗方。

准备茯苓15克，栗子25克，大枣10个，粳米100克。加水先煮栗子、大枣、粳米；茯苓研末，待米半熟时徐徐加入，搅匀，煮至栗子熟透。可加糖调味食。本方中茯苓补脾利湿，栗子补脾止泻，大枣益脾胃，可用于脾胃虚弱，饮食减少，便溏腹泻。

茯苓、麦冬各15克，粟米100克。粟米加水煮粥；二药水煎取浓汁，待米半熟时加入，一同煮熟食。本方中茯苓宁心安神，麦冬养阴清心，粟米除烦热，用于心阴不足，心胸烦热，惊悸失眠，口干舌燥。

张华按照医生的要求，进行了一周的食疗，效果非常显著。现在的他食欲大增，而且睡眠质量提高了，心悸气短的症状也消失了。

# ▶ 人参，滋阴补阳就用它

古代人参的雅称为黄精、地精、神草。人参被人们称为"百草之王"，是闻名遐迩的"东北三宝"之一，是驰名中外、老幼皆知的名贵药材。

人参之所以很稀奇，很名贵，主要与它的药用价值有关。在很早的医书《神农本草经》中就认为，人参有"补五脏、安精神、定魂魄、止惊悸、除邪气、明目开心益智"的功效，"久服轻身延年"。李时珍在《本草纲目》中也对人参极为推崇，认为它能"治男妇一切虚

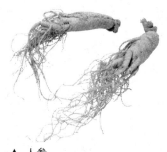

**▲ 人参**
人参大补元气、安神益智。

证"。几千年来，在中草药中人参都被列为"上品"。

中医理论指出，人参性平、味甘、微苦，微温。归脾、肺经、心经。具有大补元气，滋阴补阳，复脉固脱，补脾益肺，生津止渴，安神益智的功效，主治劳伤虚损、食少、倦怠、反胃吐食、大便滑泄、虚咳喘促、自汗暴脱、惊悸、健忘、眩晕头痛、阳痿、尿频、消渴、妇女崩漏等症状。

人参自古以来就被中医誉为"滋阴补生，扶正固本"之极品。人参含多种皂苷和多糖类成分，人参的浸出液可被皮肤缓慢吸收，对皮肤没有任何的不良刺激，能扩张皮肤毛细血管，促进皮肤血液循环，增加皮肤营养，调节皮肤的水油平衡，防止皮肤脱水、硬化、起皱，长期坚持使用含人参的产品，能增强皮肤弹性，使细胞获得新生。同时人参活性物质还具有抑制黑色素的还原性能，能使皮肤洁白光滑。

小魏这段时间感到气血不足，吃饭没有食欲，工作的时候也提不起精神。小魏有一个从医的朋友，听到这个消息后，给小魏打来电话，建议小魏可以在平时生活中多吃一些人参。因为人参是滋补气血、滋阴补阳的最佳选择，人参中含有的多种元素可以有效补充人体内所需要的气血。这位朋友还给小魏推荐了一些人参食补方。

准备人参 10 克，菠萝、苹果、鲜桃、蜜桃、梨、莲子各 15 克，青丝、红丝、瓜条各 5 克，冰糖、香蕉精、水淀粉各适量。将人参放碗内，再加入水和冰糖上笼蒸 4 小时；将莲子泡洗干净，放盆内，加水、冰糖上笼蒸烂取出；将苹果、梨去皮切开去核；青丝、红丝、瓜条用水稍泡一下；桃瓣开去核、剥皮；蜜柑扒去核；将人参、菠萝、苹果、梨、桃、蜜柑、莲子都切成小片。锅内放入开水，将蒸人参的原汁倒入锅内，再将切好的人参、苹果、莲子等各种小片放入锅内，加冰糖用水淀粉勾芡，用筷子蘸一滴香蕉精放入锅内，盛在碗内即成。

准备人参 15 克，母鸡 1 只，火腿 10 克，水发玉兰片 10 克，水发香菇 15 克，精盐、味精、葱、生姜、鸡汤各适量。将母鸡宰杀后，退毛去净内脏，放入开水锅里烫一下，用凉水洗净；将火腿、玉兰片、香菇、葱、生姜均切片；将人参用开水泡开，上笼蒸 30 分钟取出；将母鸡洗净，放在盆内，置入人参、火腿、玉兰片、香菇、葱、生姜、精盐、料酒、味精，添入鸡汤，上笼，在大火上蒸至烂熟；将蒸熟的鸡放在大碗内，将人参切碎，与火腿、玉兰片、香菇摆在鸡肉上，将蒸鸡的汤倒在勺里，烧开，撇去沫子，调好口味，浇在鸡肉上即成。

小魏按照朋友推荐的食疗方，调理了一周时间，就感觉身体有了明显的变化。气血得到了有效滋养，气血不足造成的那些症状全部消失了。

# ▶ 党参，滋补有奇效

党参是中医常用滋补药，应用历史悠久。党参之名，最早见于清代《本草从新》，其后《本草纲目拾遗》《植物名实图考》等都有记载。

中医理论指出，党参性平，味甘、微酸。归脾、肺经。具有补中益气，滋阴补阳，健脾益肺的功效，常用于脾肺虚弱、气短心悸、食少便溏、虚喘咳嗽、内热消渴等症状。

党参为临床常用的滋补药，功能补脾益肺，效近人参而为较弱，适用于各种气虚不足者，常与黄芪、白术、山药等配伍应用，如血虚萎黄及慢性出血疾患引起的气血两亏的病症，配补血药如熟地、当归等。

脾肺气虚证。该品性味甘平，主归脾肺二经，以补脾肺之气为主要作用。用于中气不足的体虚倦怠，食少便溏等症，常与补气健脾除湿的白术、茯苓等同用；对肺气亏虚的咳嗽气促，语声低弱等症，可与黄芪、蛤蚧等品同用，以补益肺气，止咳定喘。其补益脾肺之功与人参相似而力较弱，临床常用以代替古方中的人参，用以治疗脾肺气虚的轻证。

气血两虚证。该品既能补气，又能补血，常用于气虚不能生血，或血虚无以化气，而见面色苍白或萎黄，乏力，头晕。

气津两伤证。该品对热伤气津之气短口渴，亦有补气生津作用，适用于气津两伤的轻证，宜与麦冬、五味子等养阴生津之品同用。

党参含多糖类、酚类、甾醇、挥发油、维生素 $B_1$、维生素 $B_2$，多种人体必需的氨基酸、黄芩素葡萄糖苷、皂苷及微量生物碱、微量元素等。对神经系统有兴奋作用，能增强机体抵抗力；有调节胃肠运动，抗溃疡，抑制胃酸分泌，降低胃蛋白酶活性等作用；能使家兔红细胞、血红蛋白增加，对化疗、放疗所引起的白细胞下降有提升作用；能扩张周围血管而降低血压，又可抑制肾上腺素的升压作用。此外，党参也常与解表药、攻下药等祛邪药配伍，用于气虚外感或里实热结，而气血亏虚等邪实正虚之证，以扶正祛邪，使攻邪而正气不伤。

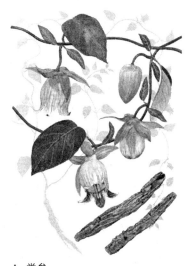

▲ 党参
党参适合阳虚、脾虚、肺虚者食用。

最近一段时间，张先生不知道什么原因，突然出现了面色萎黄，四肢乏力的症状，脸上带出了一副得病的模样。在家人的陪同下，张先生到医院检查，却没有查出疾病。后来，张先生又到中医院进行诊治，一位中医告诉他，这是气血两虚造成的，应该采用滋阴补阳的办法加以调理。这位医生给张先生开出了一些党参食疗方。

准备党参、黄芪各 10 克，粳米 100 克。参、芪煎水取汁，下粳米煮成粥。以白糖调味食。本方取参、芪均能补益脾肺之气，黄芪又能固表止汗。用于肺、脾气虚，体倦乏力，短气自汗，少食便溏。

或者，准备田鸡 2 只，党参 3 克。盐、味精各适量。田鸡宰洗干净，去皮，斩件，装入小炖盅；投入党参，加入沸水约 1 碗，炖 1 小时左右；食用前除去药渣，调入味精和盐。党参味甘性平，可健脾补肺，益气补血，生津止渴。与味甘、性平的田鸡合炖，可治慢性肾炎、身体瘦弱、食欲不佳、血虚面黄、中气不足、体倦乏力等病症，但孕妇忌服，空腹忌食用。

张先生按照以上方法食疗一周后，面色开始变得红润光泽，四肢也再次充满了力量。

## ▶ 滋补养生，怎么能少了太子参

中医理论指出，太子参甘、微苦，平。归脾、肺经。太子参体润性和、补气生津，主治脾虚食少、倦怠乏力、心悸自汗、肺虚咳嗽、津亏口渴等症。

太子参配麦冬，补肺并润肺养阴，用治肺阴亏虚的肺虚咳嗽最宜；太子参配白术，共奏补脾肺之功。同治虚劳，劳倦乏力者；太子参配黄芪，补益之效大增，常用治劳倦乏力为效。

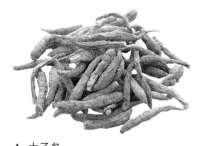

▲ 太子参
太子参也有人参相同的作用，适宜气虚体质者服食。

太子参在中医临床上使用非常广泛。一般素有口干、烦躁、心悸、失眠、乏力、食少、手足心热等气阴两虚症状的病人均可使用，它既可与其他药物配伍，又能单味煎水温服，常用剂量为 10 ~ 30 克，可根据病情适量加减。那些久病、体弱之人脾胃被伤，出现饮食减少、乏力、自汗等症状时，可用其配伍山药、扁豆、谷芽等有健脾、消食作用的药物，或取太子参 15 克、莲子 20 克，加水上锅煮至莲肉烂熟为度，食莲肉，喝汤；发热疾病的恢复期出现气阴两伤症状，如口干舌燥、烦躁、气短乏力等，可用太子参与生地、知母、麦冬、竹叶等同用；秋季或暖冬，肺脏极易受到温燥邪气的伤害，起病多出现发热、口鼻干燥、口渴、干咳、气短、少痰等症状，可用太子参与沙参、麦冬、百合、贝母等滋阴、润肺、止咳化痰药同用。

与同样具有补气生津作用的人参、党参、西洋参相比，太子参滋补的药力要差得很远，但它也有长处，就是药性十分平稳，适合慢性病人长期大量服用，且副作用也比上述参种小得多，因此深受那些体虚而经受不住滋养药物峻补之人的欢迎。譬如脾胃虚弱之人初用补剂，服用其他参种恐药力过猛，改用太子参则大可放心；又如虚证患者夏季服用补药，恐天气炎热夹杂药力引动内火，而太子参清补扶正，则不会有此弊害；气阴不足而又血压偏高之人使用太子参不仅可以改善症状，而且没有人参升高血压的毛病；壮年患者服用太子参不用担心引发上火；小患者服用太子参没有引发早熟之嫌。因此太子参堪称难得的清补佳品。

太子参的常用食补方有很多，下面给大家介绍几款常用太子参食疗法。

准备太子参8克，柴鸡250克，盐、葱、姜、料酒适量。将柴鸡切块，在沸水中焯后，将水倒掉。将柴鸡与太子参一起，放入葱、姜、料酒，加清水炖约2个小时，至熟透后加入盐稍煮几分钟即可。此品具有滋阴补虚、温中益气的功效。高血压及肾炎、胃炎患者不宜多食。

准备银耳50克，太子参15克，鹿肉300克，姜10克，清汤1200克。盐5克，鸡精3克，糖1克，胡椒粉1克。银耳、太子参分别用温水涨发好，鹿肉切蚕豆丁大小余水，姜切片待用。将净锅上火，放入清汤、太子参、银耳、鹿肉、姜片，大火烧开转小火炖50分钟调味即成。此品中的鹿肉营养丰富，长期食用可提高机体免疫力，对面黄体虚有一定的改善作用。银耳可养阴生精，润肺健脾，对阴液亏虚有一定的食疗作用。

准备太子参20克，浮小麦、泥鳅、猪瘦肉各150克，蜜枣3枚，油10克，盐5克。太子参、浮小麦洗净，用布袋装好扎紧。猪瘦肉洗净，切块；蜜枣洗净；泥鳅用开水略烫，洗净表面黏液；锅中下油，将泥鳅煎至金黄。瓦煲内加水，煮沸后加入全部原料，大火煲开改小火煲2小时，加盐调味。此品滋阴敛汗、滋阴益气、养心安神，对更年期女性有较好的食疗作用。

# 补虚祛寒保健康

# 第一章

# 开启健康的大门

## ——"补虚祛寒"，适合每个人的养生真经

## ▶补虚祛寒，让身体的本能带给我们健康

为什么现代人变得这么娇弱，动不动就生病，感冒、发热、头痛隔三岔五地找上门来？为什么越来越多的人处于亚健康状态，癌症、中风、脑出血、心梗这些疾病离我们越来越近？如果用中医来分析这些现象，就变得非常简单了，其实，这都是虚寒惹的祸！中医认为，人的体内有正气，如果正气虚了，就会给寒邪之气留下兴风作浪的机会，正如中医所说"邪之所凑，其气必虚"。所以，只要正气足了，我们的身体处于一种阴阳平衡的状态，即使我们面对异常的气候环境，即使有寒邪之气来侵袭，身体自身也能抵抗得住，人自然就不会总生病了。

其实，很多疾病都是因为不良的生活习惯导致的，饮食无规律，作息无规律，压力大，精神紧张……这样生活，人怎能不生病呢？这么折腾身体，人能不虚吗？

以情绪为例，中医理论指出，大怒则伤肝，大喜则伤心，忧思则伤脾，悲伤则伤肺，惊恐则伤肾。人为什么会得肝癌呢？其实，就是因为平时动不动就生气，大动肝火，伤了肝气，让致癌因子有了可乘之机。中医中有"精神内守，病安从来"的观点，意思是说，人只要精神状态好，病邪就没有机会找上你。

俗话说"病从口入"，现代人吃东西，常常吃了羊肉、牛肉，紧跟着就喝冰镇饮料或啤酒，其实，这是错误的吃法，这样不仅会导致肥胖，还会导致身体气血的亏虚。打个比方，炉子里添加的木柴、煤块等燃料都是干燥的，炉子才能燃烧起来，如果添加的木柴、煤块是湿的，炉子就不可能燃烧，这些燃料就会堆积在炉膛里。同样的道理，我们吃的牛羊肉能转化成能量，供给人体所需，但如果吃完了牛羊肉再喝寒凉的饮料，这些食物就会变成"湿"的燃料，不但不能燃烧，还会变成脂肪、赘肉，堆积在体内。更重要的是，由于人体不能吸收足够的能量，还会导致气血亏虚，身体虚了，各种各样的疾病自然就会缠上你。

除了有些人天生正气就虚，身体就弱，容易得病之外，归根结底，绝大多数的人还是因为生活习惯的问题使得自己的身体变虚了，不是生病就是未老先衰。

说完"虚"，再说说"寒"。

老百姓常说"寒气透心凉"，什么是寒呢？在中医里，寒是指寒气。寒气是中医特有的词汇，是指人受寒时体内产生的某种东西，它是一种阴邪，具有凝滞的特点，就像是冬天的寒冷能让水结冰一样。寒气能够使气血凝滞，进而形成肿块，许多疾病都与此有关。中医有"不通则痛"的说法，就是说，经络不通，气血不合，会引发颈椎病、腰椎病、胃疼等各种疾病，如果这种凝滞得不到改善，时间长了就会形成肿块，甚至成为肿瘤。一般而言，凡是以肿、痛为特征的疾病，都是身体受寒引起的。

另外，"寒"有收的特点，中医里说"寒则气收"，寒气侵犯人体，人体经络就会收缩，进而导致小腿抽筋、静脉曲张、冠心病、中风等疾病。

幸好，我们的身体内还有正气来抵抗寒邪，所以，要想不生病，就得守护好身体里的

正气，只有正气足，才能化湿、化寒、化毒、化脂、化瘤，才能祛百病，即使偶尔摄入一些有害物质，也可以通过气化功能将其排出体外。人体就好比一棵大树，正气就是树根，身体就是树干和树叶，根强则枝繁叶茂，根弱则枝叶枯黄。同样的道理，正气足了，身体才能硬朗、结实，才能抵御各种疾病；正气不足，身体就会灾病不断。所以，养生首先要做的就是养正气，把正气养好了，我们的身体就不会得病。

那么，什么是正气呢？中医学认为，正气是一个人生命活动的基础，是生命的自然推动力。正气通过在体内不停地运行，从而推动人体生长发育，并调节五脏六腑功能的正常运作，同时又能抵抗和祛除外来邪气，修复人体自身的损伤。

为了呵护我们身体里的正气，平时一定要养成良好的生活习惯，合理饮食，作息有规律，另外还应多做运动，例如跑步、跳绳等。在寒冷的冬天，不要只追求风度而不要温度，要注意保暖。

## ▶ 虚、寒是百病之源，先来识别"虚""寒"

中医指出，虚寒为百病之源，大多数疾病都与这两个可怕的敌人有关。人体如果受寒的话，会引起感冒、颈椎病、关节炎等疾病；人体如果虚了，会导致失眠、心悸、肠胃病、便秘等疾病。

虚是指什么呢？从体质的角度来说，"虚"主要有阴虚、阳虚、气虚、血虚等。《黄帝内经》中说："人之生也，有刚有柔，有弱有强，有短有长，有阴有阳。"由此可见，每个人从出生起，就赋予了一种独有的体质，只有选择适合自己的体质养生方法，才能达到补虚健体的目的。

首先，我们简单地说一说什么是阴虚。阴虚是指人体精血或津液亏损虚弱的一种现象。因为人体内阴液的亏虚，阴液的滋养能力开始衰退；而且阴虚还会导致阳气升动，阳气相对亢盛，从而导致阴虚内热、阴虚阳亢。举个最常见的例子，很多人很容易上火，总觉得身体燥热，非常难受，其实，这就是因为体内阴液太少，阳气太多导致的。从类型上来分，阴虚包括心阴虚、肝阴虚、肾阴虚，脾阴虚、肺阴虚等。如果你有这些症状，可能是阴虚：心烦热、口干、咽燥、神烦气粗、尿黄便干、体质虚衰、心悸气短、头晕眼花、精神状态差。

什么是"阳虚"呢？生活中有一种人非常怪，他们非常怕冷，即便是在盛夏酷暑，也把自己捂得严严实实的，这种怕冷的表现就是阳虚的典型症状。阳虚是指体内阳气不足。《黄帝内经》中说"阳虚则外寒"，人体阳气衰微，气血不足，卫阳不固，不能温煦机体以抵抗外来寒邪的侵袭，于是，人体就特别怕冷。阳虚的类型主要有肾阳虚、肺阳虚、肝阳虚、心阳虚、脾阳虚等。

阳虚的人除了怕冷之外，还有身体白胖、肌肉不健壮的特点。另外，阳虚的人性格多沉静内向，易生悲愁，爱睡觉，动不动就出汗，舌体胖大有齿痕，还有脉象细沉、大便稀溏、小便清长等症状。

人的身体就像一个银行，阳气就是钱币，如果今天透支一些，明天透支一些，长年累月，银行就支撑不下去了。同样，阳气总是被透支，身体是扛不住的，于是会出现腰酸背痛、头疼感冒等症状，身体出现这些状况就是在提醒我们：阳气不足了，应该补补阳气了！

什么是血虚呢？中医指出，人的脏腑、经脉由于血液亏虚或血的濡养功能减退而呈现的状态就是血虚。人发生血虚的原因主要是失血过多或久病导致阴血虚耗，或脾胃功能失常，水谷精微不能化生血液等。

生活中，那些过度劳心的人很容血虚，因为人的血液循环与心脏有关，大脑的血液靠心脏源源不断供给，若思虑过度，就会耗伤心血；另外，长时间用眼的人也很容易血虚，中医中有"久视伤血"的观点，长时间视物会损伤肝血。

血虚分为肝血虚、心血虚、肾血虚、脾血虚等类型。血虚的人最明显的特征就是面色苍白，头晕目眩，肢体麻木，心悸怔忡，失眠多梦，皮肤干燥，头发枯焦以及大便燥结。

中医认为，血为气之母，气赖血以附，血载气以行。血虚时气无以附，所以，血虚常伴随气虚，病人不仅有血虚的症状，而且还有少气懒言、语言低微、疲倦乏力、气短自汗等气虚症状。什么是气虚呢？说得简单一些，气虚是指人体的生理功能处于不良状态，体力和精力都明显缺乏，稍微活动一下就觉得很累。比如生活中，有的人总是一副上气不接下气的样子，走几步就气喘吁吁，其实，这并不是人老了，而是气虚了！

气虚可分为心气虚、肾气虚、肺气虚、脾气虚等。气虚体质的人往往少气懒言、全身疲倦乏力、声音低沉。主要症状表现为动则气短、易出汗、头晕心悸、面色萎黄、食欲不振、虚热、自汗、脱肛、子宫下垂、舌淡而胖、舌边有齿痕、脉弱等。

认识完"虚"之后，我们再说说"寒"。

老百姓的口头禅是"寒来暑往"，不要小看了寒，它与人体健康密切相关。古代中医中有"寒、热、温、凉、虚、实"六证的说法，又有"万恶淫为首，百病寒为先"的观点，寒气对身体的损害是惊人的。人生病多是因为寒气造成的。中医认为，寒气常损伤人的阳气。太阳给大自然带来光明和温暖，失去了太阳，万物便不能生存。同样，如果人体没有了阳气，体内就失去了新陈代谢的活力，不能供给能量和热量，生命也就要停止了。而且寒气会阻滞阳气的运行，导致血流不畅、肌肉疼痛、关节痉挛等。

寒是怎么引起的呢？寒分两种，一种是内寒，一种是外寒。外寒是由外界的风寒引起的，比如风寒感冒就是因此而起的；内寒是由于人体内的阳气不足引起的。阳气不足就不能温暖身体，人就会萎靡不振，怕风怕冷，大便溏薄等。外寒很容易理解，但对内寒就有些复杂了。引起人体内寒的因素有哪些呢？

当我们去中医院看病的时候，医生常说到"脾"，其实，中医里的"脾"是指肠胃，肠胃负责掌管全身血流供应，如果肠胃功能不好，吸收能力差，食物营养便无法化成足够血液提供身体所需，末梢血液循环自然就会变差，所以，就容易发生内寒。

肾是寒邪最容易侵害的部位，中医认为，肾属水，其性为寒，如果外界的寒气和人体肾中的寒气，两寒相逢，更易使肾阳受损。这样一来，肾阳就会受到损害，进而出现怕冷、肢凉、小便清长、大便稀溏、苔白质淡、脉沉无力，甚至出现腰腿肿等症状，尤其是冬天，更容易发生这种情况，所以在寒冷的冬天，我们要小心养肾。

体寒的人会出现手脚冰冷，脸色苍白，容易出汗，大便稀，小便清白，肤色淡，口淡无味等情况，尤其是喜欢喝热饮，即使炎炎夏日也会觉得寒冷。有的人会出现发热等症状，有的人则表现出高热不退，面红目赤，二便不通，甚至不省人事等症状。

气血虚弱是引发体寒的一个重要原因。因此，要想将寒气彻底排出体外，还应该注意养好气血。养好气血，睡眠很关键，因此体内寒气比较重的人一定要保持充足的睡眠。内寒对身体的伤害非常大，我们一定要想办法驱除体内的寒气，补充身体内的阳气，让身体温暖起来。体寒的人应多吃性温热御寒的食物，比如羊肉、狗肉、虾、鸽、鹌鹑、海参、枸杞、韭菜、胡桃、糯米等，都是不错的选择。

其实，"虚"与"寒"不是单独存在的，两者互相影响，寒会导致虚，虚也会引发寒，所以，生活中很多人都是虚寒体质，这和中国人长期沿袭的饮食习惯密切相关。中国人以植物食物为主，不像欧美地区，千百年来嗜吃高脂肪的肉品，所以，中国人形成了偏虚寒的体质。一旦身体变虚寒了，不仅能使我们的身体变得虚弱不堪，而且还会导致身体免疫力降低，诱发各种各样的疾病，比如哮喘、过敏性鼻炎、慢性支气管炎、胃炎，甚至是癌症。

面对虚、寒这两个健康的大敌，我们一定要重视起来，改变熬夜等伤害阳气的生活方式。

## ▶ 体质虚寒将直接影响下一代的生长发育

体质虚寒不仅会影响自己的健康，也将直接影响下一代的生长发育。一个人拥有什么样的体质，与遗传也有关系，例如较胖的母亲生下来的孩子往往也比较胖，身体虚弱的母亲生下来的孩子往往也比较瘦弱。当婴儿在母亲身体里时，要从母体获得营养，此时，母亲的身体状况会影响孩子的体质，如果母亲体质虚寒，就会对孩子的生长发育会产生各种不利影响。

生活中，很多年轻人都有着先天不足或后天营养不良，心脏功能弱、肺活量小和体寒的情况。这些与自然环境的变化与饮食不当、生活习惯不好等有关。再加上学习负担过重，使这些先天不足、后天营养不良的人缺乏锻炼，身体素质和体能下降，导致各种老年性疾病如冠心病、糖尿病、高血脂、高血压的发病时间都大大提前。二三十岁的年纪患以上疾病的人，正以惊人的速度递增。另外，由于身体内寒湿重，经络不通，瘀堵严重，二三十岁就患上各种癌症的年轻人越来越多。而这一代人又渐渐进入了生育高峰时期，这些体质虚寒的人生出的孩子大多体弱多病。

体寒的人是如何影响孩子的体质的呢？例如在怀孕时，母亲的血液就是孩子生长的土壤，如果母亲血寒，在怀孕前往往伴有痛经、腰酸、背痛、腿痛、颈肩酸痛现象，或在怀孕期间贪吃了大量寒凉食物的女士，孩子生下来自然就寒气重，容易出现黄疸重、湿疹、吐奶、腹泻、感冒、咳嗽、哮喘、过敏等情况。

一般而言，那些从小就寒气重的孩子，脾胃消化功能一般都很差，进而使身体更加虚弱，这无异于雪上加霜。这类孩子脸色大多发青发白，大了后脸上很容易长痘，十几岁就会喊颈椎不舒服、腰痛、腿痛，而且这类孩子的身高都普遍低于父母。这类孩子身体内的血液少，大量运动后就会吃不下饭，疲劳难以恢复。另外，越是身体不好的孩子越不爱活动，五脏六腑和骨骼都得不到锻炼，自然就不会强壮。

血虚的人同样也会影响下一代的生长发育，比如母亲血少、血稀，在怀孕前就出现贫血、头晕、睡眠不好、便秘、腹泻等症状，或有节食减肥经历的女士，或在怀孕期间反应重、胃口不好、挑食的，孩子生下来自然也就血虚，常常睡眠不好，胆子变得很小，爱哭闹，自控能力差，容易出现腹痛、腹泻、便秘、湿疹、感冒、咳嗽等症状。

其实，寒与虚是相互影响的，体寒的孩子会引发血虚，孩子血虚了，他们身体内热量的就少，抵御寒湿的能力差，这种孩子在小时候会经常得病。而且，随着年龄的增长，如果没有及时治愈，很多病会折磨孩子一辈子。在生活中，有些人整天病病歪歪，完全是个离不开药的病秧子，这些人从小到大都没有什么精神头，其实，这都与父母的体质有关系。所以，妊娠期母亲身体是否虚寒，是影响孩子先天之本的真正原因，也是孩子体质是否强壮的根本所在。

那些先天体质虚寒的孩子才是真正输在起跑线上的人。这种孩子并不是无药可救，只要加强后天的喂养、锻炼，还是可以弥补的，但先天不足带给孩子的缺陷毕竟是存在的，这类孩子很难像先天充足的孩子那样结实。

显而易见，体质虚寒的人对下一代的健康损害是巨大的。如果你是一个想孕育孩子的母亲或者父亲，一定要调理好自己的身体状况，正确地补虚祛寒，尽量给下一代制造一个健康的生长"土壤"。

对于那些体质虚寒，已经生下孩子的人而言，要对孩子进行正确的补救措施，对孩子的饮食不能马虎，必须在平时一日三餐上下工夫，注意食物的营养、新鲜；在夏季使用空调时，千万别把温度调得太低。另外，还要保证孩子体育锻炼和尽情玩耍的时间。

## ▶ 补虚，男人的生殖力才经久不衰

现代很多男人都很"虚"，于是乎"男人补虚"就成了电视广告的流行语。为什么人会虚？很多人就不清楚了。所以在补虚之前，一定要了解这些基本常识。男人身体虚弱，与气血不足、心态不好等因素有关。其实，气血阴阳平衡才是健康的状态。如果气血不足了，身体就会出现这样那样的问题。在日常生活中，无论是吃补养品，还是锻炼身体，目的无外乎都是调养气血，使其达到平衡的状态，从而达到养虚的目的。

对于男人而言，最容易肾虚。肾虚直接影响男人的生殖力，所以，这也是大多数男人最关心的问题。当男人肾阳不足时，也会出现生殖系统方面的疾病，有的甚至在年轻的时候就阳痿、早泄，还伴有疲劳、腰酸、精力不足、失眠、掉头发等症状。

中医认为，肾藏精，主生长发育和生殖，说明人的生长发育情况及生殖能力都和肾有关。另外，一个人的精神状况、骨骼的健康与否、牙齿和头发的生长情况也都和肾有不可分割的关系。一个肾好的男人，精神健旺，思维敏捷，骨骼强健，睡眠良好，耳聪目明，有正常的免疫力；如果男人肾虚了，则会影响到身体里的元气，表现出与肾相关功能的减退，如夜尿频多，精神倦怠，腰酸腿软，失眠多梦，胸闷气短，耳鸣耳聋，发落齿摇，畏寒怕冷，记忆力减退，阳痿早泄等。

补肾对于很多男人来说，都不是什么新鲜事，但也有一些男人对于补肾有一些误解，认为补肾就是壮阳。其实，这是一种片面的认识。

在现代社会，男性会因为工作压力大、精神紧张、缺乏运动等种种问题，出现全身性的脏器功能衰退，肾阴虚也很常见。而到了老年，身体各个脏腑渐渐衰弱，容易肾阳虚，这时候，人会表现出怕冷畏寒、四肢发凉、精神倦怠、夜尿频多、五更泄泻等阳虚的症状，这才需要补充肾阳。但是，不管是什么年龄的人，如果身体不是极度虚弱，补肾都应以平和的方法为主，而且要注意因人而异。即使壮阳也不宜选用速效壮阳药物，否则会伤害身体。

有一些人是很容易出现肾虚的，如嗜烟嗜酒、饮食无规律、经常喝浓茶、久坐不动、性生活频繁的人及电脑一族都是肾虚的高发人群，对于这些人来说，最好在医生的建议下及时补肾，以预防严重疾病的发生。

## ▶ 调整好体寒，才可远离更年期综合征

体寒的女性不仅怕冷，而且还有一个更大的问题，那就是易患更年期综合征。女性在更年期的时候，身体里的雌激素会减少，身体会出现不适的症状。潮热、心悸、失眠、腰酸背痛都是更年期的典型症状。

中医把更年期综合征分为肾阴虚型和肾阳虚型两类。如果肾阳虚，阳虚则生寒，容易导致体寒，体寒者在更年期很容易患更年期综合征，主要表现为月经紊乱，量多色淡，神情淡漠，懒言短气，畏寒怕冷，尤其是腰部和背部最怕冷，大便溏薄，小便清长，面色晄白等。所以，对于体寒的女性来说，要想轻松度过更年期，先要祛寒。更年期体瘦虚弱的女性要多注意自己的饮食，平时应多吃蔬菜、水果以补充维生素、纤维素、无机盐和水分，并应多吃富含硫胺素和烟酸的食物，如杂粮、糙米及豆类食品。

体寒者要谨慎对待寒性食物，因为你的身体本身已是一个"冰箱"，再吃寒性食物的话，寒上加寒，阳气受损更严重。同时，一定要少喝凉茶和绿茶，这两种饮品都是寒凉饮料，阳虚体质的人喝了会遏制体内阳气，自然会出现各种不适。

在夏天，有好多女孩子捧个凉茶在那儿咕咚咕咚地喝，这样的喝法很容易受寒。体内寒气过重的话，会影响气血的流通，影响月经。贪吃寒性食品的女性容易出现肾阳虚，引起痛经、月经不调等问题。

如果女性有喝茶的习惯，可以喝点红茶，因为红茶是温性饮料，具有暖胃、醒神、培补阳气的功效。

如果更年期的女性经常出汗，可以服用浮小麦大枣汤。做法是：先准备浮小麦、红糖各50克，干大枣3枚。将浮小麦和大枣放入锅内，加3大碗水，用大火煮沸后，改用小火再煮25分钟，然后加入红糖煮5分钟即可。将汤汁分成两份，早、晚各服一份，连服3个月左右，对更年期引起的体虚出汗有很好的疗效。

另外，中医认为"寒从脚底起"，处于更年期的体寒女性可以尝试一些"半身浴"。半身浴主要为了温暖下半身。在洗浴时，入水要缓慢，从暖脚开始，慢慢地从下身开始泡浴，水位应保持在心脏以下。洗浴的水温控制在38～40℃，如果水温太高的话会消耗很多能量，而且感觉难受。半身浴法能有效地祛寒，对于处于更年期体寒的女性来说，有很好的祛寒功效。

## ▶ 大多数人的体寒由阳虚引起

中医里有"阳虚则生寒"的说法，也就是说，体内阳气虚弱了，外寒与内寒就会兴风作浪。当体内阳气虚损的时候，制约阴的能力就弱，阴就相对偏盛，而阴的属性是寒的，人体自然就会出现寒的表现，也会引发因寒而起的各种疾病。体寒的人大多有面色苍白、畏寒肢冷、神疲蜷卧等寒证的表现。

阳虚体寒的人易得风湿和类风湿类疾病，它们是威胁人们健康的大敌。中医将风湿症称为"痹症"。什么是痹症呢？简单来说，痹症就是指遭受风寒湿邪侵袭，血脉痹阻不通，引起关节疼痛。特别是类风湿，有人把它称为"不死的癌症"，可见，其危害有多大！

此外，阳虚体寒的人还容易患骨质疏松症。中医认为，肾主骨，特别是中老年人，肾阳虚之后容易患骨质疏松，如果平时嗜酒、喜欢喝咖啡，就很容易加重骨质疏松的症状。

在生活中，此类人除了常吃补阳的食品、少吃生冷食物以外，最好平时多吃些荔枝、板栗、大枣、核桃、腰果和松子等，特别是核桃可以温肾阳，最适合腰膝酸软和骨质疏松者食用。

阳虚体寒的年轻人很容易得痔疮。因为年轻人冬天穿得太少，外感风寒，此外，还常吃一些垃圾食品以及过食辛辣油腻，久而久之痔疮就找上门来了。

阳虚体质的女性会出现月经延后或痛经。特别是在秋天还愿意穿露脐装的女性，更容易因受寒引起痛经。阳虚体质者如果不及时纠正，时间一久，还容易造成宫寒不孕。

那么，我们怎样改变阳虚体质，消除怕冷的感觉呢？

首先，阳虚体寒的人在日常生活中要注意补阳气。一旦体内的阳气充足了，制约阴的能力加强，体寒自然也就消除了。补阳可以用艾条温灸肾俞、命门等穴位，这些穴位都是补肾要穴。艾叶药性温，做成艾条后，热力又助药性，常灸肾俞穴、命门穴，补肾阳的效果很好。肾阳是一身之阳，能温煦全身，肾阳足，一身阳气也会慢慢充足起来。

其次，阳虚体寒的人还要进行饮食调理和耐寒锻炼。

吃饭的目的就是摄取热量，所以应认真对待每一顿饭，尤其应重视早餐；适当多吃些动物瘦肉、鱼、豆类、芹菜、香菇、大枣、黑木耳等富含铁的食品；可以多吃些富含维生素 C 的蔬菜和水果，以促进铁的吸收。另外，天冷时常吃些羊肉、狗肉等温肾补阳类食品。

最后，运动是补阳气的好方法。运动健身应根据每个人的年龄、体质和环境条件，选择适合自己的运动项目。

## ▶ 阳虚之人，总是怕冷

生活中有这样一类人，他们总是畏寒怕冷，经常手脚冰凉，夏天即使穿长衣长裤也觉得冷，冬天无论穿多少衣服也不觉得暖和。这类人在吃完冷品、寒食之后，经常会引发胃部的疼痛，疼痛时，胃部还伴有寒凉感。其实，这类人就属于阳虚体质。中医认为，阳气虚亏了，就不能温煦机体，所以会有畏寒肢冷、四肢不温的表现。

阳虚者怕冷，一到冬天不仅仅手脚冷，肘、膝之间也会感到冷，这种冷是全身性的，并不是活动一下手脚就能缓解的。一般人的冷，多是气候、天气等外部因素造成的，通过加衣、烤火，加之脏腑器官的调节，很快就会暖和起来。而阳虚体质者的寒冷，是因为内部体寒，仅仅通过衣服、火炉等外界供暖设备很难改善。

阳虚的人怕冷还表现在五脏六腑上，比如胃寒是指脾胃阳气衰弱，由于过多地食用生冷之物，或因寒邪侵入，导致阴寒之气滞留胃腑的病症。胃寒的人经常胃脘疼痛，轻则疼痛感绵绵不断，重则抽痛难忍。胃寒的人怕冷喜热，遇温热则疼痛减轻，遇冷寒则会呕吐不止。另外，这种人还有口淡不渴、易倦怠、四肢寒冷等症状。引起胃寒的主要病因是饮食习惯不良，如饮食不节制、经常食冷饮或冷食，还有生活节奏不断加快，精神压力过大等。

阳虚怕冷的人要从以下几个方面进行调理：

（1）阳气虚会使人体功能衰退或运行不足，从而导致人体御寒能力下降。当周围环境温度较低时，人体需要更多的热能来维持体温的恒定。阳气衰弱，就不能为人体获得充足的热量来维持体温的恒定，因而特别怕冷。所以，改善怕冷的症状要养好根本——阳气。

（2）如果人体缺铁，会因热量产生的不足而感到异常寒冷。这类人要多吃含铁量高的食物，比如动物肝脏、瘦肉、蛋黄、黑木耳、芹菜、菠菜等。

（3）怕冷的主要原因是饮食不当，营养缺乏，衣着不当，缺少运动，好静少动，所以，阳虚畏寒的人要合理摄入营养，多吃热能食物，可明显增强机体的御寒能力。平时还要多运动，增强体质，提高免疫力。

## ▶ 阳虚之人，容易得冻疮

每到冬天，有些人就会被冻疮折磨得痛苦不堪。得了冻疮又痛又痒，于是想尽各种办法来治疗冻疮：有的人用热毛巾敷，有的人用十滴水，有的人用生姜片涂抹，虽然解决了一时的症状，但是到了第二年冬天，冻疮依然不请自来，难以根除，真让人倍感无奈，这到底是怎么回事呢？这要从冻疮的病因说起。

中医认为，疾病的形成，外因只是一个方面，更重要的是人的体质状态，《黄帝内经》中说："风雨寒热，不得虚，邪不能独伤人。"同样是天寒地冻，同样的衣食住行，却不是每个人都会长冻疮，原因就是体质状态不同。

冻疮是冬天易患的一种疾病。阳虚者有血液循环障碍，或出现严重疲劳或贫血，一到冬天就手脚冰凉，这类人最容易患冻疮。

为什么阳虚的人容易患冻疮呢？阳虚的人由于火力不足，所以无法推动体内的血液运行到肢体末端，血液循环很弱，如果受到寒气侵袭，必会导致气血瘀阻。如果此时没有热血来补救，时间一长也就肿胀了，最终就形成了冻疮。

既然阳虚是患冻疮的主要原因，从根本上防治冻疮就要护阳防寒了。冻疮患者必须要防寒保暖，寒露一过，除了穿保暖性能好的衣服鞋袜外，还要养成用热水洗脚的习惯。老百姓常说"寒露身不露"，旨在告诫我们应注意适应气候变化，天气冷了，要及时增添衣服。现在有很多女性，冬天都穿着短裙去上班，美是美了，但会让下半身受寒，实在得不偿失。

中医认为，防治冻疮要"去寒就温"，特别是腿脚的保暖非常重要，因为凡是阴寒性物质具有沉重、下降的特点，处于身体下部的腿和脚最容易受寒，所以中医里有"寒从脚下生"的观点。东北三怪中的一怪就是"生了孩子挂起来"，民间传说是因为怕孩子被熊叼走才这样做，其实真正的原因是东北家家烧火炕，直接把孩子放在炕上，容易过热生病，而放在地上，容易过寒生病，所以"挂起来"就成为合理的选择。

中医里有"去寒就温，无泄皮肤"的说法。除了"去寒就温"之外，还要做到"无泄皮肤"，寒冬里，尽量不要让皮肤暴露在外。建议冬天要保护好脖子，可以戴个围脖。另外，耳朵是容易发生冻疮的部位，所以，在寒冷的冬天，尤其是在北方，还应再戴一个护耳。

当然，这些措施虽然有效，却无法改变阳虚体质，想要根除冻疮这个顽症，关键还是要解决根本问题——阳虚。

## ▶ 阴虚之人，总是爱上火

每到春天，春暖花开，空气干燥，人很容上火，于是人们想出了各种办法去火，吃清火药，喝凉茶，结果没有把火去掉，反而火越来越旺。想去火需要从体质上找原因。

阴虚的人最容易上火，上火也是这类人的标志之一。阴虚的人内火旺盛，进而出现热性症状，比如口腔溃疡、眼睛红肿、小便黄、大便干等症。

其实，我们所说的"火"，就是阳气的一种。人体内有阴气和阳气，当这阴阳二气平衡时，人就处于健康的状态之中，这时"火"烧不起来。因为阳气受到了阴液的制约，阴液也就是人体中的血液、唾液和汗液等。如果阴液足够强，就能把阳气制伏，让它在一定范围活动。一旦阴液不足了，或者是阳气过于亢进，阴不能制阳的话，阳气就如同脱缰的野马，失去控制，在人体内横冲直撞，人就会出现上火的症状。火是向上走的，所以上火的症状主要体现在人体的头面部，比如眼睛红肿、舌头上起疱、口腔溃疡等。以口腔溃疡为例，上火引发的口腔溃疡，疼得难以安眠，并且经常发作，一周之内难以治愈，各种去火药似乎也起不到去火的作用。更痛苦的是，口中那微不足道的溃烂点，有时候让人的半个头都是疼的，人的脾气会因此变得很糟糕，还会影响到睡眠质量。总之，由于体质短时间难以调整过来，所以阴虚型口腔溃疡总是反复发作。

阳是生命的本质，阴是生命的依托。生命是阴阳水火，相互协调。阴中有阳，水中有火，水才是滋润万物的温暖之水；阳中有阴，火中有水，火才是养育万物的温煦之火。如果人体内的阳不足而阴盛，就是阳虚。如果人体内的阴不足而阳盛，就是阴虚。阴虚体质总是与内热伴随而生，在全进入老年之前，像个小火炉，有上不完的火，清不完的热。

所以，要去火需要从调理阴虚体质入手。其实，火有很多种，比如肝火、心火、肺火等，而且，上火还可分为实火和虚火。实火在中医里又称为阳亢，就是阳气太旺盛了。这种火是比较容易去掉的，只要多吃一些去火的食物或是去火药就可以了。而虚火并不是说你真的上火了，而是身体的阴液被消耗得厉害，显得阳气比较多，从而造成阴虚火旺。这个时候应该改善阴虚体质，而不是泻火。如果盲目去火，吃一些清火败火的寒性食物，只会适得其反，虚火会越来越严重。

如何区分实火和虚火呢？有一个方法：观察小便、大便的情况。如果小便颜色黄、气味重，则是实火；如果小便色淡且清，则是虚火。如果大便干燥结块，属于实火；如果大便稀软，属于虚火。

去虚火只能补阴。在日常生活中，阴虚体质的人可以吃一些补阴类食物，比如梨、百合、银耳、玉竹、麦冬等。也可以用知柏地黄丸来调理，这种药物有很好的补阴去火的功效。但这种药物不可长期服用，只要火去了就应该停止服药，否则会损害阳气。

## ▶ 阴虚之人，容易失眠盗汗

失眠、盗汗是阴虚者的主要特点。阴虚的人为什么容易出现失眠和盗汗的情况呢？

我们先来分析一下阴虚者易失眠的原因。中医认为，人体是一个大化工厂，里面的各个器官无时无刻不在进行生化反应，因此会消耗大量的津液，津液不足就会生热。因为热，所以受到"炙烤"的身体就会躁动不已，心神不宁，就像热锅上的蚂蚁一样。这就是中医里说的"五心烦热"，这种情况在炎热的夏季更容易发生，热的躁动致使内心无法安宁，难以入眠。

生活中，很多女性在月经期常休息不好，因为血液的流失也会导致津液的缺失，人体的津液比平常的更少，阴更虚，内心的烦躁加剧，心神不安，所以也容易导致失眠。

中医一般把失眠分为阳虚失眠和阴虚失眠两大类。阴虚失眠常见症状是心烦，入睡困难，同时兼有手足心发热、盗汗、口渴、咽干等。阴虚原为老年人多发，但现在中青年人也比较常见。造成阴虚的原因有先天遗传的因素，但后天的生活习惯不当也会造成阴虚。青年人面临的工作、家庭压力较大，体力、精力透支明显，很容易导致人体自主神经紊乱，如果日常生活中再不注意补阴，必然会阴虚。

治疗阴虚型失眠，只要从日常饮食上多加注意，就能起到补阴潜阳的功效。阴虚失眠者应该吃一些甘凉滋润、生津养阴的食物，比如大枣、黑豆、核桃、黑芝麻、桂圆等，忌吃辛辣刺激性、煎炸炒爆的食品。

除了饮食以外，还须调理心理、改善居住环境调节、内服药物等方法进行综合治疗。

说完失眠，我们再分析一下阴虚的人为什么容易盗汗。

盗汗是中医术语，说得通俗一些，就是平常并不容易出汗，但睡着之后会大量出汗，一旦苏醒，汗水也就下去了。由于这种现象常常发生在夜间，就像一个专门在夜间活动的小偷一样，偷偷地来偷偷地走，所以叫"盗汗"。

阴虚的人本来体内的津液就很少了，怎么还会大量的冒汗呢？在人体内，如果阴液虚亏，就会导致阴阳失衡，由于阴阳双方力量不对等，阳气就相对过剩了。过剩的阳气无处可去，就滞留在体内，继续蒸腾人体内的津液，所以会发生出汗的情况。

那么，为什么人醒后，汗就下去了呢？因为人醒来之后，身体器官开始正常运作，阳气被迫运转而支持这些正常生命活动，所以人醒着的时候不会再出汗了。

对阴虚的人而言，盗汗就等于雪上加霜，本来身体就阴虚，盗汗会加重阴虚的程度。

明白了阴虚的人为什么容易盗汗后，我们要及时调理阴虚，让自己远离盗汗。当然导致盗汗的因素不只是阴虚，还有其他因素，需要具体问题具体分析。

## ▶ 血虚之人，皮肤总是无华

27岁的女孩小刘身材苗条，但是她为了拥有一个完美的身材，还想着减肥。这几个月以来，她每天只吃一点儿东西，结果身材更瘦了，她却成了病秧子。几个月下来，小刘总觉得浑身上下没力气，而且还嗜睡。后来，小刘又因为不注意安全措施而遭遇了一次意外怀孕。到医院去做人工流产的时候，医生告诉她，她血虚了。小刘本来就很白，血虚之后，脸庞显得苍白无华，几乎没有一点儿血色，另外，小刘还增添了一个新毛病——头痛。

中医指出，血虚是指血液不足或血的濡养功能减退出现一些变化。若血虚不能充养机体，则出现面色无华、视物不明、四肢麻痹、皮肤干燥等病理变化。

观察一下你自己，是否头发少，又没有光泽，还会掉头发？你的皮肤苍白无华，而且容易长皱纹吗？镜子里的你是不是脸色苍白呢，翻开眼皮，会看到苍白又无血色的眼睑吗？和别人相比，你很瘦弱吗？伸出手，你的指甲怎么样，是苍白色的吗？如果你有这些症状，你已经血虚了。血虚的人为什么皮肤苍白无华呢？因为血液对人体有滋养作用，如果体内血亏损，或者血液滋养功能变弱，肤色自然会很差。

中医指出，"血"与"气"是紧密相连的，血能生气，也能载气，气依靠血的流动而运行。如果血虚了，就好比一条河流近乎干枯，虽然有地势高低的不同，但河水少得不足以从高处流到低处，那么河水中的生物也无法随之流动。所以血虚了，气无法随之流往各处，久而久之，气也虚了，人体又表现出气血双虚的状况，常表现为气色差。

血虚的人要想保养皮肤，要从补血做起。平常可以吃一些利于补血的食物，比如黑米、芝麻、莲子、龙眼肉、荔枝、桑葚、蜂蜜、菠菜、金针菜、黑木耳、芦笋、西红柿、牛奶、乌骨鸡、羊肉、猪蹄、猪血、驴肉、鹌鹑蛋、甲鱼、海参等。另外，有一些中药也有补血的作用，比如当归、阿胶、何首乌、枸杞子等，但是服用这些中药进行调理时，一定要在医生的指导下进行，不可擅自服用。

## ▶ 血虚之人，容易导致头晕乏力

血虚的人还有一个特点，那就是经常头昏乏力。为什么会发生这种情况呢？这与大脑供血不足有关。人脑的重量只占人体的 2% ~ 3%，但它所需要的血流量却占心输出量的 15% ~ 20%，如果过度用脑，大脑会消化大量血液，时间长了就会导致血虚。另外，肝是血的储藏室，肝血不足会引起全身血液的不足，大脑的供血也会受到影响。大脑供血不足，人就会觉得头昏乏力。

在生活中，很多年轻人经常泡在网吧里玩游戏，坐在那里一玩就是好几个小时，这样的人经常会感到头昏脑涨，其实，这就与血虚有关。这些人有几个明显的特点：双眼迷离，一边揉眼睛，一边拍自己的头，好让自己的意识再清醒一些。这是血虚的初级阶段，如果他们不改掉这个坏习惯，不但会影响眼睛的健康，肝血不足还会影响到心脏，引起消化系统类疾病。这也是为什么经常坐在电脑面前打游戏者常有消化不良、面容瘦弱、憔悴症状的根本原因。所以，改变不良的生活习惯，是治疗血虚的基本措施。

另外，办公室上班族也容易血虚。这些人在办公室一坐就是一天，四肢很难得到伸展，进而影响血液流通。而且，这些人常常需要用脑，且长时间盯着电脑屏幕，大量耗血，久而久之，必然造成血气不足，血气一弱，则会流通不畅，进而引起头晕、乏力、失眠等症状。

在这里，为上班族推荐一个防治血虚的良方：经常按摩小海穴，小海穴位于肘内侧，在尺骨鹰嘴与肱骨内上髁之间的凹陷处。那些面部气色不佳、贫血的人突然起立时，容易眼前昏黑并有眩晕感，经常按摩小海穴，可有效改善血虚。

按摩方法：伸臂屈肘向头，前臂与上臂约成 90 度，另一只手轻握肘尖，大拇指指腹垂直向两骨间揉按，每次 1 ~ 3 分钟。

经常头晕的血虚者可以用双手中指按住晕听区，左右各旋转 36 次即可。晕听区穴位于耳尖直上 1.5 厘米处，向前、向后各水平延伸 2 厘米处。如患者症状十分严重，点穴旋转可增至 100 次，少则数秒，长则半分钟，即可见效。按摩完后会感到眼睛清亮，头脑清醒，似早晨刚起床那样舒适。

另外，也可以用梳子背沿着前额发际处，依次从右到左向后刮头皮，刮至后颈部，用力适中。每天早晚各 1 次，每次刮 15 ~ 20 下，对血虚头昏症状有很好的改善作用。

## ▶ 气虚之人，总是疲乏无神

在生活中，有些人爬楼梯时，容易气喘吁吁，这些人说话的时候声音比一般人低弱，总是上气不接下气，感觉气不够用；另外，这些人还容易出汗，一旦从事一点儿重体力活就觉得很累，其实，这就是气虚的表现。

气虚是指人体内气不足，或者气息低弱、脏腑功能状态低下的一种状态。众所周知，气是维持人体生命活动的基本物质，也是人体各种活动的能量来源。气是一种能量，它时刻在发挥着生理功能，如果一个人在正常的范围内利用这些能量，再补充足够的物质，转化为新的能量，这个人的气就够用。一旦过度消耗，又没有及时补充，体内的气就容易虚。一旦气虚了，会出现疲劳无神、便秘、食欲不振等症状。

中医认为，气虚以元气虚弱为主。如果近段时间生病或者太累了，就会出现气虚的症状。有的人等病好了或者生活状态调整过来，就不会再气虚了。而气虚体质则是一个长期气不足的状态。

造成气虚的原因有很多，比如盲目减肥就容易导致气虚。

元气是维持生命活动的主要源泉。当今流行减肥，可是元气也会随着体重的下降而减少。减肥者吃得越少，元气消耗越多，就越容易形成气虚体质。所以，不可盲目减肥，因为减掉的不仅是肉，还有元气。

过度劳累的人也容易气虚。有些人因为工作压力大，精神紧张焦虑，长时间熬夜，而没有充足的休息，或者长期从事高强度的体力劳动，或经常过量运动，这些生活方式都会过度地耗气。尤其是晚上，本该补充元气的时候，却因为缺乏休息而没有得到补充，时间长了，元气亏虚，人的体质下降了，就会导致气虚。

长期躺在床上也会导致气虚。《黄帝内经》中说"久卧伤气"，气无时无刻不在运动，所以气有升降出入等存在形态，如果人一直躺在床上，气就不能正常地运动，运气过程变缓，就会出现气机阻滞、失调的症状，直接后果就是伤害脾胃，导致消化不良。脾胃在身体的中间，是气机的中转站，又决定着气的升降运动，因此气的运输功能就大大降低了，新气不能及时地补益身体，就气虚了。

如果你总觉得疲乏无神，就应该请中医检查一下你是不是气虚了。如果是气虚，应及时调补。

## ▶ 气虚之人，总是气短

气虚的人有个最明显的特点，那就是说话气短。气虚的人在说话的时候，除了觉得自己体力不济外，连说话也费劲，声音一点儿也不洪亮。只要稍微用点力，还没说几句，就上气不接下气，说不下去了。而且，气虚的人一到夏天，还会感到心慌气短，喘不上气来，一上楼梯就呼哧呼哧地喘个没完。

气虚与肺有直接关系。气短的根本原因是心肺功能衰弱。肺是进行气体交换的器官。肺活量越大，呼吸系统越强大，越容易为身体提供足够的氧气，身体就越容易强壮；反之，肺活量不足，不是什么好事。气虚的人早晨起床后，可找一个空气新鲜的地方做深呼吸运动，以此来增加肺活量。

相对于其他偏颇体质来说，气虚一般不容易造成大毛病，危害较小，所以在滋补身体的时候，只需扶助身体正气即可。

气虚容易伤害脾胃，导致食物的运化作用减弱，营养不容易被人体吸收。所以在进补的时候，一方面要多吃营养丰富的食物。另一方面，还要多吃容易消化的食物，如各种粥类或其他流质半流质体就非常适合气虚的人食用，只要长期坚持，气虚体质就会得到改善。

在此推荐几款补气益气的粥：

### 1. 茯苓粥

准备粳米 100 克，茯苓末 30 丸，共煮粥。茯苓粥有补气利尿的功效，还可以提高人体的免疫功能。

### 2. 山药桂圆粥

取山药 100 克，桂圆肉 15 克，荔枝肉 3 个，五味子 3 克，白糖适量。先把山药去皮切成薄片，再将山药片、桂圆、荔枝肉、五味子同煮，煮好后加入白糖即成。此粥可补中益气、益肺固精、壮筋强骨、生长肌肉。山药中含有淀粉酶等营养成分，对气虚体质者颇有益处。

### 3. 金沙玉米粥

准备玉米粒 80 克，糯米 40 克，红糖 40 克，玉米粒和糯米要用清水浸泡 2 个小时。将玉米粒、糯米加水适量，用大火煮沸后，再用小火煮至软熟，加入糖再煮 5 分钟即可。此粥对气虚体弱者有强身健体的功效。

▲ 玉米
玉米能益肺宁心、健脾开胃，对气虚体弱者有辅助治疗作用。

# ▶气虚之人，易患抑郁症

抑郁是折磨现代人的一大疾病。抑郁的人有三个明显的特点：第一，情绪低落；第二，思维迟缓；第三，运动抑制。情绪低落是指不高兴，压抑，多愁善感，思虑过度，甚至悲观绝望。思维迟缓主要是指自觉记忆力差，存在思考障碍，不能进行正确的常识判断，甚至颠倒是非，不明事理。运动抑制是指自觉浑身乏力，懒得动弹，走路缓慢，少言少语，神情淡漠甚至生活不能自理。

如何判断自己是否抑郁呢？对照一下自己，看看你有没有这些状况：①心境抑郁，情绪低落，感到苦恼忧伤；②对周围的事情丧失兴趣；③悲观，觉得活着没意思，甚至痛苦绝望；④思维能力下降，记忆力减退，反应迟钝；⑤说话慢吞吞的，有气无力，讲话常常颠三倒四；⑥有不喜欢和外界他人接触的倾向；⑦生活上很懒散，甚至连洗脸刷牙都不愿做；⑧出现胸闷、心悸、白天嗜睡、晚上经常失眠；⑨有食欲下降、胃肠不适、便秘、体重减轻等情况。

人之所以抑郁与体质有关，抑郁症归根结底都是气虚惹的祸。人身体里的气分布在五脏，分为心气、肝气、肾气等。心气虚引起的抑郁比较常见。中医认为，心负责神智和精神，如果心气虚了，则气不足以养血，导致血不养心。心得不到滋养，又愈加的心气亏虚，就会出现少动、疲倦、唉声叹气、不爱活动的心气虚的症状，这就是抑郁症了。

如果因为心气虚而抑郁，如何进行调理呢？饮食是调理心气虚的基本手段。心气虚抑郁者可以利用一些食物进行辅助治疗。

有些人的抑郁症会周期性地发生在秋冬季节，这就是季节性抑郁症，这是因为日照时间缩短，影响了人大脑内的激素分泌，由此引发了抑郁症。而随着春季的到来，季节性抑郁症的症状会减轻甚至消失。秋冬时，可以多吃香蕉。香蕉含有丰富的淀粉、钾元素、色胺酸和维生素 $B_6$，可以帮助大脑摆脱忧郁情绪。

葡萄含有大量的维生素 C，能够增加抵抗力，参与人体制造多巴胺、肾上腺激素等"兴奋"物质的合成过程。

南瓜含有丰富的维生素 $B_6$ 和铁，可帮助血糖变成葡萄糖，维持精力旺盛，带来好心情。富硒的食物有改善情绪的功能。硒的来源有干果、鸡肉、海鲜等，全谷类食物如全麦面包、苏打饼干等。

另外，抑郁者还可以利用桂圆莲心茶、核桃豆腐汤、百合排骨汤来改善抑郁症状。

## 1. 桂圆莲心茶

先准备桂圆 30 克，莲心 2 克。把桂圆和洗净的莲心，一起放入锅中，添水约 750 毫升，煮 30 分钟左右，滤去茶渣代茶饮。

## 2. 核桃豆腐汤

先准备核桃 100 克，豆腐 1 块，高汤、酱油、麻油和香菜适量。先将核桃放入热油，用小火慢炒，炒熟后压碎备用。嫩豆腐切丁，在高汤内炖煮 20 分钟，加酱油后，再煮 5 分钟。放入核桃，稍勾芡后即可起锅，上桌前滴几滴麻油，最后撒上香菜即可。

## 3. 百合排骨汤

准备排骨 500 克，莲子、百合各 50 克，枸杞少许，米酒、盐、味精适量。先将排骨洗净切块，焯水；莲子去心，百合瓣开备用；将所有的材料一同放入锅中炖煮，至排骨完全熟烂，加入枸杞，调味即可食用。

## 第三章 阳"虚"的人，老是怕冷

——调养重在扶阳固本，防寒保暖

### ▶ 阳虚的自我诊断方法

24岁的女孩莉莉又白又胖，腹部肥满，去中医院诊断后，医生说莉莉是阳虚体质型肥胖。医生让她多运动，并警告莉莉不能盲目追求迅速减肥。过了两个月，莉莉嫌运动减肥太慢，就私自吃了一些减肥药，没想到，不但赘肉没有减下去，身体还添了不少毛病——面色很差，色斑隐现，少气无力，痛经，大便困难，便血，而且还手脚冰凉。

阳虚体质者不能盲目吃减肥药，否则会加重阳虚症状，损害体内的阳气。

那么，阳虚体质者有哪些特点呢？这类人一般有这些表现：畏寒怕冷，四肢不温，手脚冰凉，容易发胖，肌肤柔白，小便清白或夜尿，大便溏烂，月经周期长，白带清稀，面色口唇偏淡或者发暗。

说到阳虚体质，要先弄清什么是"阳"。阳就像太阳，身体里的阳则代表活力，人们常说"他是阳光男孩""这人真阳光"，其实，这些都是活力四射的一种表现，而其根本的原因就是阳气充沛。阳虚就是阳气少了。阳气来源于哪儿呢？食物是阳气的来源。像莉莉一样把减肥当成"艰巨任务"的女孩，如果本身并不是那么胖，多半都会导致阳虚体质。

导致阳虚体质的原因，首先跟父母遗传有关。如果父母阳气不足，多数会遗传给下一代；或者是早产儿，五脏发育不成熟，阳气自然就不足了；然后就是后天因素的影响，比如老吃寒凉的食品。

从年龄阶段看，老年人尤其容易出现阳虚症状。这是生命的自然规律，阳气本身就是一个慢慢消耗的过程，阳气的衰弱等于生命活力的衰退。

那么，如何判断自己是不是阳虚体质呢？在近一年中，如果你有以下9种以上的感觉或体验，就说明你属于阳虚体质。

（1）感到怕冷，天气转凉或寒冷的时候，衣服是否较平常人穿得多？

（2）胃脘部、背部或腰膝部是否容易怕冷，害怕碰凉水或淋雨？

（3）手脚是否容易发凉，尤其是秋冬季节，即使衣服穿的比一般人多，仍然感到手足冰凉？

（4）受凉或者吃（喝）凉的、冰的东西后，是否容易出现腹泻、腹胀、腹痛等现象？

（5）是否比平常人更容易感冒，特别是当天气变化或季节转变的时候，或者再吃（喝）了凉的、冰的食物以后？

（6）是否吃（喝）凉的、冰的东西会感到腹部或全身不舒服，或者是怕吃（喝）凉的、冰的东西？

（7）是否有口唇发暗、暗滞，缺乏光泽的现象？

（8）是否经常出现只要稍微活动一下，就满身大汗，还气喘吁吁？

（9）是否有面色发白或白中带黄，皮肤干燥、没有光泽，睡眠不足或稍微有些劳累就容易生出黑眼圈的现象？

（10）是否有头发稀疏，前额部的头发边缘向后退，头顶部头发稀少，头发发黄、干枯的情况？

（11）是否常感觉到虽然口干、没有味道，然而不渴，不想喝水，喜欢吃较热的食物或热饮的现象？

（12）是否经常有腹痛、腹泻的现象？

（13）是否容易疲劳，做一点儿小事情就感到劳累，即使每天睡七八个小时，也好像没有什么精神，感觉无精打采？

（14）是否容易出现心跳加速、精神涣散、身体乏力疲倦的现象？

（15）跟一般人比较，是否能耐受得了寒冷？

（16）是否夜尿多，晚上要上好几次厕所？

## ▶ 看外表，迅速判断是否阳虚

如果你想知道自己的体质是不是阳虚体质，还有一个快速判断的方法——看手部、看舌头、看面部、看刮痧之后的反应。

### 1. 看手部

仔细观察你的手部，如果你的手掌偏薄，掌形、大小鱼际不饱满、弹性差，手指形态偏细长，手掌颜色偏白或晦暗，光泽度差。全手都发凉，一年四季手的温度都比常人低，特别是手指、足趾更明显。

### 2. 看舌头

舌体胖大、水分多，而且舌边还有齿痕。因为阳气不足时，身体里的水分就不能转化成身体需要的"津液"，而是聚集在某些组织器官里。舌头是肌肉和黏膜组织，水分一多，舌体就会胖大，多余水分还会停留在舌体表面。舌头胖了，而口腔就那么大，于是就很容易挤着牙，舌头边上一个一个牙印就出来了。舌体的颜色比较淡或青暗。

### 3. 看面部

如果肾阳虚的话，脾胃也会受到影响，造成脾肾都阳虚，从而导致面色萎黄无华或晦暗，黑眼圈，口唇发暗。因为"肾其华在发"，肾阳虚的人易出现头发黄软稀疏、分叉、脱落的情况。另外，肾虚者会缺钙，因为不能很好地留住钙质，所以，牙齿也会早早地脱落。

### 4. 看刮痧后的反应

刮拭心经、脾经、胃经、肾经、膀胱经及心肾、脾胃脊椎对应区和脏腑体表投影区，以及各局部器官的心、脾、肾全息穴区，经常会有酸痛、出痧，伴有沙砾样不平顺的感觉。严重者会有刺痛反应，还会出现紫色、青色痧斑。另外，由于身体里的水分较多，湿气较盛，拔罐时易出现水雾、水疱。

如果你的观察结果与以上几点相符，说明你属于阳虚体质，在平常生活中应按照阳虚体质的调补方法进行调补。

## ▶ 发病慢、病愈慢，是阳虚作怪

如果一个人的阳气很足，感冒时可能立刻就会发热。其实，发热并不一定是坏事，这说明身体的免疫能力好，在疾病来临时，身体会立刻进行反抗。也就是说，人之所以会发热，是因为机体免疫细胞和细菌、病毒战斗时释放的热量。如果人的阳气亏虚，情况就不一样了，这类人感冒了以后，往往先是浑身没劲儿，第二天开始肌肉酸疼，第三天才逐渐出现感冒症状，而后才发热，甚至有的人根本就不发热。因为阳气虚弱，根本就没有力量跟邪气斗争，病邪会长驱直入，双方打不起来，所以不会发热。当身体被邪气压制到一定的程度，才会被迫反抗。另外，阳虚体质的人身体代谢的速度比较缓慢，调动机体的反应能力和免疫能力也很慢，所以，会出现病愈缓慢的情况。

阳气过度损耗是阳虚的原因。那么，身体的阳气是怎么被损耗掉的呢？

首先，作息无规律会损耗阳气。阳气有升降的规律，每天早晨，从一睁开眼睛开始，体内的阳气就开始升发，到了中午以后，阳气升到了极点就开始慢慢下降；到了傍晚时分，阳气开始收敛，到了夜晚就潜藏起来了。

在现实生活中，有些年轻人作息时间很没有规律，经常熬夜，该睡觉的时候不睡，该起床的时候不起床。本来早晨的时候阳气开始升发了，应该起床活动，配合阳气的升发，人才有精神和劲头工作。到了晚上，阳气潜藏起来了，人就得睡觉了，如果不睡觉的话，人体就得努力调动本来潜藏的阳气，属于透支阳气，身体自然吃不消。

为了保护体内的阳气，我们必须坚持合理的作息习惯，该起床的时候就起床，该睡觉的时候就睡，好习惯是健康的基石。

其次，疲劳过度会透支阳气。《黄帝内经》中说："阳气者，烦劳则张。"这句话的意思是说，如果人过度劳累会使阳气亢盛而外张，也就是阳虚。阳气紧绷着那根弦为你服务，长此以往，身体是吃不消的，因为人体的阳气是有限的，那些过劳死的人其实就是透支完了体内的阳气。

由此可见，我们做什么事都要讲个度，不能为了事业或财富而透支身体的阳气，否则，当阳气严重亏损时，各种疾病就会找上门来，那时再后悔就来不及了！

最后，吃太多的冷食也会损害阳气。现在很多人喜欢吃冰镇的食物和饮料，这种吃法是很损害阳气的。因为阳气温煦身体，而生冷的食物却能使阳气的温煦作用被束缚，不能发挥作用，身体就会变得寒凉，最终造成气滞血瘀。所以，平时我们应改掉这种习惯，尽量少吃冰镇的食物。

在炎热的夏季，人们经常吃一些祛暑的水果，比如西瓜等，为了保护阳气，最好要少吃寒性水果。而其他季节最好不要吃，比如冬季，人体本身就比较寒凉，体内的阳气都潜藏起来了，如果还要吃西瓜等寒性食物，就等于雪上加霜。

另外，处于生理发育期的女孩子千万不要吃太多的生冷食物，这类女孩正处于月经形成的时期，一旦吃过于生冷食物的话，会导致体内寒气过重，进而会使经络不通造成经血不畅，最终导致痛经或闭经。

# ▶ 阳气是生命之本，扶阳补阳莫放松

阳气是生命的根本，正如《黄帝内经》中所说："阳气者，若天与日，失其所则折寿而不彰。"这句话的意思是说，人体的阳气就如同太阳一样，没有了太阳，世界上的万物将无法生存，同样人没有了阳气，人就会损寿，甚至死亡，因此，呵护身体里的阳气是养生的首要任务。

中医把阳气叫作"卫气"，也就是说，阳气就好比人体的"卫兵"，它们分布在我们肌肤的表层，负责抵御一切外邪，保卫人体的健康。任何人只要阳气旺盛，拥有强大的活力，即便是邪气侵犯身体，也会百病不侵。呵护阳气就是养护正气，是养生防病的根本。

人体内的体液占人体重的70%，如果阳虚的话，就容易造成体液瘀堵，高血压就是因为血液瘀滞而导致的疾病。阳气充足了，脾胃的功能就会强大，这样的人就很少患高血压。

那么，生活中，我们该如何呵护阳气呢？中医认为，督脉是人的阳气之海，养护好督脉就能升发阳气。在此介绍两个护阳法：

### 1. 夹脊法

夹脊法就是刺激督脉，来激活常年瘀滞的阳气，让阳气顺畅地在经络里流通，去做它该做的事情。

夹脊法很简单，把两只手放在身后以支撑身体，然后让上半身微向前倾，并使后背绷直，这时候你可能会感觉后背很紧，摆好这个姿势后，再用两肩使劲后夹，当然要掌控好力度，稍微大一点儿也没关系，让后背更紧一些，这时候你会感觉背部抽着疼，坚持两三分钟，随后放松即可。每隔一两个小时，就停下手头的工作做一做。如果你怕影响不好，可以坐着来，身子往前挪一挪，大概在椅子前1/3的地方就可以了，这样不会影响到别人。坚持一段时间后，你会发现颈椎、腰椎的疼痛有所缓解。

那些办公室上班族非常适合用这个方法来护阳。这些人天天坐在电脑前，时间长了，颈椎、腰椎肯定会出问题，因为长期坐着，老是保持一个姿势，导致了气血的瘀滞，就像血脂过高而瘀堵血管一样，新鲜的血液不能被输送到身体的各个部位。血液是有形的，阳气是无形的，但道理都是一样的，不通则痛，阳气被窝在某个部位了，身体就会有疼痛的感觉。此时就可以夹脊法来激活督脉了。阳气被激发出来了，问题也就解决了。

### 2. 撞墙法

撞墙法也很简单，就是背对着墙，一下一下地撞上去。撞墙法是一种非常好的养生方法，能激活后背的督脉，让阳气不断地升发出来，具有强身祛病的功效。在进行撞墙法练习的时候要注意：两脚打开与肩同宽，在离墙20～30厘米的位置站立，全身放松，用背部向后重重地撞击墙壁，等身体弹回后再撞，撞的时候要配合呼吸，嘴巴要张开，要自然吐气，不要憋气，发出"嘣嘣"声就达到了效果。撞墙的次数要根据每个人的体质而定，以不累着为宜，每天撞两三百下就可以了。当然也可以分开撞，比如上午撞100下，下午再撞100下。任何养生保健的方法都需要长期坚持才会有效，撞墙法也是如此，但是患有心脏病、高血压等心脑血管疾病的人不宜采此法护阳。

## ▶ 阳虚体质多是冰箱"冻"出来的

先天因素和后天因素是导致阳虚的两个原因，在日常生活中，大部分阳虚体质的人是由后天因素引起的，比如冰箱就是引发阳虚原因之一。

冰箱的出现改变了人们的饮食方式，各种冰镇食品纷纷往肚子里装，直接降低了胃部的温度，这不是身体内的自然调节，而是从外面强行侵犯。在中医理论中，寒属阴，阴盛了就会伤害阳气，直接攻击了位于中焦的脾阳，就形成阳虚体质了。

在夏天，人们吃西瓜前，很多人喜欢把它放在冰箱里，冻得凉凉的再拿出来吃。这样虽然嘴上舒服了，却会对脾胃和咽喉造成很大的伤害。西瓜本来就是寒性食物，一次吃得过多容易伤脾胃，如果贪凉吃冷藏时间过长的冰镇西瓜，对脾胃的伤害就更大了。

另外，西瓜中有大量水分，会稀释胃液，导致消化不良，使胃肠道抗病能力下降，进而发生腹泻、胃炎等疾病。特别是在劳动、剧烈运动之后，如果大量吃冰西瓜，很容易导致胃痛或加重胃病。胃肠虚弱的婴幼儿，平时就有脾胃虚寒、消化不良等肠胃道疾病的人，最好少吃西瓜。

过于依赖冰箱也会患上"冰箱综合征"。"冰箱综合征"是指由于食用冰箱内的食物而导致的各种疾病，如胃炎、肠炎、肺炎、头痛等。大多数人可能有这样的经历：在盛夏的时候，吃上凉凉的冷饮和可口的冷食，会感到一时的舒服，可紧接着就是难忍的头痛、胃肠道不适，其实，这些都是"冰箱综合征"的症状。

有些人在吃了过多的冷食后，大约过半小时或1小时，突然出现上腹部阵发性绞痛，有时会窜至背部，严重时伴有恶心、呕吐、打冷战、精神疲惫，一般不腹泻。这就是"冰箱综合征"引发的胃炎。老年人发生这种胃炎后，常可引起应激性冠状动脉缺血，从而引起心绞痛和心肌梗死。这种胃炎不是真正的炎症，而是由于冰箱内所储存的食物与人体胃内温差太大，引起的非炎症性胃痉挛。

如果冰箱内部环境受到污染还会引发肠炎。人们习惯于把食品存放在冰箱里慢慢享用。一般的加工食品只要在保质期内，放入冰箱中储存是比较安全的，如在0～4℃的低温下储存保质期内的罐头、饮料、调味品等，一般没有问题，但也不是绝对安全的。虽然冰箱内的冷冻温度使微生物的繁殖机会大大减弱，但是冷冻不同于杀菌消毒，如果食品放置不当或时间过久，仍可出现发霉、干枯、变色等腐败变质现象。即使已冷却或冷冻的食品，仍会有少数低温微生物在活动，依然存在潜在的威胁。

生活中，许多人因发热、咳嗽、呼吸困难被紧急送入医院，经诊断，确定为过敏性肺炎。一找寻病因，才发现是冰箱惹的祸！其实，这是电冰箱里的真菌引起的过敏性肺炎。

调查发现：在电冰箱门上的密封条上的微生物达十几种，在冷冻机的排气口和蒸发器中同样容易繁殖真菌。如果冰箱平时不经常擦洗，在室温 25 ~ 35℃，相对湿度 70% 左右时，就为真菌生长繁殖创造了最佳条件。当真菌随尘埃散布至空气中，被体质较敏感的人吸入后，就可能出现咳嗽、胸痛、打寒战、发热、胸闷以及气喘等症状。

在盛夏酷暑，人们会在冰箱里冰镇一些食物来吃，以此来祛暑。当快速食用刚从冰箱冷冻室取出的食品时，常常会出现头痛，持续 20 ~ 30 秒。为什么会出现这种情况呢？刚从冰箱取出的冷冻食品和口腔内的温度形成较大反差，口腔黏膜受到强烈的刺激，引起头部血管迅速收缩痉挛，产生头晕、头痛甚至恶心等一系列症状。有偏头痛毛病的人更易引起刺激性头痛。

虽然"冰箱综合征"还没有到影响体质的地步，但是如果不及时调理，时间长了也会导致阳虚体质。所以，在平时，我们要尽量避免使用冰箱，如果非要吃冰箱里的食物，应该加热后再吃，不要直接从冰箱里拿出来就食用。

# ▶ 五脏阳虚各有什么表现

人的五脏常会出现阳虚的情况。当然，因为阳虚的部位不同，其症状也不同，以下是五脏阳虚的各种表现：

### 1. 肝阳虚

什么是肝阳虚呢？肝气不足，肝阳气疏泄无力的现象就是肝阳虚。肝阳虚者常有头晕目眩，两胁隐痛，情绪抑郁，多疑善虑，月经不调，腰腹疼痛，脾气急躁，筋脉挛缩，手脚、关节不灵活等症状。

### 2. 心阳虚

心阳虚是指心阳不足，心阳气的温煦功能失调的现象。心阳不足，心脏失去濡养，因此人会出现精神疲乏、心悸心慌、心胸憋闷、气短、心口发凉或者心痛等情况，并且还伴有失眠多梦，心脉运血无力、血行不畅等状况，所以，肝阳虚的人常面色苍白，嘴唇和舌头为青紫色，手脚冰凉。

### 3. 肺阳虚

肺阳虚是指肺气失宣，肺阳气温养功能失调的现象。肺阳虚者常畏寒，口不渴，易感冒，面色淡白，呼吸短浅微弱，精神涣散。此外，肺阳虚者还经常咳吐涎沫，量多而清稀，容易自汗，背部易寒冷，小便多等。

### 4. 肾阳虚

在生活中，肾阳虚是比较常见的一种，它是指由于肾气虚衰，肾阳气的温煦、气化作用得不到正常发挥的现象。其主要症状有：腰膝酸软冷痛、畏寒肢冷，尤其以下肢为重；精神萎靡不振，面部呈白或发黑、发暗；小便较多，并且经常泄泻等。

### 5. 脾阳虚

脾阳虚又叫脾虚寒，它是指脾阳虚衰，阴寒内生，阳气失于温运的现象。脾阳虚衰，则运化功能失调，易出现食少不消化、恶心呃逆、嗳气泛酸、腹胀腹痛、肢体水肿、大便稀溏等现象。同时，脾阳虚的人因为阳虚阴盛，体内寒气凝滞，所以这类人总喜欢吃热的食品。

中医讲究对症调养，我们补充阳气的时候，要根据自身的症状再进行调补，这样才会有效果。

## ▶总是手脚冰冷，多按阳池穴

阳虚的一个典型表现就是手脚冰冷。因为阳虚则血脉不通，四肢得不到阳气的温煦，自然就手脚冰凉。那么，手脚冰凉如何调补呢？有一个快速、简便的方法——按摩手背上的阳池穴。阳池穴是手脚冰冷的"克星"。

阳池穴很好找，它位于人体的手腕部位，在腕背横纹中点处。为什么这个穴位叫阳池呢？"阳"是指天上阳气；"池"是指囤物的器皿，名字也说明了这个穴位的功效——三焦经气血在此吸热后化为阳热之气。阳池穴是三焦经的原穴，原穴是该经脏腑之气输注于体表的地方，对三焦经而言，原穴可激发五脏六腑之气。所以刺激阳池穴，有激发脏腑之气的功效。

另外，阳池穴皮下有手背静脉网等，刺激阳池穴能善血液循环，进而可以使阳气通达四肢，所以能迅速缓解因阳虚引发的手脚冰凉的症状。

具体方法是：按摩阳池穴时，力量不宜过大，时间可稍长一些。左右手可以同时按摩，可先用左手的中指按压右手的阳池穴，再换过来用右手按压左手的阳池穴。此法操作简便，随时随地都可进行。

平时要注意呵护阳池穴，因为阳池穴是一个万能穴位。它不仅可以消除手脚冰凉、腕关节疼痛，还可以治疗惧冷症，调节内脏器官的正常功能，对治疗感冒、气喘、胃肠病、肾脏功能失调等病症均有帮助。

治疗手脚冰冷，除了阳池穴，还可以利用手背上的合谷穴、脚踝上的三阴交、脚底的涌泉穴，这些穴位都可以激发阳气，能治疗手脚冰冷的症状。按摩刺激这些穴位，能加速血液循环，改善寒证，使得手脚不再冰凉。

但需要注意的是，阳虚只是手脚冰冷的原因之一，其他原因也会导致手脚冰凉，那么，我们如何鉴定哪种情况是阳虚引起的呢？在此，介绍一个简便的鉴别方法：一般以腕关节和踝关节为界，手脚冰冷超过腕、踝关节，就属于阳虚体质。如果没超过腕关节和踝关节，就不能用以上这些方法，需要向医生咨询，再进行调理。

## ▶阳虚了，就给身体添把"火"

在中医理论中，阳虚是虚寒证，阴虚是虚热证。那么，阳虚的人应该如何调补呢？中医认为，应通过食补和耐寒的锻炼来进行调补。

首先，在食补方面要注重饮食品种的调整，给自己加上一把"火"。

阳虚的人可以吃一些性质温热、具有补益肾阳、温暖脾阳作用的食物，比如羊肉、狗肉，它们有温肾壮阳作用；另外，大辣椒、虾米、核桃等食物也能提高身体的抗寒能力。

阳虚的人应该"温补"。什么是温补呢？温补是指用温性补益药治疗阳虚的各种寒证，它与阴虚的"清补"相对应。中医认为，性温热的食品一般具有散寒、温里、助阳等作用，如狗肉、羊肉、辣椒、白酒、姜等都有这些功效。由于阳虚的人大多常年手脚冰凉，因此，应多给自己一些热量，多吃"热量高"的食物，如蛋黄、奶酪等。

其次，运动养阳。

为什么在阳虚的人群中，女性多于男性呢？很大一部分原因就是男性比女性爱运动。中医里有"动能生阳"的说法，运动不但能增强人的体质，还能调剂人的精神状态。阳虚体质者本来个性沉静，时间长了还会发展成为抑郁症。因此，阳虚体质者更应该多出去走走，多多参与户外运动，让身体与大自然、与阳光亲密接触，阳气就能被调动起来，人才会充满生机和活力。

在此，向阳虚的人介绍一套简易的体操，具体做法如下：

第一步：两足平行，保持足距与肩同宽。同时双目正视前方，双臂自然下垂，两掌贴于裤缝，手指自然伸开。

第二步：提起脚跟，连续深呼吸 9 次。

第三步：脚跟落地，吸气，并缓慢下蹲，同时两手背前转，使虎口对着脚踝。

第四步：手将要接近地面时，稍微用力抓成拳状，深吸气。

第五步：憋气，身体逐渐起立，两手逐渐握紧拳头。

第六步：呼气，保持身体立正，双臂外拧，拳心向前，两肘从两侧挤压软肋，同时身体和脚跟部用力上提，并提肛，呼吸。

每天清晨起床前，可以做一遍这个体操，对提升阳气很有好处。

# ▶ 中药补阳，须选对药材

在《黄帝内经》里有"人到四十，阳气不足，损与日至"的说法，也就是说，人到了 40 岁左右，体内的阳气会逐渐耗损，而且一日不如一日。所以，不仅阳虚的人应该补阳气，那些 40 岁以上的中老年人也要应当注意补阳气。

除了饮食补阳以外，药物补阳也是一种方法，那么，用中药补阳时应注意哪些问题呢？

首先，用中药补阳不能一刀切，要具体情况具体对待，首先要弄清楚哪个部位阳虚，然后咨询专家应选用什么药物，而不是一味地选取各种壮阳的补品，这样只会适得其反。

其次，用中药补阳时一定要遵循循序渐进的原则，千万不可操之过急，要避免服食过量。

最后，补阳要顺应时令。中医认为，春温、夏热、秋凉、冬寒，是一年四时的正气。正气不会损伤身体，邪气却会致人生病，所以，在适当的时间选择适宜的药材，顺时调养，才能达到理想进补效果。

适合补阳的药材有鹿茸、蛤蚧、冬虫夏草、枸杞、巴戟天、肉苁蓉、补骨脂、杜仲、附子、干姜、核桃等；常见的中成药有金匮肾气丸、附桂八味丸等。

当然，用补阳药应当具体分析，因为不少人除了肾阳虚外，还兼有其他方面的症状，如同时还兼有心阳虚或脾阳虚，所以，一定要在医生的指导下进行补阳，千万别私自用药。

女人阳虚可以用菟丝子、沙苑子、怀牛膝、芡实、覆盆子、仙茅、仙灵脾、丁香、豆蔻、锁阳、肉桂、紫河车等，这些都具有生阳作用。对阳虚体质的女性来说，若能在长期坚持食疗的同时，辅之以温阳散寒的药膳补方，胃寒症状可得到改善。

阳虚的人如何选择中成药呢？阳虚症状突出的人可以用"理中汤"，肾阳虚症状突出的人可以服用"金匮肾气丸"，心阳虚则可以用"桂枝加附子汤"，胃阳虚的人可以选用"理中丸"。

下面我们简单介绍以下几味补阳中药的特点：

## 1. 人参

人参是补阳的首选药物，虽然人们常认为人参最大的功效就是补气，但是它也有温阳补火的功效，很多中医著作中都有记载，人参具有"滋补元阳"的功效。

## 2. 蛤蚧

蛤蚧的药性也不容忽视，李时珍在《本草纲目》中记载，蛤蚧的药性不亚于人参，它具有补肾壮阳、温肺、止嗽、定咳喘的作用。蛤蚧其实是壁虎科的动物，产于我国的南方，入药部分是去掉内脏的干燥体，用蛤蚧的时候要将头、脚以及鳞片去掉。一般情况下，若是用蛤蚧制成药膳，最好用辛香调料将其腥味压一压。

### 3. 巴戟天

巴戟天也是一味补阳药材，它具有补肾阳、强筋骨、祛风湿的功效，尤其是巴戟天对湿重导致的四肢关节酸痛也非常有效。

### 4. 肉苁蓉

在我国西北地区，最常见的补阳药材是肉苁蓉，《药性论》中说肉苁蓉有"益髓，壮阳，大补益"的功效，因此它也是一味很好的补阳药物。肉苁蓉和山药、羊肉一起煮成羹，给阳虚的人服用，补虚效果非常好。

### 5. 鹿茸

鹿茸一类的产品包括鹿茸、鹿角、鹿角胶、鹿角霜，而在这四类产品中，其品质差异也较为明显：鹿茸最优，鹿角霜最次。所以，对阳虚体质者来说，补阳首推鹿茸，其补益气血，抗疲劳、抗衰老的功效非常好。鹿茸的药性非常突出，其丰富的氨基酸和维生素含量能促进人体造血功能，提高人体的免疫力。

用鹿茸煲汤是最常见的补阳方法，但阳虚体质者应当注意：每次煲汤不需要放过多的鹿茸，一般情况下一次用 5 ~ 10 克的鹿茸就足够了，随后用小火慢炖 3 ~ 5 小时，其药性才能完全发挥出来。同时，阳虚体质者若是想增强鹿茸的滋补力量，可以放一些人参、大枣、枸杞、当归等。

## ▶ 经络补阳法：艾灸任督二脉中的温阳穴，让阳气充足起来

生病不一定非吃药不可，是药就有三分毒，药就是一把双刃剑，在治病的同时，它也会损伤人体内的正气，带来新的病症。经络穴位是人体的一个天然药库，有强大的自我调节能力，刺激经络穴位就可开启体内天然的药库，把人体的自身调节能力完全调动起来。

要改善阳虚体质，艾灸不失为一个好方法。那么，阳虚的人如何利用艾灸来温阳补阳呢？阳虚体质的经络补阳应以任脉、督脉、背部膀胱经为主。比如，艾灸任脉的四大温阳穴——关元、中极、神阙、气海，就可以补阳气。

具体方法：取于任脉肚脐以下的关元、中极、神阙、气海四个穴位，它们都有非常好的温阳作用。关元穴位于肚脐下 7 厘米左右处，中极穴在下腹部，前正中线上，当脐中下 4 寸。神阙穴位于肚脐正中，气海穴位于下腹部，直线连接肚脐与耻骨上方，将其分为十等份，从肚脐往下 3/10 的位置。在三伏天或是三九天的时候，每次选择 2 ~ 3 个穴位，将艾条的一端点燃，然后对准这些穴位，用艾条各悬灸 5 ~ 10 分钟，以皮肤发热发烫为宜，但要以能忍受为度，如果能长期坚持，就可以有鼓补阳通络的作用，对改善阳虚体质有很好的疗效，但有一点需要注意：在艾灸时要掌握好艾条，不离皮肤太近，以免被烫伤。

在艾灸神阙穴时，还可以采取另一种方法，需要用到的就是一片生姜，厚薄程度就如一元硬币，然后在上面多点些针孔，准备少许盐和纯净如棉、不渗任何杂质的清艾绒。先用盐将肚脐填满，然后放上生姜片。把清艾绒做成圆锥形艾炷，轻轻放在姜片上，点燃艾绒慢慢燃烧，烧完一炷可再放一炷，直到肚脐里的盐又黄又湿为止，此时会有种热水缓缓在腹中流动的感觉。同时，可配合热水泡脚，水到膝关节下，直到皮肤发红为止。反复几次就可使身体暖和，也可以提高睡眠质量。

除了艾灸任脉以外，也可以艾灸督脉的百会穴和命门穴。

位于后背正中的督脉总领着一身的阳气，属阳脉之海，在其两侧各 3.8 厘米的膀胱经上汇聚了全身各个脏腑的重要穴位，时常敲打这些部位有振奋阳气、改善体质的作用。百会穴在头顶正中心的位置，命门在第二腰椎与第三腰椎棘突之间的位置。头痛眩晕、精神萎靡等一般艾灸百会；腰腿疼痛、性功能下降、夜尿多则一般艾灸命门。

到了夏季三伏天，可以用"天灸法"灸这些穴位。天灸法又叫"发疱疗法"，是中医传统的外治疗法，借助药物对穴位的刺激，使局部皮肤发红充血，以激发经络、调整气血而

防治疾病的一种方法。天灸对哮喘、支气管炎、慢性鼻炎、慢性结肠炎、慢性胃炎、痛经等发生在阳虚体质基础上的慢性病、内科病和妇科病有一定的疗效，一般坚持3年左右就可改善阳虚体质。

艾灸需要注意以下几点：

（1）血管显露部位、大血管部位以及头面、心前区不宜灸。

（2）妇女妊娠期或月经期时，腹部、腰骶部、膝关节以下不宜艾灸；关节部位不可灸烂烫伤，如果形成明显的疤痕会影响关节活动。

（3）灸后要避寒避风，不吃辛辣刺激的食物，不喝浓咖啡浓茶，不要再进补温补阳气的中药或者食物。

（4）灸后可以多喝些大米粥、小米粥、白开水。灸后如果出现口干口苦、口臭口疮、咽喉疼痛、心烦失眠多梦、小便很黄、大便干结、面生痤疮等症状，就说明灸得上火了，此时，停灸并多喝白开水就行了。这些注意事项具有普适性，各种体质的人在养生和疾病治疗，但凡用到灸法都是这样。

（5）每次灸一两个穴位就足够了，然后轮换灸。不要一次灸太多穴位。

## ▶ 多晒晒太阳，抚阳又固本

中医认为，春夏是阳长阴消阶段，秋冬是阴长阳消时期，所以一年之中，最佳的养阳时间就是春天和夏天，在这段时间内，阳虚的人可以多晒晒太阳来补阳。太阳是最纯粹的阳气之源，所以，想要借助天之阳气，就要多晒太阳。

其实，晒太阳还有很多讲究。在日出时，人先面向东方，伸长双臂做深呼吸，让阳气通过口鼻和皮肤进入体内。然后把两个手的劳宫穴（大概位置在手掌心，第2、3掌骨之间偏于第3掌骨，即握拳屈指时中指尖处）面向太阳，这样做可以保养心和肺。

在正午时，太阳当顶时阳气最浓。这时，我们可以站在户外，深呼吸，阳气就会从头顶的百会穴（大概位置在头顶正中心）进入身体，然后低头，让阳气通过风池穴（沿着耳垂一直向后推，会摸到一个凹陷的地方，此处就是该穴）进入身体。

在傍晚日落前，用手按揉命门穴（在第二腰椎与第三腰椎棘突之间），人的阳气就藏在命门穴中，傍晚按揉命门穴能将太阳的最后一点儿阳气吸收进体内。

另外，晒太阳的重点是晒后背。

中医讲，前为阴，后为阳，也就是说腹为阴，背为阳。另外，督脉也在后背上，它是人体经络中最好找的一条经脉，沿着脊柱，就能找到它的"主干线"。

督脉管理人一身的阳气，只要把督脉调理好了，全身的阳气就能被调动起来。平时晒晒后背，能调动全身的阳气。

晒后背要挑太阳不是非常强烈的时候去晒，比如上午的九十点钟，下午的四五点钟。当然还要看是什么季节，在夏天的时候，上午就早点晒，下午就晚点晒，冬天的时候，跟夏天恰恰相反，总之，以太阳晒到后背感觉到舒适为宜。

晒后背的时间不宜太长，婴儿最好是15分钟到半小时，而成年人一两个小时都没问题，因为不同年龄阶段的人对阳光的耐受程度不同，比如婴儿，由于他们皮肤的角质层很薄，容易被晒伤，所以时间不宜太长。

很多人常站在窗户那儿晒后背，但隔着玻璃晒后背的效果肯定不如去室外晒效果好。

## ▶ 肉桂，补阳气散内寒

35岁的老王近年来经常感到四肢冰凉发麻。在秋冬两季，天气寒冷的时候还会感到手指、脚趾疼痛，浑身乏力，一点儿精神也没有。老王的舌淡、苔薄白，脉沉细，去了中医院才知道，自己阳虚了。原来是因为阳气不足导致全身血脉不通，气血不能温养四肢，所以才发生这些症状。那么，这类人该如何调补呢？可以用肉桂这味补药。

肉桂是中医里最常用的一味中药，它属于大热性的药物，味辛、甘，入肾、脾、心、肝经，具有补火助阳、散寒止痛、活血通经的作用。

在治疗阳虚内寒的方子中，都以肉桂为主要调补药材。在此介绍几款含有肉桂的补阳良方：

### 1. 肉桂红茶

用 3 克肉桂搭配 5 克红茶，用水煎 20 分钟，每天早晨服一剂，也可以添加一些蜂蜜调味。如果嫌这个方法麻烦，可以试一试更简单的方法：将肉桂研成细末，用热开水浸泡 10 分钟，过滤一下就能饮用。

### 2. 肉桂泡水

阳虚的人可以把肉桂与其他材料搭配泡水喝，如柠檬皮、橘皮、香草豆、小豆蔻、月桂叶、玫瑰果、山楂果、杜松果、茴香子、玫瑰花、绣线菊、马鞭草、覆盆子叶、薄荷叶、香蜂草、菩提花等。这种方法对阳虚有很好的改善功效。

### 3. 肉桂肚丝汤

如果有因为脾胃虚寒引起不思饮食、消化不良、吐泻、寒冷、腹痛、全身发冷等症的时候，就可以喝"肉桂肚丝汤"。

先取牛肚丝或猪肚丝 100 克，放入清水中煮至七成熟，再将肉桂、花椒、姜片、料酒、盐放清水煮 30 分钟，然后把汤汁和肚丝放入碗中，蒸 1 个小时，趁热食用。肉桂肚丝汤有健脾和胃、温中止痛的功效。

### 4. 肉桂鸡肝

阳虚者往往会因为肾阳虚而引起肾脏寒气上冲，同时因肝疏泄失调、肝气上逆引起心悸不安、胸闷、烦躁、心腹冷痛、头昏目眩、痛经等症状，这时可以用"肉桂炖鸡"来治疗。先取肉桂 3 克，鸡肝 50 克，姜 3 片，绍酒适量。将所有食材放入炖盅，加清水后，置于锅中隔水炖 2 小时，然后放入盐、味精调味食用。肉桂炖鸡肝能补肝肾、温肾阳、祛寒止痛、明目提神。

### 5. 桂浆粥

阴虚者还会出现脾肾阳虚的情况，觉得全身寒凉，腰膝酸软，如果感染了风、寒、湿邪，极易引起一些关节性的疾病，表现为肌肉、筋骨、关节等处疼痛、麻木，关节僵硬变形，肌肉萎缩，肢体屈伸不利，弯腰驼背，面色淡白，明显地怕冷等。《本草新编》中说："肉桂，养精神，和颜色，兴阳耐老，坚骨节，通血脉，疗下焦虚寒。"如果出现这种情况，可以服用桂浆粥。做法：先取肉桂 3 克，糯米 50 克，适量红糖。先将肉桂水煎，取汁液。再把糯米放入肉桂汁里煮成粥，食用时调入红糖。每日服用一次。这道药粥具有健脾益胃、祛风除湿、散寒止痛、温中补肾、活血补气、养颜护肤、提神益脑的功效。阳虚者可经常吃桂浆粥来消除以上这些症状。

### 6. 肉桂红枣酒

中医将肉桂列为上品，比如《神农本草经》认为肉桂可以"利关节，补中益气，久服通神，轻身不老"。阳气亏虚的人可以把肉桂与其他食材搭配起来，制作成酒饮用，像肉桂红枣酒不仅温身散寒、补阳气、还可活血通络、补肾强筋骨、提高免疫力，有延年益寿的功效。尤其是老年阳虚体质的人不妨动手调制一些，秋冬季节每天饮用 20 毫升，春夏时节每周饮用 5 次。具体做法是：取肉桂 40 克，红枣 50 克，白酒 1000 毫升。先将肉桂研成细末，连同红枣放入酒中，密封浸泡 14 天，然后过滤去渣即成。

肉桂虽好但不能乱吃，如果方法不当，肉桂也会损伤阴气。阳虚的人千万要根据自己的身体状况在医生的指导下适当服用，否则会补阳补过了头。

# 核桃性温味甘，阳虚者的"福音"

阳虚者在食补的时候，不能错过核桃这个好东西。《本草纲目》中指出：核桃仁性温、味甘，入肺、肾、大肠三经，有"补气养血，润燥化痰，益命门，利三焦，温肺润肠，治虚寒喘咳，腰脚重疼，心腹疝痛，血痢肠风"的功效。吃核桃对阳虚体质的人有哪些好处呢？核桃对于由肾阳虚引起的腰膝冷痛、乏力、白发早生等，肺阳虚所致的咳嗽、气短、畏寒以及肠燥便秘等症状，都有很好的治疗作用。

## 1. 核桃仁

每天生吃 30 克核桃仁可以改善阳虚体质者的咳嗽、失眠、头晕、有痰喘等症状，效果非常明显。

## 2. 盐煮核桃仁

阳虚者如果出现腰背下肢寒痛、健忘、耳鸣现象时，可把核桃仁加盐煮熟后食用。另外，核桃仁也可与其他菜肴搭配炒食、制汤，具有温胃消食、补肾益肠的功效。

## 3. 核桃仁糖

阳虚的人往往肾阳不足，有腰膝酸软、冷痛，头发早白，头昏耳鸣，心神不宁，记忆力减退等现象。此时可用核桃仁糖。做法：先准备核桃仁 250 克，黑芝麻 250 克，红糖 500 克。再将黑芝麻、核桃仁炒香备用。将红糖溶化后煮沸，再用文火煎熬至黏稠状，然后加入核桃仁和黑芝麻，搅拌均匀。再将瓷盘涂上一层薄薄的食用油，把搅拌好的成料倒入盘中摊平。待冷凉后切成小块，装瓶备用。肾阳虚的人每次吃 3 块，每日早晚各食 1 次，可以起到补肾阳的作用。

## 4. 人参核桃饮

先准备 5 克人参，3 个核桃肉。先把人参切片，核桃肉掰成蚕豆大，把两者放入锅中加水适量文火熬煮 1 小时即可。代茶饮，可长期服用。人参核桃饮有益气固肾的作用，适用于治疗肾气不足而出现的头昏健忘，耳鸣失眠，须发早白，神疲乏力，汗多气短等症状。

在这个药方中，人参是一种温性的大补之品，所以在使用时一定要严格把握适应证，血压偏高、有过脑出血等病史、平时有口干、容易上火、面色偏红、大便干燥等表现的人不宜服用。另外，有些人虽然体质虚弱，但偏阴虚，如伴有手足心发热、两眼干涩昏花、耳鸣、尿少等，这些人最好不要单用人参，否则会使病症更加严重。

# 阳虚了，该怎么吃

对于阳虚体质的人而言，饮食是最基本的调理方式。饮食调理阳虚体质要以"不伤阳气，温化水湿，畅通气血"为原则，说得简单点，就是多吃温热食物，忌食生冷食物。

## 1. 少吃寒性食物

寒性较明显的食物对阳虚体质有着极大的影响，所以，此类人应少吃生冷或本属凉性的食物。饮品方面禁用或少用冰镇饮料；应少吃柑橘、柚子、香蕉、西瓜、火龙果、梨、苦瓜、黄瓜、芹菜、竹笋、绿豆、海带、螃蟹等食物。如果实在很想吃的话，一定要少量食用或者配着温热的食物一起食用；蔬菜尽量不要凉拌生吃，最好在开水中焯一焯或者采用炖、蒸、煮等烹调方法。

在炎热的夏天，人们大都喜欢吃苦瓜这种口味独特的蔬菜，但阳虚者不宜多吃苦瓜。但可以将苦瓜和猪肉煲在一起，不仅能去苦瓜的寒气，不损坏人体阳气，还营养丰富，口味也较独特，肉香中略带一丝清苦。如果实在喜欢吃凉拌的苦瓜，则须把苦瓜在开水中焯一焯，多放些属热性的调味料，如姜丝、蒜汁等，可以减低苦瓜的寒性。

### 2. 多吃温热性食物

荔枝、樱桃、龙眼、榴莲、板栗、大枣、核桃、松子、腰果等都属于热性食物，阳虚的人可以适当吃一些热性食物。

羊肉、牛肉、狗肉、鸡肉等都属于温热性的肉食。比如羊肉性温、平和，在煲羊肉汤的时候，适量地放些当归、白芍等中药材，不仅能补阳气，而且还能补血。

狗肉性烈、刚燥，阳虚体质的人适当吃一些，可以补充体内的阳气。吃狗肉的时候，最好不要吃得过量，否则会上火。吃过狗肉后适当地饮些凉茶、小米粥，能够有效地缓解狗肉的刚燥。

属于温热性的水产品有虾、黄鳝、鲍鱼、淡菜、海参等。

韭菜炒虾仁都能够有效地改善阳虚体质，对男性阳虚等症的治疗效果很显著。

生姜、大蒜、辣椒、胡萝卜、黄豆芽、南瓜等属于温热性的蔬菜，阳虚者可以在秋天适当地吃一些山药板栗红枣粥，不仅能够起到补阳气的效用，还有着暖身暖胃的作用，选择山药时最好选河南铁棍山药。

红茶、花椒、桂皮、茴香等都属于温热性的调味料。阳虚的人可以在冬天用花椒、生姜、桂皮、茴香等调料炖肉食用，也有很好的补阳功效。

### 3. 少吃盐

如果摄入过多食盐，便容易引起肥胖、高血压、肿胀等疾病，所以阳虚者每日食盐量应低于5克，这将大大降低高血压等疾病的发病率。

### 4. 选择正确的烹饪方式

阳虚体质的人大都怕冷，因此在烹饪食物时，最好选择焖、蒸、炖、煮等方式，这些烹调方式不仅能够保持食物的原汁原味，还能够有效降低食物的寒性，这对阳虚的人是很有好处的。

## ▶ 心阳不振，心力衰竭命难保

心脏是人体中的一个重要器官，心脏推动血液流动。如果心脏向器官和组织供血的功能衰弱和温煦作用不足的话，就会引发心阳虚。生活中，有些人经常心悸、气喘、呼吸急促，有的时候还心痛，痛起来手脚冰冷，这就是心阳虚的表现。

中医指出，春养肝，夏养心，秋养肺，冬养肾，一年四季养脾胃。夏季是一个养心的季节。之所以要在夏季养心，是因为夏季人体皮肤毛孔疏松，散热较多，这就消耗了体内的阳气。这里的阳气主要指的是心阳。流汗太多，等于把自己那点心血都熬干了，长期出汗过多者自然会出现心阳不振。

在夏季，心阳不振的人可以用3克西洋参，每天泡水来喝，这个方法既补阳又补气，同时具有生精的作用，是很好的夏季养阳法。另外，如果是体弱多病的人，也可在夏季的时候把1克人参研成粉来喝，同样具有养阳的功效。

另外，还有一个偏方可以治疗心阳虚，那就是桂枝甘草汤。桂枝甘草汤由两味药组成：桂枝12克，甘草6克，水煎，分3次温服即可。这个桂枝汤有温通心阳的作用，对于心阳虚有很好的治疗效果。

调理心阳虚除了吃药以外，还可以进行穴位按摩。心阳虚的人可以经常按摩内关穴，内关为手厥阴心包经之络穴，按摩内关穴（在前臂掌侧，当曲泽穴与大陵穴的连线上，腕横纹上2寸，掌长肌腱与桡侧腕屈肌腱之间）有通心阳的作用，可以改善心阳虚引起的心悸、气喘等症状。

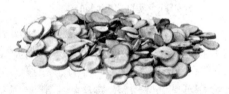

▲ 桂枝
桂枝有温通经脉、助阳化气的功效。

另外，调理心阳虚还要保持乐观的心态。因为心情好了，自然整个人就精神，心情舒畅，身体的免疫功能就会提高，那么疾病自然也就会好得快。尤其是在夏天，更要保持心情舒畅，以减轻心脏压力。

在炎热的夏天，很多人还有恐惧心理，尤其是肥胖者更是对夏天的到来畏惧三分，夏天天气闷，出汗不说，喘气都让人感觉困难，也难怪很多人讨厌过夏天。但是越紧张，心脏承受的压力也越大，所以要为心脏减压，要学会享受夏天。

嵇康在《养生论》中说："更宜调息静心，常如冰雪在心，炎热亦于吾心少减，不可以热为热，更生热矣。"这里说的其实就是"心静自然凉"的道理。古人既没有空调又没有电扇，只能借助调心来达到消暑的目的。但是人有七情六欲，如何才能让自己的情绪平静下来呢？

我们可以借助调息法来养心。调息就是调节我们的呼吸，我们都知道，不管佛家还是道家，在修炼时都喜欢"打坐"。他们为什么打坐呢？其实，就是通过这种方式来达到静心的效果。打坐的关键不是在于坐，而是在于调息。

中医中有"心息相依"的说法，即以心调息，以息摄心。如果你只是坐的姿势准确，而心却静不下来，那么坐也就失去了意义；反之，心静下来，打坐也就成为一种形式，姿势反而倒成为次要的了。

调息方法：先把双腿盘起来，然后闭上眼睛，在心里默数自己的呼吸。一呼一吸间是一息。一般以十息或百息为单位。这样慢慢数着，你的心渐渐也就静下来了。

心静了有利于呵护体内的阳气，可有效降低阳气的损耗。在工作之余，我们可以练习一下这种补阳法。

# ▶肝阳虚衰，冷漠胁痛没商量

生活中，有些人原本性格开朗，有说有笑，突然在某一段时间开始，变得懒言少语，反应迟钝，当别人和他说话时，总是隔一段时间才反应过来，或者就是简单地答应一下，说话很少。而且，他们突然变得冷漠，对什么事情都不关心，懒得应酬，即使家人他们也表现的很冷淡，对妻子或儿子不太怎么关心了，而且他们总感觉胁部有些疼痛。为什么会出现这种情况呢？

其实，这就是肝阳虚衰导致的一系列症状。肝阳虚衰的表现有：面带青色，趾、指甲枯淡，胁下坚胀，或筋寒挛缩，不能固握；眼生黑花，视物不明，形寒肢冷，胁下作痛，下肢不温，头身麻木；忧郁善恐，怏怏不乐；性欲缺乏，阳痿不举或举而不坚，睾冷囊湿，无梦滑精；女子少腹寒痛，月经后期或淋漓不断，带下清冷，宫寒不孕；舌淡苔白，脉沉细弦迟，而且伴有情绪冷漠的表现。

如果你发现自己有这些症状，可能是肝阳虚衰了。

为什么肝阳虚衰的人为胁下疼痛呢？中医认为，胁下痛是因为肝经失调导致的。不通则痛，如果肝阳气不通，就会在体内横冲直撞，而肝的经脉布于两侧的胁部，所以，肝阳气不通的人，两侧的胁部会感到疼痛。

针对胁疼伴有情绪冷漠的症状，在《伤寒杂病论》有一个调理的偏方——芎归胶艾汤：准备川芎、阿胶、甘草各6克，艾叶、当归各9克，芍药12克，干地黄18克。先把600毫升的清酒和一升水混合，然后放入川芎、甘草、艾叶、当归、芍药、干地黄合煮，煮取600毫升，去渣，然后再放入阿胶溶化即可。每天分3次服用。

另外，黄芪粥也可以调理肝阳虚。具体做法：准备黄芪50克、粳米150克，煮粥，加少许红糖，可长期食用。此方适用于阳虚的人服用。

肝阳虚者也可以服用枸杞养肝汤。具体做法：先准备枸杞20克、羊肝200～250克，再进行煎服即可。

除了药物调理以外，对于因为肝阳虚引起的胁痛也可以按摩方法来调理。双手指张开呈爪状，将指尖附于同侧胸骨旁肋间处，适当用力从胸前正中线沿肋间向两侧分推0.5～1分钟。之后，再将双手4指并拢，分别放于同侧剑突旁，沿肋骨分推1～3分钟即可。

如果能在按摩两肋的基础上按摩大椎穴（位于颈部下端，第七颈椎棘突下凹陷处）、肩井穴（位于肩部，乳头正上方与肩线交接处）、合谷穴（位于手背，第2掌骨桡侧的中点处）、揉曲池穴（把手肘屈成90度，在手肘的内侧，有一条横纹，横纹外侧的终点即是该穴）等这些穴位，则效果更佳。按摩大椎穴的方法是将4指并拢，紧贴在大椎穴上，适当用力反复推擦0.5～1分钟，至局部发热为佳。

按摩肩井穴时，可将一手中指指腹放在对侧肩部肩井穴上，适当用力揉按0.5～1分钟。双肩交替进行。

在按摩合谷穴时，可将一手拇指指尖按在另一手的合谷穴上，其余四指附在掌心，适当用力掐压0.5～1分钟，以酸胀感为佳。双手交替进行。

按摩合谷穴之后，最后将一手拇指指腹放在对侧曲池穴上，其余四指附在肘后，适当用力按揉0.5～1分钟。双手交替进行。

经过一番刺激和按摩之后，肋痛将会有所好转，坚持按摩，也可以有效缓解因肝气郁结而形成的各种病症。

中医认为，春养肝，因为肝主春，肝脏是与春季相应的。春天温暖的气候将会使人的活动量日渐增加，促使新陈代谢日趋旺盛。

▲ 合谷穴

所以，在人体内，无论是血液循环，还是营养供给，都会相应加快，来满足人体各种生命活动的需要。其实，这些都与肝脏的功能有密切关系。一旦肝脏功能失常，适应不了春季气候的变化，会导致各种疾病。

春养肝，首先要有个好心情。中医认为，肝属于木，与春相对应，主升发，人高兴了肝脏才得以疏泄，如果人的情绪很差，容易导致肝气郁滞不畅，会诱发肝病、精神病、心脑血管疾病。因此，春天要保持开朗乐观的情绪，不要跟人较劲、斗气，要多考虑一下你的肝脏。要想治好肝阳虚这个病，自己首先要从在内心引起重视。

其次，要睡好子午觉。在春季，如果有个好的睡眠，非常有助于养阳气。子时是一天开始的时间，为晚上11时到凌晨1时。这段时间是人体阴气最盛，阳气最弱的时候。"阳气尽则卧"，这个时候就要休息了，睡眠质量也最高。而午时，即上午11时到下午1时，则是人体阳气最盛、阴气最弱的时候。中医里说，"阴气尽则寐"，这个时候最好也休息一下，中医的养生理论告诉我们，子时和午时都是阴阳交替之时，这时候休息，尤其是熟睡，有利于补阴养阳、强身健体。要睡好子午觉，必须晚上11时之前就上床休息，上午11时到下午1时之间，再忙也要睡一会儿，可以养阳、健肝、防病。

## ▶ 肺阳虚亏，气喘气短自来找

人的肺是通过口腔和鼻子与外界相通的，肺是体内气体与体外气体进行交换的部位。肺非常娇嫩，怕冷怕热，又怕燥和湿。中医认为，肺主一身之气，气属阳。肺阳虚最大的特点就是气喘，稍微一活动就气喘气短，甚至咳嗽，多痰，有的肺阳虚患者还会出现小便不利的症状。

中医认为，肺主清肃，喜润而恶燥。肺阳虚的人，肺不能正常生宣和肃降，所以会出现咳嗽症状。

为什么肺阳虚的人会出现小便不利的情况呢？因为人体水液代谢的调节，是由脾、肺、肾以及肠、膀胱等脏腑共同完成的。《素问·经脉别论》中说："饮入于胃，游溢精气；上输于脾，脾气散精；上归于肺，通调水道；下输膀胱，水精四布，五经并行。""通调"是疏通调节之意。"水道"是指水液运行和排泄的途径。肺气能调节和维持水液代谢平衡，这种作用叫作"通调水道"。由于肺有调节水液代谢的作用，因此中医有"肺主行水"，"肺为水之上源"的说法。如果肺失于肃降，水液不得通调，就会出现小便不利的症状。

肺比较娇嫩，畏寒怕冷是它的主要特点，因此生活在高原地区的人，特别容易出现肺阳虚。那些生活在高原地区人们，患气喘病的人比其他地区要多得多。原因就是高原地区地势高，气候冷，肺阳气容易被损伤。所以，居住在高原地区的人一定要注意防寒保暖，呵护好自己的肺部。

肺阳虚会给我们的身体健康带来严重的隐患，所以，预防肺阳虚至关重要。预防肺阳虚很重要的一点就是保暖，尤其是在冬天一定要让自己的身体暖起来。

肺阳虚的人可以用"百合固金汤"来调理。这个偏方是由百合、川贝、麦冬、生地、元参、当归、白芍、熟地、桔梗、甘草组成的，此方有补肺腑的功效。

中医主张，秋养肺。那么，肺阳虚的人在秋天如何养肺呢？

秋天养生不能离开"收养"这一原则。从精神上来说，要注意收敛自己的心绪，控制自己的感情，以适应秋季的特征，不使神志外驰，以保持肺气的平和匀整，人们常因渐渐万物萧条而多悲秋，而忧伤肺，肺气受伤，则影响阳气的蕴藏，到冬天阳气当藏而不能藏，便易发生阳虚腹泻的病症。因此，在秋季，我们应豁达心志，不忧更不怒，遵循养收之道。

《黄帝内经》中说："秋三月，此谓容平，天气以急，地气以明，早卧早起，与鸡俱兴。"这句话的意思是说，秋季睡眠养生要早一点儿睡觉，又要早一些起床。早一点儿睡觉，以顺应阳气的收敛；早一些起床，使肺气舒展，防阳气收得太过，毕竟还没有到冬天。日常活动不可过度劳累，不可出汗过多，以防阳气的损伤。

秋虽凉还不至于太寒冷，人们还能耐受，有意识地让身体冻一冻，进行一点儿耐寒锻炼，一来可以逐渐增强体质，提高对寒冷的承受度，二来避免了多穿衣服产生的身热汗出，阴津伤耗，阳气外泄，违背了秋天"阴精内蓄，阳气内守"的养生需要。

当然"秋冻"还要因人、因天气变化而异，如老人、小孩由于抵抗力弱，在进入深秋时就要注意保暖，适时添加衣服，避免秋冻惹病上身。

## ▶肾阳虚，更容易欺负女人

肾为脏腑之本，是人体阴阳消长的枢纽，肾阳主导一身的阳气，一旦肾阳活力减弱，就会导致肾阳虚。肾阳虚的症状常表现出怕冷、手脚凉、腰膝酸冷、气短、自汗、腰痛、关节痛、腹泻、小便清长或余沥不尽、夜尿频多、下身水肿、白发、记忆力减退、性功能减退、阳痿、早泄、月经延后量少、痛经等症状。

有的人认为，肾阳虚是男人的事情，其实，女人更容易肾阳虚。生活中，很多女士阳气本来就弱，再加上爱吃一些冰冷食物，所以更容易导致肾阳虚。

那么，肾阳虚了，该如何调理呢？

### 1. 饮食调补

肾阳虚者可以通过饮食来养肾阳，可以在日常膳食中加入一些温补食物，如可在煲汤的时候加入几颗红枣和山药，在选择菜肴的时候，可以韭菜、洋葱、辣椒等为材料，并且在做菜的时候酌情加入生姜、花椒等热性调料。日常零食可选择核桃、桂圆等温性或热性食物。

### 2. 注意生活习惯

对肾阳虚者而言，无论冬夏都要注意保暖。冬天，即使在家，如果没有开暖气的话，也不要长时间穿着拖鞋，以避免寒气顺着脚心传至肾经。夏季，最好不要长时间待在空调室内，以风扇或自然界的自然风吹凉比较健康。夜里睡觉的时候，盖好腹部，避免着凉。女性在月经来临的时候，多吃一些温补性的食物，多喝红糖水，多用热水泡脚，可防治痛经。

### 3. 多运动，提升体内的阳气

有些人由于天生不爱动的缘故，血液循环不畅，容易导致肾阳虚。因此，日常生活中，要适当作一些运动，如跑步、跳保健操、跳拉丁舞等。即使实在没有时间参与这些活动，至少每天上下班的时候，可以提前一站下车，步行走到办公地点，让全身的气血随着肢体的活动而运行通畅。即使在上班的时候，也可以偶尔站起来活动活动，避免久坐。

防肾阳虚还可以进行气功锻炼。每天还可进行 30 分钟的气功锻炼，步骤如下：双膝自然盘曲，小腿交叉；足掌向后，肾部靠着热垫，大腿放在小腿上；头微前倾，双目微闭，上肢自然下垂放在大腿上；全身放松，意守丹用，自然轻呼吸。每次练习 30 分钟即可。

## ▶ 脾阳虚，易腹痛难忍

平时，老刘的应酬很多，吃吃喝喝几乎成了家常便饭，有时候是一次应酬结束之后，紧接着就开始下一个应酬，老刘在家吃饭的次数越来越少，在外面应酬的次数越来越多了。最近他的腹部经常疼，好几次睡到半夜都被疼醒。后来，老刘去中医院请老中医一诊断，才知道自己脾阳虚了。

什么是脾阳虚呢？说简单一些，就是脾里面的阳气不足了。脾里面的阳气不足，则阳气温煦作用减弱，阳气温煦作用减弱会影响脾气的运行功能，引发气血瘀滞，不通则痛，所以，脾阳虚的人容易腹部疼痛。

导致脾阳虚的原因，一般是因为受寒邪较重，或久病耗气损伤脾肾，或常拉肚子损伤脾肾之阳，或者其他脏腑器官受损连累脾肾两脏。老刘患脾阳虚主要是因为应酬太多，又不注意休息引起的。

脾阳虚是阳虚的一种，是因为脾阳虚衰，失于温运，致使阴寒内生，因此又称脾虚寒证，主要表现为食欲不振、大便稀溏、肢体水肿、白带清稀色白等。

大多的脾阳虚是由脾气虚衰进一步发展而来的，所以在调补时首先调理脾胃，多吃性平的平补食物，如鱼类等。因为脾胃喜甜，可适当吃些甜食，如山药、蜂蜜、大枣等。同时脾阳虚的人还要注意不要吃生冷食物，否则会进一步损害脾阳，会导致消化不良加剧，使得脾阳更虚弱。

如果脾阳虚严重的话，还可适当服用"四神丸"和"附子理中丸"，前者可治肾泻脾泻，促进水谷的运化，改善脾胃功能；后者具有温中健脾的作用，可治疗脾胃虚寒、脘腹冷痛、呕吐泄泻、手足不温等脾阳虚证。

另外，"黄芪建中汤"可以改善脾阳虚的症状。这个方子的组成是：黄芪、女贞子各 20克，桔梗 9 克，甘草、桂枝各 6 克，白芍、当归各 15 克，大枣 12 枚，生姜 3 片，饴糖适量。因为黄芪性味甘、微温，补一身正气，但阴虚、湿热、热毒炽盛的病人忌用。阴虚患者服用会助热，易伤阴动血；而湿热、热毒炽盛的患者服用容易滞邪，使病情加重。

# 第四章 阴"虚"的人，爱上小火
## ——调养重在补津液

## ▶ 识别阴虚，才能掌控健康

生活中，有些人在冬天喜欢吃雪糕，因为他们觉得自己心里燥热，晚上睡觉的时候手心、脚心发热，喜欢那种里外都透心凉的感觉。也许有人认为，这说明年轻，火力旺盛，其实，这是阴虚的表现。

那么，导致阴虚的原因有哪些呢？

第一，有的人阴虚是先天不足造成的。因为这个原因而阴虚的人占很大比例，这也是一切阴虚症状的根本原因。

第二，有些阴虚是疾病久治不愈而造成的，比如那些经常感冒、发热、咳嗽等疾病的人很容易阴虚。

第三，汗液排放失控也会导致阴虚。由于人体排汗量失去控制，有的人排汗量过大，有的人是因为服用泻药次数过多造成的。心阴虚、肾阴虚和脾阴虚的患者一般都是由汗液排放失当造成的。

第四，性生活不够慎重，这是造成人们肾阴虚的主要原因。

第五，过度地抽烟、饮酒，以及食用辛辣食物会造成心火旺盛，进而导致阴虚。

第六，操劳过度，经常生气但又无处排解，也是造成脾阴虚的原因之一。

如何检测自己是不是阴虚体质呢？请你也花费 5 分钟时间做一下这个测试，看看自己是否属于阴虚型体质。在下面 24 个常见的阴虚症状中，如果你选择了 5 个，说明你有些阴虚了；如果选择了 6 ~ 17 个，说明你的阴虚已经很严重了。

（1）你是否经常觉得很累，下班回家之后就想呆坐着不动？

（2）你是否经常想往床上躺？

（3）你是否经常躺在床上，辗转反侧而无法入眠，晚上睡觉时，是否经常做梦？

（4）你晚上会不会经常感觉嗓子干，甚至会咳醒？

（5）晚上睡觉时，你是否有"盗汗"现象？

（6）别人亢奋地说话，你是否觉得很烦，只想躲到僻静的角落？

（7）你做事是否常常觉得很累，力不从心，工作效率降低？

（8）你的月经量是不是越来越少？ 3 天之内必然结束？

（9）一向准时的月经，是否偶尔也会不来月经？

（10）你是否经常上火，口腔溃疡经常发作？

（11）你是否觉得口干，不停地喝水也无济于事？

（12）你是否经常感觉心慌气短、头晕眼花？

（13）你是否不管用多么好的护发素，也无法使干枯的秀发恢复亮泽？

（14）你是否经常便秘？

（15）你的嘴唇是否经常干得起皮？

（16）一向不爱化妆的你，是否不得不靠粉底来提亮肤色？

（17）你是否经常心烦意乱，总想向人发火？

（18）你是否有口臭？

（19）你经常想吃凉菜、喝冷饮？

（20）你的眼睛是否感觉干涩或者疼痛？

（21）你是否经常手心、脚心很热，恨不得枕着冰块睡觉？

（22）你对性生活是否越来越没有兴趣？

（23）相对炎热的夏天，你更喜欢寒冷的冬天？

（24）你是否觉得自己越来越迟钝，记性不如以前好了？

## ▶ 阴虚的人问题出在肺肾

生活中，阴虚常与肾、肺有关，也就是说，那些肾或肺不好的人更容易出现阴虚。

首先，我们看一看阴虚与肾脏有什么关系。

肾为先天之本，是生命之源，它与人体的生长、发育、生殖、衰老息息相关。中医将肾脏列为五脏之首，主要因为它起着储藏精、气、血、津液的重要作用。如果肾阴虚了，则会导致全身阴虚，所以中医理论中有"肾为一身之奉，肾阴为一身之阴"的观点。如果一个人的肾阴充足，一般不会发生阴虚的情况。

生活中，在同样的饮食条件和工作强度下，为什么有些人会出现阴虚而有些人则没有阴虚呢？其主要原因就是肾的问题。

要了解肾阴虚是怎么回事，还得从肾阳谈起。中医理论中有这样一句话："阴得阳助，则泉源不竭"。这句话的意思是说，肾阳对肾阴有助化作用，人体虽然从外界补充了食物或水，但由于肾阳不足，就不能把补充的食物或水化生成人体的阴液，这样就会出现阴虚的情况。

其次，我们再看一看阴虚与肺脏有什么关系？

在五脏中，肺是一个最娇气的脏器。肺部通过呼吸道与外界接触，因此很容易受到外界寒邪的侵犯，这就是中医里所说的"寒邪入肺"。一旦寒邪侵犯肺部，肺阴必然会受到影响，尤其是在秋季，肺阴最容易遭受损伤。肺阴损伤后，肾阴就得不到滋养了，时间长了，就会导致肾阴虚，进而引发全身阴虚。中医里说的秋季养生重在养肺阴，就是这个道理。比如，生活中，肺结核患者开始是肺阴虚，如果这种情况长期不得到改善，就会累及肾脏，导致肾阴不足，进而出现全身阴虚。由此可见，阴虚与肺也是息息相关的，要补阴虚也要注意呵护好我们的肺。

## ▶ 阴液亏少，危机四伏

阴虚的人表面上看很健康，其实，已经危机四伏了。为什么这样说呢？阴虚者体内的气血已经出现了下降的趋势，并且在很长一段时间内无法得到扭转，血气在下降到阴虚的下限后，就会使人体因为能量过少而无法正常工作。通常情况下，健康的人看起来脸色总是红润的，脾气也很温和，生活作息也很有规律。而阴虚的人脸色有点发黄，不像正常人那么红润。另外，阴虚者爱上火，而且脾气也会有点急躁。

有的年轻人总是透支自己体力，这种情况如果持续下去，将会形成阴虚体质，将严重影响自己的身体健康。有的人越晚越精神，深夜人们正在熟睡的时候，他们兴奋得不行，总喜欢熬夜，这主要是因为他们体内的血气不均衡所致，如果时间长了，也会形成阴虚体质。阴虚者的血气的运用时间与常人不同，他们多半会把自己的血气用在晚上，而在白天做起事情来却是没有精力和力气。

如果你阴虚了，在短时间内是没有什么问题的，但是，如果长期不合理地消耗体内的气血，终究会让自己的身体出现问题。一般而言，农村长大的人要比城市长大的人经得起长时间的气血透支，原因就是农村的孩子在幼年的时候睡眠较早，所以，幼年时他们身体内已经储存了较多未来可以用的能量。而对于城市人来说，在幼年的时候则睡得较晚，所以过早地消耗了体内的能量，这就导致他们未来可以透支的能量少于那些在农村长大的人。

阴虚是一种由于体血液、津液等阴液亏虚的现象。阴虚了，人体有两种表现：第一种是阴液的濡养、滋润功能减退，出现脏腑功能下降、外窍干燥等现象；另一种是阴气虚衰了就无法制约阳气，阳气相对旺盛，体内就会易生燥热。阴虚是一种潜在的病症，如果不及时调理，就会导致身体出现一系列的疾病。

那么，阴虚的人该怎样调理自己呢？阴虚者调补时应遵循"补益肝肾，滋阴补阳，镇静安神"的原则。

首先，在饮食上忌辛辣食物，宜吃清润滋补的食物。饮食上应当注意不要过分地食用辛辣、香浓等刺激性食物，因为这些食物容易伤害阴液，比如辣椒、花椒、姜、蒜、烟、酒等。阴虚的人最好多吃一些清润滋补的食物。如果不注意饮食禁忌，会加剧阴虚症状。

其次，在日常生活习惯上，最好不要熬夜，也不要长期紧张地工作，不要做剧烈的运动。起居应当保持一定的规律性，心境应当平静，这样才能让自己的生活处于一种有秩序的状态当中。有规律的生活对人的健康很重要。

一般而言，阴虚者的皮肤容易干燥和早衰。所以，除了要做好身体内部的调理，还应当做好外在的调理，比如应当选择合适的护肤品，尤其是应该选择那些保水保湿并且可以滋养皮肤的护肤品。

补阴虚还可以采取经络法，比如足部按摩和足浴等，都可以改善阴虚症状，而且还可以安神。

# ▶ 看看你阴虚在什么地方——阴虚的类型

调补阴虚不能一概而论，要根据自己的具体情况进行调理，同时要分清自己到底哪里阴虚了。阴虚有心阴虚、脾阴虚、胃阴虚、肝阴虚、肾阴虚等。

### 1. 心阴虚——阴虚不足，虚火内动

由于心阴血不足，而不能濡养心脏，导致心主血脉、神明等功能减退，出现虚热内扰的现象就是心阴虚。心阴虚的主要症状有：舌红少津，脉细数或促，心阴不足，虚火内动，以致扰乱心神，所以有心悸、烦躁、焦虑、心慌不安、健忘、五心烦热、失眠多梦等现象。心阴亏虚不能制阳，所以也会出现颧骨部位发红的情况。

### 2. 肺阴虚——肺阴不足，虚生内热

由于肺阴不足引起的虚热内生的现象就是肺阴虚。肺阴虚的主要症状有：舌苔少、质红、少津，脉细数；口咽干燥，形体消瘦，午后潮热，盗汗，面部皮肤干燥，声音嘶哑。肺阴不足，失去其清润的本性，气机上逆，人就容易咳嗽。肺阴虚生内热，有痰但不易咳出，甚至痰中带血。

### 3. 胃阴虚——胃阴虚亏，消化不良

由于胃阴不足，胃失濡润、和降功能差所表现的症状就是胃阴虚。胃阴虚的主要表现有：舌红中心干，少苔或舌光、红绛，脉细数。胃阴虚亏，津液化源不足，则易口渴、咽喉干燥，容易积食、不消化，虽饿不欲食，食后胸膈不适。胃津液缺乏，则和降功能失调，会出现吞咽不利、干呕呃逆、大小便不利等情况。

### 4. 脾阴虚——脾失健运，阴不制阳

由于脾脏阴液不足，濡养、运化功能失调引起的一系列症状就是脾阴虚。脾阴虚的主要表现有：舌淡红少苔或无苔，脉细弱而数；脾阴不足导致脾阳、脾气皆弱，摄入饮食量减少，并且食后腹胀；运化、濡养功能失调，水谷精微不能输布，则会出现口干不欲饮、

干呕呃逆、肌肉消瘦、倦怠乏力、皮肤易起皱纹、肠燥便秘等情况。脾是气血生化之源，脾失健运，则阴不制阳，虚热内生，所以会出现心中躁扰、烦乱不安、恶热喜凉、手足心热的情况。

### 5. 肾阴虚——肾阴不足，头晕耳鸣

由于肾阴亏损、滋养功能失调引起的虚热内生的现象就是肾阴虚。肾阴虚的主要症状有：舌红少津少苔，脉弱无力或细弱快速。肾阴不足，脑髓空虚，骨髓失养，所以出现头目眩晕、耳鸣耳聋、牙齿松动、头发早白、脱发、腰膝酸软、记忆力减退等现象。一般而言，阴虚体质的人常耐冬不耐夏，不耐受燥邪、热邪，易患有阴亏燥热的病变，抑或病后易表现为阴亏的症状。因此，阴虚体质者日常饮食需以滋阴清热为重。

### 6. 肝阴虚——肝阴不足，阳虚上亢

肝阴虚又叫"肝阴不足"，是由于肝阴液亏损、阴不制阳引起的虚热内扰的一系列现象。肝阴虚的主要症状有：舌干红，脉弦细数。肝阴不足，虚阳上亢，易出现头晕眼花、两目干涩、视物模糊、眼睛凹陷、黑眼圈、面部易生斑、皮肤干燥、头皮瘙痒有皮屑、胁肋隐隐灼痛、情志不舒、火气盛、易肢麻手颤、手足有轻微的抽动等症状。"虚热内生"的人就会出现津液干少、潮热盗汗的情况。

## ▶ 阴虚了，易出哪些问题

说简单一些，阴虚就是体内的阴液亏虚，处于"缺水"的状态。人体内的各种体液少了，如果长期得不到改善，身体会出现各种疾病。阴虚者经常会出现经常性便秘、易于患上"虚火"和脾气急躁等情况，这些不但改变了一个人惯常的表现和生活习惯，也严重影响到别人。

### 1. 易患经常性便秘

具体表现是，在大便的时候，总觉得大便已经要出来了，可是，不管怎么努力就是不下来。在努力了七八分钟之后，终于出来了。可是，接下来的事情却让人们很奇怪，因为剩余的大便并不是像一开始那样干硬，而是溏软如水，这就是经常性便秘。

为什么阴虚的人易便秘呢？阴虚者脾脏功能减弱，同时，胃场的蠕动也减慢，导致肠胃对食物的消化吸收变得缓慢，最终造成排便困难。阴虚会导致人体内阴血亏少，人体的濡养功能降低，人体会本能地加强肠道对水分的吸收，这就进一步加剧了便秘症状。另外，阴虚体质的人多数喜欢冷饮，而冷饮就会损伤正常的阳气，这也会减弱脾胃功能。这些因素加在一起就导致了经常性便秘。

### 2. 容易上火

为什么阴虚的人爱上火呢？人体的阴阳平衡才是健康的状态。如果阴液亏虚，阴液不能抑制阳气，就会出现阳亢的情况，导致人体代谢加快，人体产生的内热就会增多。所以，阴虚体质的人总爱上火。

人体内有虚火后，总觉得心情不好，并且脾气也变得暴躁起来。有些阴虚的人常用寒凉的东西来去虚火，其实这种方法是不正确的。这种做法不但不会改善阴虚状态，还会将人体内的正常阳气消耗掉，降低人体的抵抗力，容易患上热性感冒等热性疾病。因此，应该用补水补阴的方式来进行调补。

### 3. 性格急躁

在工作或生活中，阴虚者往往会因为一个小小的问题而大发脾气，甚至与人发生争执，严重的时候还会出现激烈争吵甚至肢体冲突。为什么会出现这种情况呢？因为阴虚体质的人体内有一种"内火"。阴虚体质的人多数会有急躁的心理，严重的还会出现心脏跳动过快的异常情况。因此，阴虚体质的人往往是个性情急躁的人。

# ▶ 女人阴虚，月月难顺心

相对男人而言，女人更容易阴虚。因为女性要一生要经历月经、怀孕、生产、哺乳等生理过程，这些都离不开内体阴血的供应。如果体内阴血不足，就必然导致生理异常，诱发各种妇科疾病。所以，中医主张，妇女以养气血为根本，就是说女性一生都需要补阴养血。女人如果出现阴虚，首先受到影响的就是月经。阴虚会引起女性月经失调，出现经期提前、经期滞后、月经量过少、月经量过多、闭经等病理特征。那么，女性阴虚该怎么补呢？

### 1. 阴虚导致的经期提前可用当归乌鸡汤调补

阴虚会导致经期提前，月经每个月都会提前 5 ~ 6 天到来，出现这种情况的女性，其经血量多并且颜色较淡、血质清稀，而女性则会因此而感到精神疲倦、心悸，有的女性还会感到小腹有坠感，面色没有光泽，而舌头颜色也会变淡，脉象软弱无力。

如果出现了这种情况，可以在饮食上下功夫，也就是从饮食上补气血。经期提前的女性适合在冬季双补气血，可以在立冬之后服用一些当归乌鸡汤。选择乌骨鸡、当归、茯苓、黄芪等材料，炖成鸡汤食用。做法：首先要把乌骨鸡清洗干净，然后把当归等中药放入鸡的腹内，再用线将其缝合，最后放到砂锅内炖煮，直到鸡肉煮烂之后再去掉药渣，适当地调味后食用，肉和汤都应该食用，分两次吃完。最好是在月经前每天都要食用一次，而每个月经周期当中要服用 3 ~ 5 次。这种汤主要就是利用乌骨鸡补充女性体内的气血，并辅助其他中药以增强效果。

### 2. 阴虚导致的经期滞后可用羊肉当归汤调理

如果阴虚，女性的经期也会滞后 5 ~ 6 天到来，甚至有的时候还会出现四五十天行经一次的现象。经期滞后的女性月经量比较少，颜色也很清淡，时常会有小腹空痛感，体弱乏力，面色苍白，严重的会出现头晕乏力，筋骨酸痛的情况。有些肤质不是很好的女性皮肤还会因此变得干枯起来。治疗此证，可以在冬季补血调经，如食用羊肉黄芪当归汤。这道食补汤要在月经之后进行，每天一次，连续服用 3 ~ 5 天，坚持服用会有不错的效果。

### 3. 阴虚导致的月经过多可用黄芪艾叶鸡汤调理

女性阴虚往往出现月经量过多，甚至在经期理应结束的时候仍不停止。有这种情况的女性其经血颜色淡红、经质清晰，同时小腹还会伴随有空坠感，整个人疲乏无力，面色苍白，也会出现气短懒言的情况。月经量过多的女性由于过量排出了经血，所以舌头颜色减淡，舌苔变薄，其脉象也变得软弱无力。

对于月经量过多的女性而言，补血更为重要，可用黄芪艾叶鸡汤来调补。此汤主要是在月经期间服用，连着服用 2 ~ 3 个月经周期。

### 4. 阴虚导致的月经过少可用大枣鸡血藤炖猪肉调理

阴虚也会导致月经总是一到两天就结束，或者即使来潮，也是点滴即止，经血颜色也不是鲜红，而是淡红，整个人看起来没有精神，皮肤粗糙，严重的还会出现头晕目眩的情况。月经量过少的女性最明显的特征就是手足冰冷，这是因为内部气血不足、血液流通不畅而导致体温局部降低。

月经过少的女性可以在月经到来之前，用鸡血藤和大枣与瘦猪肉一同炖煮的方式来补血，可连续服用 5 天。

### 5. 阴虚导致的闭经可用桃仁乌贼汤调理

阴虚的女性也会出现闭经的情况。一般而言，女性的闭经年龄是 45 ~ 55 岁。但是，有的女性在 30 多岁的时候就出现了闭经的现象。闭经的女性面色苍白或者暗黄，整个人做事毫无精神，头晕目眩，有时还会烦躁，失眠，四肢无力。这些女性的舌质很淡，脉象也是沉细无力。

治疗此证，不仅需要补气还要补血，可以核桃仁乌贼汤来补。选取适量的乌贼和桃仁，将二者一同炖煮，最后食乌贼喝汤，连服 5 天。

## ▶ 阴虚体质者，这样吃最补阴

阴虚了就要补阴，可以在膳食中加一些百合银耳莲子羹、麦冬粥、蜂蜜萝卜汤、蜂蜜雪梨汤等。

阴虚者还可以尝试一下五汁饮。制作方法是：先将梨汁、荸荠汁、鲜苇根汁、麦冬汁、甘蔗汁调匀凉服，如果你不喜欢喝凉的东西，也可以可加热温服。这个药膳具有滋养肺胃、润燥止咳的功效。

人体阴液除了滋养、濡润脏腑组织外，还负责制约阳气。《黄帝内经》中说："人生有形，不离阴阳。"这句话的意思是说，人体内部的阴阳既统一又对立，若阴气缺失，阳气相对旺盛，人体就会出现虚热的状态。所以阴虚体质的人要注重清热，芹菜、香蕉、西瓜、冬瓜、菊花、板蓝根、苋菜、绿豆芽、黄豆、小米、荞麦等都属于清热类的食物。

夏季炎热，秋季干燥，在这两个季节，阴虚体质的人如何进补呢？

夏季气温较高，人体水分流失得多，阴虚体质者更缺水，所以，在夏季饮食宜以清淡、滋补、去热为主。夏季新鲜蔬果较多，可以多吃一些蔬菜瓜果，饮食应以汤、羹、汁、粥等汤水较多的食物为主。

到了秋天，阴虚者容易出现皮肤干燥发紧、口干舌燥的情况。有人总觉得鼻子像冒烟一样，不经意间就会流鼻血。更多的人会觉得喉咙发干，时不时地咳几下。

秋季与肺对应，所以中医主张秋养肺。阴虚者在秋季饮食养生的关键在于润肺降火，要少吃瓜子、巧克力、咖啡等食物。最好白天能喝些淡盐水，晚上喝杯蜂蜜水。如果发生齿龈出血、咽喉肿痛、牙痛等情况，可以用盐漱口，能有效改善这些症状。因为盐有润燥泄热、滋阴止痛、通便排毒的功效。蜂蜜不仅能清热润燥、解毒止痛，还能养颜，常喝也会使皮肤变得滋润。但是，阴虚体质者需注意盐水的摄入量，每人每天盐的摄入量以不超过 6 克为宜。

那么，五脏阴虚该如何补呢？

肝阴虚时，可采用滋阴熄火法，吃一些具有补肝阴、平肝熄风或补阴熄风功效的食物或中药，比如可以桑葚、黑豆、牡蛎肉、白芍等制成白芍粥、阿胶鸡汤、牡蛎煲等。

胃阴虚时，可采用益胃生津法，选食养胃阴、润肠燥、生津液的食物或中药，如可用梨、甘蔗、荸荠、藕、牛乳、芝麻、蜂蜜、麦冬、石斛等制成汤、羹，可长期食用。

如果肾阴不足，可采用补肾滋阴法，即选食补肾滋阴的食物或中药，如可用芝麻、黑豆、枸杞、桑葚、牛乳、猪肾等制成枸杞炒腰花、双耳羹、黑豆汤等。

如果有肺燥热的情况，可以采用润燥生津法，选食润燥生津、滋养肺阴或清燥润肺的食物或中药，比如可以吃一些梨、甘蔗、柿、枇杷、蜂蜜、冰糖、猪肺、牛乳、麦冬等制成蜜饯雪梨、银耳百合羹等食物。

## ▶ 大补阴气的天然补药

中医主张，阴虚体质者应该吃清淡的食物，尤其是要吃一些生津补阴的食物，少吃补阳的食物，比如狗肉、羊肉、炒花生、炒黄豆、炒葵花子、爆米花、蒜、韭菜、芥菜、辣椒、花椒、肉桂、大茴香、小茴香、红参、肉苁蓉、锁阳等食物，阴虚的人不要吃，最好也不要喝白酒。

以下是几种具有补阴作用的食物，堪称"补阴猛士"，阴虚体质的人可以适量多吃一些：

### 1. 冬瓜薏苡仁煲鸭子——滋五脏之阴，清虚劳之热

鸭肉性寒，味甘、咸，主大补虚劳，滋五脏之阴，清虚劳之热，补血行水，养胃生津。《本草纲目》中说："鸭肉主大补虚劳，最消毒热，利小便，除水肿，消胀满、利脏腑、退

疮肿，定惊痫。"《随息居饮食谱》中记载："滋五脏之阴，清虚劳之热，养胃生津。"显而易见，鸭肉是阴虚体质者滋补的上乘之品，长期食用可补阴养胃。

冬瓜薏苡仁煲鸭子的具体做法如下：

准备 1 只（约 800 克）鸭子，150 克冬瓜，75 克薏苡仁，4 克陈皮，6 克盐，5 克味精，5 克黄酒。把鸭子洗净血水，切成大块；冬瓜去皮洗净，切成 3 厘米见方的丁；薏苡仁洗净，沥干水分；陈皮用温水洗净。炒锅上火，加入油烧热，将鸭块下锅煎至金黄色。将薏苡仁、陈皮放在炖盅内，加入约 3000 毫升清水，用大火煲滚。随即放入略煎过的鸭块，撇净浮油血沫，加入盐、黄酒。改用小火煲滚，待鸭块将酥烂时，加入冬瓜煮沸再用小火煮至汤汁约为 1500 毫升时，调入味精。将食材捞入汤盘中，冬瓜垫底，鸭块排在冬瓜上，鸭汤倒入另一汤碗中，和冬瓜、鸭块一起上桌。注意煲鸭前要将鸭子洗净血水，焯水或煸炒，这样可以去掉鸭子的腥味及沾染的污物；此菜汤水须一次加足，不可烹调中途撇汤或加水，以保证汤味鲜醇。本品有滋阴清热、补血行水、养胃生津之功效，尤其适合阴虚体质者食用。

### 2. 葱烧海参——补阴补血，益精润燥

海参是世界八大珍品之一，它不仅是珍贵的食品，也是名贵的药材。中医认为，海参有养阴、补血、益精、润燥的作用，而且它还是一种高蛋白低脂肪的海味珍品，既能补益，又能补阴，所以，阴虚体质者可以用海参来调理体质。葱烧海参的具体做法如下：

准备 100 克海参，200 克葱，100 克猪油，姜、酱油、料酒各 25 克，15 克白糖，10 克淀粉，6 克盐，5 克味精。然后将海参泡发，洗净，切成宽片，煮透后控去水分；葱切段。将猪油烧至六成热时放入葱段，炸至金黄色捞出，葱油备用。锅中加适量清水，放入姜、少许盐、料酒、酱油、白糖，放入海参，烧开后小火煨 2 分钟，捞出控干。猪油烧至五成热，放入葱段、海参、清水、白糖、料酒、酱油，烧开后小火煨 2 ～ 3 分钟，改大火，加味精，用淀粉勾芡，改中火烧透收汁，淋入葱油，装入盘中即可。在这道菜肴中，海参清鲜、柔软香滑，肉质细嫩，易于消化，可降火滋肾，通肠润燥，尤其适合老年人、儿童及体弱者食用。

### 3. 枸杞炖银耳——补脾开胃，补阴润肺

对阴虚体质的人来说，银耳是首选的补阴美食。银耳具有补脾开胃、益气清肠、安眠补脑、养阴清热之功，是阴虚火旺不受参茸等温热滋补者的补益良品。《本草诗解药注》这样评价它："白耳有麦冬之润而无其寒，有玉竹之甘而无其腻，诚润肺滋阴之要品，为人参、鹿茸、燕窝所不及。"银耳富有天然胶质，加上它的滋阴作用，长期服用可以润肤，并有祛除脸部黄褐斑、雀斑的功效。

银耳尤其适合阴虚火旺、慢性支气管炎、肺源性心脏病、免疫力低下、体质虚弱、内火旺盛、癌症、肺热咳嗽、肺燥干咳、妇女月经不调、胃炎、大便秘结者食用。枸杞炖银耳的具体做法如下：

准备银耳 15 克，枸杞子 5 克，冰糖 150 克，白糖 50 克，蛋清 1 个。先把枸杞子洗净；将银耳放入温水中泡发 1 ～ 2 小时，洗净。再取干净砂锅，将银耳放入，加清水大火烧开，小火煨煮 2 小时左右，加冰糖、白糖、枸杞子，再煮 20 分钟，加入蛋清搅和，稍炖片刻即可。在这道药膳中，枸杞子有润肺补肾，生津益气之功；银耳有滋阴润肺、生津、提神、益脑、嫩肤之效。此品羹汁浓稠、甘甜绵滑，易于吸收，可滋补健身。

### 4. 雪梨蜂蜜羹——清心利便，止咳润燥

梨有"百果之宗"的美誉，其鲜嫩多汁，酸甜适口，被称为"天然矿泉水"。在梨的众多品种中，雪梨肉质细脆，汁多味甜，具有较高的食疗价值，有清心、利便、止咳润燥、醒酒解毒等功效，是清热润肺之佳品。梨味甘、微酸，性寒，含有鞣酸等成分，能祛痰止咳，对咽喉有一定的保护作用，被中医认为是肺阴虚者的食疗佳品。梨适用于阴虚所致的干咳、口渴、便秘等症，但糖尿病、慢性肠炎患者应慎食。雪梨蜂蜜羹的做法如下：

先准备 1000 克雪梨，蜂蜜、冰糖各适量，然后把梨洗净，去皮、去核，切成小块。在

锅中加适量清水，放入梨块，烧开后转小火将梨汁熬至黏稠，加入蜂蜜和冰糖即可。可以每日饮用2次，温开水冲服。此品有养阴生津、润燥止渴的功效。

### 5. 阿胶——清肺益阴，滋补阴血

阿胶对阴虚体质的人来说是一味很好的药材，《黄帝内经》中说："阴虚生内热奈何？岐伯曰：有所劳倦，形气衰少，谷气不盛，上焦不行，下脘不通，胃气热，热气熏胸中，故内热。"由此可见，阴虚体质的人应当滋阴潜阳。"潜阳"就是平息阳火，并不是去火，而是要补益阴津。阴虚体质的人最忌讳的是补得不对，因为若胡乱补食壮阳的食物，如人参、鹿茸等，便会令阳火过旺，身体功能处于一种过度兴奋及活跃的状态，耗费体内津液，就会加重口干喉痛，手足心热及心烦失眠等症状。所以，阴虚体质者若要进补，一定要选对药材，不可擅自进补，以免对身体不利。

阿胶是一味非常好的滋补阴血的药物，它可以养血、活血，适时滋阴补血也是必要的。阿胶是阴虚体质者滋补的上品，所谓"上品"，就是说可长期服用。

## ▶ 阴虚体质者的四季养生法

阴虚体质者要顺应季节变化进行调理，尤其是要注意顺应季节特点来补阴。以下是几个养阴补阴的方法：

### 1. 春季养阴法

春季阳气生发，阴虚体质应避免阳气生发太过，既要体质心胸舒畅，又要避免过于耗散伤神，要做到既积极又内敛；就谨慎适时增减衣被，切勿嫌麻烦；饮食上可以吃一些辛温发散的食物，如枣、豆豉、香菜、葱、姜等，或甘淡的食物以养脾胃；运动方面适合踏青、郊游、涉水，最好有个伙伴一起，利于心情舒畅。

### 2. 苦夏养阴法

对阴虚体质者而言，夏天因为大量出汗的原因，阴虚更甚，可谓是"苦夏"。主要表现为食欲不振、身体消瘦、低热、失眠、心悸、多梦、四肢无力等症状。若想顺利度过"苦夏"，阴虚体质者可从以下几方面入手：

首先，要调整好心情。心静自然凉，古代养生就提倡"调息静心，常如兆雪在心"，即以恬静的心理状态度过酷暑。其次，是保证充足的睡眠。由于夏季天气湿热，昼长夜短，人们很难保证有高质量的睡眠，而高质量的睡眠对于缓解苦夏非常重要。

另外，还可以用艾灸养阴。结核病，像肺结核、肠结核、骨结核、淋巴结核等是阴虚内热的人易患疾病。中医把肺结核叫成"肺痨"，在古代是绝症，很难治愈。防治肺结核，可以找膏肓（位于背部，第四胸椎棘突下，左右四指宽处，肩胛骨内侧，一压就痛）、肺俞（位于背部，在第三胸椎棘突下，旁开1.5寸）、四花（膈俞与胆俞两穴的合称）等穴位来帮忙。经常艾灸这些穴位之所以能够预防结核病，并不是说这样就能杀死结核杆菌，而是可以很好地补阴清热，改善阴虚体质。

按理说，阴虚内热就不该用艾灸了，那不是火上浇油吗？其实，这是中医中"以热治热"理论的实际应用。另外，预防各种阴虚所致疾病都可以考虑这个方法。艾灸膏肓、肺俞可以改善肺的功能，让水往下走，把多余的火引出去。具体方法是：每次每个穴位灸10～15分钟，半个月灸一次，每次灸后多喝些粥。假如有五心烦热，口舌生疮的情况，可以灸手心的劳宫穴和脚心的涌泉穴，把火引出来。

### 3. 秋冬养阴法

秋季雨水渐少，天气干燥，昼夜温差增大，人体难以适应，机体容易出毛病，引起伤风感冒，"多事之秋"也由此而来。阴虚体质者的诸多燥证也会趁机而入，所以秋季对于阴虚体质者非常重要，尤其要注意滋阴润肺，更要注意调节心理。秋季日照减少，草叶枯落，

花木凋零，人们容易产生悲秋的情怀，容易产生凄凉的情绪。所以，阴虚体质者要保持神志安宁，收敛神气，以适应秋天容平之气，减轻秋季肃杀之气对人体的影响。

另外，秋冬季节要谨防干眼症。秋季气候干燥，人们泪腺功能就会下降，眼内水分不足，出现眼干、眼酸、眼痒、眼发热、看不清楚东西等干眼症症状，严重时还会头痛、烦躁、疲劳、注意力难以集中，给生活带来极大的不便。其实，多眨眼睛可以预防干眼症。引起干眼症的一个重要因素就是，长时间盯着一个目标看，造成眼睛过度疲劳。眨眼睛的目的就是使眼睛充分湿润，尽量避免干涩，功效类似于点眼药水。一般人每分钟眨眼少于5次就会引起眼睛干燥。经常操作电脑者更应该多眨眼，还要每隔一个小时让眼睛休息一次，如望望远处的花草绿叶等。

## ▶ 扑灭体内之火，鸡子汤功效神奇

生活中，有些老人突然手脚变得特别热，不愿意吃东西，晚上也睡不好，长此以往，人变得很消瘦。除此之外，这类老人还有舌苔发黄、脉细数、大便干燥等情况。其实，这是因为体内阴虚引起的。

阴虚看似没有什么大不了的，实际上，阴虚则体热，体内有热就很容易招致外邪，这就是中医所说的"内热外感"。外邪首先会侵犯人的肺经，所以，内热的人很容易咳嗽。

《黄帝内经》中有"阳虚则外寒，阴虚则内热，阳盛则外热，阴盛则内寒"的说法。人体内的阴阳本来是平衡的，如果阴虚，体内会出现阳亢的情况，阳亢的时候身体自然会发热。

另外，阴虚的人另一个特点就是容易上火。人一旦上火了，会导致一系列问题，比如果睡眠不好、眼睛发红等，这是"心火"所致；如果烦躁、爱发脾气，这是"肝火"所致；如果咳嗽、痰中带有血丝，这是"肺火"所致。阴虚上火的人要应注意平时的调养，可以尝试一下"百合鸡子汤"这道药膳。

此药膳出自《金匮要略》，又叫"鸡子汤"。具体做法是：准备30克百合，1个鸡蛋黄，冰糖适量。先用清水洗净百合，温水浸泡一晚，当泡出白沫之后，将泡百合的水倒掉白沫，另加以清水400毫升，煎至200毫升，去渣。再入鸡蛋黄搅匀，加冰糖（糖尿病者不用）煎至100毫升，温服，每日服2次。糖尿病患者在做这道药膳时不要加冰糖。此汤具有滋阴润肺、清心安神的功效，适用于治疗阴虚火旺引起的失眠、久咳等。

另外，阴虚上火的人在饮食上应少吃肥肉及巧克力等热量高的食品。多饮水，多喝牛奶，多吃豆制品、鸡肉、瘦肉等，吃这些食物既能补充营养，又可达到强心的作用；平时还应多吃蔬菜、水果及粗粮，增加纤维素、维生素C和维生素B的供给，这对身体都是有好处的。

阴虚的人在春天更应该注意饮食和休息，以防引火上身。因为春天自然界万物复苏，阳气上升，易扰动人体肝、胆、胃肠蓄积的内热，出现"春燥"；春天风多且气候干燥，人体的水分容易通过出汗、呼吸而大量丢失，而且天气变化反复无常，较难保持人体新陈代谢的平衡和稳定，易致生理功能失调而致"上火"症状，如咽喉干燥疼痛、眼睛红赤干涩、鼻腔热烘火辣、嘴唇干裂、口舌生疮、食欲不振、大便干结、小便发黄等。所以在春季的时候，阴虚上火者一定要注意休息，合理饮食，才能摆脱内热的纠缠。

## ▶ 玉竹——补虚养阴又不留邪的良药

对于阴虚的人来说，玉竹是一款难得的补阴良药。因为玉竹茎干强直，似竹箭杆，有节，因此得其名。中医认为，玉竹补阴的功效，能让人一身津液得以有效补充，因此是阴虚者调养体质的必备品。

在各种补药中，玉竹补阴的功效是出了名的，它对虚劳发热引起的失眠、烦躁不安等症有奇特的功效。

中医认为，玉竹味甘，性微寒，可滋肺阴，改善肺阴虚引起的咳嗽、浑身乏力、痰多等症状；另外，玉竹可清胃热，临床上常将此药与滋阴的中药麦冬、知母等配伍使用，来改善胃火过旺所导致的口干舌燥、食欲缺乏、消渴等症；可滋心阴，改善心阴虚所致的烦闷、失眠等症。

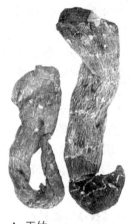

▲ 玉竹
用玉竹煮粥可以充分发挥其补虚养阴的功效。

阴虚的人经常食用玉竹，不但可补心、肺、胃之阴虚，还可起到养颜的作用，有助于女性养颜美容。

不仅如此，玉竹还有益寿延年的作用。现代研究发现，玉竹具有抗氧化作用，可以调节免疫功能，可清除机体在氧化过程中所产生的有害物，从而减轻对机体组织的损伤，达到延缓衰老的目的。

简而言之，玉竹有补阴去燥、润肤养颜、延年益寿的三大功效。而且，尤为难能可贵的是，玉竹不像其他补阴药物，它不仅可以滋阴而且还不留邪，也就是说，用玉竹补阴虚，可有效改善阴虚症状的同时还可去除病邪，既能防病治病，又能滋补身体，可以说是一箭双雕。

在补阴药膳中，玉竹老鸭汤是最著名的一个。沙参、玉竹、老鸭都是补阴之物，三者合用，可有效补阴。具体做法是先准备老鸭1只，北沙参、玉竹各60克，老姜2片，盐3克。老鸭按照常规方法处理干净，斩块，过一下开水，除掉血水，捞出沥干水分；北沙参和玉竹用清水清洗干净，北沙参沥干备用，玉竹用清水浸泡30分钟；将老鸭放到砂锅中，加入适量清水，用大火烧开，转小火煲30分钟，在这个过程中要将液面上的浮沫撇去；将准备好的北沙参、玉竹和姜片加入，再盖上盖子，继续煲制1.5小时，放盐调味即可食用。做好后，吃肉喝汤即可。

# ▶ 百合，补阴生津又润肺

中医认为，百合味甘、平，主治邪气腹胀，心痛，利大、小便，补中益气。也就是说，百合有治疗邪热腹胀、心热心痛，清热通便，补中清热益气的功效。对于阴虚体质者来说，它是不可错过的补阴气的良药。

在选用百合时，最好选用新鲜的百合，在没有鲜品的情况下，也可用干品代替，但补阴的效果就差很多了。百合用于食疗的吃法很多，可蒸、煮、炒、烩、煨、煲汤、煮粥，能与许多食物搭配食用，阴虚体质的人可学着搭配一些。汤水类的有清水百合（加白糖）汤、百合冬瓜汤、冰糖炖百合、百合梨饮、百合银耳、百合绿豆粥、清蒸红枣百合等。夏季阴虚体质者可适当地食用一些冰镇的百合汤，但不能过量，以免损伤肠胃。在此，为阴虚的人推荐两款百合类补阴药膳。

### 1. 百合麦冬汤

先准备30克百合，9克麦冬，12克桑叶，9克杏仁，10克蜜渍枇杷叶。加水同煮服用，每天1剂即可。在这个药膳中，麦冬可以养阴生津、润肺清心，适用于调理肺燥干咳、津伤口渴、心烦失眠、内热消渴及肠燥便秘等。百合入肺经，补肺阴，清肺热，润肺燥而止，对"肺脏热，烦闷咳嗽"有效。百合麦冬汤最适宜阴虚体质的人服用。阴虚体质的人出现因为感冒引起频繁咳嗽、干咳无痰、口干咽燥症状时，或者长久咳嗽、咳痰带血现象时，也可以服用这道药膳。

### 2. 百合银花茶

准备30克百合，20克金银花，适量的冰糖，1000毫升水。煮沸后当茶饮。不方便煎煮的，取适量百合和金银花用开水闷泡10分钟也可。百合银花茶具有滋阴清热、生津解渴、安心去火、清凉润肺的功效，适用于"内火"旺盛的阴虚体质者服用，可以用来治疗阴虚所致的咽喉肿痛、口腔溃疡等症。

# 麦冬，补阴虚的常用佳品

麦冬又叫麦门冬，是一种植物，因叶子似麦子，再加上到了冬天也不枯萎，为此得名。

关于麦冬还有一个传说：相传，大禹治水成功后，地里的庄稼获得了丰收，粮食吃也吃不完，于是大禹就命人把剩余的粮食倒进河中。谁知，将粮食倒进河里后，河中便长出了一种草，即麦冬。由于其产于禹州，叶窄而细长，形似韭菜，所以叫作"禹韭"，禹韭其实就是麦冬。

中医认为，麦冬味甘、微苦，性微寒，质柔多汁，有养阴生津，润肺清心的功效，是中医补阴虚的常用药之一。

具体而言，麦冬可清润胃肠，降胃火、润肠防便秘，又可补阴润肺，改善肺阴虚导致的咽喉干燥、咳嗽等症状。因为麦冬还可入心经，所以可缓解心阴虚导致的心烦不眠、心悸盗汗等症状。另外，经常将麦冬作为保健养生之用，可增强正气、加强机体抗邪能力，从而减少疾病的产生。

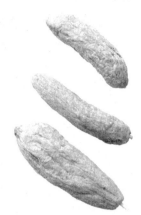

▲ 麦冬
麦冬可以养阴生津，润肺清心。

在此介绍两款麦冬药膳：

## 1. 麦冬饮

取麦冬（去心）、地骨皮、小麦各 30 克。将小麦放到搪瓷锅中，加入清水，水量超过小麦 3～5 厘米为宜，用小火煎 15 分钟后，取汁，去小麦；把麦冬、地骨皮洗净，研碎，用纱布包好，放到留有小麦汁的砂锅当中，用小火煎沸，加盖焖 15 分钟后即可饮用。可频频代茶饮用。

麦冬饮可以治疗阴虚失眠、咽喉干燥、心悸盗汗、咳嗽不止。据说，麦冬饮深受苏东坡喜欢，甚至还为其作过一首诗："一枕清风值万钱，无人肯卖北窗眠。开心暖胃门冬饮，知是东坡手自煎。"如果是你有阴虚失眠、咽喉干燥、心悸盗汗、咳嗽不止的症状，不妨煎一道麦冬饮。

## 2. 麦冬老鸭汤

先准备 350 克的老鸭，10 克麦冬，3 片牛姜，适量的鲜鸡汤和精盐。先把老鸭按照常规方法处理干净，斩块，用开水焯一下；把麦冬洗净；把生姜片洗净；砂锅内放入鸡汤、鸭块、姜片、麦冬，大火烧开转小火炖 1 小时，调入适量精盐后即可。食用时吃肉喝汤就可以了。

# 补足津液，远离燥邪侵袭

在秋天，燥邪之所以泛滥的原因就是体内缺水，一个是外部环境太干燥，一个是身体的内部太干燥，虽然我们不能改变外部环境，但是身体内部是可以调理的。在秋天，阴虚者要补充体内的津液，身体润润的，就不怕燥邪了。以下是几款具有补阴生津作用的美食，阴虚者可以在秋季食用：

## 1. 红酒雪花梨——滋阴润肺，降血压血脂

准备红酒半瓶，雪花梨 2 个，大枣 5 颗，百合和冰糖少许，制作方法很简单，将雪花梨削皮去核，并切成块，然后往锅中倒入红酒，红酒没过梨，最后放入百合、大枣还有冰糖，熬至浓稠就可以吃了。这道凉菜最大的特点就是甘甜可口、补阴润肺，而且红酒本身还有调节血压和血脂的作用，中老年人吃也很适宜。

### 2. 百合银耳粥——润肺养阴

鲜百合 50 克，银耳 10 克，大米 100 克，先把银耳泡发，然后跟鲜百合和大米一起煮成粥就可以了，为了味道好一些，可以根据自己的口味放一些蜂蜜，效果也不错。此粥可以润肺养阴、健脾生津。

### 3. 百合麦冬梨汤——补肺阴，清肺热

准备百合、麦冬各 10 克，秋梨 1 个，先将秋梨洗净并切块，然后与百合和麦冬一起煮就可以了，等秋梨有八成熟以后，可以放一些冰糖，熟了以后可以吃梨饮汤。麦冬可以养阴生津、润肺清心，而百合可以补肺阴、清肺热、润肺燥，所以，要防秋燥，用麦冬和百合最适宜。

### 4. 银百秋梨羹——滋阴润燥，止咳化痰

先准备银耳、百合各 10 克，秋梨 1 个，先将银耳泡发，再把秋梨洗净切块，然后把秋梨、银耳、百合放入碗中，并加入白开水，放在锅中用温火蒸 1 小时就可以了，吃梨饮汤，有滋阴润燥、止咳化痰的功效，适用于秋燥咳嗽、干咳少痰者。

在以上几款补阴润燥的美食中，大部分都有梨、百合和银耳，这三种食物具有很好的生津、润燥的功效。在生活中，阴虚的朋友可以按照自己的喜好来制作补阴类汤饮，比如可以用水熬梨汤，放一些蜂蜜或者银耳都可以。饮食调理是最基本的滋阴方法，只要运用得当，就会让你远离阴虚，拥有健康的人生。

# ▶ 阴虚肝火旺，头痛头晕逃不掉

现代人很容易上火，比如心火、肺火、肝火、胃火，各种火让人烦不胜烦。而阴虚的人就更害怕上火了，因为上火是阴虚体质者最明显的特点。

阴虚就是体内缺水，这样火就旺了，人自然就容易上火，同时，阴虚的人大多性子急躁，所以也爱上火。春天是养肝的好时机，尤其是要防阴虚肝火旺。中医认为，阴虚肝火旺是肝脏血气不足造成的。肝脏具有调节气血、帮助脾胃消化食物、吸收营养、调畅情志、疏理气机的作用，如果春天没有养好肝气，体内气血运行就会紊乱，各个脏腑器官就会受损。如果我们在春天常常生气，就会出现胸闷、口干舌燥、心烦、易怒、怕热出汗、头痛头晕、眼睛发红、牙痛、牙龈红肿、耳鸣、口干口苦、口臭、皮肤瘙痒、小便黄、大便干、易长痤疮、痔疮出血等症状，中医认为，这些症状是因为肝火上炎导致的气郁化火。

该如何治疗阴虚肝火旺呢？要保持好心情，不熬夜，多运动，饮食要清淡，少吃冰凉、重口味、辛辣的食物，不要喝酒，多吃芹菜、苦瓜、野菜、苦菜花、野蕨菜、水芹菜等，这些食物有清肝火的作用，也可以喝一些绿茶、菊花茶、莲子心茶等，可有效清肝火。

在此，介绍三款养肝粥——枸杞粥、决明子粥、猪肝绿豆粥。

### 1. 决明子粥

准备炒决明子 10 克，大米 60 克，冰糖少量。先将决明子加水煎煮取汁适量。然后用其汁和大米同煮，成粥后加入冰糖即成。决明子粥清肝、明目、通便，对于目赤红肿、畏光多泪、高血压、高血脂、习惯性便秘等病症治疗效果明显。

### 2. 枸杞粥

准备枸杞子 30 克，大米 60 克。先将大米煮成半熟，然后加入枸杞子，煮熟即可食用。此粥特别适合那些经常表现头晕目涩、耳鸣遗精、腰膝酸软等症的病人。肝炎患者服用枸杞粥，还有保肝护肝、促使肝细胞再生的功效。

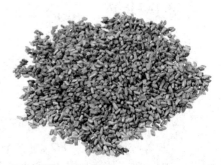

▲ 决明子
决明子对阴虚肝火旺引起的头痛治疗效果显著。

### 3. 猪肝绿豆粥

准备新鲜猪肝100克，绿豆60克，大米100克，食盐、味精各适量。先将绿豆、大米洗净下锅大火煮沸，然后改用小火慢熬，煮至八成熟之后，将切成片状的猪肝放入锅中同煮，熟后再加调味品。此粥补肝养血、清热明目、美容润肤，可使人容光焕发，特别适合那些面色蜡黄、视力减退、视物模糊的体弱者食用。

另外，治疗肝阴虚也可以按摩太冲穴、劳宫穴、涌泉穴。

涌泉穴位于足底前1/3与后2/3交界处。按揉涌泉穴能治疗神经衰弱、焦躁、精力减退、倦怠感、妇科病、失眠、多眠症、高血压、晕眩、糖尿病、过敏性鼻炎、更年期障碍、怕冷症、肾脏病等。

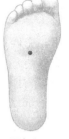

▲ 涌泉穴

劳宫穴在手掌心，第2、3掌骨之间，偏于第3掌骨，即握拳屈指时中指尖处。按摩劳宫穴可以治疗心痛、心悸、癫狂、癫痫、口疮、口臭、中风、发热无汗、两便带血、胸胁支满、黄疸、善怒等症。

太冲穴又叫消气穴，位于第1、2跖骨结合部之前凹陷处。按揉太冲穴可给心脏供血，对情绪压抑、生闷气后产生的反应有疏泄作用。

## ▶ 胃阴虚上火，可用荸荠清胃火

每到冬季，人们就会进行大补特补，补着补着就补出了问题。比如有些人在冬天常吃大鱼大肉，很少吃蔬菜和水果，就容易出现牙疼、打嗝或者腹胀等症状，其实，这都是胃火引起的。什么是胃火呢？胃火是指胃热炽盛化火的病变，是由于嗜酒、嗜食辛辣、过食膏粱厚味等而引起的火气。

根据中医"阳虚生胃寒，阴虚生胃热"的观点，阴虚体质的人呈现缺水状态，如果再加上不好的饮食习惯，就容易出现胃火。

胃火旺的人往往会感到烦热，口臭，口干，口渴，而且还伴有大便稀烂或便秘，脸上长痤疮，腹胀、牙疼、牙龈肿烂、舌红、少苔、胃口不好、打嗝、轻微咳嗽、腹胀、颐肿、面赤、牙龈出血等症状。那些胃火不太严重的人，吃饭时怎么吃也好像吃不饱，其实，这就是胃火给大脑的错误信号；而那些胃火重的人容易出现胃炎，这样一来，吃什么就没有胃口了。

有胃火，当然要清火。中医认为，阴阳平衡，人才会健康，如果阴液不足，虚火就会出现，不管是胃火还是肝火、心火、肺火，都需要引起我们足够的重视，五脏中任一脏器有火，如果不及时扑灭，最终都会把身体的精华"烧干"。

阴虚患者在清胃火时，应当遵循"清热、清滞"的原则。在饮食上要节制，少吃过热的、甜腻的食物，饮食上应增加黄绿色蔬菜与时令水果，以补充维生素和无机盐的不足，其中特别推荐南瓜、荸荠、芹菜、萝卜四种食物。

荸荠清脆、甘甜、多汁，是冬春盛行的时令果品，它具有清热生津、化痰明目、消积的功效，常用于治疗温病消渴、咽喉肿痛、咳嗽多痰、黄疸、高血压、肺热咳嗽、消化不良、大小便不利等病症。

南瓜又叫"麦瓜""番瓜"，它具有解毒、保护胃黏膜、帮助消化、防治糖尿病、降低血糖、促进生长发育、防治妊娠水肿和高血压、消除致癌物质等功能。

现代医学表明：南瓜中对人体有益的成分，有多糖、氨基酸、活性蛋白、类胡萝卜素及多种微量元素等。其中，南瓜多糖能提高身体的免疫力，调节免疫系统各项功能；类胡萝卜素可转化成维生素A，对上皮组织的生长分化、骨骼的发育促进具有重要生理功能；南瓜子中有特别适合中老年人和高血压患者的高钙、高钾、低钠、磷、镁、铁、铜、锰、铬、硼等元素；南瓜子中的脂类物质，对泌尿系统疾病及前列腺增生具有良好的治疗和预防作用。

萝卜有"小人参"的美誉。萝卜中含有能诱导人体自身产生干扰素的多种微量元素，能增强身体免疫力、抑制癌细胞生长、促进胃肠蠕动、降低血脂、软化血管、稳定血压，能预防冠心病、动脉硬化、胆石症等疾病。

芹菜具有平肝降压、清热除烦、利水消肿、凉血止血、镇静安神、利尿消肿、养血补虚、清热解毒的功效，可用于治疗高血压，头痛，头晕，暴热烦渴，黄疸，水肿，小便热涩不利，妇女月经不调，赤白带下等病症。

## ▶ 甘蔗，调理胃阴虚的佳品

胃阴虚是由于胃阴不足，胃阳偏亢，虚热内生，热积于胃中，胃气不和，以致胃脘部隐隐疼痛，饥不欲食，胃失去阴液滋润，虚热内扰，使胃气上逆，所以有干呕、想吐的现象。胃阴虚往往会产生便秘的症状。如果胃阴不能制阳，阳气相对过盛，所以还有咽喉肿痛的现象。肺主呼吸，肺阴不足，虚火内炽，阴津枯涸，肺燥气上逆，就会出现声音嘶哑、干咳、咽干喉燥、脸红的症状。治疗胃阴虚既需补胃阴、肺阴，又需要清除体内虚火。缓解这些症状，我们可以找甘蔗来帮忙。

### 1. 甘蔗银耳汤——生津润燥，滋阴止咳

甘蔗银耳汤的制作方法是：准备银耳 30 克，甘蔗 100 克，冰糖适量。先将甘蔗去皮，切段备用。再将银耳洗净后撕成小朵，放入锅中加 1000 毫升清水用大火煮开。最后放入甘蔗和冰糖，用小火煮 30 分钟。吃银耳喝汤，每天食用一次。

在这道药膳中，甘蔗性寒，入肺、胃经，有解热、生津、润燥的功效，能治疗口干舌燥、津液不足、消化不良、反胃呕吐、呃逆、便秘等症；银耳味甘、性平，归肺、胃、肾经，有滋阴止咳、润肺去燥、润肠开胃的作用，是阴虚火旺者的滋补佳品。

有一点需要注意：由于银耳药性作用缓慢，因此需长期食用才有效果。

### 2. 甘蔗绿豆汤——滋阴又清热

阴虚体质者最明显的一个特征就是感觉热，易有干渴的症状。甘蔗是一种甘凉滋养的食疗佳品，古往今来一直被人们广为称道。唐代诗人王维曾在诗中写道："次食不须愁内热，大官还有蔗浆寒。"这就指出甘蔗有除胃热、滋阴的功效。而绿豆也是去烦热、干渴的佳品。因此，甘蔗与绿豆搭配煮汤食用，既能滋阴又能清热，尤其适合有发热、烦躁、面干、口干、咽燥、消化不良、食欲不振或肠胃积热的阴虚体质者服用。甘蔗绿豆汤的制作方法是：先取甘蔗 100 克，绿豆 50 克，先将绿豆浸泡半个小时，甘蔗去皮、切段。然后放入锅中，加入 1000 毫升清水，用大火煮沸，再转小火煮 1 小时即可。每天分 3 次食用。

### 3. 甘蔗生姜汁——可以治疗阴亏引起的反胃呕吐

如果有胃阴津损伤较重，常有反胃呕吐、不消化的情况时，可用甘蔗生姜汁来调补。甘蔗生姜汁的做法是：将 150 毫升甘蔗汁和 10 毫升生姜汁混合搅匀，每次病情发作时取 15 毫升，缓缓饮用。此药膳有滋养胃阴、止呕吐、健脾和中的功效。

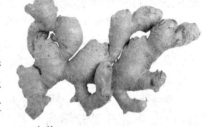

▲ 生姜
生姜与甘蔗搭配可有效调理胃阴虚。

## ▶ 肺阴虚了，喝点沙参麦冬汤

肺阴虚是阴虚的一种。什么是肺阴虚呢？它是指由于机体津液不足，无法滋养肺部，表现出一系列肺燥症状，常表现为干咳、痰少、咽干、口燥、手足心热、盗汗、便秘、苔少质红少津、脉细而数，严重时会出现咯血的症状。

久病体弱的人和劳伤过度的人、长期咳嗽的人常常出现肺阴虚。肺阴虚对人体损伤非常严重，尤其是到了秋季天气干燥的时候更为明显。《素问·灵兰秘典论》中说："肺者，相傅之官，治节出焉。"这句话的意思是说，肺对心脏有协助作用，人体的各种生理调节代

偿功能，均属于肺的职能范围。如果肺出问题了，其他脏腑器官就不能各司其职，不能完成自己的本职工作。如果久病体弱、劳伤过度、长期咳嗽会导致肺部津液消耗过多，就会形成肺阴虚。

如果肺阴虚了，肺部的宣降职能就失调了，常会出现咳嗽、喘促、胸闷、尿少、水肿等情况。

如何调理肺阴虚呢？

### 1. 饮食上宜酸忌辛辣

根据《黄帝内经》中记载："病在肺，愈于冬，冬不愈，甚于夏，夏不死，持于长夏，起于秋，禁寒饮食寒衣。"所以，肺阴虚的人在夏冬时节要注意重点养肺。肺阴虚的人要多吃酸味的东西，少吃辛辣的东西。梨、鸭肉、甲鱼、海参、燕窝、枸杞子、银耳、阿胶等都具有滋阴润肺的功效，肺阴虚的人可以多吃一些。另外，也可以在医生的指导下吃些润肺止咳冲剂、秋梨膏、雪梨膏、养阴清肺膏、桑叶薄荷汤等中成药。

有的肺阴虚者脸上有暗疮和粉刺，还在不停地咳嗽，舌头苔少质红，脉细数无力，经常口干、咳嗽、盗汗。对这种肺阴虚的人可以用"沙参麦冬汤"来补身体。具体做法是：沙参 9 克、玉竹 6 克、生甘草 3 克、冬桑叶 4.5 克、麦冬 9 克、生扁豆 4.5 克、花粉 4.5 克，可用水 1 升，煮至 400 毫升，日服两次即可。如果咳喘比较严重，还可以加地骨皮 9 克煮服。

### 2. 安心静养法

安心静养法就是放下琐事，身心放松。劳累过度是导致肺阴虚的原因之一，调理肺阴虚时要学会安心静养法，就是把生活中的繁杂琐事，暂时统统抛开，每天多到户外呼吸新鲜空气，听听轻音乐，跳跳自己喜欢的舞蹈，做做自己喜欢吃的饭菜，约朋友逛逛公园。如果心灵上没有了羁绊，身体都会得到放松，这对健康是大有益处的。

### 3. 按摩合谷穴

可以通过按摩合谷（合谷穴在手背，第 2 掌骨桡侧的中点处）来养肺阴。在按摩合谷时，两手可以交替按摩，用拇指屈曲垂直按在合谷穴上，做一紧一松的按压，频率为 2 秒钟 1 次，即每分钟 30 次左右。重点是按压的力量需要有一定的强度，穴位下面要出现酸、麻、胀的感觉为宜。

## ▶ 脾阴虚，宜用甘味食物补

阴虚会连累到脾，所以会出现脾阴虚的症状。脾阴虚是由于脾脏阴液不足导致了水谷运化无力，主要表现为口淡，食后肚胀，唇干，口水少，尿短赤，大便干结，小便短赤，舌红干苔少，形体消瘦，容易疲惫。

在五脏六腑中，脾胃是五谷运化之关键器官，津液不足会导致脾胃运化功能失调，因此容易导致营养不良等症。脾阴虚者不能吃生冷及难以消化的食物就是这个原因。

为什么脾会阴虚呢？脾在人体中是一个非常重要的器官，它在人体当中就担当了这样一个角色。当脾阳气不足的时候，人体就会出现饥不欲食，肌肉消瘦，体倦乏力的情况。

在现代社会，人们的工作压力很大，吃饭也没有规律，所以脾胃不和的人与日俱增。有些职场白领平时吃饭总是随便找个快餐店吃上一口，吃完后顺便买盒冰激凌吃，即便是在冬天也是这样，时间一长，就会出现脾阴虚的情况，脾一阴虚，胃也会受连累。

那么，在生活中，脾阴虚的人该如何调理呢？

调理脾阴虚主要从调理脾胃开始，多吃性平合胃的食物，如山药、扁豆、薏仁、莲子、粳米等，少吃寒凉难消化的食物，否则容易造成胃痛、便秘、便血、吐血、慢性胃炎、慢性肝炎、胃十二指肠溃疡等症。

治疗脾阴虚最好的办法就是给脾一些它喜欢吃的。《黄帝内经》中有"脾欲甘"的说法。"甘"是指甘温、甘凉、甘寒、甘淡及甘平。所以，脾阴虚的人用药宜以"甘味"为主，对于脾阴虚，《金匮要略》中说："虚劳诸不足，风气百疾，薯蓣丸主之。"

另外，脾阴虚的人应该保持心态平和，适量运动，以将自己的身体状态调整到最佳水平。运动时，要多喝水以促进消化，但肺阴虚的人不要做剧烈运动，以防出汗流失津液。

## ▶ 肾阴虚了，以补阴液清肾火为主

在五脏中，肾的重要性是不言而喻的。如果肾上了火，则有头晕目眩、耳鸣耳聋、小便赤黄、腰膝酸软、手足心热、潮热盗汗、两颧发红等症状。如果你最近老是尿黄，腰膝酸软，晚上还盗汗的话，说明你的肾上火了。在一般情况下，肾上火都是由肾阴虚导致的。那么，什么是肾阴虚呢？中医认为，肾阴虚是肾脏阴液不足表现的症候，也就是说，供给中枢神经、泌尿生殖系统的营养物质不足了。现代社会，男性压力大，工作繁忙，所以，大多数男人有肾阴虚的倾向。

肾阴是一身阴液的根本，而阴液又对人体起着滋养濡润的作用，如果肾阴亏了，人体就因为得不到阴液的滋养而出现类似上火的症状。肾阴虚多由先天不足、久病伤肾、房事过度或吃了过多温燥劫阴的药物或食物引起。

肾阴虚的人该如何补呢？可以适当多吃以下这些补肾食物。

### 1. 鳖甲——补肾阴的良药

肾阴虚的人可以用鳖甲来补。中医认为，鳖甲味咸，性微寒，归肾经，滋肾阴的效果非常好。鳖甲可以用来煎汤或者做成菜肴。煎汤的话，可以取 20 克鳖甲用水煎煮半小时取汁即可，每天内服 2 次。做成菜肴的话，可以做成鳖甲炖山药，制作方法也很简单，用 30 克鳖甲，300 克山药，50 克桂圆，盐、味精、酱油、料酒、葱、姜适量，将鳖甲敲碎后放入锅中，再加入小块山药和桂圆，然后加调料炖制即可。

### 2. 龟苓膏——滋阴补肾

肾阴虚的人也可以吃龟苓膏，可以去超市买，也可以自制。自制的方法很简单：去超市买回一袋龟苓膏粉，然后取 10 克，用凉水将之调开，调的时候不要让它有小疙瘩，最好是 1 份的龟苓膏粉，5 份的水，再用火熬煮，煮的时候，要用勺子顺着一个方向搅动，用大火烧开后，转成小火熬 5 分钟，倒入盘子中，放凉即可。

如果你觉得龟苓膏有点苦，不妨调一杯蜂蜜桂花汁，方法也很简单，往一个杯子中加 2 勺蜂蜜，1 勺糖桂花，再加入少量的凉开水，给它调开就好了，把蜂蜜桂花汁浇在龟苓膏上即可。这样，龟苓膏就好吃多了。

### 3. 生地黄、女贞子——补肾阴，清肾火

补肾阴还可以选择吃生地黄、女贞子、桑葚、玄参等中药。如果选择中成药的话可以选用六味地黄丸、知柏地黄丸、杞菊地黄丸、明目地黄丸、麦味地黄丸等，这些药物对于治疗由肾阴虚引起的肾火有很好的作用。

我们在调理肾阴虚的时候要注意一个原则：切忌使用温热的壮阳药物。

另外，还有一些营养丰富的食物也具有良好的补肾阴功效，如核桃、芝麻、花生、莲子、板栗、黑豆、蜂蜜、枸杞子、桂圆肉、木耳、狗肉、羊肉、鸡肉、鱼虾、芹菜、韭菜等，它们均可做成菜肴、药粥等，肾阴虚的人可以多吃这些食物。

## ▶ 心阴虚，应滋补心阴清心安神

心阴虚是阴虚的一种。心阴虚是由于久病耗伤心阴，或劳神过度，导致心阴不足，无法濡养心脉，病症表现多与心有关，如心悸不安、心烦易躁、失眠多梦、易受惊、健忘等症，也有低热胸闷、盗汗、口感、舌红少津等阴虚内热证。心阴虚的人有时候看什么事物，

做什么事情都觉得心慌意乱，自己知道这样做是不对的，但很难克制这种坏情绪。心情不好、久病不愈、温热疾病灼伤心阴、心脏自身病变等都会引发心阴虚。

### 1. 情绪变化导致心阴虚

人有七情六欲，古人将怒、喜、思、忧、恐称为"五志"，"五志"与"五脏"相互对应。比如《黄帝内经》有"怒伤肝，悲胜怒""喜伤心，恐胜喜""思伤脾、怒胜思""忧伤肺，喜胜忧""恐伤肾，思胜悲"的观点。

"五志"中的"喜"与"心"对应，为什么说"喜"会伤心呢？欢喜的情绪可以使气血流通，放松肌肉，益于恢复机体疲劳，但是欢喜过了头，就会伤害心脏的气息了。比如，在《儒林外史》里，范进老年中举，因为欢喜过头，最后突发狂疾，就是一个典型的"喜伤心"的例子。所以，为了养心，我们应尽量使自己的心态保持平和，尽量不要陷入大喜大悲的情绪之中。

### 2. 久病不愈导致心阴虚

久病不愈的人会耗伤阴液，而阴液耗伤过多，心就可能出现阴虚的情况。心阴主要对心神、血脉和全身组织起着滋养作用。如果一旦心阴不足，失于滋养，往往会引起心神失调，血脉失养和形体官窍失润的情况。

### 3. 温热疾病导致心阴虚

什么是温热疾病呢？《类证活人书》中说："因春漏气而变，名曰温病；因夏热气而变，名曰热病。温、热二名，直以热之多少为义。"也就是说，温病和热病就是感受温热之邪而引起的以热象偏重，易化燥伤阴为特点的急性外感类疾病的总称。温热疾病会导致身体发热，身体一发热就会产生热燥，热燥之气会灼伤心阴，所以就发生了心阴虚的情况。

还有，心脏本身的病变也是导致心阴虚的原因之一。心脏患病之后，会使心脏的功能减退，心脏功能减退，心动力不足，就很容易引发心阴虚证。

那么，我们该如何调补心阴虚呢？

### 1. 荷叶粥、芝麻粥——滋补心阴，清心安神

在炎热的夏季，要注意养心。心阴虚的人应以"滋补心阴，清心安神"为养生原则，饮食上注意多吃甘凉一类鲜果和蔬菜，少吃辛辣化火的食物，可以食用荷叶粥、芝麻粥等滋阴粥。

### 2. 天王补心汤——调理心阴虚的常用中成药

在中医里，调补心阴虚常用中成药"天王补心丹"。这个方子由生地、人参、元参、天冬、麦冬、丹参、当归、党参、茯苓、石菖蒲、远志、五味子、酸枣仁、柏子仁、朱砂及桔梗共16味中药组成。由于心阴靠肾水的上济滋养，即水火相济，所以治疗心阴虚时，当佐以补养肾阴的药物。另外，心阴虚的人在平常可适当多吃些"黄连阿胶汤""朱砂安神丸"等补心阴的药物，夏季还可适当用当归、阿胶、玉竹、元参、麦冬、枣仁等中药煎汤喝，若出现昏厥，还可用膏药外贴。

### 3. 按摩神门穴——改善因心阴虚导致的心悸、失眠

心阴虚的人常常出现心神不宁的症状，对此可以用按摩疗法——按摩神门穴。

这个穴位是心脏静脉的外传之气，为人之神气，所以叫神门穴。神门穴位于手腕部，腕掌侧横纹尺侧端，尺侧腕屈肌腱的桡侧凹陷处。按摩神门穴可以有效改善心阴虚导致的心悸、失眠等症。当心阴虚者感到心神不宁时，就可以按摩神门穴。

▲ 神门穴

## ▶ 慢性咽炎与阴虚有关，滋阴清火是重点

一般人都不知道，慢性咽炎也与阴虚有关。人的体液都属阴，阴虚时，体液就会减少。咽喉黏膜的分泌液也属于阴液，它含有杀菌的物质，正常时能抵抗细菌、病毒的侵略；如果人阴虚了，咽喉黏膜的分泌液减少，会使黏膜变得非常脆弱，所以，细菌就有了可乘之机。咽喉一旦被细菌侵犯，如果治疗不及时或不彻底，细菌就会长期的潜伏下来，导致长期感染，最后形成慢性咽炎。那么，如何辅助治疗慢性咽炎呢？

### 1. 多喝水

慢性咽炎本身并不难治，既然病的起因是缺水，那么，及时补水就是必不可缺少的环节了。生活中，我们要养成勤喝水的习惯，当然每次不需要喝很多，只要一小口，够滋润喉咙的就可以了。

### 2. 多吃菠萝等清爽清火的食物

慢性咽炎患者要多吃一些清爽清火、柔嫩多汁的食物，比如大多数的水果，如香菠萝、柚子、鸭梨等，对改善咽喉干痛的症状都有益处。在此，推荐两款可有效防治慢性咽炎的药膳。

（1）甘蔗萝卜饮：准备 30 克鲜百合、150 克甘蔗、100 克萝卜。先把百合洗净掰开，加水和冰糖适量，煮 5 分钟。再将甘蔗、萝卜分别去皮，切成小块，与百合汤一起在搅拌机中榨汁，取汁代茶饮。

（2）百合拌杏仁：准备 100 克百合，200 克杏仁，少许的红椒和青椒，适量的盐、味精、香油。先把百合洗净，掰开；再将杏仁去皮浸泡；青红椒切丁。最后把各种材料焯水，控干后加入适量盐、味精、香油，搅拌均匀即可。

### 3. 多吃含蛋白质和维生素 A 的食物

慢性咽炎的人平时应注意进行饮食调养，多食用含蛋白质、维生素 A 的食物，比如胡萝卜、西红柿、南瓜、豆及豆制品。这些营养物质能够帮助维持呼吸道黏膜的健康，让我们的咽喉能抵抗细菌的攻击。注意要戒烟、戒酒，不宜吃辛辣刺激的食物。

### 4. 开窗通风

研究表明，空气最污浊、含有细菌数量最多的，不是尘土飞扬的街道，而是长久不开窗通风的卧室。因此，室内应该保持清洁，天气好的时候，常开窗通风，保证房子里空气新鲜，这样才能避免我们的卧室房间成为细菌的"温室"，避免我们的咽喉被细菌侵犯。

### 5. 调节室内温度和湿度

如果居室内空气太干燥，或过冷、过热、过湿都会影响咽部黏膜，降低黏膜的防御功能，容易受到细菌的侵袭。慢性咽炎的症状：咽部会有充血，呈深红色或暗红色；嗓子发干、肿痛，声音嘶哑；有异物感，还会有轻微的疼痛；常常干咳，有时会觉得恶心。等感染时间长了，慢性咽炎就不请自来了。所以，房子里的温度、湿度都要保持一个适宜的范围。

### 6. 保持口腔清洁

食物的残渣都留在口腔里，给细菌提供丰盛的"大餐"，使它们以惊人的速度繁殖，早晨、饭后及睡觉前漱口、刷牙，可以消灭大部分细菌，减少它们感染我们身体的机会。

# 第五章

# 血"虚"的人，面色苍白

## ——活血化瘀、补血养血保健康

## ▶ 血有问题，不可小觑

血对健康而言，无疑是至关重要的，它是生命活动的能量来源，人离不开血，就像车子离不开汽油，电器离不开电一样，所以，我们要好好养护血。如果我们没有注意自己的生活方式，想怎么做就怎么做，毫不考虑血的消耗，就会造成血虚。

虽然，血虚与先天体质有关，但是后天的因素也会导致血虚。人如果血虚了，寒邪就会乘虚而入，各种疾病也就来了。

那么，什么是血虚呢？其实，血虚就是体内的精血少了，不够用了，全身的脏腑经络得不到充分的滋养，过着饥一顿饱一顿的生活，这样的人怎么会健康呢？

生活中，有的人脸色发黄或苍白，缺少光泽，皮肤干燥，头发干枯，口唇和指甲发白，这种人脸色很不好，干巴巴的，看上去很没精神，可能是血虚了。

过度劳累和思虑也是引发血虚的原因之一。在生活中，那些天天对着电脑使劲思考的人气色都不是很好，中医认为，久视伤血，人总是盯着一个东西看，就会伤耗气血，所以，那些整天对着电脑工作的人要预防血虚，一定要补充气血。

## ▶ 血虚的自我诊断方法

人如果血虚了会出现一系列的症状，下面是一个判断自己是否血虚的方法。在以下的29道题中，你每做出一个肯定答案，都说明你离血虚体质又近了一步。你身上存在这些症状越多，说明你的血虚情况越严重。

（1）伸出你的双手，你是否觉得自己的指甲比别人的薄？

（2）平常稍微听到什么动静，你会吓一跳吗？

（3）劳累过后，你经常感觉到头晕或者头痛吗？

（4）每天早上起床照镜子，你经常为自己面无血色而忧心吗？

（5）你是否经常容易手脚麻木？

（6）与别人相比，你更容易小腿抽筋吗？

（7）晚上睡觉时，你是不是没完没了地做梦，并且很容易被惊醒？

（8）你是否皮肤发暗，不得不靠穿亮颜色的衣服来装扮自己？

（9）你的眼睛发干吗？是不是常用眼药水？

（10）每次月经，你是不是只用几片卫生巾就够了？

（11）每月的月经是不是都要迟到？

（12）上完厕所，你是否发现，大便粘在便池上，怎么冲也冲不掉？

（13）每天早上梳头，你是不是会大量地掉头发？

（14）年纪轻轻，你就秃顶了吗？

（15）你的头发是否喜欢开叉？

（16）你是否发现，自己竟然比父母还先有白发乃至少白头？

（17）你大便的时候，大便是否发干？

（18）大便完毕，你是否发现，怎样擦也擦不干净，往往需要用很多卫生纸？

（19）仔细检查自己的指甲，上面有横纹、竖纹或凹面吗？

（20）蹲下后再起立，你会觉得眼前发黑、眼冒金星吗？

（21）晚上跟亲爱的他缠绵，你是否觉得下身不够润滑？

（22）躺在床上，你是否翻来覆去睡不着觉？

（23）你是否经常出现这样的情况，明明记得要拿什么东西的，但别人一打岔，你就忘记了？

（24）不管用多好的护发素，你的头发是否仍然干枯、无光泽？

（25）即使刚洗完澡，你仍然觉得身上莫名其妙地痒吗？

（26）随便碰到什么东西，你的指甲都很容易断吗？

（27）与别人相比，你的嘴唇颜色很淡吗？

（28）你是不是白带比较少，内裤上总是干干净净，而自己又觉得很干燥呢？

（29）无论冬夏，你是否比别人更少出汗？

在日常生活中，女性比男性更容易血虚，所以女人更应注重保养气血，并且要多为自己补补血。

# ▶ 造成血虚有三大原因

血虚主要表现为面色无华，皮肤干燥，大便干结，头晕嗜睡，失眠多梦，双眼干涩，脱发白发等。血虚是因为体内精血不足、血质失常或血液功能障碍而引起的一种现象。那么，血虚是怎么形成的呢？

## 1. 过度劳累会导致血虚

中医认为，五脏六腑在工作的时候，不仅需要"气"这个作为动力支持，而且还需要"血"作为运输者来帮助。"气"与"血"相互协作，身体才会得到滋养。《黄帝内经》中指出："心主血，肝藏血，脾统血"，"目受血而能视，足受血而能步，掌受血而能握，指受血而能摄"。这些观点都说明，全身组织都需要血的滋养。

在生活中，如果我们保持正常的起居规律，气和血也能发挥正常的作用，工作时精力充沛，休息时气血都能休养生息，为第二天的工作酝酿新的气血。如果我们过度劳累，经常熬夜，该睡的时候不睡，该起床的时候不起床，就会损耗大量的气血，造成气血透支，时间一长，就会形成血虚。

经常用脑的人也会导致血虚。比如，有些人30多岁就长了白头发，或者年纪轻轻就脱发谢顶。这就是用脑过度引起的。如果用脑过度，同样也会损耗血，进而导致血虚。

## 2. 脾胃虚弱也会引发血虚

血的形成与脾胃也有关系。人体只有吸收尽可能多的食物精华，才可能精气充足，才有旺盛的血气。这个过程离不开脾胃的作用。

中医认为，脾主运化，也就是说，脾能将食物中的营养成分转变为水谷精微，再化成气血运送到全身，把残留下来的废物变成垃圾，最后排出体外，所以，脾也是造血的器官。另外，胃负责消化，只有经过胃消化的食物才能供给脾利用来生血。一旦脾胃虚弱了，人吃的食物不能被消化，导致大便不能形成，而大便不成形的关键是人体无法吸收食物的精华，水谷精微就无法转化为气血。如果人长期脾胃虚弱，即便是吃再有营养的食物，也是徒劳，久而久之，就会导致血虚。

### 3. 失血过多容易导致血虚

因外伤失血、女性月经失血等因素都会引起血虚。另外，对女性而言，人流极易导致血虚。人流对女性的伤害是无法弥补的。胚胎是受精卵形成的，卵子在女性体内成为受精卵之后，就开始吸收母体的营养生长起来。胚胎一天天地长大，它不断地吸收母体的气血精华。而流产就是将女人耗费了大量精华的部分从身体里拿走了，再加上女性在流产过程中大量失血，这样必然会严重地消耗气血，也会形成血虚。

对气血伤害更大的是习惯性流产。中医认为，血虚不能养胎，所以那些多次流产的女性会无法生育。

# ▶改善血虚，重在调理脾胃

中医认为，心主血，肝藏血，脾统血。由此可见，改善血虚体质还需要补脾胃。

现在很多人都很注重保养自己的身体，不是补这就是补那，今天补气了，明天补血了。可是你知道吗，如果在做这些工作之前不做好一件事情，那你所做的一切都是徒劳。只有脾胃补好了，其他的补养工作才能发挥作用。中医理论中有"脾胃为气血生化之源"的说法，意思是说，脾胃就像身体里的气血加工厂，只有通过脾胃的搅拌和运化，才能把食物转化成气血，所以在补血之前，得先把脾胃补好。

只有脾胃功能好了，吃进去的食物才能被顺利转化成血液，源源不断地供给全身各个器官，我们才能感觉到舒服、健康和活力，而如果脾胃的功能下降，不能把食物转化成血液了，人体各个器官就无法吃饱喝足，自然，它们也就开始消极怠工了，长此以往，人体的抵抗力就会下降，各种邪气就会乘虚而入，你就会百病缠身。当脾胃功能彻底瘫痪的时候，就不能再生成血液了，这就意味着断了水、断了电，各个器官就只能停工了，你也就一命呜呼了。

为什么在现代年轻人当中血虚的人越来越多呢？

现代年轻人压力很大，他们把事业看得比健康还重要，为了事业忽视了健康问题，很少抽出时间来保养身体。

大多数年轻人认为，自己还年轻，再怎么折腾身体都吃得消，不按时吃饭，不注意饮食营养，时间一长，脾胃就虚弱了。脾胃虚弱会导致消化吸收的功能下降，消化系统功能下降，就会发生营养不良，所以会导致血虚。

中医里有"中焦受气取汁，变化而赤是谓血"的说法，虽然水谷饮食是血液生成的重要原料，但是中焦脾胃的消化吸收才是血液生成的关键环节，可见脾胃和血是紧密相连的。所以，年轻人预防血虚要从补养脾胃做起。

那么，在平时生活中，年轻人如何补脾胃呢？

### 1. 食补脾胃——清淡为主，温凉适当，避免寒伤脾胃

脾胃不好的人应少吃油腻的食物，多吃蔬菜。日常饮食应以清淡为主，以便清理肠胃。进食要温凉适当，以免热伤黏膜，寒伤脾胃。脾胃虚弱的人不要喝酒。脾胃不好的人可经常食用大枣、莲子、蜂蜜。

《本草纲目》说："大枣气味甘，安中，养脾气，平胃气，通九窍，助十二经，补少气、少津液、身中不足、大惊四重，和百药，久服轻身延年。"《神农本草经》指出，蜂蜜能"安五脏，补不足，益气补中，止痛解毒，除久病，和百药，久服强志健身，延年益寿"；清代《本草备要》说，莲子"落田野中者，百年不坏，人得食之，发黑不老"。经常食用大枣、莲子、蜂蜜对脾胃是大有裨益的。

### 2. 动补脾胃——多做运动

中医认为，动补脾胃，要保养好脾胃，就应该多运动。比如散散步、游游泳等，都是不错的选择，适当的运动可促进消化，增进食欲，使气血充足，精、气、神旺盛，脏腑功

能不衰。可是现在很多年轻人都不爱动，不是坐着就是躺着，导致胃肠功能减弱，于是消化不良、便秘等问题也接踵而来。

在此，推荐一个简单实用的运动方法——脚趾操。从经络看，胃经是经过脚的第二趾和第三趾之间，管脾胃的内庭穴也在脚趾的部位。所以，胃肠功能较弱的人，晨起时要经常锻炼脚趾，经常活动它们可以达到健胃的目的。锻炼方法是将双脚放平，紧贴地面，与肩同宽，凝神息虑，连续做脚趾抓地的动作 60～90 次即可。在做此动作时可以赤脚或者穿柔软的平底鞋，一次抓 5 分钟左右，两只脚可分别进行，也可同时进行。

### 3. 静养脾胃——调节情绪，避免思虑过度

思虑过度会伤到脾。当你遇到一件烦心事或一个比较棘手的问题时，就会茶不思饭不想，心口堵得慌，这就是由于思虑过多，导致体内的气停留在某个部位而不能正常运行，这就是中医说的"思则气结"，气结了，人当然会感觉堵得慌不思饮食了，长此以往就会伤到脾。所以，生活中不要思虑过度，保持一颗平常心最重要，凡事不要较真，也不要过分追求完美。当你遇到一件"百思不得其解"的事情的时候，要学会转移自己的注意力。

简而言之，补好脾胃没什么好的诀窍，就是"管好嘴，调好心，迈开腿"，不要让自己肆无忌惮地吃，也不要让自己动不动就思虑过度，更不要懒得像个木头人，该动就得动，这样脾胃才会健康。

# ▶ 治血虚时，别忘了治血瘀

其实，血虚有两层含义，一是血气不足，二是血气弱，气血不足的时候要吃一些具有补血作用的食物或药物，气血弱的话则需要进食具有活血作用的食物或药物，这么做的目的就是活血化瘀。

气血不足，比较简单，只要补气血就行了，但是血气弱，就有点复杂了。当人体内有瘀血的时候，经络容易受阻，进而导致气血循环不畅。这时候，虽然人体总体是不缺血的，但由于新鲜血液被经络所制，无法快速运送到机体的五脏六腑，人也会出现血气供氧不足的症状。造成血气弱的一个原因就是因为体内有瘀血，所以，治疗血虚还需治血瘀。

另外，无论是脾胃所化之血，还是精髓所化之血，都要通过经脉和髓道的传输，然后在全身循环。如果体质有瘀血，就会引起气血瘀阻，导致脉道不通，进而骨髓会因失养而枯竭，致使血液生化无源，引起血虚。

引起血瘀的原因有很多，比如有的人由于曾经受到过撞击等物理伤害，体内容易积攒瘀血，如果不及时祛瘀，瘀血长期堵塞经络，不但会造成血虚，还容易导致血瘀气滞体质，使人呈现出长斑、长瘀青、痛经等血瘀症状。

那么，如何治疗血瘀呢？

既然血瘀了，就要想办法把它化开，使血运行恢复通畅。所以，血虚者还要吃一些具有活血化瘀功效的食物，如山楂、醋、玫瑰花、金橘、油菜、番木瓜等，要少吃肥肉等滋腻之品。

在中药中，三七是不错的活血药。生三七粉能活血但不破血，所以，多数人都可以吃点生三七粉来活血。

以下是三道活血化瘀的药膳：

### 1. 黑豆川芎粥

川芎 10 克用纱布包裹，和黑豆 25 克，粳米 50 克一起水煎煮熟，加适量红糖。分次温服，可活血祛瘀，行气止痛。

### 2. 山楂红糖汤

山楂 10 枚，冲洗干净，去核打碎，放入锅中，加清水煮约 20 分钟，调以红糖进食。可活血化瘀。

### 3. 当归田七乌鸡汤

准备乌鸡1只，当归15克，田七5克，生姜1块。首先把当归和田七放进清水中浸泡清洗，把乌鸡择洗干净装进一个合适的炖盅内，然后把洗好的当归、田七、生姜一起码放在乌鸡上，再加适量的盐和清水（注意清水一定要没过乌鸡）。蒸锅内加水，大火烧开后放入炖盅，隔水蒸3个小时，鸡肉烂熟之后，这道美味滋养的当归田七乌鸡汤就可以食用了。那些容易烦躁、口干苦苦的阴虚火旺体质的人、感冒的人应忌食。

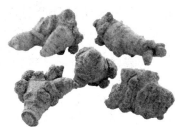
▲ 田七
田七尤其适合女性调理经血不畅。

此药膳是专门调理和改善血瘀体质的，当归的主要作用是补血活血，也有调经止痛、润肠通便之效。田七止血化瘀，消肿止痛，能治一切血病。乌骨鸡有补虚劳羸弱、治消渴、治妇人崩漏带下以及一些虚损诸病的功用。所以，当归田七乌鸡汤能起到活血养血的作用，有效改善气血的运行，消散体内的血瘀。

## ▶ 气血双补，让自己远离贫血

贫血是生活中的常见病之一，贫血的主要症状有面色苍白，身倦无力，心悸气短等。贫血的内部原因是心、肝、脾功能不足、元气虚弱而致。贫血的外部因素有饮食失调、失血过多或先天禀赋不足引起造血功能受损而形成。

贫血了当然要补血。很多食物都有补血功能，比如红枣、黑木耳、紫菜、芝麻、莲藕等。但这只治标不治本。要补血关键是要从根本上改善身体的造血功能。

中医主张，补血的同时也要补肾阳。为什么补血要补肾呢？中医认为，肾藏精，精能生髓，精髓是化生血液的基本物质，因此，肾对身体血液的生成有调节作用。不仅如此，肾阳的温煦还加强肝、脾对水谷之精微的消化、吸收，来形成更多的血液物质基础。所以，防治贫血时还要从补肾阳做起。

生活中，有的女性肤色的苍白，平时不太喜欢和人说话，双手指甲枯槁，精神萎靡，而且还有头晕目眩、食欲不振、失眠多梦的症状。另外，这种女性的脉象沉微、舌白少津，其实这是因为肾阳虚弱，命门火衰，为阴阳气血衰微之证。

对这样的气血两虚的人来说，中医认为，需要从补脏腑功能入手。

要补气血两虚，可用童子鸡来补。做法是：取童子鸡一只，黄酒、生姜、食盐、葱各适量，先将鸡宰杀，除去内脏和鸡毛，洗净切块，将鸡块放入汽锅，并将葱、生姜、黄酒、食盐等佐料放入，不需加水，熟后即可食用。童子鸡益气、补精，可补气血两虚。

另外，也可以用莲子桂圆汤来养血安神。做法是：取莲子30克，桂圆30克，红枣20克，冰糖适量。将莲子泡发好，将桂圆、红枣同样清洗干净，一同放入砂锅，加适量水煮至莲子酥烂，用冰糖调味即可食用。

在这道药膳中，莲子性甘味平，具有补脾止泻、益精固肾、养生安神之功效；桂圆性味甘，益心脾、补气血，对于贫血、失眠、健忘、眩晕有滋养补益作用；而红枣可以补中益气，具有养血、安神的作用。

## ▶ 补血祛瘀的 "黑豆盛宴"

黑豆是我们最常见的粮食之一。中医指出，黑豆味甘性平，有补肾健脾、清热解毒的功效。《本草纲目》中说："豆有五色，各治五脏，惟黑豆属水性寒，可以入肾。治水、消胀、下气、治风热而活血解毒，常食用黑豆，可百病不生。"这段话的意思是说，有五种颜色的豆子，每种颜色各入五脏，只有黑豆属肾水性寒，可入肾经，具有利水、消胀、下气，治疗风热、活血、解毒的功效，常食黑豆，可预防百病。

尤其是黑豆具有补血祛瘀的功效，比如《血证论》中说："不补血而去瘀，瘀又安能尽去哉？"这句话的意思是说，不补血而去瘀，瘀血是不能完全消除的。那么，生活中，我们如何利用黑豆来补血祛瘀呢？

### 1. 黑豆红花饮——补血活血，化瘀止痛

黑豆红花饮的做法很简单，先准备黑豆 30 克，红花 6 克，黑枣 10 个，红糖 30 克。先把黑豆、黑枣、红花加入清水用大火煮沸，再用小火焖煮 1 小时。挑出黑豆、黑枣、红花，加红糖溶化后饮用。此方可补血去瘀、健脾补肾。

《本草纲目拾遗》中说："服之能益精补髓，壮力润肌，发白后黑，久则转老为少，终其身无病。"也就是说，常食黑豆可补肾益血，强体美容，治疗白发，有延年益寿、预防疾病的效果。黑豆与黑枣同用可滋肾健脾、益精养血。红花可活血通经、去瘀止痛。红糖味甘，性温，入肝、脾、胃经，《医林纂要》中说："（红糖）暖胃，补脾，缓肝，去瘀，活血，润肠。"《随息居饮食谱》中也说："（红糖）散寒活血，舒筋止痛。"所以，黑豆红花饮有补血活血、化瘀止痛、通经活络、健脾养胃、补肝益肾、养颜护肤的功效。

### 2. 黑豆浆——活血补血，益气安神

准备黑豆、白糖和水各适量。先将黑豆洗净，用温水泡 8 小时。泡软以后，放入豆浆机，根据豆浆机的说明加入相应的水，一般十多分钟就可以打好煮好了。要注意，豆浆要彻底煮熟了才能喝。再根据个人的口味加入适量的糖，这样口味更好。糖尿病患者不加糖，或可以加入适量的木糖醇调味，还可以加入芝麻、红枣、枸杞等一起打豆浆，这样保健作用就更好。黑豆浆营养丰富，可活血补血，益气安神，能延缓衰老。

### 3. 醋泡黑豆——益肝补肾，散瘀止血

醋泡黑豆的做法非常简单，将黑豆放入平底锅中，用中火炒 5 分钟。等黑豆皮迸裂开后，转用小火炒 5 分钟，注意不要炒焦。将炒好的黑豆晾 15 分钟后，放入玻璃瓶中，倒入陈醋，醋要将黑豆全部覆盖，浸泡 2 小时之后就可以食用了。如果不喜欢醋的酸味，可加入少量的蜂蜜调味。醋泡黑豆有益肝补肾、散瘀止血、解毒、消食开胃、降压降脂、减肥、美容护肤、消褪色斑的功效。

### 4. 黑豆雪梨汤——养肝活血，补肾益肺

取黑豆 30 克，雪梨 1 个，将雪梨洗净切块，与黑豆一起放入锅中，加入适量水，用旺火煮开。然后转小火煮 1 小时。每日饮 2 次。黑豆雪梨汤有养颜护肤、补肾益肺、养肝活血的功效。

### 5. 黑豆活血粥——化瘀活血，补血益气

取黑豆、粳米各 50 克，红枣 10 枚，桂圆肉 20 克。将所有食材放入锅中，加入清水用大火煮沸。转小火煮 1 小时即可食用。黑豆活血粥有化瘀活血、补血益气、养肝益肾、补益心脾、安神润肤的功效，能改善失眠、烦躁的症状。

### 6. 黑鱼黑豆汤——养血明目，补肾养肝

取黑鱼 1 条（约 300 克），黑豆 100 克，甘草 6 克，黄酒、白糖适量。将黑鱼洗净沥干水后，切块。先用大火将黑豆汤烧开，然后用小火煮 1 小时。放入黑鱼块、甘草、黄酒、白糖，用小火煨 2 小时后熄火即可。此汤有健脾益胃、补肾养肝、养血明目的功效。

## ▶ 女人血虚，找鸡血藤来帮忙

如果女人血虚并兼有气滞血瘀则会引发一系列的症状，比如身体某部位经常莫名其妙地疼痛、急躁易怒、痛经、经色紫暗有血块等。

气血是人体各组织器官进行生命活动的物质基础，倘若气血不足就会导致脏腑生理功

能减退，甚至引发早衰病变。因此若想身心健康，就应使气血充足。不过，受多种因素的影响，如饮食不良、熬夜、过度劳累、情志不畅等因素，使得如今越来越多的人气血处于亏虚状态，出现了入睡困难、易惊、面色萎黄、疲劳乏力等症。改变这些身心不适症状的关键就是将气血补足。如果女人血虚，而且还气滞血瘀的话，该如何调理呢？有一味中药可以帮助此类女性远离烦恼，那就是具有补血功效的鸡血藤。

因为鸡血藤的茎被切断以后，木质部会有红棕色的汁液溢出，如同鸡血，因此而得名。鸡血藤的花朵是一串串的，远看就如同小蝴蝶在起舞，十分美丽。它的花不仅美，还具有浓郁的芳香，这两点使鸡血藤成了一种具有观赏价值的植物。当然，鸡血藤之所以广为人知，并不是因为以上原因，而是因为它是一味具有补血、活血之功效的药物。

鸡血藤重在补血，能有效解决血虚导致的身心不适。因其除了补血外，它还兼有通经活络的功效，所以对于血虚、经络受阻导致的疾病有更好的疗效，如血虚经闭、月经不调、痛经等妇科疾病。肢体麻木、腰膝酸痛、风湿痹症及瘫痪等病的患者用鸡血藤也有好处。

除此之外，跌打损伤、瘀血肿胀等外伤性病患用鸡血藤能促进外伤好转，也是源于鸡血藤有补血活血、通经活络的功效。

鸡血藤可补血，可疏通经络，一补一通，有助于保持气血通畅，散瘀调经，从而达到止痛效果。

在此向广大女性推荐一款药膳——鸡血藤炖猪肉。

做法：准备 10 克鸡血藤，150 克瘦猪肉，适量的精盐。先把猪肉洗净，切小块；将猪肉和鸡血藤一起放到砂锅中，加入适量清水，炖煮到肉熟烂后，加入适量精盐调味即可食用用法吃肉喝汤，每日 1 次。鸡血藤炖猪肉做起来简单，又是补血的良方，可以说是女性患者的福音。但是，因为鸡血藤有补血调经、舒筋通络的功效，因此女性在月经期间不要吃鸡血藤炖猪肉。

# ▶ 花生衣，平常之物最补血

血虚的人想要调补血，首先就得从饮食入手。如果只是吃补血保健品，而不是从饮食上调节的话，就无法改变血虚症状。

中医学讲究气血双补，但像人参、阿胶、当归、熟地黄等名贵的中药材又过于昂贵。其实，生活中有一味物美价廉的补血品——花生衣。

什么是花生衣呢？花生衣就是花生豆外面的那层红皮。一般人都忽视了花生衣的作用，其实花生之所以能补血，全都是因为这层红皮。为什么说花生衣有补血的

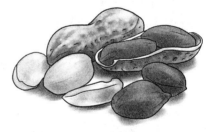

▲ 花生
花生上的花生衣更具有补血作用。

功效呢？中医认为，花生皮入脾经，可补脾胃之气。而脾既可生血，又可统血，通过补脾胃之气，便可达到养血的目的。同样，现代医学也认为，花生衣能增加血小板的含量，改善凝血因子的缺陷，促进骨髓造血功能，不仅对各种出血引起的贫血有效，对再生障碍性贫血也有明显的治疗作用。只是花生衣剥起来不太方便，在此，教给大家一个方法，就是用热水将花生烫一下，再剥起来就容易了。或者直接吃带着红皮的花生。

以下是几种花生衣类补血药膳：

## 1. 大枣赤豆花生皮汤

取大枣 9 枚，赤小豆 50 克，花生红衣 1 小把，放在锅中加水煎，连汤一起吃。每天 1 次。方中大枣、花生衣皆可补脾胃，赤小豆则可健脾祛湿，三者合用，对一般性贫血或缺铁性贫血有很好的治疗效果。

### 2. 水煮花生

水煮花生，就很好地保留了花生中的各种成分，经常吃一些，对预防贫血、糖尿病、心血管疾病都有效果。

### 3. 花生粥

在生活中，也可以把将花生煮成粥来食用。比如落花生粥治疗贫血的效果就不错。具体做法是：取落花生50克（不去红衣），山药15克，粳米100克，冰糖适量。将花生洗净后捣碎，山药去皮切块，然后与粳米一同煮粥，等粥熟后加入冰糖调味即可。

### 4. "人造乳"

《医学碎金录》中曾经记载了一个方子"人造乳"：取花生、甜杏仁、黄豆各15克，加水共研磨成浆，滤取汁液，清晨或晚饭时食用。这个方子的营养非常丰富。也可以先将上面3味泡一夜，再用豆浆机打成汁来饮用。《本草纲目》中说，杏仁具有润肺、清积食和散滞的功效。"人造乳"不仅能调补气血，对咳嗽、消化不良也有很好的治疗作用。特别是对于大病后体虚的人，服用"人造乳"有很好的滋补功效。

## ▶ 桑葚，补血养颜有奇功

对血虚的人而言，桑葚不仅是美食，更是一味补气血的中药。桑葚又叫"桑果""桑枣"，桑葚有黑、白两种，如果鲜吃的话，最好选择紫黑色的桑葚。中医认为，桑葚味甘酸，性微寒，入心、肝、肾经，可以滋补强壮，养心益智，它具有补血、生津止渴、润肠燥等功效，主治阴血不足而致的头晕目眩、耳鸣心悸、烦躁失眠、腰膝酸软、须发早白、消渴口干、大便干结等症。

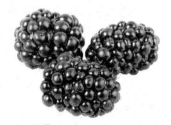

▲ 桑葚
桑葚营养丰富，补血养颜的功效也很显著。

对血虚的人而言，吃桑葚有哪些好处呢？

### 1. 补肝益肾

中医认为，肝主藏血，肾主生髓，是人身体能量的储存基地。桑葚性味甘寒，具有补肝益肾的功效。男性朋友要注意：从中医角度说，对于性功能失调、属寒热混杂体质的人，最好不要随便补肾壮阳，否则会越补越"虚"。夏天可饮用桑葚汁，不仅可补充体力，还可提高性生活质量。

### 2. 补血养颜

桑葚有滋补肝肾、补血养颜、生津止渴的功效，可用于肝肾阴亏、腰膝酸软、目暗耳鸣、关节不利、津亏血少、口渴烦热、肠燥便秘、糖尿病等症。

现代药理学指出，桑葚含有多种维生素，尤其是含有丰富的磷和铁，能益肾补血，使人面色红润、头发乌黑亮丽。若与黑豆、枣肉相配，还能提供使头发变黑的黑色素及供头发生长所需的蛋白质。

如果你想有一头乌黑光亮的秀发和红润的脸蛋，不妨试一试这个美容方法：桑葚汁2000毫升，黑大豆100克，大枣500克。将黑大豆泡入桑葚汁中，浸透发胀后蒸熟，再浸泡再蒸，如此蒸浸5遍，将豆晾干，研成粉末。将红枣蒸熟后去核，捣成枣泥，掺入上述黑豆粉中，做成饼再蒸，取出待凉后放入冰箱。每天早晨当早点食用或做零食吃，可以乌发养颜。

### 3. 促进血细胞生长

桑葚也可以生津润肠，清肝明目，安神养颜，补血乌发。现代医学还发现桑葚具有调节免疫功能、促进造血细胞生长、抗诱变、抗衰老、降血糖降血脂、护肝等保健作用。

### 4. 去火凉血

女性食用桑葚除了有助于养肝血、补肾填精、滋肾阴外，还有助于去火除烦，有效改善女性由阴血亏虚导致的须发早白、大便干结、烦躁失眠、头晕目眩等身体不适症状。桑葚之所以能清热，也是源于桑葚的凉血功效。

用桑葚补血，不妨试试桑葚老鸭汤。相对于其他食疗方，桑葚老鸭汤对肝肾的补益功能更强，因此补益气血也易见成效。

具体做法：准备老鸭1只，桑葚、何首乌各30克，味精、精盐、料酒各适量，生姜一小块。老鸭按照常规方法处理干净，剁块，用开水焯一下；把生姜洗干净，切成片；把桑葚、何首乌洗净。将老鸭块、小姜片、桑葚、何首乌一起放到砂锅中，加适量清水，武火煮沸，再改文火煲约2小时，调入味精、精盐、料酒后即可食用。桑葚虽然味道甘甜，营养价值也比较高，但因其性寒，脾虚大便不成形的女性不宜食用，以防加重病情。

## ▶气血双补的三款药膳

其实，补气补血的食物在我们生活中随处可见，补气血的食物大多是红色或黑色的，比如黑木耳、桂圆、猪肝和大枣等，只要经常吃可有效改善血虚的症状。

### 1. 红稻米粥

对于血虚的人来说，有一道美食不能错过，那就是补益气血的红稻米粥。红稻米其实就是红糯米，一般生长在山冈之间，由于地势特殊，日照时间又少，再加上山泉水的灌溉，使得红稻米的营养价值极高，产量又很低，所以，红稻米显得很珍贵了。红稻米补益气血的效果非常好。做红稻米粥，按照常规做粥的方法来做即可。

### 2. 莲子红枣粥

莲子红枣粥也是一款非常好的补气血的食疗方。莲子可以促进血液循环，而大枣可以补益气血，这两种食材放在一起补气血的效果倍增。

莲子大枣汤做法也非常简单，只要把大枣和莲子用清水泡半小时（温水、凉水都可以），再加少许大米一起煮就行了。假如你想让补血的效果好一些，可以在莲子大枣汤的基础上，再加上红稻米，这样两两相加、强强联手，补血益气的效果会事半功倍。

先准备好100克红稻米，50克莲子，50克大枣，这是一个人的量，然后把大枣和莲子一起用清水泡半小时，再把浸泡好的食材和红稻米一起放进砂锅里，加入适量的清水，大火烧开后，转成小火继续煮15分钟到半小时就可以出锅了。

### 3. 黄芪当归炖鸡

在中药里，有两味中药的补气血效果特别好，一个是生黄芪，另一个是当归，生黄芪补气，而当归补血。在生活中，我们可以为自己做一道黄芪当归炖鸡，这道菜有很好的补气血之功效，特别适合处于经期、怀孕前以及产后期间的女性服用。它的做法也很简单，一小把生黄芪加上几片当归跟鸡一起炖熟就行了。

## ▶吃对食物，补出好血色

如果你有血虚的情况，首先，日常饮食要改掉偏食的毛病，不能只吃喜欢的食物，还应根据自己的体质摄取适合的食材。血虚的人在饮食上更要注重补血。可选用以下食材。

### 1. 红色食物——红豆、花生、红枣等

在食物中，红色的食物补血效果是最好的。红豆含有铁和维生素 $B_{12}$ 等多种营养，有促进血液循环和补血的功效。花生有益气健脾、补血止血等功效，特别是花生皮，是治疗贫血的良药。红枣含丰富的钙铁，除补血的功效外，还能养胃、安神、改善骨质疏松。胡萝

卜、西红柿、枸杞子等也都是很好的补血食物。

血虚者可以服用"四红粥"。即用红豆、红枣、花生和红糖一起煮成的粥。熬粥最好用糯米，先加红枣、花生和红豆，粥快熟的时候再放入少许红糖。"四红粥"对治疗贫血特别是缺铁性贫血尤其有效。

### 2. 黑色食物——黑米、黑豆、香菇、墨鱼等

黑色食物的补血效果也不错。黑色食品主要有黑米、黑豆、黑枣、黑芝麻、豆豉、紫菜、海带、香菇、黑木耳、乌骨鸡、墨鱼、海参，还有海藻、乌龙茶、甲鱼等。为什么黑色食物的补血效果好呢？因为黑色食物中有保健作用的成分是黑色素，它是一种抗癌物质，不仅能够促进血液成分的恢复，还具有增强免疫力等多种功效。

### 3. 瘦肉、动物肝脏、鱼类

瘦肉、动物肝脏、动物血液、鱼类等"荤食"是很好的补血材料，这些食物除了含铁外，还含有丰富的蛋白质和烟酸等维生素，有很好的补血生血功效。相对来说，大部分素食的补血效果并不是很突出，所以血虚的人，再坚持素食主义就不能算是好的选择了，但也不是说所有的素食都不能补血，如果有特殊的原因一定要坚持素食的话，可选择紫菜、木耳、海带、芥菜等含铁较多的蔬菜。再搭配一些其他含铁丰富的豆类，也可以有很好的补血效果。

### 4. 肉骨头汤

有些人吃汤菜时，喜欢只吃菜不喝汤，这种饮食方式不太科学，因为丢掉的汤才是精华，事实上，汤的营养价值比其中的菜高多了，在炖制的过程中，食物的各种营养成分充分渗出，据研究表明，汤料中有70%的营养物质都已经溶解在汤里了。

对血虚者来讲，值得推荐的就是"肉骨头汤"。做法也很简单，肉骨头以文火煨汤，营养成分损失最少，在煨汤的过程中不停火、不添水，让骨头里的蛋白质、脂肪、胶质等可溶有机物慢慢向外渗出，至汤变得浓稠，骨头和肉都酥软为止。有人认为炖汤时间越长越好，事实并不是这样的。炖汤要掌握好火候，一般而言，鱼汤、骨棒汤烧到汤汁发白就可以食用了。

## ▶ 月经过少与血虚有关，按血海穴可补血

生活中，有些女性月经量很少，别小看这个问题，因为月经过少对女性的身体有着极为不利的影响，可能会导致不孕症。

其实，月经过少与血虚有关。因为月经过少多因血液生成不足，无血可下，正如《医学心悟》中所说："血少色淡者，血不足也。"也就是血虚。

有的女人身体瘦弱，一个重要的原因就是她们吃得少，提供给脾胃化生的材料自然不足，那么成品必然相应减少。另外，饮食量虽然充足，但如果过于挑食偏食，也同样会导致血虚。

如果女人血虚了，会出现月经量少、经血色淡的情况，另外还会觉得气短乏力，头晕耳鸣，晚上睡觉也会频频上厕所。

有的女性依靠阿胶补虚，可是往往收不到多大的效果。这是怎么回事呢？因为脾虚是导致血虚的一个原因，另外，肾虚也会导致血虚。对女人而言，月经的正常依赖于肾的健康，肾气旺盛，脏腑化生精血充足，月经才能正常。

除了饮食补血以外，按摩穴位也可以起到补血的作用。

血海穴就是一个补血的穴位。血海穴位于大腿的内侧，髌骨内侧端上2寸。血海穴是人体气血的"海洋"。脾统血，它掌管着血的运行，只有保证脾经的畅通，脾才能按照计划统血，而血海穴就在脾经上，这个穴位是经血所汇集的地方，因此常常按揉它有活血补血的功效。

▲ 血海穴

什么时候按摩血海穴呢？每天上午 9 ～ 11 点按摩血海穴效果最佳，因为这个时间段是脾经当令的时候，也就是脾经经气最旺盛的时候，此时按摩这个穴位活血补血的效果非常好，不用什么专门的工具，用大拇指指肚按揉就可以，每边按揉 3 分钟，力量不要太大，能感到穴位处有微微的酸胀感即可。

在生活中，女人要想补血活血，不妨按揉一下血海穴，既省事，又不花钱，还有效，可谓一举多得。

# ▶ 五禽戏，通气血防血虚

中医认为，气血滞身不畅，气血动才健康。中医鼻祖华佗曾说："动摇则谷气得消，血脉流通，病不得生。"这句话的意思是说，通过运动使得谷气运化，血脉流通，身体才会不生病，因此，华佗创造了"五禽戏"。单就"五禽戏"本身来说，它并不是一套简单的体操，而是一套高级的保健气功。华佗把肢体的运动和呼吸吐纳有机地结合到了一起，通过气功导引使体内逆乱的气血恢复正常状态。

在中医中，虎、鹿、熊、猿、鹤五种动物分属于金、木、水、火、土五行，又对应于心、肝、脾、肺、肾五脏。人模仿它们的姿态进行运动，正是间接地起到了锻炼脏腑的作用，还可以使全身的各个关节、肌肉都得到锻炼。

其实，五禽戏是一种行之有效的锻炼方式。它能锻炼和提高神经系统的功能，提高大脑的抑制功能和调节功能，有利于神经细胞的修复和再生；它能提高肺功能及心脏功能，改善心肌供氧量，提高心脏排血力，促进组织器官的正常发育；同时，它还能增强肠胃的活动及分泌功能，促进消化吸收，为机体活动提供养料。

五禽戏的内容主要包括虎戏、鹿戏、熊戏、猿戏、鹤戏。

## 1. 虎戏

自然站式，俯身，两手按地，用力使身躯前耸并配合吸气。当前耸至极后稍停，然后身躯后缩并呼气，如此 3 次。继而两手先左后右向前挪动，同时两脚向后退移，以极力拉伸腰身，接着抬头面朝天，再低头向前平视。最后，如虎行般以四肢前爬 7 步，后退 7 步。

## 2. 鹿戏

四肢着地势，吸气，头颈向左转、双目向右侧后视，当左转至极后稍停，呼气、头颈回转，当转至朝地时再吸气，并继续向右转，一如前法。如此左转 3 次，右转 2 次，最后回复如起势。然后，抬左腿向后挺伸，稍停后放下左腿，抬右腿如前法挺伸。如此左腿后伸 3 次，右腿 2 次。

## 3. 熊戏

仰卧式，两腿屈膝拱起，两脚离床面，两手抱膝下，头颈用力向上，使肩背离开床面，略停，先以左肩侧滚落床面，当左肩一触床面立即复头颈用力向上，肩离床面，略停后再以右肩侧滚落，复起。如此左右交替各 7 次，然后起身，两脚着床面成蹲式，两手分按同侧脚旁，接着如熊行走般，抬左脚和右手掌离床面。当左脚、右手掌回落后即抬起右脚和左手掌。如此左右交替，身躯亦随之左右摆动。片刻而止。

## 4. 猿戏

择一牢固横竿，略高于自身，站立手指可触及高度，如猿攀物般以双手抓握横竿，使两脚悬空，做引体向上 7 次。接着先以左脚背勾住横竿、放下两手，头身随之向下倒悬，略停后换右脚如法勾竿倒悬，如此左右交替各 7 次。

## 5. 鹤戏

自然站式，吸气时跷起左腿，两臂侧平举，扬起眉毛，鼓足气力，如鸟展翅欲飞状。呼气时，左腿回落地面，两臂回落腿侧。接着跷起右腿如法操作，如此左右交替各 7 次，然后坐下。屈右腿，两手抱膝蹲下，拉腿膝近胸，稍停后两手换抱左膝下如法操作，如此左右交替也 7 次。最后，两臂如鸟理翅般伸缩各 7 次。

在平时生活中，女性因为活动量较小，又不宜过于劳累，因此"五禽戏"非常适合女性练习，可以起到补气活血的功效。

# ▶ 女子以气血为本，血足皮肤才好

在生活中，有些女性面色苍白没有光泽，人也显得萎靡不振。另外，这种女性看书时间久了，会出现头晕眼花的不适感，晚上还常失眠、做梦等症状。其实，这就是血虚的表现。

女子以血为本，女性内在的气血是否充盈，往往决定了面容皮肤的好坏，如果体内的气血虚亏，就会使女性面色苍白、憔悴、皱纹增多，面容衰老的速度就会加快。只有体内的气血充足了，皮肤才会红润，面部肌肤才会有光泽。所以，女性养颜一定要从补气血开始。

那么，血虚的女性应该如何调补，才能摆脱血虚困扰，使皮肤健康红润呢？

## 1. 女性养血先要健脾补气

女性要养血，首先要健脾补气，使其更好地调节血液在身体里的运行，使体内的气血充足。但由于个体的差异，女性在养血时也要辨证分析，根据自己血虚的具体原因，采用适合自己的养血方法，最好能在医生的指导下进行。

## 2. 女人血虚多吃大枣黑糯米粥

女性如果血虚症状不明显，可以通过食疗来调养，平时适当多吃些富含"造血原料"的补养食物。如果心虚症状严重，甚至引发疾病的，就要在医生指导下进行药疗。

大枣黑糯米粥：准备大枣 30 克，桂圆 10 克，黑糯米 100 克。将大枣、桂圆、黑糯米都洗净，加入适量水煮成粥即可，可早晚食用。

在这道美食中，桂圆甘平质润，能够养血安神，补心益脾，时常失眠、睡眠不好的朋友吃了肯定睡得香。黑糯米也是味甘、性温的，能够补中益气。这道粥不仅作用大，味道也非常香甜，饱了口福的同时又能养血调经，何乐而不为呢！另外，也可以在粥快熟时加点红糖。民间有句俗话叫"女子不可百日无糖"，这个糖指的就是红糖，红糖对女性调经有益，能够祛瘀生精、养血活血，对于月经周期紊乱有很好的辅助治疗作用。

## 3. 女人养血尤其不要熬夜

女性补气血可不能一边补一边"漏"，还要守得住、藏得住，要想藏好血，就得好好对待肝，因为肝是藏血的器官。那些喜欢熬夜的女性朋友可要注意了，丑时是肝经值班的时间，丑时就是凌晨 1 ~ 3 时，所以在丑时之前就应进入睡眠，肝才能藏好血。所以，女人要想气血好、月经好，千万不要做夜猫子。

# ▶ 女人产后血虚怎么补

产后血虚困扰着很多女性，因为分娩过程中失血，女性常出现血虚的症状，产后血虚的女人往往出现头晕眼花、心悸、失眠等情况。产妇要进行适当的有氧体育锻炼，比如散步、慢跑等，以此来提高自身的免疫力。另外，可以根据自己的情况，选择合适的饮食调理，不要吃辛辣刺激性的食物。饮食应以"益气养血、养肝安神"为原则，应多吃些高铁、高蛋白、维生素 C 含量高、具有健脾养胃功效的食物。

## 1. 红糖小米粥

红糖小米粥可益气养血，预防产后血虚，是很多产后女性喜欢的食物，不但可以排出瘀血，还可以调节情绪，缓解血虚的症状。

具体做法：准备小米 100 克，红糖适量。将小米淘洗干净，放入锅内，旺火烧开后，转小火煮至黏稠，然后加入适量红糖搅匀，再煮开即可。煮小米红糖粥的时候，还可以加入红枣。

在这个滋补药膳中，红糖富含丰富的钙、铁、苹果酸、柠檬酸、胡萝卜素等人体必需的物质与微量元素，具有化瘀散寒、暖胃健脾、缓解疼痛的功效，能快速补充体力。

对产后血虚的女人而言，红糖是不可缺少的食物，红糖含有葡萄糖和纤维素，具有活血化瘀的作用，对产后子宫的收缩、恢复有较明显的帮助。红糖还含有"益母草"成分，可促进子宫收缩，产后排出恶露。同时，红糖水可使血液中糖分增高，所以有较强的利尿作用，有利于产妇保持泌尿系统通畅，减少因卧床时间长或伤口疼痛造成的排尿不畅，从而防止尿路感染。但是，红糖只能在产后的 7 ~ 10 天内发挥它的好处，不可以过多饮用红糖水，否则会使产妇出血时间延长，造成贫血。

这个药膳中的小米也可以改善女人产后血虚的症状。因为小米含有丰富的蛋白质，它的含铁量也很高，是大米的 4.8 倍，能够健脾胃，补虚损，是产后补养的佳品。

### 2. 鸡蛋阿胶羹

鸡蛋阿胶羹也一直是女性月子里的补益佳品，可养身止血，防治产后血虚生热和阴血不足。

具体做法：先取鸡蛋 3 个，阿胶 30 克，米酒 100 克，盐 1 克。先将鸡蛋打入碗里，用筷子搅拌均匀，再把阿胶打碎放入锅中，加入米酒和少许清水，用小火煮至胶化，最后倒入搅拌好的鸡蛋液，加入盐调味，稍煮片刻后即可。

在这道药膳中，鸡蛋含有丰富的蛋白质和人体必需的 8 种氨基酸和少量的醋酸，可保护皮肤，增强皮肤的润滑程度。另外，鸡蛋清还能清热解毒，易经补气，润肺利咽。

阿胶具有补血、止血的功效，对女性产后血虚有辅助治疗的作用。阿胶还富含胶原蛋白，不仅可以滋润肌肤，还有延缓衰老的作用。因此，鸡蛋阿胶羹非常适合产后血虚者食用。

# ▶四物汤，女人补血第一方

在女人的一生中，补血、调经、养颜为头等大事，而名医朱丹溪创造的"四物汤"能帮助女人如愿以偿。

关于四物汤还有一个有趣的传说：从前有一个姓陈的铁匠，妻子得了很严重的病，很多人都觉得治不好了。名医朱丹溪听说后，主动找上门去。见到陈铁匠的妻子时，她躺在草席床上，脸色发黑，四肢细瘦如柴。朱丹溪见状急忙上前为其诊脉，说道："你妻子的脉数而涩，重取有弱的感觉，气血不足，需要用四物汤加黄连、黄芩、木通、白术、陈皮、厚朴、生姜熬汤喝，如此调养一年后就会康复。"服用了朱丹溪开的四物汤后，一个眼看就要死的人在一年后竟奇迹般的康复了。

四物汤被称为"妇科养血第一方"，有补血和血、养肝调经的作用。四物汤是由当归、川芎、白芍和熟地四味中药组成，其中又以当归、熟地为主药，熟地和当归的搭配可以称作是"黄金组合"，两者相互作用能增强疗效，对女性脸色苍白、头晕目眩、月经不谓、量少或闭经等症有很好的疗效。

对血虚的女人而言，四物汤有哪些补养功效呢？四物汤主要调理肝血，而女性血虚，应该注重调肝，因为肝和血密切相关。肝脏具有贮藏血液和调节血量的功能，就像一个人体"血库"一样，当人体因为疾病或者生理活动需增加血量时，这时肝脏就把贮藏的血液撑出来，以供机体活动的需要。

中医里有"妇人以血为本，血属阴，易于亏欠，非善调摄者不能保全也"的观点，而桃红四物汤是在四物汤的基础上加上桃仁和红花研制而成，专治血虚、血瘀导致的月经过多，还能治疗先兆性流产、习惯性流产，尤其对养颜健体有特别的功效。

女性从来月经那天开始，就面临着血液亏损、阴精耗减的问题。在生育时更是如此，所以贫血的女性很多。女性一生中几个特殊的生理期都会大量地耗损气血，所以女人更容易血虚和气虚。对女人而言，补气血是健康的根本。所以，女人在生活中必须要养好气血。

## ▶ 女人心血虚，经期易烦躁

在生活中，有些女性在月经期间经常出现烦躁症，情绪起伏很大，大脑也不灵活，这严重地影响了工作和生活。

为什么女性在月经期间会出现烦躁症呢？其实，这是心血虚引起的。

对女人而言，本来就容易心血不足，再加上来月经，这样大量的气血又被损耗了，这样心血就更虚了。中医认为，心主管神志，心是将军，神志是它旗下的军队，如果心血衰弱了，自然也就无法好好地掌控神志这些军队，所以会造成军队的混乱，情绪上的波动，或低落或焦虑。

那么，对于心血虚引起的烦躁症，该如何调理呢？

### 1. 艾灸神门穴能养心血，疏肝气

神门穴是心经的原穴，具有补心气、养心血的功用，对于心血不足引起的情绪不良有很好的安神定志作用，可以治疗心烦气躁等疾病。同时，它对于失眠也有很好的疗效，好好按揉几下神门穴，便可以保你一宿高枕无忧。

神门穴位于腕部，腕掌侧横纹尺侧端，尺侧腕屈肌腱的桡侧凹陷处。艾灸神门穴时，一般灸 3 ～ 5 分钟，以皮肤发热为度，两侧交替进行 2 ～ 3 次即可。

### 2. 睡前按摩腹部——温经散寒，调理气血

有一个调理心血虚烦躁症的方法，晚上睡觉之前，做做腹部按摩。具体方法是：左手掌心放在右手背上，把右手掌心放在肚脐下方，做顺时针环形按摩 1 ～ 3 分钟，以皮肤发热为佳，这个方法可以温经散寒，调理气血。

### 3. 喝玫瑰花茶——理气解郁

女性平时常用它泡水喝，有很多好处。常喝玫瑰花茶，在月经期间出现的情绪不佳、易怒、脸色黯淡等症状都可以得到一定的缓解。具体做法：在泡玫瑰花茶的时候，可以根据个人的口味，调入冰糖或者蜂蜜，以减少玫瑰花的涩味，加强功效。但是玫瑰花茶最好不要与茶叶泡在一起喝，因为茶叶中含有大量的鞣酸，会影响玫瑰花疏肝解郁的功效。

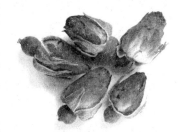
▲ 玫瑰花
玫瑰花是女性调经养颜的佳品。

玫瑰花味甘、性温，具有理气解郁的功效。另外，玫瑰花的药性很温和，经期喝点儿玫瑰花茶，能够起到温养心肝血脉、舒发体内郁气，镇静、安抚、抗抑郁的功效。在工作和生活压力越来越大的今天，即使不是月经期，女性也可以多喝点玫瑰花茶，以安抚、稳定情绪。

另外，玫瑰花茶还有行气活血、化瘀、调和脏腑的作用，因此女性朋友平时多喝点玫瑰花茶，还可以让自己的脸色同花瓣一样变得红润起来。

## ▶ 肝血虚，按三阴交穴养肝血

中医认为，肝藏血，肝脏是需要血液来滋养的，如果气血不足，就会导致肝脏血虚。女性因为血液损失比较多，很多人会存在血虚的情况。一旦女性的肝虚火旺，就爱发火，容易和别人发生争吵。中医有"心主血，肝藏血，而其统在脾"的观点，也就是说血液由脾脏来统治，如果脾气不足，就难以约束血液的正常运行，这种情况下，就可能出现各种血虚症状，严重者甚至会导致出血。对付这种由于血虚导致的问题，最合适的就是按摩三阴交，三阴交是专治妇科病的穴位。

"三阴交"是肝、脾、肾三条阴经的交会穴，经常按揉三阴交穴，可以调补肝、脾、肾

三经的气血，达到健康长寿的目的。

作为养血调经的重要穴位，三阴交对缓解和治疗月经不调、痛经、阳痿、遗尿、疝气、失眠、神经衰弱等有较好的作用。女人养血贵在调经，所以应该重视对三阴交穴的按摩。

三阴交穴位于胫骨内侧、脚内踝上约10厘米处。按摩三阴交穴，具体又可分为按、掐、揉、点四种按摩方法。"按"是指双手放在三阴交穴处，拇指轻按，然后逐渐用力并深压捻动。"掐"是指双手放在三阴交穴处，拇指指甲按掐，反复掐、提。"揉"是指拇指放在三阴交穴处，轻轻地揉动。"点"是指示指弯曲，用屈曲处骨突部对准三阴交穴点压。以上这四种方法，选用任意一种，效果都很好。

那么，怎么按摩三阴交这个穴位呢？具体方法是：每天晚上睡觉前，先用热水泡脚二十分钟，泡到小腿肚子以上，然后从上到下按摩三阴交这个穴位。

另外，调理肝血阴虚，可以结合胆经上的阳陵泉和膀胱经上的承山穴。承山穴在小腿后面正中，当小腿伸直和足跟上提时，腓肠肌肌腹下出现凹陷处。阳陵泉穴位于小腿外侧，在腓骨头前下方凹陷处。先点揉这两个穴位两三分钟，产生酸胀的感觉之后，再按揉三阴交，点揉5分钟，坚持两个月之后，症状基本会消失。

这种方法非常适合即将步入更年期的女性，以及工作经常劳神，导致血不养肝，经常有一股无名之火积压心头的女士。

## ▶ 肾血不足，易心慌失眠

血是生命的根本，人体的所有营养及垃圾都要依靠血液来运输，如果缺少血，就像植物缺水一样，后果不堪设想，无论是患哪种血虚，人的身体都会出现各种各样的问题，肾血虚也不例外。

生活中，有人气色不好，总觉得很疲倦，感到视力减弱，看东西看不准，而且还有心慌失眠、多梦、记忆力减退、大便干燥、肢体麻木等症状，如果是女人常有月经量少的症状。其实，这些情况就是肾血虚引起的。

对于肾血虚，我们该如何调养呢？

生活中，很多食物都有补肾的功能，比如，猪腰花、牡蛎、核桃。猪腰花和牡蛎含有大量的锌，对补肾很有好处，核桃还有润肺的作用，生食或者用50克核桃仁配500克白酒浸泡1个月，每晚少量饮用，也能达到补肾的效果。民间还有"东北人参，江南海马"的说法，就是说海马和人参的滋补功效是齐名的，中医里有用海马煲汤来补肾的方子。但是，肾血虚的人要少吃生姜、辣椒、胡椒、桂皮等食物。

在此介绍5款补肾养血粥：

莲子桂圆汤：准备莲子、桂圆肉各30克，红枣20克，冰糖适量。将莲子泡发后去皮、心，洗净后与桂圆肉、红枣一同放入砂锅中，加水适量煎煮至莲子酥烂，加冰糖调味。睡前饮汤吃莲子、红枣、桂圆肉，每周服用1～2次。

首乌枸杞粥：首乌、枸杞各20克，粳米60克，红枣15枚，红糖适量，煮粥。有养血功效。

麦芽糖煲红枣：麦芽糖60克，红枣20枚，加水适量煮熟，分次食用。

砂锅猪肝粥：准备猪肝100～150克，粳米100克。先将猪肝洗净切碎，与粳米一同入锅，加水1000克及葱、姜、油、盐各适量，先用旺火烧开，再转用文火熬煮成稀粥。

党参煲红枣：党参15克，红枣15枚，煎汤代茶饮。可补肾养血。

# 第六章

# 气"虚"的人，疲乏无力

## ——养生调体，气虚体质重在补气

## ▶ 三种"气"不足，造成人体气虚

为了解什么是气虚，需要先弄清中医说的气是什么。人的生命活动、脏腑功能是变化的。既然呼吸、心跳、脉搏、消化、吸收、说话、行走等生命活动都是变化的，其动力来自哪里呢？当然是来自"气"。

生活中，经常有人郁闷憋屈，长吁短叹，胸闷腹胀，嗳气连连，其实，这就是气不顺畅、郁结引起的。有的人一回家就觉得累，只想躺在沙发里，像面条一样，没有力气，这是气不够。另外，有的人缺乏中气，说话柔声细气、有气无力；有的人中气足，声音洪亮饱满，有磁性。这些都是"气"的具体表现。

在中医看来，气虚主要是因为人体的三种"气"不足引起的。

### 1. 元气——生命之源

对于"气"，古人早有深刻的理解了，比如明代医学家张仲景说："人之有生，全赖此气。"中医认为，人体的气有多种多样的表现形式，其中最基本的就是元气。而元气由两大部分组成，一部分为藏于肾中的精气，另一部分为从肺吸入的空气和从脾胃吸收运化来的"水谷精气"，两者结合起来就成为人的元气。

元气是生命之本，是生命之源，元气充足则健康，元气受损则生病，元气耗尽则死亡。元气充足免疫力就强，人体就能战胜疾病。

一旦体内的元气不足或虚弱，就不能产生足够的抗体或免疫力去战胜疾病，人就会生病死亡。很多武侠小说中，都有"元气大伤"说法，元气大伤，性命就难保了，这种说法也是基于古人对元气的认识。

### 2. 卫气——抵御外邪侵入之气

气除了元气外，还有卫气。中医学把能抵御外邪入侵的正气称为卫气。《灵枢·本藏篇》说："卫气者，所以温分肉，充皮肤，肥腠理，司开阖者也。""卫气和，则分肉解利，皮肤调柔，腠理致密矣。"《素问·痹论篇》："卫者，水谷之悍气也，其气不能入脉，故循皮肤之中，分肉之间，熏于肓膜，散于腹膜，逆其气则病，从其气则愈。"《灵枢·卫气行篇》进一步解释了卫气的循行过程："其始入于阴，常从足少阴注入肾，肾注于心，心注于肺，肺注于肝，肝注于脾，脾复注于肾为周。"这些都说明卫气不仅行于皮肤、血肉之间，起着护卫肌肤表里，控制汗孔开合的作用，同时也起着祛除外邪，清除内邪的作用。

### 3. 宗气

经脾胃消化吸收的水谷精微，上输于肺，与肺吸入的自然界气相结合便成为宗气。宗气形成后，聚集在胸中气海之处，并贯注于心肺之脉，其主要作用是推动肺的呼吸。凡言语、声音、呼吸的强弱、嗅觉的灵敏度，都与宗气有关。人如果宗气不足，常出现气短、喘促、呼吸急促、气息低微、肢体活动不便、心脏搏动无力或节律失常等症状。

如果以上三种气不足的话，都会造成气虚体质。

## ▶气虚的自我诊断方法

什么是气虚体质呢？由于一身之气不足，以气息低弱、脏腑功能状态低下为主要特征的体质状态为气虚体质。气虚的人身体生理功能处于不良状态，所以常感到体力匮乏，精力不足，稍微运动或者劳动就会疲劳。以下是气虚体质的 14 个特点，如果你有 9 个以上，说明你属于气虚体质。

（1）观察一下你的脸色，看看你是否经常出现面色苍白，或者有身体倦怠、腰膝酸软的现象？

（2）你面部是否容易有色斑沉淀，颜色较浅，成块状，额头、口唇周围也易出现此种现象？

（3）你是否容易出现心跳加快、心慌的现象？

（4）你是否容易出现呼吸短促的现象，如会连续急促地呼吸两次，或接不上气？

（5）你是否容易出现头晕、头胀、头重脚轻，或站起时容易出现眩晕、眼花昏暗的现象？

（6）当天气变化或季节转变的时候，与平常人比较，你是否更容易感冒，或者容易患传染性疾病？

（7）你的睡眠质量好不好，比如很早就醒来，而且再也睡不着了，或入睡后稍有动静就能察觉，或稍有不顺心的事就彻夜难眠，或整夜做梦，醒来时觉得很累，或者容易失眠等？

（8）你是否非常喜欢安静，懒得动，不喜欢外出或走动，总想坐着或躺着？

（9）你是否看上去很疲倦的样子，即使平时睡眠充足，在工作两三个小时之内也容易感到疲乏？

（10）每到吃饭时，你是否有无缘无故没胃口，连续一段时间不思饮食，或者吃饭不香，吃过反胃，经常腹胀、消化不良的现象？

（11）你平时说话的声音是否较低，总感觉没有力气说话，或者说话时有上气接下气的感觉？

（12）你是否经常出现记忆力差、遇事易忘的现象，如手机明明在家里又跑回单位去拿，或者手里的东西一放，就忘记放哪里了，或者学习效率下降，对事物理解能力下降等？

（13）你的情绪是否总是不稳定，心情经常不舒畅，爱生闷气，不愉快，遇到一些小事情也会感到苦恼，甚至有时候会觉得沮丧、悲伤？

（14）你是否有活动量稍大，或者进行稍微运动后，就感觉较累，容易出虚汗呢？

## ▶五脏气虚各有什么表现

对于气虚体质者而言，五脏中某一脏的气不足都有具体体现，我们可以根据这些症状判断自己气虚的部位。

### 1. 心气虚——易心悸、失眠

中医指出，心主血脉，其华在面。心气虚则血不足，气虚体质者面色萎黄或淡白。心主神明，人的七情六志都由心管理，所以气虚体质者易出现心悸、失眠、多梦、头晕、健忘、精神不振的现象，性格较内向。心为脏，小肠为腑，两者在五行中都属火，心与小肠构成脏腑表里关系，生理上相互关联，病理上相互影响。心气虚则气血推动无力，小肠易腹胀或便秘。

## 2. 脾气虚——唇色淡白，肢体疲乏无力

中医认为，脾开窍于口，其华在唇。如果脾气虚了，容易出现唇色淡白。另外，脾主肌肉和四肢，脾气虚的人肌肉比较松软，常感觉肢体疲乏无力。脾为脏，胃为腑，两者在五行中都属土，脾与胃构成脏腑表里关系，脾气血不足，会影响胃的功效，进而出现食欲不振，消化不良。

## 3. 肝气虚——目眩昏花，情绪不稳

中医里有"肝开窍于目"的观点，也就是说肝脏与眼睛对应。如果肝气虚了，就容易出现目眩、视物昏花等现象，并且眼睛没有神气。肝为脏，胆为腑，两者在五行中都属木，肝与胆构成脏腑表里关系，肝主疏泄，如果气血不足，气虚体质者易情绪不稳定，并且胆小不敢冒险。

## 4. 肾气虚——头发无光泽，小便较多

中医指出，肾主骨髓，其华在发。如果人的肾气虚，毛发就会显得没有光泽。肾为脏，膀胱为腑，两者在五行中都属水，肾与膀胱构成脏腑表里关系，肾气不足，膀胱受影响，气虚体质者小便较多。

在了解气虚的几种类型后，我们要根据自身的具体情况来调补身体，可以结合饮食补五脏的原则来补气。

# ▶ 气虚的人总是容易感冒

气虚的人有个典型的特点——容易感冒。为什么气虚的人容易感冒呢？中医认为，"气"是固护体表的，如果气少了，力量就减弱了，声音也低了；而且气虚不能固卫，出汗就多了，也更容易被风寒侵袭，患上感冒。另外，气虚的人对于细菌、病毒这类外敌的抵抗力较弱，所以在流感高发季节特别容易感冒，而且患病的时间也很长。

气虚引起的感冒常有一种低热的症状，一般不会有高热，感觉也不是很重，最常见的就是食欲不振，觉得很累，伴有咳嗽、打喷嚏、流鼻涕等症状。这种情况会持续很长时间，或者刚好一阵，一旦再次受寒，病情又加重了。为什么会这样呢？因为气虚的人卫御能力很弱，即使这次好了，防御功能还没有强大起来，所以容易反复。

气虚引起的感冒，为什么不发高热呢？其实，发热是正气和邪气激烈斗争时的外在体现。如果人的正气虚弱，寒邪根本与正气打不起来，正气只在小范围里表演一下花拳绣腿，所以不会发高热，但是会有低热的情况，而且持续时间会很长。生活中，老年人感冒一般都以低热为主，就是因为年高体衰，体内的元气少了，也就是气虚了。

中医认为，劳则耗气。过度劳累会损害体内的气。如果你利用能量在一个正常的范围，有足够的物质去补充，转化为新的能量，你的气就不会损耗。但如果你太劳累了，能量消耗太过了，又没有更多的物质来补充，气必然会越来越少。所以，不要熬夜，还要注意保暖。

气虚体质的人预防感冒，要避免剧烈运动，尤其在运动后出汗，又被风吹到，很容易感冒，会消耗元气。

气虚体质的人感冒了怎么办呢？当然可以借助药物治疗。"玉屏风散"是预防气虚引起的经常性感冒专用药方，在任何中药典籍中，只要谈到补气方剂，第一个肯定是"玉屏风散"。

"玉屏风散"有三大特点：第一，玉屏风散的"玉"有珍贵而坚固的意思，寓意"玉屏风"像是一道结实致密的挡风墙，使风邪无法侵入。第二，这味药专门为那些体虚者和肌肤不固者而创造的。第三，"玉屏风散"能够益气固表，是防治体虚感冒的专方。

这个药方是由黄芪、白术、防风三味中药组成的。其中，黄芪有益气固表的功效，为此药的主药；白术有健脾、固表止汗的功效，为"玉屏风散"的辅药。防风又叫"屏风"，

它具有祛风解表、驱邪的功效，它与黄芪、白术相配，既能固卫疏表，又不留邪，由此可见，这三味药的组合非常合理，是调理气虚型感冒的良药。

尤其对那些年纪较大的气虚体质者，无论是治疗还是预防，玉屏风散都有很好的效果。它就如同一道屏风一样保护机体，也适合对因肌表卫气不固出现畏风、自汗及因体质虚弱易感冒的人。

## ▶ 动不动就出冷汗，此类也是气虚之人

气虚者的另外一个特点就是稍微一活动就出汗，甚至什么事情也没做也会出汗。其实，气虚者出的汗温度并不高，甚至出冷汗，其实这是一种病态，并不是像正常人在夏天那样热得大汗淋漓的样子。

中医里有"汗症"的说法，如果你经常大量出汗，而且这种症状是经常性的、大量的，那你就要注意了，你可能是气虚了。

气虚的人身体本来不热，但毛孔也会张开而出汗，汗液带走了热量，人就会感到冷，而不是热时出汗感到的凉快。其根本原因在于卫气太弱了，抵御外邪的能力很差，不能很好地控制局面，所以外邪会入侵体内，内不能管制津液的流失，对脏腑、肌肉、皮肤也起不到很好的温养作用，稍有外邪入侵，人就感冒了。另外，卫气本身具有寒凉的性质，卫气被外邪伤害之后，不能再流动，而是郁积在人体表面，人就会感觉身体表面是冷的，所以出了汗，也是冷汗，身体更觉寒冷。这也是气虚者容易感冒的原因之一。

在中医中有盗汗和自汗之分。

气虚是自汗的一大原因。气虚引起的自汗临床表现有：出汗，或恶风，动则加重，或劳累后加重，神疲乏力，少气懒言，面色少华，舌淡苔薄白，脉弱。这是由卫气虚弱，不能固表，腠理开泄，营阴不守，津液外泄引起。多见于表虚之人或表虚之人受风寒。浮小麦粥可以防治因为气虚引起的自汗，做法是：准备100克粳米，50克浮小麦，5克冰糖。把浮小麦、粳米淘洗干净，用冷水浸泡半小时，捞出，沥干水分。在锅中加入大约1000毫升的冷水，将浮小麦和粳米放入锅中，用大火煮成粥。在粥内加入少许冰糖，搅拌均匀即可食用。浮小麦粥可除虚热、止汗、益气固表。

那么，盗汗是怎么回事呢？盗汗多由于气阴两虚，不能收敛固摄汗液而引起，如果盗汗日久不愈，则更加耗伤气阴而危害身体健康。

下面几款药膳可有效治疗气虚盗汗：

### 1. 黄芪二蜜饮

黄芪30克，糯稻根30克，麻黄根15克，蜂蜜30克。将上述三味药同放锅内，加水3碗煎煮，煮至1碗时，捞去药渣，加入蜂蜜溶化后即可。此药膳适宜于气虚盗汗者服用。分2次饮用，每日1剂。

### 2. 参苓粥

取人参10克，白茯苓20克，生姜10克，粳米100克，食盐、味精适量。先将人参、茯苓、生姜加适量水煎熬后，去汁取渣待用，然后将粳米淘洗干净，下入药汁内用小火煮粥。煮至粥熟时加入食盐、味精调匀即可。此粥适宜于气虚盗汗者。空腹分2次食用，每天一剂。

### 3. 龙眼人参饮

取龙眼肉30克、人参6克、冰糖30克。先将龙眼肉洗净，人参切薄片，然后与冰糖共放碗内，加水适量，置蒸锅内蒸1小时左右，取出后待凉即可食用。此药膳适于气虚盗汗者服用。一天内分2次吃完，每天1剂。

## ▶月经量过多是气虚

中医认为，气虚也常和血虚相伴相生，气虚到一定程度必然血虚。因为气有摄血作用，女性有一些坏习惯，如熬夜、纵欲、爱躺在床上、容易生气等都会引起气虚。当女人气虚时，气不摄血，就会导致人体血液、津液等物质异常损耗，女性往往会出现月经过多、出血不止等情况。

具体而言，脾气虚是导致月经过多的直接原因。王肯堂的《证治准绳》早有记载："劳伤气血，冲任虚损，月水过多。"那么，如何分辨自己是不是脾气虚呢？

如果你的饭量很少，肚子还发胀，大便稀薄，呼吸短促，全身乏力，大概就是脾气虚了。中医里说"脾统血"，脾虚导致的后果就是不能统摄全身血液的正常运转，冲脉和任脉不能稳固，于是在月经的时候，月经会过量。其实，"气"就好比是为我们的身体筑起了一道无形的堤坝，将全身的血液统摄在血脉中运行。然而气虚无力者，月经来潮，血液便决堤而出了。

月经过多的女性养生关键在于补气。肾为气之根，脾为气之源，所以补气重在补脾益肾。女性气虚宜补气健脾，常用的食物与补药有：人参、山药、莲子、大枣、黄豆、薏米、胡萝卜、香菇、鸡肉、牛肉等。

气虚的女性可用乌骨鸡500克，黄芪50克，艾叶30克，煮熟后食肉喝汤。或者用黑豆、红糖各30克，党参10克，煎汤服用。这两种方子都适用于气虚所引起的月经过多，具有补气养血的功效。

另外，乌鸡白凤丸算得上是最著名的妇科补药了，其主要成分是：乌鸡的肉、骨，并辅以人参、黄芪、当归、白芍等中药。妇女"以血为本""以肝为先天"，乌鸡白凤丸气血双补，具有补气、养血、调经、止带、阴阳双补等多种功效，对月经不调有很好的疗效。

人的血液循环与心有关，大脑的血液靠心脏源源不断地供给，如果思虑过度，挖空心思，就会耗伤心血。气虚的女性应保持心情舒畅，当烦闷不安、情绪不佳时，可以听听音乐，欣赏幽默剧，可使改善不良情绪，排解忧愁。另外，气虚体质的女性不可用脑过度，一旦感到大脑疲劳时，就要调节一下，或欣赏鸟语，或观赏风景，会使心情愉快，很快消除疲劳。

## ▶月经提前，与气虚有关

气虚体质的女性也容易出现月经提前的情况。气虚体质的女性中气不足，统摄无权，冲任二脉失去调节和固摄的功能，经血运行紊乱而妄行，所以会导致月经提前。

治疗因气虚导致月经提前，可以用参芪大枣汤。做法是：取党参30克，黄芪30克，大枣10枚。将党参、黄芪、大枣用清水洗干净，放入干净的砂锅内，用大火熬开，再改用小火熬至汤甜为度。再捞出黄芪，吃党参、大枣并且喝汤。

在这个药膳中，党参性平、味甘，有补脾胃、益气的作用。《本草正义》中指出：党参力能补脾养胃、润肺生津。最为可贵的是党参健脾运而不燥，滋胃阴而不腻。但是正常人服用党参，常会产生副作用，如晕眩、胸口不舒服、烦躁、口干等。党参最宜用于平日里倦怠乏力、精神不振、自觉气短，稍一活动就喘促的气虚女性。

另外，因为补气也有助于生血，党参也适用于气血两虚、面色苍白、头昏眼花、胃口不好、大便稀软、容易感冒的女性。

黄芪有益气固表之功效，可用于治疗气虚乏力、中气下陷，适于气不振、脾土虚弱、清气下陷者服用。

大枣性温、味甘，具有补脾胃、益气血的作用。脾虚、胃弱食少、气血不足之人最宜经常服用大枣。

另外，气虚引发的月经提前，可以艾灸足三里。

艾灸足三里可以起到补气益血的作用，足三里属于足阳明胃经，距离膝盖大约3寸，是最具养生保健价值的穴位。足三里作为足阳明胃经之合穴，能调和气血，具有补虚强壮的特殊功能。脾俞穴属于足太阳膀胱经，是将脾气输送至后背的穴位。脾是"后天之本"，它掌管着食物的运输、吸收和代谢。脾俞穴是健脾的首选穴位，灸脾俞穴可以增加脾脏的功能，帮助消化吸收，补中益气。

在艾灸足三里的时候采用仰卧位，艾灸脾俞时可以采用俯卧位，也可以采用坐位。艾灸时要充分暴露这些穴位，再点燃艾条一端，距离穴位2～3厘米施灸。每穴可灸15～30分钟，以穴位局部皮肤潮红为宜。

其实，要改善月经揠前的症状，需从体质调理入手，气不虚了，月经也就正常了。

# ▶ 气虚了，这么吃

气虚者的饮食应以补气为重点，应多吃补气食物。生活中，常见的补气食物有：小米、粳米、糯米、荞麦、扁豆、菜花、胡萝卜、香菇、豆腐、马铃薯、红薯、牛肉、兔肉、猪肚、鸡肉、鸡蛋、鲳鱼、鲢鱼、黄鱼、比目鱼、葡萄、大枣、花生等，这些食物都有很好的健脾益气作用。当然，也可选用中药来补气。

### 1. 清蒸鲳鱼——健脾益气又养血

气虚体质的人为什么宜吃鲳鱼呢？中医认为，鲳鱼味甘，性平，具有补脾益气、养血、补胃益精，滑利关节，柔筋利骨的功效，对消化不良、久病体虚、气血不足、倦怠乏力、食欲不振、脾虚泄泻、贫血、筋骨酸痛等症有很好的补养效果。尤其是那些体质虚弱、脾胃气虚、营养不良者很适合吃鲳鱼，但是慢性疾病、过敏性皮肤病患者忌食鲳鱼。

清蒸鲳鱼的具体做法如下：

准备鲳鱼1条，火腿片25克，盐3克，料酒3克，葱4克，姜3克。先把鲳鱼去鳃、去内脏，洗净，在鱼身两侧切十字刀，放入汤盘内；葱切段，姜切片。然后在鲳鱼身上摆上葱段、姜片、火腿片，加入料酒、盐。最后将鱼盘放入蒸锅内，用旺火蒸熟，取出去掉葱、姜即成。清蒸昌鱼有益气养血、补胃益精的作用，那些贫血的气虚的人可以适当食用。

### 2. 糯米葡萄羹——大补气血

气虚者为什么宜吃葡萄呢？中医认为，葡萄性平，味甘、酸，它是一种补气血的果品，有健脾胃、益肝肾、强筋骨的功效。比如《随息居饮食谱》中这样评价葡萄："补气，滋肾液，益肝阴，强筋骨。因此，凡气虚伴有肾虚、肺虚和脾虚者，皆宜食之。"另外，《滇南本草》也指出，葡萄能大补气血。

从功效上来看，葡萄适合高血压、水肿、贫血、神经衰弱、风湿性关节炎、癌症患者、过度疲劳、体倦乏力、未老先衰、盗汗、四肢筋骨疼痛、肺虚咳嗽者，以及儿童、孕妇食用，但是糖尿病患者、便秘者、脾胃虚寒者忌食葡萄。

糯米葡萄羹的具体做法如下：

准备150克葡萄，50克葡萄干，10克藕粉，50克糯米，100克白糖。把糯米洗净，加水蒸熟。葡萄洗净，去皮、去子，挤出葡萄汁，加入藕粉、白糖，煮成稠汁，再放入洗净的葡萄干。将葡萄稠汁倒在糯米上即可食用。此羹更是体弱贫血者的滋补佳品，可补血气、暖肾，对神经衰弱和过度疲劳者也有较好的补养功效。

### 3. 太子参炖柴鸡——孩子和老年气虚者最佳补养之品

气虚者也可以用太子参来补气。人参的补益功效比较猛，所以不适合孩童和老年身体虚弱者，而太子参药性较为平和，是孩子和老年气虚者最佳补气之品。

对于孩子来讲，虽然随着年龄的增长，一身之气会不断充实，但是有时候受父母遗传、饮食、外邪入侵等不良因素的影响，孩子一身之气始终是亏虚的。气亏虚就需要补气，这自然无可厚非。但是孩子补气不宜用药性比较猛烈的补品。因为孩童脏腑器官还比较娇嫩，充养五脏六腑的气血还不充实，如果用大补之物就会超过脏腑器官的消化和吸收能力，身体就会承受不住，就会出现越补越虚的情况。老年人身体抵抗力弱，自然也不宜用功效比较强烈的补品进补。

相对于人参来讲，太子参其药效较为和缓，既能祛除治病的邪毒，又能补足一身之气，可谓是补药中不可多得之物。因此，在临床使用时，以孩子调理身体较为常用，因此太子参又叫"孩儿参""童参"。

用太子参补身体，还有一个好处，即在补气排毒的同时，还能滋阴，补足身体中的血、津液等阴液物质，有阴阳双补的功效。

太子参炖柴鸡的具体做法如下：

准备太子参8克，柴鸡250克，葱花、生姜片、精盐、料酒各适量。柴鸡宰杀，按照常规方法处理干净，太子参洗净，将太子参、柴鸡、葱、姜、料酒都放到砂锅中，加适量清水，大火烧开，转小火炖到柴鸡熟烂，放入适量精盐即可食用。每天1次。

上述说到的是适合气虚者食用的食物，而有些食物，气虚体质者应少吃，比如荞麦、柚子、金橘、橙子、荸荠、生萝卜、芥菜、薤白、砂仁、菊花等。

# ▶ 春夏秋冬该如何补气

气虚的人在一年四季中该如何补气呢？万物春生夏长秋收冬藏，千万不要逆势而为，补气一定要遵守这一原则。合适的食物加上合适的时间，才能很好地补气虚。

## 1.春季以宜吃性平味甘的食物

在春季，气虚体质者易患病，机体抗病能力差，这主要是由于卫气虚弱而引起的。卫气功能的正常发挥主要依赖肺的作用，所以气虚体质的人在春季应多食用补肺气的食物，多吃些性平味甘或甘温之类的食品，不要吃破气耗气或性凉生冷等食物。在春天，气虚体质的人可多食用些粳米、糯米、牛肉、鲫鱼、猪肺等食物。

## 2.夏季以健脾养胃为主，还要注意养阴生津

在炎热的夏天，人体功能活动达到强盛状态，体内新陈代谢最为旺盛，所以能量消耗也相对达到顶峰，人体所需的营养物质也会随之增加，但体质气虚之人大都因为脾胃虚弱，营养吸收功能较差，再加上卫表不固，炎热的天气容易使人大汗不止，从而使得多种营养成分随汗液流失，加重气虚，出现疲倦乏力、虚汗口渴、胸闷心悸等症状。所以，气虚体质的人在夏季应以健脾养胃为主，以促进人体对营养物质的吸收。饮食宜清淡松软易消化，应多以汤、羹、汁等汤水较多的食物为主，避免食用油腻厚味油煎等食物，每餐进食量不宜过多，应以少食多餐为原则。

夏季，气虚体质者因汗多而易导致伤津耗气，所以除了要吃补气的食品外，还要多食用些养阴生津的食品，如杨梅、鸭肉、桃子、芦笋、豆腐等。

## 3.秋季宜食性平、味甘或甘温之类的补气食物

在干燥的秋天，气虚体质者最易伤肺气。肺脏受寒容易引起咳嗽、气喘等呼吸道疾病。秋季气虚体质者的饮食养生原则为补肺，慎避风邪，所以在饮食上宜食用性平、味甘或甘温之类具有补气作用的食品，禁食破气耗气、生冷性凉之物，少食辛辣油腻食品。在秋季，气虚体质者可多食用些黄豆、豇豆、蚕豆、兔肉、鹅肉、黄鳝、山药、南瓜、番薯、荔枝、落花生、栗子、苹果等食物，而不要吃山楂、芫荽、荞麦、柑橘、橙子、芥菜、菊花、葱白、烟酒等食物。

## 4.冬季宜补充肾气，可多吃鹌鹑、鲫鱼、蘑菇、山药、蜂蜜等食物

在冬季，天气干燥寒冷，易伤损阳气，而阳气虚弱往往会伴随着一定的气虚，所以此季节在补阳的同时一定要补气。每到冬天，气虚体质者主要表现为肾气不足，所以在饮食上应多注意补肾，宜食用性平味甘或温甘等补气食物。气虚体质的人在冬季可多食用鹌鹑、

凤尾鱼、鲫鱼、蘑菇、山药、蜂蜜、冰糖、菱角、板栗等食品。

# ▶ 优化睡眠加红枣，补气消病的好方法

中医认为，大枣性温，味甘，有益气补血的功效，历代医家常把大枣用在气虚病人的调补上。《别录》中指出，大枣有"补中益气""强力"的功效。中药理论认为，大枣具有补虚益气、养血安神、健脾和胃等功效，是脾胃虚弱、气血不足、倦怠无力、失眠多梦、食少便溏、血虚萎黄、妇女脏躁者的优良补品。那些胃虚食少、脾虚便溏，气血不足、营养不良，心慌失眠、神经衰弱、妇女癔症、贫血头晕、白细胞减少、血小板减少者，慢性肝病肝硬化、血管疾病、过敏性疾病（包括过敏性紫癜、支气管哮喘、荨麻疹、过敏性鼻炎、过敏性湿疹、过敏性血管炎等）患者宜吃大枣。

红枣的吃法很多种，可以直接生着吃，也可以当作配料，下面给大家推荐几款最能够补气的红枣类美食：

## 1. 红枣鱼肚汤

水发鱼肚 200 克，鲜黄鱼肉 200 克，红枣 10 枚，桂圆肉 20 克，核桃仁 3 个，米酒 10 克，油 25 克，盐、味精、葱、姜末适量。先将鱼肚、鱼肉切成块。桂圆肉、红枣、核桃仁加水炖至半熟，取出待用。油锅入葱、姜末爆香，入鱼片、鱼肚炒几下，加入米酒去腥。再加入红枣、桂圆肉、核桃仁及调料，烧熟即成。

红枣鱼肚汤具有调经、活血、补血、止咳等功效。特别适用于女性产前产后、术后、久咳不愈、体虚、贫血时食用。

## 2. 红枣炒木耳

红枣 15 枚，白木耳 15 克，黑木耳 15 克，盐、香油，葱、姜适量，清水 100 毫升。先将黑、白木耳洗净浸泡后，切成条状备用。大枣洗净（剖开）备用。姜入油锅爆香后，放入准备好的黑、白木耳翻炒几下后，再加入洗净的大枣，加水盖上锅盖炖 5 分钟后再快速翻炒，收汤后加入调味料即可食用。红枣富含各类维生素，可说是维生素的宝库。而木耳性味甘平，有清肺热、养胃肝阴、滋肾燥之功效。木耳中含有一种胶质成分及丰富的钙元素，可增加人体的免疫力。

## 3. 枣山药炖南瓜

山药 300 克，南瓜 300 克，大枣 100 克，红糖 15 克。先把山药、南瓜、大枣洗净。再将山药削皮，切成 3 厘米见方的块；南瓜去皮和瓤，也切成相同大小的块；大枣划开后去除枣核。将山药块、南瓜块及大枣加红糖，放入炖盅内，加水烧开，盖好盖，改用小火炖 1 小时左右，至山药、南瓜熟烂时即可。大枣山药炖南瓜具有补虚益气、养血安神、健脾和胃的功效，适合脾胃虚弱、气血不足、倦怠无力、失眠多梦者食用。

红枣除了有以上功效之外，还可以优化睡眠，这对气虚体质者而言是最为可贵的地方。因为优质的睡眠也是补气的好方法。当然保证睡眠质量除了吃红枣以外，还可以采取其他措施：

第一，要想保证睡眠质量，应该正确地安排饮食生活。比如早上该起床的时候要起床，绝不赖床。在起床之后，可以做一些简单的运动，比如打太极等。

第二，要杜绝熬夜。熬夜会损害人体内的气，所以气虚体质的人不能熬夜。

第三，在晚上睡觉前一个小时不要大量饮水。晚上睡觉前一个小时，如果饮用大量的水分，就会给肠胃造成一定的负担，使机体在夜晚睡眠的时候还出现工作状态，就会消耗大量的气血。

第四，晚上睡觉前两个小时内最好不要再进食。如果在这个时候进食，肠胃在两个小时内是不会把食物消化完毕的，在人体进入睡眠状态的时候，肠胃还是处于工作状态，这也会消耗一定的气血。

# ▶ 生脉饮，补气不上火

在日常生活中，很多人常用人参来补气，这样好不好呢？当然，人参的补气效果是不可小觑的。用人参补气的效果虽好，但也存在一个问题，那就是容易上火。有的人食用人参之后会流鼻血，就是上火导致的。

那么，气虚者如何补气又不上火呢？只需换一种方式就仍然可以利用人参来补气，那就是"生脉饮"。

生脉饮也有制成散剂生脉散的，是我国金元时代名医李东垣创立的著名药方，由人参、麦冬、五味子三味药物组成的。其中，人参归心、肺、脾、肾经，在生脉饮中为主药，具有益气固脱、大补元气的功效。麦冬归心、肺、胃经，为辅药，具有养阴润肺、清心除烦的功效。五味子归肺、心、肾经，为佐药，具有养心安神、收敛固涩的功效。其中，人参善补气，麦冬能清气，五味子可敛气，三药相伍，一补一清一敛，可以起到益气养阴、敛阴止汗的作用。

对于生脉饮这个药方，就连清代的乾隆皇帝也非常推崇。乾隆皇帝每天要处理很多政务，所以御医们及时地给他配了生脉饮。乾隆服用以后，认为非常好，于是常年服用。有的时候，他把方子里面的五味子也去掉，只留人参和麦冬。乾隆使用"生脉"这个方子主要是保健。乾隆活了89岁，是中国所有皇帝中寿命最长的一位，虽然他长寿的原因很多，但是其中也少不了生脉饮的一份功劳。

夏天的时候，如果天气太热，人的心气和心阴受到影响，气阴两虚，就可以用这个方子补充气阴，帮助身体恢复健康。所以，在夏天，如果你心烦口渴，四肢无力，自汗不止时，就可以买一盒生脉口服液，按照说明书喝一点儿，症状很快就会得到缓解。

另外，在其他的季节，如果因为劳神过度，损伤了心气，出现心烦心慌、口干舌燥、四肢无力、动辄出汗、面色发白等症状，这属于心气阴耗伤过大引起的，也可以服用一点儿生脉饮来养心气。

一般药店里都可以买到生脉饮。现在市面上的生脉饮一般有两种，一种是用人参（通常是红参）来制作的，这个药性稍微大一些，效果比较好，主要是症状严重时用；另外一种是用党参制作的，这个在外包装上会说明，它药力平缓一些。用于保健时，选用党参制作的就可以了。所以，我们在购买时一定要看清楚。

# ▶ 经络里的补气穴——中脘、神阙

人体自有大药，那个大药就是经络穴位，它们蕴含着人体强大的自我调整功能。当人体各个器官出现异常时，刺激这些穴位就能恢复器官功能，而且穴位疗法是最自然的疗法。

生活中，气虚体质的人有两类，一类是身体较胖，它主要是由于气虚不能运化体内的津液，水湿潴留导致的；另一类是身体较瘦，这是由于气虚不能把营养物质运输到周身而导致的。这两种类型都是因为气虚所致，这两类人都可以利用经络穴位来补气。

## 1. 按摩中脘穴——健脾和胃，补中益气

中脘穴很好找，用在肚脐之上10厘米的地方就是中脘穴的位置。按摩中脘穴可治疗因气虚引起的慢性胃炎、萎缩性胃炎、胃下垂等，也能够缓解胃痛和治疗消化不良。

中脘穴是手太阳、少阳、足阳明、任督交汇之处，是四条经脉的汇集穴位，中医将中脘穴称为胃的灵魂枢穴，中脘穴有健脾和胃、补中益气的作用，主治各种因气虚不足、脾胃功能失调引起的多种病症。

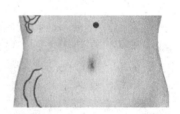

▲ 中脘穴

按摩方法为：一般在饭后半小时，做顺时针或逆时针的按摩。可以用按揉法或摩揉法，即双掌重叠或单掌按压在中脘穴上，顺时针或逆时针方向缓慢行圆周推动，但是注意不要

让手与皮肤之间出现摩擦，而应让手掌始终紧贴着皮肤，带着皮下的脂肪、肌肉组织等做小范围的环旋运动，当感觉腹腔内产生热感就可以了。

### 2. 按摩神阙穴——调和气血，益气补肾

神阙穴是最佳补气穴位。神阙穴为任脉经腧穴，居于任脉，为阴脉之海，它与督脉相表里，经过脐，而脐又为冲脉循行的地方，因此，神阙穴与三脉相通，内联五脏六腑，刺激神阙穴可以使皮肤上的各种神经末梢处于活动状态，有很好的保健功效。

神阙穴位于肚脐处。按摩神阙穴不仅帮助调理脾胃，调和气血，益气补肾，还能够提高人体免疫功能、激发抗病能力，从而改善各组织器官的功能活动，加速血液循环，改善局部组织营养，调整自主神经系统功能，从而有防病治病的作用。

按摩方法：用指压神阙穴或是用手掌心揉搓神阙穴，可以使脾胃健运，六腑通畅，让体内的气畅行，气畅行了血也会畅行无阻，所以具有养生延年、温补肾阳的作用。

## ▶ 常练静功，减少元气消耗

生活中，有些人爱生气，其实这也与气虚有关。易怒本身就容易导致气虚，其他不良情绪所导致的阴虚阳亢或者其他什么疾病，迟早也会伤气。因为性格的原因造成的疾病，必然是不容易根治的，久病必然耗血伤气，气虚则血运受阻，气虚不畅，人就更容易出毛病。

气虚者可以练练静功，来改善体质。

常练静功是控制元气消耗最有效的方法。练习静功有很多好处，可以使身体和思维都安静下来，减少体力活动，排除杂念，以保护体内的元气。

各种各样的静功中，最著名的是听息法。

所谓听息法，就是听自己呼吸之气。这种静功来源于庄子的著作，所以又名"庄子听息法"。初练习时，只用耳根，不用意识，不是以这个念头代替那个念头，更不是专心死守鼻窍或肺窍（两乳间的膻中穴），也不是听鼻中有什么声音，而只要自己觉得一呼一吸的下落，勿让它瞒过，就算对了。至于呼吸的快慢、粗细、深浅等，皆任其自然变化，不用意识去支配它。这样听息听到后来，神气合一，杂念全无，连呼吸也忘了，渐渐地进入梦乡，这才是神经得静养最有效的时候。这时就要乘这个机会熟睡一番，切不可勉强提起精神和睡意相抵抗，这对疾病和健康有损无益。

当你睡醒之后，可以从头再做听息法，则又可安然入睡。如果是在白天睡了几次，不想再睡了，则不妨起来到外面稍做活动，或到树木多、空气新鲜的地方站着做几分钟吐纳（深呼吸），也可做柔软体操或打太极拳，但要适可而止，勿使身体过劳。然后，回到房内或坐或卧，仍旧做听息的练习，还可以进入熟睡的境界。

对于初学者而言，最难做到的就是排除杂念。这时候就需要你坚持下来，久而久之，杂念自然会减少，心平气和，呼吸均匀，情绪稳定，自然舒适。

## ▶ 清晨拍手，疏通气血补气虚

在早上，公园里有很多人经常练习拍手功，其实，拍手可以疏通全身气血，有极佳的补气效果。

中医理论里说，手是阳气的会聚地，脚是阴气的汇聚地。因为手上有39个穴位，所以，拍手可以推动全身气的运行。那么，为什么要在清晨拍手呢？因为清晨太阳初起，天地间的阳气慢慢汇集，人体内的阳气也跟着太阳开始生发，如果此时再配以拍手，就更能促进阳气的生发，有利于全身之气的畅行。

拍手不仅能防病，而且也能治病。道理很简单，人身上有十二条经络，其中"手太阴肺经""手少阴心经""手厥阴心包经""手太阳小肠经""手少阳三焦经"和"手阳明大肠经"六条都和手掌相连。人体的气需要通过经络传输到各个脏腑，如果经络被堵塞了，气

的运行就会受阻，人就会生病。拍手能够同时疏通六大经络，而且效果很明显。

以下是两种简单的拍手方式：

第一种是十指分开，两手手掌、手指相对，开始可以轻轻拍，手适应了以后再逐渐加重。注意拍手的力度不能太轻，太轻就起不到刺激手掌穴位和反射区的作用了。

第二种是手掌弓起，手指张开，拍下去时，能拍到手指尖及手掌的边缘部分，如果选用这种方式拍手，那么时间要较第一个长些。

这两种拍手的方法都对准了一个或几个重要的穴位和反射区。刺激这些穴位和反射区可以起到打通经络的作用，进而可以激活全身的气血。

## ▶ 女人产后气虚，如何补

很多女性生完孩子后常出现气虚的症状，尤其是那些气虚体质的女性产后更容易气虚。为什么会出现这种情况呢？一般是因为分娩时用力过度所致。这类产妇常常形体消瘦或偏胖，体倦乏力，面色苍白，常常出汗，稍做运动就会表现得更厉害。严重的除了上述症状加重以外，还伴有气短，懒言，咳喘无力，食少腹胀，脱肛，子宫脱垂，经常心悸怔忡，精神疲惫，或腰膝痿软，小便频多等症状。

产后气虚的女性在调补时，应以补气养气为主，可以适当地做一些运动，具体如下：

### 1. 屈肘上举——可缓解气短、呼吸苦难

取端坐的姿势，两腿自然分开，双手屈肘侧举，手指伸直向上。与两耳平，双手上举，以两胁部感觉有所牵动为度。随即复原，可连做 10 次。该动作对气短、吸气困难者，有缓解作用。

### 2. 抛空——舒经活络

取端坐的姿势，左臂自然屈肘，置于腿上。右臂屈肘，手掌向上，做抛物动作 3 ~ 5 次，然后右臂放于腿上，左手做抛空动作，与右手动作相同。每日可做 5 遍。

### 3. 荡腿——益肾强腰

取端坐的姿势，两脚自然下垂，先慢慢左右转动身体 3 次，然后，两脚悬空。前后摆动十余次。本动作可以活动腰、膝，具有益肾强腰的功效。

### 4. 搓腰——行气活血

取端坐的姿势，宽衣，将腰带松开，双手相搓，以略觉发热为度，再将双手置于腰间，上下搓摩腰部，直至腰部感觉发热为止。搓摩腰部，实际上是对腰部命门、肾俞、气海俞、大肠俞等穴的自我按摩。而这些穴位大多与肾脏有关。待搓至发热之时，可起到疏通经络、行气活血、温肾壮腰的作用。

## ▶ 心气虚了，补气养心是重点

什么是心气虚呢？心气虚就是心气不足。当心气虚的时候，浑身也会感觉到乏力。

在生活中，如何判断心气虚呢？其实，只要观察一下舌头就可以了。中医认为，舌头与体内的心脏对应，如果人的心脏有问题，就会在舌头上有所体现。一般而言，正常人的舌头是粉红或淡红色的；形状是长椭圆形，胖瘦适中，舌苔薄白；舌头光泽润滑，伸缩自如和有力。假如你感觉最近舌头尝不出味道，还有心悸、多梦和失眠等情况，可能就是你的心脏功能受损；如果你还有口中干涩、舌苔厚重或者舌头上生疮久治不愈的情况，那就是心有问题了。

那么，心气虚该怎么补呢？

首先，可以通过饮食养心气。中医指出，心气虚患者可服用补气养心的"养心汤"，它

是由人参、黄芪、五味子、茯神、白茯苓、远志、柏子仁、酸枣仁、当归、川芎、半夏曲、肉桂、甘草、生姜、红枣组成的。心气虚患者也可以食用"龙眼肉粥"，其做法是：准备龙眼肉 15 克，红枣 3 ~ 5 枚，粳米 60 克。将粳米淘洗干净，龙眼肉、红枣洗去泥沙，同煮粥，早晚各服 1 次，能起到养心安神的作用。

其次，少生气，有怒火一定要发泄出来。一般而言，心气虚的人也容易生气，因为心脏不舒服，情绪自然就受影响，自然也就爱生气了。对于心气虚的人来说，不要把怒火压在心里，一定要发泄出来。名医华佗就利用这个治病原理为人治过病。

有一位郡守患病，名医华佗认为他只要将胸中愤怒发泄出来，病就会好了。于是，华佗接受了郡守的许多财物作为治疗费，却不去给他诊治。后来，华佗不辞而别，并留下一封书信骂了这郡守一通。郡守勃然大怒，命人前去追杀华佗，郡守的儿子知道华佗的用意，叮嘱下属不要追赶。郡守愤怒异常，吐出数升黑色的瘀血，后来，这个郡守的病也好了。

为什么郡守被华佗这么一气，病就好了呢？其实，这要得益于华佗的心理疗法。如果人体内的气不顺畅，则会伤害脾，使其消化吸收营养物质的能力下降，进而影响气血形成，最终引发各种疾病。在华佗的刺激下，郡守口吐瘀血之后，气血运行恢复顺畅，疾病自然也就"不治"而愈了。

# ▶ 肾气虚了，先呵护好你的元气之源

自古以来，中医就非常重视养肾，因为肾为人体元气的源泉。具体来说，肾气为肾精化生之气，对各脏腑、组织器官具有温煦和推动作用。肾气与人的生长、发育、衰老有着密切的关系。人的肾气充盈，脏腑功效才会良好，体魄健壮；如果肾气虚亏，就会引起其他脏器虚弱。

生活中，有的人听力开始下降，听不清别人说什么话，还伴有小便多，长期腰痛，精神状态越来越不好。其实，这都是肾气虚引发的一系列症状。

在中医中，肾脏与耳朵相对应，人的肾气不足的话，气不能运行到耳朵上，所以会导致听力下降。另外，如果肾气虚，骨骼失去了濡养，腰膝酸软无力，也会出现腰痛的症状。以下是适合肾气虚者的几个调理方法：

### 1. 山药——补气又补阴

肾气虚者应食用一些益肾的食物，可以吃一些山药，中医认为，山药是很好的滋补食品，既补气又补阴。肾气虚的人还应少喝酒、少食辛辣食品和浓咖啡、浓茶等刺激性食物。

### 2. 涌泉穴拔罐——疏通肾经之气

涌泉穴位于足前部凹陷处第 2、3 趾趾缝纹头端与足跟连线的前 1/3 处，它是肾经肾经的首穴。《黄帝内经》中说："肾出于涌泉，涌泉者足心也。"这句话的意思是说，肾经之气犹如源泉之水，来源于足下，涌出灌溉周身四肢各处。由此可见，涌泉穴是非常重要的保健穴位。尤其是在涌泉穴上拔罐，可以治疗肾气虚。拔涌泉穴可以及时排出体内的湿毒浊气，疏通足少阴肾经的经气，让肾气更充足。

### 3. 强肾操——保护肾的精气

在生活中，肾气虚的人要特别注意腰部的养护。在此推荐一种强肾操。

方法：两脚平行，两脚的距离要与肩同宽。眼睛看着鼻子部位，两臂自然下垂，两掌贴于裤缝，手指自然张开。脚跟提起，连续呼吸 9 次，脚跟不要落地。然后再吸气，慢慢曲膝下蹲，两手背逐渐转前，虎口对脚踝。手接近地面时，稍用力握成拳（有抓物之意），吸足气。憋气，身体逐渐起立，两手下垂，逐渐握紧。然后呼气，身体立正，两臂外拧，拳心向前，两肘从两侧挤压软肋，同时身体和脚跟部用力上提，并提肛，呼气。长期坚持练习这个强肾操可以有效呵护你的肾，有防治肾气虚的功效。

## ▶ 肺气虚弱，找太渊穴来帮忙

其实，肺气虚就是肺气不足。如何自我诊断是否肺气虚呢？可以听自己的哭声。如果你肺气很强盛，你哭的声音会非常洪亮；如果你肺气虚，那么你哭的声音会很低微。生活中，有些女孩子哭的时候，常呈现呜咽的状态，这种女孩多半肺气虚。中医认为，肺主皮毛，如果人的肺气虚了，人的头发、皮肤也会不好。

另外，肺气虚的人总觉得气不够用，肺部感觉不舒服，有时还咳嗽，所以一点儿剧烈的体育运动都做不了。只要稍微做点儿剧烈的运动，气就虚得很。

那么，肺气虚的人该如何补呢？

### 1. 白色食物——补肺气

白色食物养肺，肺气虚的人可以多吃白色食物。但是白色食物性偏寒凉，生吃容易伤脾胃。所以，利用白色食物养肺要根据自身情况采用恰当做法，对于脾胃虚寒（表现为腹胀、腹泻、喜食热、怕冷等）的人来说，在食用时应将其煮熟后吃，这样可减轻它的寒凉之性，以达到既养肺又不致伤害脾胃的理想效果。

### 2. 补肺汤——补肺顺气

在药王孙思邈的《备急千金要方》中记载着一个叫"补肺汤"的药方：黄芪30克，甘草、钟乳、人参各12克，桂心、干地黄、茯苓、白石英、厚朴、桑白皮、干姜、紫菀、橘皮、当归各15克，五味子15克，远志15克，麦门冬15克，大枣20枚。制作时可以把这些药物用1.5升水煮，煮取500毫升即可。一天分5次服用。

### 3. 按摩按压太渊穴——可调理肺气虚引起的胃灼热、颈椎病

古人称太渊穴为"状如深渊，上通天穹，下达地渊"，其是天、地、人三脉之气交汇的地方。当肺脏发生状况时，不适感首先会在太渊穴处表现出来，而通过此穴处的各种变化也能推知肺脏功能的盛衰。这个穴位位于两手拇指根侧的地方。太渊穴有两个最重要的功能，就是理气补气和调心率。生活中，有些人老爱咳嗽；有的人喘气很费劲，好像到了氧气稀薄的高原一样，感觉吸入的氧气不够用；有些人走几步路、爬一会儿山，甚至稍微活动活动就满头大汗；还有的人觉得憋气、烦闷、胸部胀满，都可以用这个穴位来补气理气。

生活中，很多人都有"胃灼热"的经历。其实，胃灼热往往是由肺气虚引起的。因为肺主一身之气，如果肺气不畅，胃气就容易凝滞，出现泛酸等症状。肺气虚的人平时可以按揉太渊穴5分钟。因为太渊穴是肺脏元气驻留的地方，经常刺激这个穴位可以补肺。

另外，颈椎病也与肺气虚有关。如果人的肺功能有问题，会在太渊穴上有所体现。按揉太渊穴有很好的补肺气的效果，因此可以改善颈椎病的症状。但一定要坚持，如果只是偶尔想起来按个三天两早晨的，是不会有效果的。

按摩太渊穴时应注意，该穴在动脉搏动之处，所以在按摩的时不可以用力按压，宜轻柔按摩。按摩也不宜太久，每天3～5次，每次1～2分钟。儿童或老年人要酌情按压，尽量不要过长时间按压。

## ▶ 秋季养肺气要"少辛增酸"

中医理论说"秋天主燥，燥气通于肺"，在秋天养肺是最重要的。肺喜润而恶燥，所以，防燥是气虚体质者养肺的首要任务。中医指出，辛入肺，如果秋天多吃辛辣的食物，会泄肺气，人说起话来就会有气无力，因此气虚体质的人秋天要远离辛辣食物。所以，中医提出秋季养肺要"少辛增酸"，气虚体质的人在秋天尽可能少食葱、姜、蒜、韭菜等辛味之品，多食酸味果蔬，如雪梨、鸭梨，生食可清火，煮熟可滋阴、润肺而防燥。

另外，秋季易伤津液，所以在饮食上还要以"防燥护阴、滋阴润肺"为基本准则，气虚体质的人可以多吃芝麻、核桃、糯米、蜂蜜、乳品等滋阴润肺养血的食物。对年老胃弱

的人，可采用晨起食粥法以益胃生津，如百合莲子粥、银耳冰糖粥、红枣糯米粥等都是益阴养胃的佳品。

在秋天，自然界的阳气由疏泄趋向收敛、闭藏，在起居方面要合理安排睡眠时间，早睡早起。晚上 10 点就睡觉，11 点就能养肝胆之气。特别是老年人，随着年龄的增加，气血阴阳俱亏，会出现昼不精、夜不眠的少寐现象。古代养生专家说，老人宜"遇有睡意则就枕"，也就是说什么时候困了什么时候就睡，这是符合养生原则的。

秋季日照减少，花木开始凋谢，特别是霜降之后，"无边落木萧萧下"，常使人触景生情，产生凄凉、忧郁、烦躁等情绪变化。中医认为，"喜怒思忧恐"，五志之中，肺在志为忧，忧的情绪很容易伤肺气。《红楼梦》中的林黛玉经常咳嗽，还患有肺病，这与她忧郁的性格是分不开的。因此，秋季养肺气就要注意调整心态，培养乐观情绪，可以参加登山赏红叶等有意义的活动。我国古代民间就有重阳节登高赏景的习俗，登高远眺，饱览奇景，有心旷神怡之感，可使一切忧郁、惆怅顿然消失，又可调剂生活，可谓两全其美。

肺是人体最脆弱的脏器，秋季如果燥邪入侵，容易伤肺。说话过多也会伤气，在秋季，如果你常常滔滔不绝，口若悬河，会损耗大量的肺气，所以应适当"少言少语"。

## ▶ 脾气虚，口淡无味唇色无华

在平时，说如果你有下面这些症状，比如一天到晚总感觉浑身没劲，懒得动，干什么都没情绪，稍微活动后就觉得疲倦，而且觉得头脑不够清爽、头昏，你可能是脾气虚了。

如何诊断自己是不是脾气虚呢？可以从口味和唇色上来辨别。《素问》中说："开窍于口，藏精于脾。"口纳五谷，先入于胃，胃为脾之腑，故口为脾之外窍。也就是说，脾的精气通于口，如果脾气正常，那么口的味觉就很好，能辨别事物的味道。如果脾气虚了，则会出现口淡无味、唇色无华的情况。

脾气虚时一定要引起重视，如果发展成中度，就不单单是食欲不振、头晕的症状了，还会有脘腹坠胀、便意频频、久泻脱肛、子宫脱垂、胃下垂等气虚下陷症状。中度脾气虚弱如果进一步发展就会造成脾不统血。脾不统血，血不循经，则会出现各种出血现象，比如胃肠出血就表现为吐血或便血；气虚引起冲任不固，则表现为月经过多或崩漏等。

那么，脾气虚了，该怎么补呢？

在饮食上，脾气虚者宜多吃具有补气健脾功效的食物，如山药、莲子、大枣、黄豆、薏仁、胡萝卜等，还要注意调整心态，让精神振奋起来，豁达、乐观的精神状态对治愈疾病有很好的辅助效果。

一般而言，脾气虚证的治疗以益气健脾为主，如果利用经络调理的话，可以选用脾俞穴。这个穴位在脊柱旁开两指的直线上，平对第 11 胸椎棘突处。脾俞是足太阳膀胱经的穴位，它是脾脏的精气输注于背部的位置，和脾直接相连，所以刺激脾俞穴可以很快恢复脾的功能。

利用这个穴位，在不同的季节宜用不同的方法，比如早春和晚秋最好拔罐，夏末和冬季应该艾灸。夏冬两季艾灸不但可以温补脾气，还可以祛湿，尤其是夏末，这时候的天气有湿有寒，艾灸最为合适。其他时候则以按揉为主。另外，每天晚上 8 点左右刺激最好，因为这是脾经精气最旺盛的时候，这时一天的工作已基本结束，而且运转了一天的"脾气"已经有些疲惫了，这时补，不仅可以缓解白天的劳累，还可以为第二天蓄积力量。

轻度的脾气虚患者可以按摩足三里。足三里是胃经的合穴，它是胃经经气的必经之处，要是没有它，脾胃就没有推动、生化全身气血的能力。民间流传"常按足三里，胜吃老母鸡"的说法，可见足三里对身体的重要性。

足三里一定要每天坚持刺激，也可以找一个小按摩锤进行敲击，力度要以产生酸胀感为宜，每次至少揉 3 分钟。冬天的时候也可以艾灸，具体操作方法：每天饭前饭后各半小时的时候按揉两侧足三里穴 3 分钟，可以左右交替着刺激，然后晚上 8 点左右再在两侧脾俞上拔罐 15 分钟，起罐之后喝一小杯温开水。

# 第七章

# 体内寒凉是疾病的根源 〜

## ——慧眼识寒，防治寒气侵入身体

### ▶ 测试一下你的体温是否偏低

说到"温度"这个词，很多人会把它和气象、气候联系在一起，而很少人会把它与身体健康联系在一起。其实，在中医看来，很多疾病都与冷热有关，因此可以这样说，温度决定健康。

在中医理论里有"百病寒为先"的说法。寒邪会损耗人体的阳气，阳气弱了，各种疾病就来了。

其实，很多肠胃疾病就是因寒而生的，脾负责掌管全身血流供应，如果肠胃功能不好，吸收能力差，食物营养便无法化成足够血液提供身体所需，末梢血液循环自然就会变差。

寒气积累在肌肉里，时间长了，人们就会觉得肌肉僵直、腰酸背痛，形成肩周炎、关节炎等疾病。在生活中，不要等身体出现了症状才开始祛寒，我们要随时根据气候、环境和身体的变化对身体"嘘寒问暖"，以便及时发现寒邪侵袭的蛛丝马迹，并将寒邪驱逐出去，做到"未病先防"。那么，我们怎么才能知道自己有没有寒邪在身呢？体内有寒者一般有以下特点：

#### 1. 比一般人怕冷

有的人大热天一吹空调就会觉得凉气彻骨，整个肩背部像是僵住了；有的人晚上还得穿着毛衣、毛裤、毛袜子，否则就冷得睡不着觉；还有的人全身都怕冷，动不动就伤风感冒。当然这都是比较极端的例子，只要你比一般人都怕冷，天气稍微有点凉就得比别人多穿衣服，而且即使这样，手脚还是冰凉的，就表示你体内有寒气了。

#### 2. 胃部冰凉，有时咕咕作响

还有一些人不是全身都怕冷，只是身体的某个部位怕冷。这表示脏腑气血不足，内有寒气。比如有的人胃部冰凉，像个冷水袋放在里面，甚至有时还咕咕作响，其实，这就是脾胃虚寒的表现。

#### 3. 腹部怕凉，一受凉就拉肚子

生活中还有一些人腹部怕凉，受一点儿凉就拉肚子，而且很严重，吃什么拉什么，而且还腰疼，尤其是腰骶部，经常会觉得酸痛，受凉加重，干点活就疼得要命，小便次数也增多，特别是晚上要起来好几次，大便经常不成形，这说明肾虚寒了。

#### 4. 脸色不正常，脸色苍白没有光泽或颧骨处发红

你可以看一下自己的脸色，如果脸色苍白没有光泽，或者面部浮白，而颧骨周围嫩红，或者脸色发黑，说明你体内有寒。

#### 5. 口干而不想喝水

如果你口干而不想喝水，或者大热天也喜欢喝热水，都表明你体内的阳气不足，寒气

内存。因为阳气不足，体内有寒，就不能通过温煦作用将水液变成水气，体内水液积聚，你当然感觉不到口渴，或者口干了也不想喝水；如果你口渴了想喝水，而且想喝热水，也说明你体内有寒了。

如果你有以上这些情况，说明你体内有寒，也就是体温偏低了，需要及时调补。

## ▶ 寒气重不重，摸摸手脚就知道

生活中，有些人经常抱怨"每天上完班困死了，累得慌""常常偏头痛""精神恍惚"，总觉得身体不舒服，但是去医院也检查不出什么毛病，很难找到确切的病因，最多也就是诊断"亚健康"了事。其实，可能你的体内有寒气了。

判断体内是否有寒气，还有一个简单的方法——摸手脚的温度。

在中医理论中有"四肢为阳气之末"的说法，也就是说，人的四肢是阳气灌溉的终点。如果手脚温热，就说明体内阳气比较充足。如果手脚温度很低，甚至常年四肢冰凉，这就说明你体内阳气不足，体内有寒气。

老中医用手感知出来的手脚的温热程度，一般分为"手足不温""手足冰凉"和"手足厥冷"三种程度。"手足下温"是指手脚的温度比正常温度低，感觉不暖和，这往往是阳气亏虚的先兆，可能有轻微的寒气；"手足冰凉"则是指手脚的温度明显降低，摸起来凉凉的，有时还伴有出汗症状，这就说明体内阳气很虚了，寒气很重了；"手足厥冷"则是指手脚温度极低，甚至肘关节、膝关节之下都是冰凉的，这就是提示体内的阳气已经极度亏虚，寒气过重了。

除了四肢寒冷之外，还有一些人脚心容易发热，总想挨着凉的东西，但人又特别怕冷，容易出虚汗，这也是体内有寒气的表现。因为体内阳气太虚，不能回纳，就浮散于外，使手脚出现了"虚热"的假象。

用这个方法判断体内是否有寒气时，有一点需要注意：这里说的手脚温度是指持续一段时间的温度，而不是指一时的温度状况，例如有些人腹疼时也会伴随手脚冰凉，但疼痛缓解后，手脚温度就会恢复正常，不能把此类特殊情况也作为判断是否体寒的依据。

## ▶ 咳嗽不止，是肺脏受了寒气

我国古代医学著作《素问·五脏生成论》中说："诸气者皆属于肺。"这句话的意思是说，全身之气都属于肺来驾驭。如果肺主气的功能出问题的话，后果是不堪设想的。例如肺阴虚、肺阳虚等都会使肺主气的功能受到影响。除了阴虚、阳虚、血虚、气虚会导致肺气不顺畅之外，肺受寒，也是导致肺气不顺畅的一个重要因素。

中医认为，寒邪进入肺部，有三个途径：第一个途径是皮肤和毛发受寒后，寒气通过体表钻进身体，进入肺部；第二个途径是寒邪先进入胃，再由肺脉上至于肺；第三个途径是从背部腧穴而进入肺部。肺是一个比较娇嫩的脏器，所以，寒邪很容易侵犯肺部。

在寒邪侵犯肺部以后，咳嗽为主症，严重者伴有气喘，并往往伴有形寒肢冷等寒象。中医治疗肺寒常用麻黄汤，这是《伤寒杂病论》中记载的一个方子。麻黄汤由麻黄 150 克（去节）、桂枝 100 克（去皮）、甘草 50 克（炙）、杏仁 70 个（去皮尖）组成。从功能上来说，麻黄汤对寒邪引起的头痛、腰痛有很好的治疗功效。

另外，预防肺寒还可以采取以下几种良方：

### 1. 橘红酒

橘红 30 克，白酒 500 毫升。将橘红加工碾碎，浸入白酒中封固 7 天后即可饮用。每日晚间睡前服 10 ~ 15 毫升。此酒有理气散寒、化痰止咳的功效，适用于肺脾不和、湿痰久蕴而引起的咳嗽多痰及每逢寒冷即复发不愈者，如长年慢性气管炎、哮喘病之寒湿偏盛者。每次不可多饮，多饮反助湿邪。

### 2.陈皮酒

陈皮30克，白酒300毫升。先将陈皮洗净，晾干，撕碎后，置于酒瓶中，加入白酒，盖好密封，浸泡3～5日即可。每次服15～20毫升，每日服3次。此酒有止咳化痰的功效，适用于风寒咳嗽、痰多清稀色白、肺寒咳嗽也适宜。

### 3.蜜饯萝卜梨

白萝卜1个，梨1个，蜂蜜50克，白胡椒7粒。将白萝卜、梨洗净切碎，放入碗中，倒入蜂蜜，放入白胡椒，装锅蒸熟为度，将白胡椒拣出，分2次温服。此药膳有发散风寒、止咳化痰的功效，为治疗风寒咳嗽的良方。

## ▶ 胃嗳气、胃胀，多半是胃部受寒气

每到秋冬两季，有些人易犯胃病。胃病为什么会在秋冬季节高发呢？中医认为，在秋冬两季，天地间阳气相对于春夏两季来说比较弱，而阴寒逐渐变强，胃部虚弱的人由于体内的寒气不易外散，加上外界寒冷的气候，所以常出现胃嗳气、胃胀、胃痛、食欲不振等情况。

为什么体寒会引起这些症状呢？中医认为，胃主受纳，腐熟水谷，一旦胃受寒气影响的话，胃的腐熟功能失调，就像一个煮不好食物的锅一样。另外，胃生病就会伤到脾，脾出现了问题，身体得不到充足的营养，而且体内多余的水分也不能排出体外，肠道就会出现问题，比如腹泻等。

那么，我们在秋冬季节该如何保护胃，避免其受到寒气的侵犯呢？

对于霜降时节高发的胃痛症状，可以吃一些暖胃的食物，比如红薯、胡萝卜、甘蓝、南瓜等。

如果是体寒不太重的话，可以用生姜来调理。生姜为辛温之物，具有促进血行、祛散寒邪的功效。生活中在胃口不好的时候，吃上几片嫩姜，能够增强食欲。另外，那些胃溃疡患者、虚寒性胃炎患者、肠炎以及风寒感冒患者也可服用生姜，因为生姜有散寒发汗、温胃止吐、杀菌镇痛的作用。

以下是两款可以祛胃寒的美食，胃寒的人可以尝试一下：

### 1.白酒烧鸡蛋

白酒50克，倒在茶盅里，打1个鸡蛋，把酒点燃，酒烧干了鸡蛋也熟了，在早晨空腹吃。胃寒较轻者吃一两次可愈。注意：鸡蛋不加任何调料。

### 2.鸡蛋蒜泥

鸡蛋4个煮熟去皮，加入花椒、大料、桂皮、干姜文火慢煮约1小时，取出捣碎放凉。大蒜6～8瓣加盐捣烂成泥，与鸡蛋混匀，当菜吃，可治胃寒疼痛、胃气不降。每次吃一个鸡蛋即可。但是大蒜对胃黏膜有刺激，因此一次不宜多吃，也不宜空腹吃。

## ▶ 经常骨痛，是肾"着凉"了

当寒气侵犯人体时会出现各种疼痛症状，比如骨痛等。要弄清这个问题要从中医五行学说谈起。

中医五行学说把人体的五脏、六腑、五官、九窍，以及大自然的气候、季节、方位、颜色、声音等，分成木、火、土、金、水五大系统。同一系统的事物之间往往最容易发生影响，这就是"同气相求"。如风、热、湿、燥、寒就是五种致病因素，在中医五行学说中，风属于木，肝也属于木，风就最容易伤肝，肝也最容易动风；热属于火，心也属于火，热就最容易扰动心神；湿属于土，脾也属于土，湿气就最容易困脾；燥属于金，肺也属于金，燥邪就最容易伤肺；寒属于水，肾也属于水，寒邪就最易耗伤肾的阳气。

中医认为，痛与寒有很大的关系，比如寒气入肾，导致气血滞留，所以引发疼痛。那为什么肾寒会引发骨痛呢？

中医著作《素问·阴阳应象大论》中有"肾主骨髓"的观点，也就是说肾主管骨髓的生化。肾藏精，精生骨髓，骨髓充实，骨骼就强壮。肾的精气盛衰直接影响骨骼的生长、营养、功能等。如果肾虚寒了，必会导致肾藏精的功能下降，所以会出现骨痛的症状。

在此，大家要弄清一个逻辑关系问题，寒气入肾，会导致骨痛，但并不是所有的骨痛都是有寒气入肾引起的。比如体内湿气重也会导致骨痛。除了骨痛以外，寒气入肾还有其他症状，比如腰痛、腹胀、大便困难、肩背颈项痛、脉沉而迟等。

寒邪伤肾时，应该多吃核桃、栗子等性甘温的食物。晚上注意暖肾，注意休息，加强锻炼，保持心情愉快。另外，古医书中也有不少祛肾寒的良方，比如《伤寒杂病论》里的"桂枝汤"和《金匮要略》中的"甘草汤"。

### 1. 桂枝汤

桂枝汤又叫"桂枝加葛根汤""桂枝加干葛汤"。它是由葛根、麻黄、芍药、生姜、甘草、大枣、桂枝组成的。

在这个药方中，葛根药味甘平，主治诸痹；桂枝化太阳之气；生姜之辛温，可散体内的滞机；芍药具有收敛平衡的作用，同时护卫阴血，防止生姜、桂桂过辛热而伤血。甘草和大枣，一个从阳，一个从阴，一起为恢复阳气化功能服务。中医常用"桂枝汤"治疗外感风寒、营卫不和等症。

### 2. 甘草汤

甘草汤又叫"甘草干姜茯苓白术汤""甘姜苓术汤""除湿汤""苓姜术甘汤"。它是由 100 克甘草、100 克白术、200 克干姜、200 克茯苓组成的。《金匮要略》记载此方主治"肾着"。"肾着"就是肾中的寒气附在肾经上了。寒气入肾可以用甘草汤来调理。在这个方子中，茯苓有利水功效，白术有温燥功效，干姜有祛湿功效。

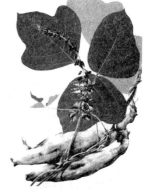

▲ 葛根
葛根有升阳解肌的作用，所以能温暖肾脏。

## ▶背部酸痛，多是后背受凉

每到冬天，有些人总是背部酸痛，究其原因多是后背受凉，也就是寒气入侵背部所致。在冬天，风大气温低，背部很容易受寒，背部受寒后会引起腰酸背痛，也会通过颈椎、腰椎及胸椎脊神经影响上下肢肌肉及关节、内脏，导致各种不适症状。尤其是风湿病、腰椎间盘疾病、骨关节病、过敏性鼻炎、慢性支气管炎、支气管哮喘、胃及十二指肠溃疡以及心血管疾病等，背部受寒会加重病情。

膀胱经是人体内走行最长的经络，它从人体的头部经过背部、臀部、双腿，直到大脚趾，贯穿人体的上下，所以中医学将它称为人体抵御外界邪气的"防护墙"。另外，膀胱经的阳气是最多的，所以称它为"太阳经"。因为膀胱经分布在人体背后，而且背部面积很大，背部属于阴，阳气相对较弱，抵御寒气的能力相对薄弱，所以背部非常容易受到寒邪侵袭。膀胱经受寒气侵袭，最典型的表现就是整个肩背有较为强烈的酸软或酸痛感。另外，还会出现头痛或偏头痛的症状。

那么，我们应该如何防范背部受寒呢？

生活中的女性，尤其是处于孕、产、月经期的女性要注意背部保暖。民间有句谚语："夏不敞胸热不凉背"，就是说即使天气再热也要注重养生，不该贪图凉快，敞胸露背。可对于一些爱美的女性来说，露背装是夏日必不可少的装扮之一。然而，现在大多数白领女性长时间坐在空调房里，背部没有任何保温措施，容易使寒气入侵，背部受凉，从而引发各种颈椎疾病。

女性在月经来前4天左右，雌激素分泌量会急剧减少，从而影响自主神经，使血管收缩，血液循环受阻，所以这个时期的女性容易受寒。如果女性使自己的背部长时间处于低温状态，导致寒气入侵，会引起排卵障碍，月经失调，各种妇科病也就来了。所以，女性在空调房等低温环境里应尽量少穿大面积露肩、露背的服装。

另外，老年人也容易背部受寒。老年人背部防寒可采取以下措施：

为了防寒，老年人要尽早加穿一件紧身的棉背心或羽绒背心，对暖背有好处。

冬日晒太阳，老年人应多晒背部，并且避免背部迎风受寒或背靠冷墙，最好坐有靠背的椅子。

老年人外出面临风口时，不要以背挡风，以免寒气入背。

老年人平时多做背部按摩，双手半握拳，多做擦背、揉背及捶背。

睡觉时，老年人可以将热水袋放在背部取暖。

老年人半夜起床时要注意披上一件厚衣服，以防着凉。

颈椎不好的老年人最好比别人早一点儿穿上高领毛衣，外出时要围围巾，注意颈部的保暖。

# ▶寒邪入侵头部，易头痛

寒邪可是个欺软怕硬的家伙，从来都是专挑软柿子捏，它们通常会寻找人体中最容易入侵的部位，然后疯狂地进攻，并在那里安营扎寨，为非作歹。

我们要做的就是知道寒邪喜欢入侵人体的哪些部位，一可以从源头上切断寒邪进入体内的通道，二可以顺着寒邪侵袭的通道将它们驱逐出去，这样既可以做到未病先防，又可以有的放矢地进行祛寒。

其实，人体暴露在外的头部是最容易受到寒邪侵袭的。

24岁的女孩小王是一个业务员，去年冬天，她被公司派到南京出差，去之前她特意关注了最近几天南京市的天气预报，都显示是好天气，因此她就没预备厚衣服。但是小王刚到南京的第一个晚上，气温骤降。第二天一早，小王赶紧去商场买了件棉服，但忘了买帽子，所以虽然身上很暖和，但头上还是感觉很冷。虽然小王用心做了保暖工作，结果还是感冒了，头痛难忍，只好去医院看病，结果不仅业务没谈成，还白白在医院待了好几天。小王百思不得其解，为什么身上已经很暖和了，还是感冒了呢？

小王之所以被寒气打倒，是因为没有堵住寒气进攻人体的一个重要的渠道——头部。头部是易受寒气入侵的部位。

中医认为，头部为"诸阳之会"，是人体阳气最为旺盛的部位。而寒邪容易侵袭人体的阳气，因此感受风寒邪气，头部首当其冲。

生活中，有些人在户外行走，突然遭遇大雨，头部就会感受寒湿。加上头部阳热气盛，毛孔常处于开放状态，寒邪就更容易侵入。一般人如果因感受风寒而感冒，都会有头痛、头昏、头部沉重的症状，如果不及时治疗，会形成顽固性头痛或偏头痛。

为了防止头部受寒，我们可以采取以下措施：

## 1. 雨天避免让头部淋雨

出门在外，特别在寒冷或多雨的季节，一定要注意携带雨具，下雨时及时把头部保护起来。我国西北地区气候寒冷，当地老农喜欢在头上戴个白羊肚手巾，就起到了保护头部不受寒气入侵的作用。

## 2. 理发时少按摩头部

很多年轻人到理发店洗头时，总是让理发师为自己按摩一下头部，虽然一时舒服，但也埋下了隐患，因为这种按摩会使头部的皮肤松弛、毛孔开放，并加速血液循环，而此时头上全是冰凉的化学洗发水，按摩的直接后果就是吸收化学洗发水的时间大大延长，张开的毛孔也使头皮吸收化学洗发水的能力大大增强，同时寒气、湿气也会通过大开的毛孔和快速的血液循环进入头部。

### 3.游泳后及时擦干头部

在夏季，暴露在外的头部会不会也受到寒邪的侵袭呢？答案是肯定的。炎热的夏季里，经常见到人们在洗澡或者游泳后不去及时地擦干头部，自以为夏天天气热，湿漉漉的头部能带给人凉爽的感觉。但是这种凉爽只是片刻的，湿漉漉的水分所承载的外界寒气会趁机进入人体内。这种习惯会导致慢性头痛，也可能诱发慢性鼻窦炎和慢性咽炎等疾病。因此，在夏季应避免一切可能让头部受寒的行为。

### 4.秋冬季心血管病患者出行应戴帽子

研究表明，气温在15℃左右时，约1/3的热量从头部散发；气温在4℃左右时，约1/2的热量从头部散发。头部受寒可使血管收缩、血压升高，甚至造成小动脉持续痉挛，使中风的发病率增高。统计显示：脑血管疾病多在冷空气过境后的第1天和第5天各出现一个死亡率高峰。因此，老年人尤其是患有心血管病的人，在寒冷季节不要让头部受寒，外出时一定要戴帽子，以避免脑血管疾病的发生。

## ▶坐骨神经痛，那是身体在排寒气

坐骨神经痛也与寒气有关，其实，坐骨神经痛就是身体在排出寒气时的反应。当肺排出寒气时，会使胆的功能受阻，当胆经受阻的情形严重时，就造成了胆经疼痛，也就是坐骨神经痛。

中医把肺经当作人体非常重要的一条经脉，它起始于胃部，向下络于大肠，回过来沿着胃上走，穿过膈肌，属于肺脏。从肺系（气管、喉咙部）横出腋下，下行沿着臂内侧走在手少阴、手厥阴经之前，沿着臂内侧桡骨边缘（大拇指方向），进入寸口（腕部桡动脉搏动处，即中医把脉处），下至大鱼际部，沿边际出大拇指的末端。我们平常可以多敲敲肺经，对身体排寒很有帮助。

另外，当坐骨神经痛发作时，可按摩肺经上的尺泽穴（位于肘横纹中，肱二头肌腱桡侧凹陷处），按尺泽穴时会感觉非常痛，压住正确的穴位后，停留1分钟，可以立即止住疼痛。为减少发病的概率，平时可以经常按摩尺泽穴。另外，也可以每日睡前用热毛巾或布包的热盐热敷腰部或臀部，温度不可太高，以舒适为宜。

如果疼痛发生于季节变化时，由于春季肝的升发或夏季心火的旺盛，都会因为脏腑失衡，造成肺热的症状，因此春天需先祛除肝热，夏天则先祛除心火，再祛除肝热，如果还不能祛除疼痛时，再按摩肺经去除肺热。秋天时则直接按摩肺经，多半都能缓解疼痛。冬天肝气会由于肾气下降而相对上升，因此，必须先按摩肾经，再按摩肝经和肺经。

由于肺和胆的问题通常都不是短时间形成的，当发生胆经疼痛症状时，问题必定已经相当严重了。因此，不可能在短期内完全祛除疾病，必须先培养血气，血气能力达到相当充足的水平，人体才有能力逐渐祛除肺中的寒气。寒气祛除了，胆功能才能逐渐恢复。

另外，治疗坐骨神经痛还要注意以下事项：工作时坐硬板凳，休息时睡硬板床；要劳逸结合，生活有规律，适当参加各种体育活动；运动后要注意保护腰部和右腿，内衣湿后要及时换洗，防止潮湿的衣服在身上被捂干；出汗后也不宜立即洗澡，以防着凉。

## ▶爱患炎症，与受寒有关

生活中，有些人总是与各种炎症纠缠不清，不是这里发炎就是那里发炎，肩周炎、关节炎、扁桃体炎等，让人烦不胜烦。

中医认为，人易患炎症也与受寒有关。因为寒邪侵袭人体，可令血管收缩，造成微循环不畅，机体组织需要的氧气、营养物质等供应困难，就可导致各种炎症。寒邪引起的无菌炎症，比如肩、腰的疼痛，有别于劳损、退化引起的无菌性炎症，如果屡屡发生，会导致腰椎病或肩周炎。

其实，寒凉是导致慢性炎症的最主要原因，它是通过内因与外因两个方面实现的。外界的寒冷邪气在人体正气不足的时候，容易侵袭人体，首先伤害的是保护人体免疫力的卫气，卫气不能抵抗寒邪，进入人体的寒邪就会引起炎症。

当寒邪侵犯皮肤时，体表皮肤就会收缩、汗孔闭塞、肌肉收紧，人体的热量无法排出体外，皮肤表面的寒冷得不到祛除，人体就表现出怕冷、发热的症状。

如果寒邪侵犯了人体的肺部，肺气不能及时宣散出去，郁积在肺部，肺部表现出慢性炎症、咳嗽、咳痰等。

如果寒气侵犯了脾胃，脾胃功能下降，慢性炎症持续存在，出现腹部胀满、腹痛、腹泻等不适反应。

如果寒气侵犯了人体的关节，就形成了中医所说的"痹证"，其实就是关节滑膜和软骨增生、钙化，肌肉劳损、粘连，导致活动不灵活，活动后关节肿胀疼痛，甚至出现丧失活动能力等慢性炎症持续存在的情形。

一般而言，慢性炎症的严重程度与寒凉邪气的强盛程度有关。寒气强盛时，阳气受损严重，慢性炎症发作就明显剧烈和频繁，相反，寒气较弱时，阳气受损较轻，慢性炎症的症状也相应较轻。

那么，我们该如何预防这种因为受寒引起的慢性炎症呢？从根本上来说，就是防寒。具体方法如下：

### 1. 养气血，防寒邪

血足是祛寒的根本，只有体内血液充足，才能保证血液循环的流畅，全身就会感觉到温暖舒适。寒邪在充足的血液、流动畅快的血流面前是无立足之地的。没有了寒邪，炎症也不会形成。

### 2. 慢跑、快走、爬山，让身体暖起来

在生活中，有的女性朋友在天气冷的时候，做什么事情都没有精神。其实，天气越冷就越应该运动一下，以防成为一个"冷美人"。动能生阳，所以要使身体暖起来，首先要动起来！女性，尤其是体重偏瘦、手脚冰凉、怕冷的女性，一定要进行适量的慢跑、快走、大步走、爬山、骑车等有氧运动。游泳是有氧运动，但不是温和运动，所以体质偏寒的女性不宜采取这种运动方式祛寒。

### 3. 不要趴在桌上睡觉，以免受寒

有些女孩子，比如学生或者上班族，中午总是趴在桌子上休息。这种习惯也会受寒。当她们趴在桌子上休息的时候，不仅桌子的寒气会钻入她们的身体，空气中的寒气也会从她们露出的腰部钻进去。睡眠的时候，人体毛孔松懈，很容易被寒邪所伤，所以，女性朋友切记不要趴在桌子上睡觉。

## ▶ 阻断寒气入侵的五条通路

一般而言，头部、背部、颈前部、脐腹部及足部是人体的薄弱地带，是容易受寒的部位。

### 1. 头部

在严冬季节，如果不重视头部的保暖，导致阳气散失，就会使寒邪入侵，很容易引发感冒、头痛、鼻炎等疾病。所以，冬天在外出时，戴一顶保暖的帽子是很必要的。

### 2. 颈前部

颈前部俗称喉咙口，是指头颈的前下部分，上面相当于男性的喉结，下至胸骨的上缘，

时髦女性所穿的低领衫所暴露的就是这个部位。这个部位受寒风一吹，全身皮肤的小血管都会收缩，如果长时间这样受寒，人体的抵抗能力就会下降。到秋冬季，女性朋友们可以围一条毛料围巾，在春天女性可以围一条纱巾，既美丽又防寒，何乐而不为呢？

### 3. 背部

如果冬季里背部保暖不好，就会让风寒之邪从背部经络上的诸多穴位侵入人体，损伤阳气，使阴阳平衡受到破坏，人体免疫功能就会下降，进而诱发许多疾病或使原有病情加重及旧病复发。因此，在秋冬季，应该加穿一件贴身的棉背心或毛背心以增强背部保暖。

### 4. 脐腹

脐腹部是指上腹部，它是上到胸骨剑突、下至脐孔下三指的一片区域，这也是时髦的年轻女性穿着露脐装所暴露的部位。这个部位一旦受寒，极容易发生胃痛、消化不良、腹泻等疾病。这个部位面积较大，皮肤血管分布较密，体表散热迅速。在寒冷的天气里暴露这个部位，腹腔内的血管会立即收缩，甚至还会引起胃强烈收缩而发生剧痛，持续时间稍久，就可能会引发不同的疾病，因此，不管是穿衣还是夜晚睡觉，都要注意脐腹部的保暖。

### 5. 脚部

中医常说"寒从脚下起"，头属阳脚属阴，脚部的阳气比其他部位偏少。而且双脚远离心脏，血液供应不足，长时间下垂，血液回流极易循环不畅；脚部的皮下脂肪层薄，保温性能很差，容易发冷。

脚部一旦受寒，就会通过神经的反射作用引起上呼吸道黏膜的血管收缩，使人体的血流量减少，抗病能力下降，隐藏在鼻咽部的病毒、病菌乘机大量繁殖，使人发生感冒，或使气管炎、哮喘、肠病、关节炎、痛经、腰腿痛等旧病复发。因此，在冬季，我们应该保持鞋袜温暖干燥，并经常洗晒。平时要多走动以促进脚部的血液循环。也可以在临睡前用热水洗脚后以手掌按摩足心涌泉穴5分钟。在夏季，要改掉贪图一时凉快而用凉水冲脚的不良习惯。

寒气让人防不胜防，真是无孔不入，因此我们一定要保护好这5个部位，阻断寒气入侵的渠道。

## ▶ 防寒必知的四个攻略

很多人常常感到怕冷，手脚或小腹等发凉，不喜欢吃冷东西，而喜欢喝热水或热饮料，出现这种情况，是因为体内有寒气。体内寒气可以由外感受寒邪而致，也可以由机体自身阳虚阴盛而致。因为受寒的部位不同，可以出现几种不同的类型，例如感受寒邪，有的侵犯肌表，有的直入内脏，所以就有了表寒、内寒之别。关于内寒，有的是因寒邪入侵所致，有的是因自身阳虚所致，所以又有实寒、虚寒之别。

显而易见，防寒祛寒是健康的基本保障，以下是防寒的4条攻略：

### 1. 顺时而食，反季食物要少吃

生活中，有些人喜欢吃一些反季节的食物，例如在冬季买回半块西瓜吃，其实这种吃法对身体不利。食物有温热寒凉之分，温热为阳，寒凉为阴，只有将食物的温热寒凉因时因地运用，才能让人体处于阴阳平衡状态。如果总吃反季食物，脾胃会受不了。

### 2. 多喝一些暖饮

在生活中，我们也可以服用中药祛寒。比较简单的方法是服用市场上很容易买到的一些传统配方。如果确定是肺里的寒气，可以服用姜茶；如果确定是膀胱经的寒气，则可以服用桂圆红枣茶来协助身体把寒气排出体外。

### 3. 睡觉要盖好被子

在炎热的夏天，很多人为了贪图凉快，在睡觉时喜欢把肩膀露在外面，其实，这种行为最容易让人着凉，尤其是背部容易遭寒气侵犯，所以在睡觉时一定要盖好被子。

### 4. 注意休息

防寒祛寒还必须注意休息。必要的休息可以节省身体能量，让身体来对付寒气。这时，如果强迫身体把更大的能量用在其他地方，例如耗费大量体力的运动，也能使症状中止，不过这并不代表已经把寒气清理完毕，而是身体没有足够的能量可以继续祛寒，等身体经过适当的休息之后，有了足够的能量，才有能力祛寒。

## ▶ 小寒时节，养生以防寒为主

进入冬季后，气温骤降，很多人防寒保暖工作做得不好，易受寒气侵犯，所以，冬季是寒病高发的季节，对于寒性体质的人而言，表现得尤为突出。

中医认为，寒气具有三个特点，一是寒气会损伤人体的阳气，二是寒气有凝滞的特点，三是寒气主收引。

中医认为，寒属阴，为阴邪，当寒气侵袭人体的时候，最容易损伤人体的阳气，阳气受损，全身或局部可出现明显的寒象，比如身体温度降低，手足发凉，甚至出现冻疮。另外，深重的寒气还可以损伤全身的阳气，如寒邪束表，会出现恶寒、发热、无汗等症状，中医将其称为"伤寒"。如果寒气损伤脏腑的阳气，中医称之为"中寒"。如果寒气伤及人的脾胃，会出现吐泻清稀，脘腹冷痛等症状；如果寒气伤害到肺脾，会使脾胃的宣肃运化失职，会出现咳嗽喘促、痰液清稀或水肿症状；如果寒气伤害的脾肾，则温运气化失职，会出现畏寒肢冷、腰脊冷痛、尿清便溏、水肿腹水等症状；对肾阳虚的人而言，如果寒气入侵，会出现恶寒蜷卧、手足厥冷、下利清谷、精神萎靡、脉微细等情况。

中医理论中有"寒则气收"的观点，当寒邪侵袭人体的时候，可使气机收敛，腠理闭塞，经络筋脉收缩而挛急。比如寒气侵袭经络关节，会出现拘挛作痛、屈伸不利或冷厥不仁等情况；如果寒气侵袭肌表，会导致毛窍收缩，卫阳闭郁，所以会出现发热恶寒而无汗的情况。

为什么小雪养生要防寒呢？中医认为，小雪、大雪、冬至、小寒这四个节气，为冬令主气，而且寒为冬季主气，所以在小雪这个节气养生以避寒就温为重点。

在小寒节气，除了要穿得暖和以外，一些事情是不宜做的，比如有些人喜欢冬泳，有人说这是一种勇敢者的游戏，其实，这项运动很危险，因为你是在与自然抗争，是在透支体内的阳气。有冬泳经历的人可能会说自己冬泳后感冒都少了，其实，那是气血在极力维持脏腑的运转，以致很难抽出多余的气血去排寒气。人应该顺天而不是逆天，不然的话，受伤的总是你。

## ▶ 冬季喝汤，祛寒又防病

有些人认为，冬季天冷人不出汗，热量散发少，所以不必喝汤。其实，这是一个误解。实际上，夏天要喝汤，冬天更要喝汤。

冬季喝汤不仅利于消化吸收，更能暖身防寒。冬天气候寒冷，人易患风寒感冒，多喝汤是有效防治风寒感冒的方法。比如喝鸡汤、骨头汤、鱼汤、菜汤等，有增强人体抵抗力和净化血液的作用，能及时清除呼吸道的病毒，有效地防治感冒。对症喝汤，不仅可以把外界寒气抵御在身体之外，也能把体内的寒气排出来。下面介绍几种适宜冬天喝的汤及其功效：

### 1. 多喝鸡汤可防治感冒

冬天喝鸡汤可有效防治感冒、支气管炎等疾病，鸡汤可加快咽喉部及支气管黏膜的血液循环，增加黏液分泌，及时清除呼吸道病毒，促进咳嗽、咽干、喉痛等症状的缓解，特别适合体弱多病者食用。

鸡汤虽美味，但并不是人人都适宜喝。胆管疾病患者、胆囊炎和胆结石症经常发作者，不宜多喝鸡汤。因消化鸡汤内脂肪需要胆汁参与，喝鸡汤后会刺激胆囊收缩，易引起胆囊炎发作。胃酸过多者不宜喝鸡汤，因为鸡汤有刺激胃酸分泌的作用。有胃溃疡、胃酸过多或胃出血的病人，一般不宜喝鸡汤。肾功能不全者不宜喝鸡汤，因为鸡汤内含有一些小分子蛋白质，患有急性肾炎，急慢性肾功能不全或尿毒症的患者，由于其肝肾不能及时处理蛋白质分解物，喝多了鸡汤会加重病情。

### 2. 喝鱼汤可防哮喘

中医认为，哮喘发病多与天气变化、气温过低、寒风凛冽有关，寒气可使呼吸道处于高反应状态，进而诱发哮喘。冬天喝鱼汤可有效防治哮喘，因为鱼汤中含有一种特殊的脂肪酸，它具有抗炎作用，可阻止呼吸道发炎，并防止哮喘病发作。每周喝 2 ~ 3 次鱼汤，可使因呼吸道感染而引起的哮喘病发生率减少 75%。用大马哈鱼、金枪鱼、鲭鱼等多脂鲜鱼熬汤，防哮喘的效果更好。

### 3. 喝海带汤可促进血液循环，使身体变 "暖"

海带是一种含碘非常高的食物，而碘元素有助于甲状腺激素的合成，此种荷尔蒙具有产热效应，通过加快组织细胞的氧化过程，提高人体的基础代谢，并使皮肤血流加快，从而促进人体的新陈代谢。

## ▶ "吃出温暖来" ——体寒的人这么吃

饮食是防寒邪的基本手段，体寒的人更应该注重饮食，防止身体变得更虚寒。

很多职场人因为工作繁忙，平时吃饭只是买盒饭，或者到快餐店凑合着吃一顿。如果长此以往，不但身体变得虚弱，而且还会处于低温状态，这种人很容易得病。

那么，体寒的人应该吃什么？

### 1. 山药长寿鸡

山药是一种很不错的甘味食物，中医认为，"甘入脾"，也就是说，甘甜的食物具有补养脾胃的功效。另外，中医里有"脾胃为后天之本，气血化生之源"的观点，如果脾胃功能正常，气血就会充足。体寒的人吃甘味食物，能补气养血，补充热量，可以排出体内寒气。

山药有健脾益气、强壮肌肉的功效，适用于身体虚弱、食欲不振、消化不良、久痢泄泻等脾胃功能不好的人群食用。

山药长寿鸡的具体做法如下：

准备 1 只母鸡，50 克山药，100 克红枣，50 克栗子，30 克党参，30 克莲子，葱、姜、胡椒、精盐、味精、料酒各适量。把鸡宰杀脱毛后，从腋下开一小口，取出内脏，洗干净；山药洗净去皮切成片，红枣去核洗净，栗子去外壳，莲子用水泡软，挑去莲心，党参洗净，葱、姜均匀切碎，精盐上锅略炒；然后将山药片、大枣、栗子、莲子、党参、胡椒、精盐、料酒一起装入鸡腹内。腿折下，鸡头朝上，放盆内，加适量清水，放蒸笼内蒸至鸡肉熟烂时取出，撒上葱姜末，加入精盐、味精调好味即可。

### 2. 洋葱炒鸡蛋

很多人在冬季常常感觉手、脚、耳朵等部位特别寒冷，而此时身体的其他部位却并不是冷得受不了，医学上把这种反应称为"寒证"。如果你有这方面的症状，可以吃一些洋葱，它可是冬季暖身防寒的佳品。

洋葱炒鸡蛋的做法如下：

准备 4 个鸡蛋，1 个洋葱，食用油、盐、胡椒粉、味精各适量。首先，鸡蛋磕在碗里，加入盐和少许胡椒粉打匀；然后把洋葱去皮、洗净、切丝；炒锅置火上，放少量油，烧热后，下洋葱丝炒片刻，盛出；炒锅置火上，放油烧热，将鸡蛋液倒在锅里，热后用铲子切碎，放洋葱一起翻炒，放盐、味精，调味即可。这道菜具有防寒暖身防病健体的功效。

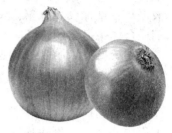

▲ 洋葱
洋葱能暖身强身。

### 3. 素炒胡萝卜

胡萝卜营养丰富，是饮食补养最常用的食物。中医认为，胡萝卜性平味甘，它属于温阳食品，吃一些胡萝卜可以有效防寒邪侵袭。胡萝卜适用于炒、烧、拌等烹调方法，也可做配料。烹调胡萝卜时，不要加醋，以免胡萝卜素损失。另外不要过量食用。大量摄入胡萝卜素会令皮肤的色素产生变化，变成橙黄色。

素炒胡萝卜的具体做法如下：

先把胡萝卜去头、去尾、洗净，切成薄片；豆腐干切成片；洗净炒锅置旺火上烧热，倒入植物油，待锅中植物油升温至六成热时，放入豆腐干煸炒几下；再放胡萝卜片，炒至胡萝卜片将熟，放入酱油、精盐、白糖、味精；再炒至熟，出锅装盘即可。

## ▶ 人体防寒的"大药"——艾灸温热经络

现代人越来越重视防寒补虚，所以，利用温热之气强身祛病的艾灸开始走进千家万户。艾灸有独特的优势，是其他养生方法无法替代的，无论是在治病还是养生方面都有很多不同凡响之处。古圣人孔子就曾提倡"无病而自灸"，并把艾灸作为自己的日常保健养生之法。"艾"是指艾草，它有纯阳之性，燃烧后产生的"温热之气"能通十二经络，有调阴阳、理气血的功效，可以说艾灸是身体的"温补剂"。所以，当身体的阳气不足、温度低时，首选艾灸来调补，而且艾灸非常适合虚证和寒证。

体质特别虚寒、经常胃寒或者是来月经的时候经常腹痛的人，最宜夏天做艾灸。艾灸时，最好在专业医师指导下来操作。

还有些女人入冬以后常出现手脚冰凉的情形，在中医看来，这是因为天气转凉或身体受凉等因素的影响，导致肝脉受寒，使肝脏的造血功能受到影响，从而诱发肾脏阳气不足，肢体冷凉，手脚发红或发白，甚至出现疼痛的感觉。对此，可以艾灸关元穴来祛寒。

关元穴是人体的元气开关，是人体最重要的穴位之一。这个穴位位于下腹部，脐下四横指宽度处。中医认为，关元穴是男子藏精、女子藏血的地方，它能补元气和肾气。这位穴位可以长期艾灸，借助火力能温通经络，行气活血，培肾固本，调气回阳，补虚益损，壮一身之元气。

具体方法是：先把艾条点着后对关元穴进行"悬灸"，即离开皮肤 1 ～ 2 厘米施灸，令皮肤潮红并感到温热即可。也可以进行"隔姜灸"，即在穴位上隔上一片薄薄的生姜片，再将点着的艾绒放在上面灸。每穴灸疗 5 ～ 10 分钟，这样就可以温阳散寒，疏经活血，可以有效改善手脚冰凉的症状。

艾灸最常使用的工具是艾条和艾绒，市面上都有成品出售。购买时注意以金黄色、柔软如茸、无细梗等杂质的艾绒质量为好，艾条中有清艾条和药艾条两种，家庭温灸用清艾条即可。

艾灸有多种方法，按手法就有温和灸、回旋灸、雀啄灸等，但无论采用哪种灸法，艾条靠近皮肤都会有温热的感觉。如果觉得热就把艾条抬得高一些，如果觉得不够热，就把艾条移近皮肤，以自己感觉舒适为准。有一点需要需要注意，燃着的艾条用一般的方法很难熄灭，所以要事先准备一盆水，把即将燃尽的艾条扔进水中即可。

# ▶按摩暖身祛寒，让寒气无法在体内立足

在中医经络疗法中，按摩也具有祛寒治病的功效。

第一，按摩有疏通经络的作用。按摩的原理就是通过穴位刺激来疏通经络，增强经络气血运行等功能，经络疏通了，气血运行好，人的抵抗力就增强，寒气也自然无法侵害人体了。

第二，按摩可以调节人体神经系统。神经系统协调着身体的各项生理活动，如果神经系统出现异常，就会影响人体内某些器官正常功能的发挥，人体就会发生病变。比如精神不好的人，往往会食欲不振，这说明胃肠的消化功能受到了影响。

第三，按摩可活动关节。人们可以通过按摩疗法来增强关节的活动度，使得关节松动，从而有效治疗关节病。

第四，按摩可以增强体质。按摩能够促进人体新陈代谢，加速血液循环，增强白细胞吞噬细菌的能力，所以按摩可以有效提高免疫力。

体寒的人不能仅仅多穿衣服，多盖被子。因为衣服穿得再厚，被子盖得再多，身体内部的寒冷也不会被驱除出体外。寒气就像是存留在体内的毒素，如果不想方设法将其排出体外，怕冷或疼痛的症状就无法根除。

以下几个具体的穴位可在平时经常按摩，有祛寒暖身的效果：

## 1. 按摩风市穴

在冬季想要预防寒风的侵袭，可以经常按摩风市穴，可以帮助人体建起一道"挡风墙"。中医认为，风市穴是风邪集结的地方，邪风、正风都在这里聚集，就像一个大市场一样，所以叫"风市"。中医上有"治风六穴"的说法，是指风池、风门、风府、秉风、翳风、风市六个穴位，这六个穴位的治风效果都非常突出。风市位于大腿部位，直立，双手自然下垂于体侧，中指尖所指之处就是风市穴。

寒气一般容易从下而上侵入人体，对于那些爱美的女孩子来说，如果你穿的衣服少，那最好坚持每天按摩一下风市穴，同样可以预防寒邪侵袭。每次按摩 3 ~ 5 分钟即可，不要按摩太久，可以利用工作间隙，也可以利用乘坐公交车的时间，操作起来十分方便。

那些抵抗力较弱的老年人也应该经常按摩这个穴位，坚持下来，可预防感冒。因为老人手上力量较弱，可以改用敲打法来刺激风市穴。

## 2. 按摩足三里穴

按摩足三里穴也可以祛寒。足三里位于膝盖外侧下二寸半处。摩擦的方法为：坐在椅子上，双手同时按在双脚膝盖外侧二寸半的地方，做上下来回的摩擦，按摩至有热感，也可以祛寒。

## 3. 按摩涌泉穴

按摩涌泉穴也可以暖身祛寒。如果经常按摩涌泉穴可使身体温暖，有助于把身体中的寒气排出体外。常见的按摩的方法为：用拇指或示指或中指指端放于足心涌泉穴处，来回按揉，左右脚心各揉 100 次为宜。

## 4. 按摩神阙穴

按摩神阙穴也可以起到祛寒的作用。神阙穴是人体任脉上的要穴，是调整脏腑、平衡阴阳的枢纽，经常按摩神阙穴，能调和脾胃，益气养血，温通元阳。

按摩方法为：每晚睡前空腹，将双手搓热，双手左下右上叠放于肚脐，顺时针揉转（女子相反），每次 360 下。

按摩神阙穴时有几点要注意：一是在按摩时要求动作和缓，力度适中，以腹部发热、无不适感为宜；二是按摩范围以神阙穴为中心，逐渐扩大至整个腹部，可以在早起和晚睡前进行，三是腹部有急性炎症、恶性肿瘤的患者忌用此法。

## ▶ 拔罐祛寒，借助火力把寒气"拔"出来

民间有"要想身体安，火罐经常沾"的说法。拔罐具有祛寒祛湿、疏通经络、活血化瘀、扶正祛邪的功效，它是一种被老百姓广泛应用的自然疗法。随着医学和科学技术的发展，拔罐疗法更是焕发了新的生命力，被越来越多的人所接受。

拔罐有两种：一种是火罐，一种是抽气罐。不管哪种罐，其基本原理都是使罐中的气压低于所扣皮肤内部的气压，在所扣皮肤的内外形成一种压力差，罐中压力低，而人体皮肤内的压力高，因而使皮肤内的寒气冲透皮肤泄向罐内。

一般来说，拔罐以后，身体通常会留下颜色不一的罐斑，罐斑颜色不同，所代表的意义也不同：如果罐斑显水疱、水肿和水汽状，表明患者湿盛或因感受潮湿而致病；如果水疱色呈血红或黑红，是久病湿夹血瘀的病理反应；如果罐斑出现深红、紫黑或丹痧现象，触之微痛，兼见身体发热者，表明患者有热毒症；罐斑出现紫红或紫黑色，无丹痧和发热现象，表明患者有瘀血症；罐斑无皮色变化，触之不温，多表明患者有虚寒证；罐斑出现微痒或出现皮纹，多表明患者患有风证。身体健康者，罐斑多无明显变化。

生活中利用拔罐祛寒时要注意以下几点：

（1）要掌握好拔罐的时间。一般而言，拔罐时间以 15 ~ 20 分钟为宜。病情重、病位深及疼痛性疾患，拔罐时间宜长；病情轻、病位浅及麻痹性疾患，拔罐时间宜短。肌肉丰厚的部位，时间可略长；肌肉薄的部位，拔罐时间宜短。气候寒冷时拔罐时间适当延长，天热时相应缩短。

（2）拔罐时，需要脱掉衣服，此时，必须防止有风直吹，以免祛寒不成又致寒，要控制好室内的温度，不宜太低，另外，如果你不是专业人员，在拔罐时尽量不要走罐。

（3）取罐时不要强行扯罐，正确的做法是：一手将罐向一面倾斜，另一手按压皮肤，使空气经缝隙进入罐内，这样罐子自然就会与皮肤脱开。起罐后，皮肤局部如出现潮红、瘙痒，不可乱抓，经几小时或数日后就可消散。

（4）在使用多罐法拔罐时，火罐排列的距离一般不宜太近，否则皮肤被火罐牵拉会产生疼痛，同时因罐子互相排挤，不宜拔牢。

（5）皮肤上一次拔罐斑痕未消退前，不可在同一部位再拔。骨突出的部位、眼、耳、乳头、前后阴、心脏搏动处、大血管通过的部位、骨骼凸凹不平的部位、毛发过多的部位、皮肤破损处、皮肤瘢痕处、皮肤有赘生物处也不易拔罐。另外，孕期妇女、经期妇女、肌肉枯瘦者、6 岁以下儿童、70 岁以上老人、精神病患者、水肿病患者、心力衰竭患者、活动性肺结核患者、急性传染病患者、有出血倾向疾病的患者都不宜拔罐。

## ▶ 动能生阳——四大防寒暖身法

众所周知，人要活动才会产生热量，人如果总是处于静止状态，身体的热量自然不足。因此，要让身体暖起来，就要多运动，尤其是那些体寒的人更要多运动。以下是几种防寒暖身的运动方法：

### 1. 步行暖身法

体质虚弱的人刚开始进行步行锻炼身体的时候，可能会很不习惯，常常是走着走着就感觉气喘吁吁，稍微运动一下身体就会感觉吃不消了。这样的人应该分阶段进行锻炼，比如刚开始的时候可以走两三分钟，在锻炼的过程中，可随时根据身体的状态调整锻炼时间。步行的过程中注意，要多看看周围的景色，使自己的心处于放松状态。

### 2. 揉搓手指暖身法

用大指按肺经，中指按心包经，小指里侧按心经，搓热有助经脉畅通。方法为：每天早晨起床后，将手洗净，双手掌心紧紧相贴，用力搓热。

### 3. 原地跳跃暖身法

原地跳跃是一项非常简单又非常有意思的小运动。跳起来的时候，你会感觉自己的身体好像飞起来一样，落下去的时候你又会有另一种完全不同的心理感受。注意，在跳跃的过程中，速度应适中。

### 4. 手臂绕圈暖身法

将双手往身体两侧平抬起来，手掌朝上，然后做绕圈圈的动作（可以做30下往前绕圈，然后30下往后），做的时候如果腋下及手臂外卜侧感觉发紧、发酸，那就是动作见效的成果，不要放弃，一定要继续做，只要坚持身体就会"暖"起来。

对于体寒的人而言，运动是最自然的暖身方式，尤其是在冬季，更应该积极地进行锻炼。

## ▶ 瑜伽——女性祛寒暖身的好帮手

现代社会，瑜伽几乎成为减肥女性的最爱。其实，练习瑜伽不但可以瘦身减肥，还能使身体变得温暖，因为练习瑜伽可使身体得到充分的舒展，进而使身体的温度升高。

第一，要在最佳时间练习瑜伽。清晨4~6点是练习瑜伽的最佳时间，这时候环境清新，肠胃和大脑还处于安静状态，容易进入瑜伽练习的深层状态。但是，只要保证空腹的状态，在早晨、中午、黄昏或睡前来练习瑜伽也都是可以的。

第二，要选择合适的场所练习瑜伽。最好在宽敞、舒适的房间内练习瑜伽，要保证有足够的空间适合伸展身体。同时，可以在室内摆一些绿色植物或鲜花，再加上一些轻柔的瑜伽音乐更有助于身心放松。

第三，注意衣着问题。练习瑜伽时，要选择宽松柔软的棉质瑜伽服，保证透气吸汗、身体不受拘束。最好不要穿有腰带的裤子，不要穿露背装，女性最好不要穿胸罩，取下所有饰物，如手镯、耳环、项链、手表等。

第四，注意饮食。练习瑜伽前1小时，可以喝一些蜂蜜；练习时，应该适当喝水；练习结束1小时后再进餐，要避免油腻食品。饭后3小时内不宜练习瑜伽。

第五，选择合适的道具。练习瑜伽时，可以使用专业的瑜伽垫，以减少地面太硬或不平坦带来的不舒适感。或用干净的地毯或毛毯代替，但要注意防滑。不要在太软的床上练习，否则容易失去平衡，拉伤身体。

以下是瑜伽的几个动作，体寒者可以练习练习：

（1）战斗式。直立左脚向前迈出，与右脚成45度。左腿弯曲，上臂尽量往上伸，贴近头部，正常呼吸，保持30秒。呼气还原，换另一条腿重复。这个动作可按摩腹部器官，改善脏腑的功能，增强平衡感。

（2）蛇式。俯卧，手掌撑地，吸气，头部和胸部向后抬起，腹部贴地。尽量抬到最高，保持屏息6~8秒。呼气，还原放松。这个动作可以促进胰脏、肝脏等消化器官功能。

（3）顶峰式。跪在地上，双手撑地，脚尖着地。吸气，双腿伸直，抬高臀部，背部和颈部挺直，和双臂成直线，保持30秒。呼气，还原放松。这个动作可以消除小腿疲劳，促进头部血液循环，治疗受寒引起的坐骨神经痛和肩周炎。

（4）锄式。仰躺，双腿并拢，双手放在体侧，掌心贴地。吸气，双腿抬过头部，尽量接近地面，臀部和大腿绷紧保持20秒。呼气，还原放松。这个动作可以伸展胸部、肩膀，具有缓解压力，改善疲劳的功效，还可以治疗因受寒引起的坐骨神经痛。

我们练习瑜伽的时候要注意：因为瑜伽动作体位变化大，特别是头朝下人倒立，或做弓形动作时，都会使血液倒流，容易引起心脑供血不足、缺血而导致休克。所以，高血压、心脏病人，晚上休息不好、白天感到头晕的人，经期妇女，都不宜练习瑜伽。

## ▶ 拉筋可让身体快速升温

祛寒还有一个方法，那就是拉筋。在人体的组织结构中，筋主要负责运动。中医认为，肝主筋而肾主骨，肝是血液汇聚的海洋，筋的强健自然反映了人体肝脏的功能强健，而肝脏的功能强健，血液也就非常充盈，血液充盈了，人体抗击外界邪气的能力自然也就旺盛，身体健康也就有保障。另外，人的骨骼强健反映了人的肾脏功能强健，肾是人体生命元气的源泉，元气旺盛了，就不会有体寒。所以，拉筋是强健筋骨最自然的方法。

拉筋都有哪些养生功效呢？①经常拉筋能够保持身体的柔韧性，收到延年益寿的效果，而且还起到防止筋缩的目的。②拉筋可以使人体经络松弛，血液循环加快，体温也就随之升高。③拉筋还可打通背部的督脉和膀胱经，督脉通则肾功能增强，膀胱经是抵御风寒的重要屏障，疏通膀胱经则风寒难以入侵。

拉筋的方法多种多样，可以竖叉、横叉、半劈叉、压腿、正踢腿（即立体拉筋），或是借助拉筋凳（也可躺在床上）仰卧拉筋。

（1）竖叉：两腿伸直，前后分开下压，上身直立，手可扶地。

（2）横叉：与竖叉不同的是，两腿左右分开下压。

（3）半劈叉：一腿后侧着地，另一腿屈膝，脚跟贴臀部，腿内侧着地，两腿尽量分开，侧身下压，使臀部着地；两腿可交换进行。

（4）压腿：一腿支撑，另一腿的脚后跟放在与腰或胸同高的物体上，两腿可交替进行。

（5）正踢腿：站立，腿、上肢挺直，两臂左右伸直，手成拳或掌，左腿勾脚尖向上使劲踢，越高越好，左右腿交替上踢。

（6）仰卧拉筋：仰躺在拉筋凳上，一条腿靠在拉筋凳立着的杆上，将腿绷直，另一条腿落地，左右腿交替。

拉筋时，我们要注意以下问题：

（1）动作要正确。在热身运动后，将肌肉群缓慢轻柔地拉长，到有一点儿紧的程度后，维持这个拉力 20 秒以内，然后交替渐进地拉开各肌肉群。只有用正确的动作，交替渐进地拉开各肌肉群，才能达到拉筋的良好效果。

（2）控制好拉筋的时间。每次肌肉拉伸的时间不要超过 20 秒。因为时间过长，肌肉张力不仅不减，反而会增，这样更容易导致肌肉或肌腱受伤。在剧烈运动的前后，适当进行拉筋，可以减少运动中受伤的发生，也有助于减轻运动后肌肉酸痛的现象。

（3）控制好拉筋的力度。有些人刚开始拉筋时可能会感觉很痛，其实这很正常，但疼痛的程度一定要在自己能忍受的范围内。只有在身体能承受的范围内长期坚持拉筋，后来才会越来越舒服、健康。

另外，需要注意，如果在拉筋时出现手脚发麻、冰凉、脸色变青、出冷汗等寒冷症状时，不要惊慌，只要按压掌后距腕 2 厘米的两筋间的内关穴即可。内关穴在前臂掌侧，在曲泽穴与大陵穴的连线上，腕横纹上 2 寸，掌长肌腱与桡侧腕屈肌腱之间。具体做法是：用拇指放在内关穴，呈螺旋形顺时针方向重复按摩，均匀用力。一般轻者按摩单手内关穴 10～15 次即能恢复，稍重者换另一只手继续按摩 10～15 次也能取得很好疗效。

随着拉筋凳的发明，使得拉筋练习更加方便，也更容易推广。拉筋凳的长、宽、高都比较适度，有益于人体骨骼和筋腱的修复和保健。拉筋练习中，应用拉筋凳可以使颈、背、腰、腿等部位的筋络都得到很好的舒展，对于疾病的治疗、人体保健都大有好处。在使用拉筋凳拉完筋后，不要立刻起立，要在凳上躺一小会儿，等整个身体恢复正常后再缓慢站起。

## ▶ 寒邪是"压"出来的，缓解压力也暖身

现代人压力大，所以体质偏寒的人越来越多。压力大与体质虚寒也有关系。因为人如果压力过大，会导致气血运行减慢，很容易使体内产生寒邪。

生活中，压力大的人大多有手脚冰凉的症状。人压力大了，肯定会影响心情，怨气、

怒气、郁气都会不请自来，这些恶气会抱成团堵塞在人体的经络中，造成气滞血瘀，气血流通不畅，所以，手脚会变得很冰凉。由此可见，精神压力大是体内寒邪淤积的重要因素，我们一定要调整学会缓解压力。

### 1. 暂时离开给你压力的环境

如果你感觉最近工作压力太大，搞得自己头晕眼花，浑身没有力气，这时候不妨请个病假，回老家跟自己的家人或朋友待上几天。当然不要选择过年过节这些返乡高峰期回去，如果这时候回去，根本就不是放松，反而让你觉得更累，且不说一票难求，辗转返家后，亲朋旧友还常常会提及或攀比收入、年终奖金等令人心烦的事情。你永远不要担心公司离不开你，公司离了谁都会照样正常运转的，所以该"逃离"时就暂时回避一下，出去游玩几天，或许会让自己的心情好一些。

### 2. 懂得宣泄不良情绪

人有情绪要宣泄出来，不要憋在心里，否则会伤害阳气，加剧体寒症状。

### 3. 培养业余爱好，找个时间放松一下

工作之余要培养爱好，比如踢足球、练字等。选择一个周末的下午，约上几个朋友，一起踢踢球，是个不错的选择，既放松身心，又锻炼身体。踢完了球，气血通畅了，身心自然舒畅。这也是不错的祛寒的方式。

### 4. 工作累了，就耸耸肩

在工作间隙，可以做做耸肩这个动作。耸肩是缓解压力最快速的方法，不仅可以按摩颈椎，还可以舒筋活血，方法很简单，坐正，头要正直，挺胸拔颈，两手自然下垂，然后两肩同时尽量向上耸起，停3秒钟，再将两肩用力下沉。就这样一耸一沉为1次，每天做30次即可。

### 5. 练习冥想

冥想的意思就是闭目冥思，通常的方法就是调整自己的坐姿，让身体舒适，然后慢慢闭上眼睛，想象一种场景，比如在海滩晒阳光，你可以想象一种静止的场景，场景中的所有的物体都是静止的，你可以改变观察的角度来看这个场景的不同的物体；另一种就是活动的场景，你可以在想象的场景里散步，或者做其他的事情。长期坚持冥想可以缓解压力，放松身心。

## 第八章 人老腿先老，健身先健脚
### ——腿脚防寒，养护下半身就是养命

### ▶ 寒从脚下生，下半身最重要的是保暖

中医常说"人老腿先老"，"寒从脚底起"。人的下半身——腿和脚受寒在生活中最常见，也为健康埋下了巨大的隐患。

为什么人的腿脚容易受寒呢？其实，由外界环境温度高低、人体的阳气和气血是否旺盛都会影响人体的温度。

首先，外界环境的温度高低反映了自然界阳气的盛衰，根据中医"天人相应"的观点，自然界的阳气对人体阳气有一定的辅助作用，同样，自然界的温度降低，阳气不足，人体内的阳气也会降低。

其次，人体内的阳气和气血也会影响人体的温度，也对人体抗寒能力产生影响。传统医学理论指出，人体的四肢是由脾脏来主管的，而脾胃是人体运化食物生成气血的重要场所，人体脾胃运化食物主要是通过阳气的作用来实现的，如果体内的阳气不足，人体自然就不能很好地生成气血，也就不能将气血推动到腿脚部位，所以腿脚温度容易偏低。

另外，与躯干相比，人的下半身——腿和脚部位的肌肉明显不足，供给营养的血管数量相对较少，而且缺乏主要的动脉血管，这样一来，腿脚部位的供血量自然不足，所以腿脚的气血比其他部位更容易虚弱。

在生活中，腿脚受到外界寒气侵犯而表现出疼痛、肿胀、麻木的情况一般多发生于女性，特别是中年以上的女性较为常见，在身体健康的年轻男性身上则很少出现。这种情况有外因和内因。关于外因，女性着装相对较少，对下肢的保护作用不足。在现代社会，超短裙等裙装的穿着、人字拖等鞋式的流行，尤其是众多冬季裙装的风行，导致女性的腿和脚长期暴露在外，非常容易受寒。另外，寒邪属阴，而女性也属于阴性体质，根据中医"两气相感""同气相求"的观点，女性更容易受寒。关于内因，女性的阳气不如男性的阳气旺，气血也不及男性的气血充盛，所以，女性更容易出现腿脚冰凉的情况。

不论是因为外界环境寒气的影响，还是人体阳虚体寒，都是危险的信号，所以，下半身的保暖防寒是最重要的。

生活中，假如你经常出现腿脚冰凉的情况，就要注意下半身保暖了。要温暖下半身，可以适当做些按摩、揉搓脚部的运动，这样可以促进血液循环。另外也可以进行一些食疗，多吃一些含热量较高的食品，如牛羊肉、蒜等食品，也能起到抵御外寒、排出内寒的作用。

### ▶ 春捂重捂下半身，秋冬要冻上半身

《素问·上古天真论》中说："虚邪贼风，避之有时。"民间也有"春捂秋冻"的谚语。这就是告诉我们：春天不要急于脱下棉衣，以免受风寒，秋天不要急于添加衣服，以提高身体的耐寒能力。"春捂秋冻"是中国传统的养生智慧。但是"春捂"和"秋冻"都是有讲

究的：春捂时要重点捂下半身，也就是腿和脚；秋冻要冻上半身，下半身不宜秋冻，"上薄下厚"才是穿衣之道，否则会受寒邪侵袭。也就是说，春天气温升高的时候，上半身可酌情减衣，但下半身一定要捂着点；而秋天气温下降时，下半身可先添点厚衣服，但上半身可以适当地冻一冻。

古代医家都强调"春捂"，从中医理论角度来说，"春捂"不仅是顺应阳气生发的养生需要，而且也是预防疾病的自我保健良方。

为什么要春捂呢？因为在寒冷的冬天，人的机体在棉衣的保护之下，血管处于收缩状态，血液循环相对缓慢，体温调节系统功能降低，人体各器官处于休眠状态，抗病能力相对较弱。这就好比人经过一宿的睡眠，清晨醒来，虽然眼睛睁开了，但还需要一个短暂的清醒过程，有必要继续在床上待一会儿一样。身体各器官刚刚从"冬眠状态"中苏醒过来，还没适应天气的变化。到了春天，尤其是在早春，如果此时换上春装，一旦天气变化，就很容易受寒而生病。

由于北方屋子里有暖气，所以很多人减衣服时总是先减掉几条裤子。人体下半部尤其是脚部的血液循环肯定比上半身弱，容易受寒，特别是老人、病人、体虚的人，这些人如果不注意保暖，很容易导致关节病、心血管疾病等，所以，我们应注意下半身——腿和脚的保暖。

秋天为什么要冻上半身呢？进入秋天后，气候变冷也有一个缓慢的过程，人体也只有逐渐添加衣服才能适应气候的变化。天气刚刚转凉，便穿上厚衣服，会使得身体与冷空气的接触机会减少而缺乏抗寒能力，到了严冬，身体会由于难以适应而产生各种疾病。

中医认为，秋天添衣，从上半身添起也是一种本末倒置的行为。在秋天，虽然暑热还未尽去，但地面温度已经在逐渐下降。这时候，上半身保持寒凉一点儿，可以清肺热，但下半身以及肚腹部还是得保暖，否则会难以抵抗地表寒气的侵袭。

# ▶ 动动腿脚，防寒又防老

生活中，很多中老年人最担心的就是腿脚有毛病。比如很多人觉得人老了，腿脚不灵便了，所以也就懒得动弹了，因为缺乏运动又会导致免疫力下降，结果健康状况越来越糟糕。那么，生活中，我们该如何保养腿脚，以达到防寒祛寒的目的呢？就是多运动运动腿脚！

### 1. 干洗腿——促进血液循环

方法：先用双手紧抱左侧大腿，稍用力从大腿向下按摩，一直到足踝，然后再从踝部向上按摩至大腿根；然后用同样的方式按摩另一条腿，重复10~20遍。干洗腿可以促进足部经络的气血运行，从而振奋体内的阳气，可达到防寒的效果。另外，这个方法对小腿静脉曲张、下肢水肿也有很好的保健效果。

### 2. 甩腿——防半身不遂、下肢萎缩

方法：手扶树或扶墙先向前甩动小腿，使脚尖向前向上翘起，然后向后甩动，将脚尖用力向后，脚面绷直，腿亦伸直。两条腿轮换甩动，每次甩80~100下为宜。此法可防治半身不遂、下肢萎缩、小腿抽筋等症。

对于行动不便的老年人来讲，也可以试试骑车法。具体方法是：平躺于床面上，双脚轮流抬起做蹬自行车的动作，但注意动作一定要轻缓，以免拉伤肌肉。此动作可以使腿部得到锻炼，操作起来也比较安全。

### 3. 揉腿肚——疏通血脉

方法：以两手掌紧扶小腿，旋转揉动，每次揉动20~30次，两腿交换揉动6次。此法能疏通血脉，加强腿的力量，防止腿脚酸痛和乏力。

### 4. 扭膝——舒经活络，可防治膝关节

方法：两足平行靠拢，屈膝微向下蹲，双手放在膝盖上，顺时针扭动数十次，然后再逆时针扭动。此法有疏通血脉的作用，可防治下肢乏力、膝关节疼痛等疾病。

### 5. 蹬腿——畅通气血，利于睡眠

方法：晚上入睡前，可平躺在床上，双手紧抱后脑勺，由缓到急进行蹬腿运动，每次可达 3 分钟，然后再换另一条腿，反复 8 次。这样可使腿部血液畅通，可改善失眠症状，让人快速进入梦乡。

## ▶ 以"动"制"冻"，五大运动暖腿脚

腿脚防寒，可以以"动"制"冻"，适当地运动可以促进血液循环，增强心肺功能，让气血运行到腿脚部位，可以增强人体的抗寒能力。

### 1. 跑步——提高抗寒防病能力

有时间多可以跑跑步，因为跑步可增强心血管和呼吸系统的功能，促进肌肉、神经的健康，提高机体的抗寒能力。冬季气温较低，持续性小步伐地跑步可刺激机体保护性反应，促进血液循环，增加脑部血液流量，调节大脑的体温中枢功能。

跑步时要注意：第一，室外跑步时，把舌头抵在上牙的里端，防止冷空气进入体内；第二，跑步时用鼻子吸气，嘴呼气，正确的呼吸方法是两步一呼两步一吸；第三，尽可能选择较软有弹性的路面跑步，以防止外伤和减少跑步对关节、骨骼的冲击。

### 2. 跳绳——促进血液循环

跳绳是一种常见锻炼方式。跳绳时，手臂的摆动、双腿的跳跃，让四肢充分运动，是促进血液循环的理想运动，特别适宜在气温较低的季节做暖身防寒运动。

跳绳时要注意：第一，蹦跳中脚落地时，应脚掌着地，而不是脚跟着地；第二，胖人宜采用双脚同时起落的方式跳绳；第三，上跃也不要太高，以免损伤关节。

### 3. 慢跑法——温暖双脚

在空闲时间，体寒的人可以在院子里慢跑 5 ~ 10 分钟，跑时留意脚踏地的感觉，双脚即可温暖。

### 4. 举腿法——防寒又减肥

举腿法也有帮助腿脚防寒的功效。具体方法是：仰卧床上，双手置于身体两侧，将两条腿缓缓举起，垂直于身体，稍作停留后，再缓缓放下。如此重复数次，不仅可以暖足，还可减肥。

### 5. "暖脚操"——让双脚暖和过来

虽然在冬季的大部分时间里，我们的脚都是在鞋子的包裹下度过的，但这并不能防止双脚出现裂纹甚至蜕皮的现象，而且脚底仿佛结了冰，总也暖和不过来。此时，可以做做"暖脚操"。

方法：脱掉鞋子，坐在椅子上，上身挺直，两腿并拢向前伸；脚背绷直直到略微有些累；然后双脚踝关节向内转动最大限度；转 10 次，再双脚脚趾向身体方向勾起，直到有点酸痛为止，然后双脚踝关节向外转动至最大限度；转 10 次左右，双脚恢复常规并拢状态，再一起顺时针转动。

做以上热身运动的时候，要注意两个问题：①有人以为运动到大汗淋漓才是最好的，于是就不停地进行剧烈运动，这样容易是人体受寒，因为出汗了，毛孔张开了，寒气便有了可乘之机。②锻炼时运动量应由小到大，逐渐增加，尤其是跑步。不能骤然间剧烈长跑，必须有一段时间小跑，活动肢体和关节，待机体适应后再加大运动量。

## ▶ 刷脚板，从脚底给身体带来温暖

生活中，很多女性用尽各种方法来养颜，但是效果甚微，其实，养颜要从根本做起——祛寒补虚。身体补好了，女人才会真正的年轻美丽起来，对于体寒的女人而言更是如此。

刷脚板就是一种很好的防寒祛寒的方法，体寒的女性可以尝试一下。具体方法：每天晚上睡觉前，用热水泡脚20多分钟之后，用软刷子轻轻地刷脚板十来分钟，如果脚部有厚茧的话，先用浮石打去。刷完之后，抹上简单的护肤霜即可。每天至少刷一次，也可在浴室中进行，最好在临睡前进行操作。每天脚至少刷5分钟，也可以在早上再进行一次。

刷脚板有哪些功效呢？

首先，刷脚板有很好的防治疾病的功效，例如：如果头痛、耳鸣，可刷脚底5个脚趾；如果腰痛、坐骨神经痛，可以刷双脚脚底穹形部分；糖尿病、肥胖症，刷双脚脚底穹形部位；肩周炎、刷脚底第2趾至第5趾下面区域，宽约3厘米；如果有高血压、低血压，可以刷脚底中央区域，涌泉穴下面小圆形区域；如果便秘、腹泻、痔疮，可以刷脚底上方，距离脚跟约3厘米处；如果有眼病，可以刷第2、3趾；如果是老年痴呆症患者，可以刷双脚后脚跟。

其次，因为身体大多数器官的经络穴位都在脚底汇集，尤其是人体先、后天之本的肾经和脾经都起于脚底，每天适当地刺激脚底，不仅可以强身健体，促进身体的新陈代谢，防寒祛寒，而且可以促使肾上腺分泌更多的激素，激发皮肤细胞的活力，减少色素沉积。

另外，刷脚板还有美白养颜的作用，不仅促进荷尔蒙分泌，还能增强脚部血液循环，刺激脚底穴位，对于改善女性贫血、失眠等亚健康状态效果非常好。刷脚板可谓一举多得，从内到外为自己建立一道防寒的"保护墙"。

## ▶ 搓脚心，活血通络暖全身

中医常说，寒从足下起，病从脚下生。因为人脚掌有众多穴位，对应各种身体脏腑的反射区，如肾、脾、胃、十二指肠、胆、心等，所以常搓脚心可以活血通络。尤其脚心的涌泉穴是足少阴肾经的起点，按摩涌泉穴有很好的滋阴补肾、养护脏腑的功效。

那么，如何搓脚心呢？搓脚心的方法是：用热水洗脚后坐在床沿，将右腿屈膝抬起，放在左腿上，使脚心向外，用右手握住右脚背的前部，左手沿脚心上下搓动；搓的次数在100次左右，上不限顶，然后对右脚进行同样的动作，至脚心发热为止；搓时动作要和缓连贯，用力尽量均匀适中；每次搓脚心开始时速度可慢一些，待适应后逐步加快速度，这样长期坚持。

专家指出，搓脚心有三种形式：一是"干搓"，二是"湿搓"，三是"酒搓"。"干搓"就是按照上面的手法，直接揉搓脚心。"湿搓"是先把双脚在温度适中的水盆中浸泡，至双脚发红后，擦干脚，再依照干搓的方法搓脚心。"酒搓"是指用手蘸少许白酒再依照干搓的方法搓脚心。

当然，搓脚心也有一些注意事项：第一，搓脚心后脚不要马上着地，先休息10分钟再下地行走，其间可边休息边喝一杯白开水，以帮助肾脏排毒。第二，搓脚心时为避免划伤皮肤，最好不要留长指甲；第三，不要在饭后1小时之内搓脚心，以免影响脾胃消化。另外，搓脚心时还可以结合泡脚来进行，先用热水烫烫脚，然后搓搓脚底，既可缓解一天的疲劳，又可收到强肾、健体、防病的效果。

每天坚持搓脚心1～2次，只要长期坚持，就有补脑益肾、益智安神、活血通络的疗效，可以防治健忘、失眠、消化不良、食欲减退、腹胀、便秘和心、肝、脾、胆等脏器病症。

体寒的人可以搓脚心，能起到防寒祛寒的作用。在搓脚心时也可以活动脚趾。脚趾上也有许多连通全身的穴位，如大脚趾属肝、脾经，因此可以舒肝健脾，对肾也有好处。搓完脚心后，还可拍打头顶的百会穴片刻，因为百会穴位于头顶、居天，涌泉穴位于脚底、居地，这样做可以达到中医里讲的"天人合一"的境界。

## ▶踢腿拍足，给自己的身体上道温暖的枷锁

腿脚祛寒需要长期坚持，不要贪求一蹴而就，平时要养成正确的生活习惯。有一个很好的方法可以让腿脚暖起来，那就是踢腿拍足。

腿部是身体的支柱，腿部是不是健康，将直接影响其他部位的健康。比如生活中，很多人觉得腿没有力气，走路时总感觉软绵绵的，人也显得没有精气神。其实，经常踢腿拍足有很好的保健功效，它能激活手足12条连接人体五脏六腑的经脉。踢腿拍足，让四肢活动，可促进周身血液循环，疏通经络，活血化瘀，防治动脉硬化，这对延缓衰老有着良好的作用。

具体方法：保持立正姿势，然后先出左脚向前一步，踢右腿，同时用左手掌拍打右足背一下；再出右脚向前一步，同时用右手掌拍打左足背一下。这样左右轮换踢腿拍足，做10～15分钟即可。

在踢腿拍足的时候，身体姿势要端正，腿要伸直，足要端平，用力甩腿才会踢得高，手拍足背时才会拍得响。开始时做得不到位没关系，先拍打小腿骨，练久了就能拍到足背。如在走路时，每走二四六八步或十几步都可轮换踢腿拍足。有一点需要注意：必须停顿站稳后再踢腿，避免跌倒，伤害自己。

在严冬腊月，只要踢拍几十下，马上浑身就会暖和起来。遇到阴雨天的时候，可以在阳台上、室内做这个保健操。只要长期坚持，就可以起到祛寒健身的效果，可以让人走路铿锵有力、稳重。

另外，坚持踢腿拍足也可以防治全身关节炎、半身不遂、腰胯痛、四肢抽搐、足膝痹痛，以及心痛、心烦、掌心热、腕掌手足指趾麻木、失眠便秘、发热中风等疾病。

这个暖身方法非常简单，不管是正在长身体的青少年，还是年迈体衰的老人，都可以在家中练习。在办公室上班的人可以在办公的间隙做一做；如果时间允许，可走路上下班，在路上边走边踢。

## ▶双推墙暖腿法，让双腿与寒气说再见

蹲起推墙法有助于保持和增强下肢的力量，利于体内气血畅通。蹲起推墙方法：首先，双脚自然分开，与肩同宽，挺胸收腹，双臂掌心向下侧平举，自然放下并升至胸前交叉；然后，伴随着深吸气，令双臂保持屈肘状向两侧平推开，推的过程中注意掌心朝外。接下来，深呼气并暗暗发力，缓缓将双手臂向外伸直，犹如双掌同时在推开两面墙一样。在推的同时，注意慢慢下蹲至全蹲状要一气呵成。再将双手慢慢放下，随着深吸气再慢慢站直，然后再深呼气一次。至此，蹲起推墙就完成了，需要反复做10～20次。

对一般人而言，这个动作的难度较大，所以在开始的时候，可能有许多人都会感觉蹲不下去。对于这种情况，在开始时可以选择比较简单的起蹲动作，方法：双脚自然分开，与肩同宽，挺胸收腹。双手抱头，腰部挺直，先进行高位下蹲，即膝关节弯曲至90度后起立，重复进行10～20次。直到锻炼到体力允许的时候，便可以逐渐达到应用自如的境界了。

"蹲起推墙"又叫"双推墙"，这套动作可以保持和增强下肢的力量，提高全身的协调性和稳定性，有利于机体气血的畅通。尤其是当按照原来的动作练习时，其效果与"放放收收"有异曲同工之妙。因为在练习过程中始终要深呼吸与频发暗力，可以在增加胸膜腔压力，改善脏腑气血运行而营养全身的同时，又通过增加四肢肌力的推动，加快全身气血流通，可以有效增强心肺功能，提高热量消耗，让全身更缓和。

有两点需要注意：首先，做这个动作的时候，需要下肢力量进行支持，因此在练习时要注意安全循序渐进，先易后难，特别要注意防止摔倒。其次，练习过程当中不要憋气，一定要顺畅地进行深呼吸，否则便会引起血压的波动，高血压患者尤其要注意。

## ▶寒从脚下起，泡脚治百病

民间有一句谚语："小看脚一双，头上增层霜。"脚有"人体第二心脏"之称。另外，脚掌一旦受寒，会导致呼吸道局部体温下降和抵抗力减弱，进而诱发感冒等多种疾病。如果用热水泡脚，不但能可以让自主神经和内分泌系统得到调节，而且还有益于大脑细胞增生，增强人的记忆力，也可以使体表血管扩张，全身气血旺盛。

不要小看热水泡脚，其实，它有很多讲究，比如最佳方法是先取适量水倒入脚盆中，水温因人而异，以脚感温热为准；水深开始以刚覆脚面为宜，先将双脚在水中浸泡15分钟，然后用手或毛巾反复搓揉足背、足心、足趾。

晚上临睡前泡脚的养生效果最佳，泡脚完毕最好在半小时内上床睡觉，这样才有利于阳气的生发，可以增强人体抗寒能力。

那么，每次要泡多长时间呢？其实，每次泡脚时间长短可因人而异，一般以15分钟到半小时为宜，足浴的效果评价并不刻意地以时间作为指标，而是要看足浴后的效果，足浴时，双脚浸泡的同时伴随着全身发热、微微出汗就算是泡好了，切忌大汗淋漓。

另外，泡脚时要注意以下事项：

第一，控制好水的温度。热水泡脚并不是说要用很高的水温，把脚泡得越红效果越好。水温太高，容易使脚部血管过度扩张，下肢血流量增加，导致心、脑、肾等重要器官供血不足。因此，有心脑血管疾病的朋友泡脚更不宜用过高的水温。另外，过高的水温也容易破坏足部皮肤表面的皮脂膜，使角质层干燥甚至皲裂。一般而言，泡脚的水温一般以40℃左右为宜。

第二，泡完脚后要多喝水，要注意及时补充水分。有的人泡脚时会让全身出大汗，觉得这样汗出透了舒服，其实只有在受凉感冒时可以用出汗排寒，平时就不能泡出大汗，那样对身体的伤害很大，久而久之身体反倒会更加虚弱。

另外，泡脚的目的是加快血液循环、补阳气，而小孩是纯阳之体，因此没有必要让小孩多泡脚，洗洗就可以了。但对于体质比较弱、手脚经常冰冷的孩子，家长可以在冬季给他们泡脚。此外，孩子受凉感冒后，用热水泡脚可有效祛寒。

在泡脚过程中，脚部温度会高于人体其他部位的温度，人体血液循环加快，心率也比平时快，更多的血液会流向下肢，泡脚时间过长的话，会使心脏负担增加。所以，体质虚弱者、心脑血管疾病患者以及老年人容易因脑部供血不足而感到头晕，严重者甚至会发生昏厥。在泡脚过程中，如果有胸闷、头晕等不适的感觉，应该及时停止。

## ▶按摩足部穴位，温阳祛寒效果佳

双脚聚集了足太阳膀胱经、足少阳胆经、足阳明胃经的终点，同时又是足太阴脾经、足少阴肾经、足厥阴肝经的起点。这些经络在维持人体阳气旺盛、祛除寒邪方面有重要的作用，并且这些经络在脚部都有重要的穴位分布，因此，可以通过按揉双脚达到祛除寒邪、温壮阳气的目的。

寒邪对人体的伤害不可小觑，但是，按摩足部的穴位可以帮我们赶走这个可怕的"敌人"。

### 1. 涌泉穴——开窍醒神

按揉涌泉穴时的感觉应该是有明显的压胀痛，有时可向下肢发散，类似于放电般感觉。涌泉穴是人体脚部最常用也是疗效最好的穴位之一。涌泉穴具有开窍醒神、宁心安神的神奇功效，主要适用于治疗头目昏花、失眠、头颈痛、足心热、中风、下肢瘫痪、目涩咽干等病症。

### 2. 厉兑穴——通经活络

给脚做按摩时也常用到厉兑穴，厉兑穴位于第二趾外侧，距爪甲角0.1寸处取穴。揉时的感觉有明显的压胀痛，有时可向下肢发散，类似于放电一样。这个穴位具有清热和胃、苏厥醒神、通经活络的功能，主要用于治疗精神神经系统疾病，如休克、癫痫、癔症、嗜睡、面神经麻痹等，还适于治疗五官科疾病，如鼻炎、牙痛、扁桃体炎等。另外，厉兑穴还对胃炎、下肢麻痹具有很好的疗效。

### 3. 昆仑穴——舒经活络

昆仑穴位于在足部外踝后方，外踝尖与跟腱之间的凹陷处。昆仑穴具有安神清热、舒筋活络的作用。昆仑穴适用于腰骶部疼痛、足跟肿痛、头痛、头项强痛、落枕、坐骨神经痛及目眩等病症的治疗与保健，也适用于面目肿胀、口眼㖞斜、牙痛、鼻衄、鼻流黄涕、胸腹胀满、多梦等病症的治疗与保健。

### 4. 申脉穴——清热安神，利腰膝

申脉穴的取穴部位在足外侧部，外踝直下方凹陷中。这个穴位具有清热安神、利腰膝的功效。它主要用于治疗精神神经系统疾病，如头痛、内耳性眩晕、失眠、癫痫、精神分裂症、脑血管病后遗症等，还可用于运动系统疾病，如腰肌劳损、下肢瘫痪、关节炎、踝关节扭伤等的治疗与保健。

### 5. 太溪穴——补充元气

太溪穴位于内踝高点与跟腱之间的凹陷中，是人体足少阴肾经上的主要穴位之一，可用于治疗肾病、牙痛、喉咙肿痛、气喘、支气管炎、手脚冰凉及女性月经不调、关节炎、精力不济、手脚无力、风湿痛等疾病。而且，太溪穴可改善头痛目眩、咽喉肿痛、牙痛、耳聋、耳鸣、咳嗽、气喘、胸痛、咯血、消渴、失眠、健忘、遗精、阳痿、小便频数、腰脊痛、下肢厥冷、内踝肿痛等症状。

在按摩足底穴位的时候要注意以下几点：

（1）按摩前最好用热水泡脚，这样能加快脚部的血液循环，同时放松脚部的肌肉，为下一步的按摩做好准备。

（2）在按摩后半小时内应多喝一些水，因为按摩过程中往往伴有身体出汗，按摩后喝水能很好地补充按摩过程中消耗的津液，并且有利于按摩后体内代谢废物的排出。

（3）有出血倾向或有血液病的患者，在进行足底按摩治疗的时候，按摩的力度要轻，如果按摩用力过大的话容易导致局部组织内出血，反而加重病情，得不偿失。

（4）儿童的足底按揉一定要注意掌握力度。尤其不要盲目追求按揉效果而进行大力度的足底按揉。由于儿童的骨骼肌肉发育尚不健全，加之肌肉娇嫩、含水量多，按揉力度过大容易造成儿童骨骼与肌肉的损害，这样不仅不能取得理想的足底按揉效果，反而容易对儿童造成不必要的伤害。

（5）有严重心、脑、肺类疾病的患者，老年性骨质疏松症的患者、孕妇不能进行足部按摩，因为这些人群都是高危人群，盲目地进行足底按摩可能会因刺激量过大而导致疼痛剧烈的休克、脚部的骨骼受损、意外流产等意外情况的发生，严重者会危及生命。

（6）女性在按摩足底穴位的时候，要避开月经期，而且不能刺激性腺反射区，因为这种刺激有时候会使女性的月经量发生变化，引发月经不调。


## ▶ 通血脉，驱寒气，轻松赶走"老寒腿"

现代社会，很多年轻人追求时尚，讲究穿戴，但往往会忽视防寒问题，所以，很多年轻人也与老寒腿结缘。老寒腿并不是老年人的专利，年轻人如果不懂得呵护双腿，也会患老寒腿。比如有些年轻的女孩子一遇到冷天气，腿部会有肿胀、麻木、疼痛的感觉，其实，这属于老寒腿的前兆。现代医学将老寒腿称为"膝关节骨性关节炎"。在中医眼里，老寒腿属于痹证范畴，而受寒是引发老寒腿的主要原因。当人体受到寒气侵犯时，经络受阻以致气血不畅，腿部就会产生麻木、酸痛、屈伸不利等不适情况。

那么，我们如何防止老寒腿呢？防寒祛寒重点，具体而言有以下方法：

### 1. 多吃御寒类的食物

患老寒腿后会出现怕冷的症状，在饮食上可吃一些羊肉、带鱼等温补御寒类食物。另外，也可以适当饮用一点儿药酒来御寒，比如可以在酒中浸泡一些枸杞、人参、茯苓、当归等中药。对老年人而言，要注意补钙，每日摄入成分钙应不少于1200毫克，蛋奶鱼豆制品、蔬菜、水果等食物含钙高，可以多吃一些。胡萝卜、红辣椒、苹果、粗粮、绿色蔬菜等注意适当多吃一点儿。

### 2. 练习绷腿动作

为了帮助腿部防寒，可以通过一些简单易行的方法锻炼腿部肌肉，达到改善关节功能，预防老寒腿的目的。具体方法：坐在椅子上，两腿伸直，保持脚尖绷直，使小腿肌肉有紧张感，保持10秒后缓慢放下，完全放松，反复2～3次。

膝关节疼痛为老寒腿的主要症状，因此很多人就把锻炼目标瞄准膝关节，经常以半蹲姿势作膝关节的前后左右摇晃动作。这样做是不妥的，因为半蹲时膝关节所承受的压力最大，摇晃反而加重磨损，可能会加重病情。

### 3. 花椒水泡脚

防治老寒腿还有一个方法——用花椒水泡脚。中医认为，花椒性温，在中药里属于祛寒类的食物，它不仅能除五脏六腑之寒，而且能通血脉，调关节。具体方法是：先抓一把花椒加入适量水煎，待药效充分溶入水中时倒入泡脚盆中，先通过水的热气熏双脚，等水温到能下脚时用来泡脚。在泡脚过程中，可以不断加入热的花椒水，水以盖过脚踝为好，泡上半小时，以全身微微冒汗为宜。

### 4. 踢打腿肚

在步行时，可以用一条腿支撑地面，用另一条腿的脚面依次踢打支直立腿肚的承筋穴、承山穴，然后，两腿交替进行，如此踢打80次以上。

踢打腿肚虽然是个简单的动作，但是有治疗老寒腿的作用，在踢小腿肚时，实际是刺激了腿肚上的承山穴和承筋穴。

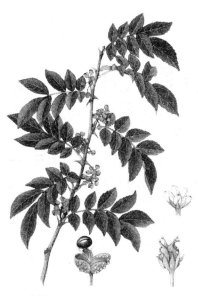

▲ 花椒

除花椒子外，花椒叶也可以用来泡脚。

承山穴在小腿后面正中，当小腿伸直和足跟上提时，腓肠肌肌腹下出现凹陷处。承筋穴位于小腿后面，腓肠肌肌腹中央，在承山穴之上即是此穴。承山穴有运化水湿、固化脾土的作用；承筋穴有运化水湿的功效，刺激这两个穴位，可以祛除湿邪，缓解疼痛，缓解疲劳，振奋阳气，对于小腿肚抽筋、老寒腿都有比较好的治疗功效。

练习此法时有两点需要注意：第一，老年人踢打小腿时间不可过长。因为长时间踢打，会使血液过多地流向下肢，导致心、脑、肾等重要脏器供血不足，极大增加心脏负担；第二，踢打腿肚时，血液过多地流向下肢，体质虚弱者会因脑部供血不足而出现头晕，甚至昏厥，所以，体质虚弱的人不宜踢打腿肚。

## ▶夏季光脚涉水，女性易患月经病

在夏季，有一些女孩在下雨天喜欢赤脚在雨中行走，这样很容易受寒。很多女孩子月经不守时，伴有痛经症状，这可能也是由于光脚涉水引起的。脚上的经络和穴位很多，所以人体最先感到冷的是脚。病从寒起，脚凉了就会影响到身体内各脏腑器官的功能。所以对女人而言，尤其要保护好脚部。

如果脚受寒的话，寒气会循经而上，进而损伤脾胃，结果出现腹痛、上吐下泻的情况。

脾胃为气血生化之源，如果脾胃功能减弱，就会造成化血无源，这时候如果女性月经来潮，很可能经期极短，经量很少。

中医认为，脾有统血、摄血的作用。月经正常来潮有赖脾气健旺。气为血之帅，脾气弱了，不能推动血液运行，因此血液中的一些精微物质就会随之渐渐沉积，从而造成月经迟迟不来。不通则痛，痛则不通，所以会出现痛经症状。

### 1. 艾灸地机穴——祛寒通络

要祛寒可以艾灸地机穴（位于小腿内侧，阴陵泉穴下3寸）。地机穴有较强的行血活血、镇痛的功效。艾叶性温，气味芳香，燃烧后很温和，可祛寒通经络，可以去除腹痛等症状。艾灸地机穴可助阳祛寒，温通血脉，通过经络传导的作用，对痛经尤为有效。方法是：将艾条的一端点燃后，在地机穴的正上方距离皮肤2～3厘米处进行熏烤，热度以自己耐受为宜。每次15～20分钟，每天1次，连灸5次即可。

### 2. 减少脚受寒的机会

脚部防寒，首先在春天不要急于换下厚重的棉靴，夏天再热也不要赤脚，尤其是在回家后不要光脚穿拖鞋，或光脚踩在地板上。其次，要保持鞋袜干燥温暖，并常换洗晒。

冬天女性可以穿一双厚毛袜，平时要少坐多走，促进血流通畅。晚上睡觉前用热水泡脚，温度可循经络而暖全身血脉，促使气血流通。

## ▶ 红花艾叶芥末泡脚，活血化瘀能防寒

热水泡脚是暖脚防寒的方法之一，如果在泡脚时，加入一些中药，祛寒防病的效果会更好。

### 1. 红花艾叶泡脚法——活血化瘀，温暖全身

在众多的药物中，红花和艾叶有很好的祛寒保健作用，用它们来泡脚，既温暖全身，还对睡眠有益。中医认为，红花有活血化瘀、促进血液循环的作用；艾叶有抗菌、抗病毒、抗过敏和增强免疫力等功效。

具体方法是：先把50克左右的红花和艾叶放入纱布袋包好并捆紧，放到锅里加水，先用大火煮开，然后小火煮5～10分钟，取汁即可。将药汁兑在温度在40℃或50℃的热水里，然后泡上半个小时即可。

另外，我们也可以根据自己的身体状况，在红花艾叶水里适当再加点中药，对疾病的防治能起到很好的辅助作用。如患有高血压的人，可以在泡脚水里加点具有降压作用的中草药，如夏枯草、钩藤；痛经的女性，或者脚干、皮肤干燥的人，可以加入白芍、当归、益母草等，这些药物有活血化瘀的作用。另外，也可以加入具有活血、去乏作用的伸筋草、苏木、泽兰、黄芩等。

### 2. 芥末泡脚法——可治疗足部寒冷

如果你有手脚冰凉的情况，还可以用芥末泡脚。具体方法是：先把芥末放入锅内煎煮，煮开后倒入已盛有40℃左右的热水浴盆中，泡脚30分钟左右，每天1～2次。芥末泡脚法可以加强足部血液循环，对足部寒冷有很好的改善功效。

用药物泡脚时，当然有很多讲究，我们不能随意而为之，以下几个问题必须注意：

有严重出血病症的人，以及患有肾衰竭、心力衰竭、心肌梗死、肝坏死等各种危重疾病的人，因为病情不稳定，对足部反射区的刺激可能会引起一些强烈的不良反应，因此，也不能使用中药足浴。

精神过度紧张及身体过度疲劳的人，最好也不要使用中药足浴。

月经期及怀孕妇女不可以使用中药足浴。中药可能会刺激到妇女的足部性腺反射区，对月经或胎儿产生不利影响。

在使用药物泡脚时，对足浴器具还要有所要求，一般不宜选用铁盆、铝盆、铜盆等金属盆。因为金属化学成分不稳定，容易与中药中的鞣酸等成分发生反应，生成鞣酸铁等有害物质，使药物的疗效大打折扣，还可能对人体造成伤害。

# ▶ 手足麻痹，祛寒邪补气血

生活中，有的女性会莫名其妙地感到手脚无力，麻木，没有知觉，有时候偶尔有点刺痛感，但过几分钟就消失了。其实，这属于中医所说的"足麻痹症"。

说得简单一点儿，手足麻痹就是我们常说的手脚麻木。这种情况在日常生活中很常见，比如怀孕、不正确睡姿、如厕蹲久了都会引发手足麻木，过一会儿就消失了，但是如果脚麻木的出现频率过高，或者持续时间很长，我们应引起重视，不能麻痹大意。

中医认为，造成麻痹的原因有很多，比如颈椎和腰椎有问题，如腰椎间盘突出压迫神经，使手脚麻痹；或者血热、阴阳失调、肝火旺等也会造成麻木感。手足麻痹与肢体的供血不足有关，有可能是高血压症状的一种，还可能是一些骨科疾病引起的。

中医指出，大脚趾内侧麻木，可能是脾有问题；如果大脚趾上侧经常麻木，可能是肝有问题；如果脚食趾经常麻木，可能是胃有问题；如果小脚趾经常麻木，可能是胆有问题，如果脚后跟经常麻木，可能是膀胱有问题。

那么，我们如何防治手足麻痹呢？

（1）要防寒。在日常生活中，手足麻痹症患者要注意防寒保暖，避免严寒刺激，特别是寒潮袭来，气温骤降时要注意及时添加衣服，以免受寒加重病情。

（2）手足麻痹患者在饮食上应当多吃一些产热量高和营养丰富的食物，如瘦肉、鸡、鱼、乳类及豆制品，少吃油腻食物，忌烟酒。坚持体育锻炼，提高耐寒能力。

（3）手足麻痹患者要适当控制情绪，谨防过度疲劳。

# ▶ 膝关节有问题就找犊鼻穴

42岁的王女士走路时总是有气无力的样子，最近几个月感觉膝关节特别不舒服，爬楼梯的时候两腿发软。后来，经医生诊断，原来她得了滑膜炎，也就是膝关节积液，她的这些症状是因为膝关节囊液渗出所导致的。

人的膝盖是比较薄弱的环节，尤其是怕冷，寒气最容易通过膝盖进入体内。生活中，很多老年人膝盖易患关节炎，就是这个原因。本来膝盖就很脆弱了，如果再受寒的话，就会形成老寒腿或和风湿性膝关节炎。

那么，生活中，我们该如何保护膝关节呢？其实，利用犊鼻穴就可以做到。我们膝盖下面内外两侧都有一个窝儿，外侧的窝儿就是犊鼻穴。《会元针灸经》中记载："犊鼻者，是两膝眼如牛犊之鼻状，故名犊鼻。"

不要小看这个穴位，它可以通经活络，疏风散寒，消肿止痛。中医里有"关节积水犊鼻求"的观点，如果膝盖有问题，可以利用这个穴位进行调理。

例如我们平时跑步、爬山导致膝盖受损、疼痛，膝关节积水，风湿性膝关节病，长时间久坐膝盖疼等均可以按摩犊鼻穴。

另外，治疗老寒腿和风湿性关节炎可以用艾条灸犊鼻穴。当你感觉膝盖酸冷时，就用艾条灸此穴10~20分钟，灸到皮肤发红为止，就可以改善膝盖酸冷的情况。

即便是没有这些疾病，平时按摩犊鼻穴也可有防病保健的功效。现代职场人士几乎是整天坐在电脑前一动不动，中医称之为"久坐"，久坐伤脾，坐久了感到两个膝盖特别难受、不舒服，站起来活动一会儿就好了。在活动时你再配合点按一下犊鼻穴，按揉起来也方便，也不用扩大范围，就在膝盖外侧的那个窝儿中按就行。

在夏季，很多职场女性身处温度很低的空调环境中，另外，有的女人下半身就穿个小短裙或小短裤，这样很容易得上风湿性膝关节病。这些女性可以准备一个毛巾被，上班时盖在膝盖上。如果膝盖出现不适，也可以按摩犊鼻穴。

## ▶ 治疗脚跟痛，祛寒保暖是根本

生活中，不少人经常足跟痛，尤其是老年人更常见。其实，足跟痛可以看作是一种退行性改变，所以，年纪越大就越容易出现足跟痛。

足跟痛患者会有足跟疼痛的感觉，而且不能站立或行走，平卧时也有酸胀感、灼热或针刺一般的疼痛，夜间更加厉害。另外，足跟痛有一个明显的特点，那就是遇热则轻，遇寒则痛感加重。为何会出现这种状况呢？

这要从足跟痛的病因说起。中医认为，足跟痛多因为肝肾阴虚、痰湿、血热所致。在五脏中，肝主筋、肾主骨。如果肝肾亏虚，筋骨失养，寒湿侵袭或慢性劳损便导致经络瘀滞，气血运行受阻，使筋骨肌肉失养而发病。

另外，妇女产后也容易发生足跟痛。因为产妇在月子里气血两虚，因此很容易受凉寒之气的侵袭，特别是足部，包括足后跟，一旦受凉，在以后的日子里就会出现疼痛。产后足跟痛是虚证，不是外伤，也不属于骨刺所致。这种产后病，以肾虚为主，产后穿高跟鞋，经常赤脚穿拖鞋、凉鞋，也是重要的诱因。

通过以上分析，不能看出，寒气是导致足跟痛的原因之一。所以防止足跟痛要注重防寒祛寒温暖脚部。以下是几种去除足跟痛的温疗法：

### 1. 按摩手部反射区

在治疗的时候，一定要注意手部的反射区，因为从全身反射的原理来看，对应脚底的部位，手部是最好的反射区。应分别在相应的反射区进行按摩，踝关节捻揉 5 分钟，肝逆时针按揉 49 次，脾顺时针按揉 64 次，两肾相对按揉 72 次，脚掌足跟部顺时针按揉 59 次，遇到了疼痛敏感点重力点按 81 次。

### 2. 按摩脚部反射区

足部的反射疗法就很简单了，在髋、臀、坐骨神经的反射区各推按 3 分钟，下身淋巴、腹股沟反射区各点按 1 分钟。

### 3. 泡脚法除足跟痛

中药泡脚也可以去除足跟痛，以下是两个足浴药方：

茄根汤：取茄根 500 克，加入清水适量，煎煮 30 分钟，去渣取汁，再与一定量的开水一起倒入盆中，先熏蒸，等到水温合适的时候浸泡双脚，每天 1 次，每次泡 40 分钟就可以。

夏枯草汤：夏枯草 50 克，食醋 1000 毫升，浸泡 2 ~ 4 小时，加适量水再煮 15 分钟，趁热先熏后洗，每次 30 分钟，每天 2 ~ 3 次，每剂药用 2 天。

### 4. 拔罐法治足跟痛

拔罐疗法一定要在疼痛的一侧，选择涌泉、昆仑、太溪、照海、承山等穴，或小腿下段后侧压痛点，留罐 15 分钟，每天 1 次。

# 第九章

# 祛腹寒，固守腹部之宫城

## ——让五脏六腑在腹宫里安枕无忧

## ▶ 身体寒冷的时候，啤酒肚就冒出来了

随着生活条件的改善，人们吃的越来越好，另外，加上现代人缺乏运动，所以很多男性到了 30 岁以后，啤酒肚就开是往外冒了。

长出啤酒肚，大腹便便，看上去是发福了，其实是祸——为健康埋下了诸多隐患，渐放的裤腰已经被证实是发生慢性疾病的危险信号。更不幸的是，不但是中年人有啤酒肚，越来越多的青年，甚至少年，肚子也越来越凸出。所以对啤酒肚，我们要引起重视。其实，"啤酒肚"就是腹部肥胖。肥胖有哪些危害呢？女人肥胖容易引发宫颈癌、卵巢癌等疾病；男人肥胖易患冠心病、胆结石、肾结石等疾病。

长出一个啤酒肚，除了喝酒嗜酒以外，也与腹部受寒有关。如果腹部长年受寒气所侵，也会间接造成脾胃受湿，结果会影响脾胃的消化功效，脾胃弱，就难以将多余的垃圾排出体外，堆积在体内，所以人就会肥胖。

那么，我们该如何减掉"啤酒肚"呢？

### 1. "爸爸汤"——去小腹寒气，消除腹部脂肪

在我国南方地区有一种用中药配制而成的"爸爸汤"，堪称"啤酒肚"的克星，该汤不仅能去小腹寒气，消除腹部脂肪，还有暖中祛寒的作用。

做法：先准备 200 克水芹菜，1 条 500 克左右的鲫鱼，姜少许，5 克制香附，5 克香砂仁，3 克淮山药，枳棋子 3 克。先把鱼宰杀洗净，用生油起锅，煎至微黄约八分熟后待用。水芹菜及各种药材先用十碗水煮沸 20 分钟后，加入鲫鱼同煲约 2 小时即可。

另外，预防啤酒肚，在吃饭的时候一定要细嚼慢咽，一直嚼到感觉食物在嘴里已经化成了液体再吞咽下去，这样食物中的营养才能最大限度地被小肠吸收，化作人体所需要的精气血。

### 2. 保证睡眠

研究表明：睡觉不足也会引起啤酒肚。其实，睡觉是补充身体能量的最佳方式，中医认为，良好的睡眠可以补充气血，可以补充阳气。我们都有这样的体验：工作了一天，晚上回到家里，美美地睡上一觉，第二天起来，便会感觉精神百倍，就是这个原因。所以，要减掉"啤酒肚"，必须要保证睡眠质量。

### 3. 多运动

适当的运动能够刺激人体的经络，促进人体的气血运行。跑步、爬山、游泳都是不错的运动方式。

# ▶ 温暖的腹部，五脏六腑才安然

在中医眼里，腹部是人体的"重地"，它以肚脐为中心，然后上下分成两腹，一个是大腹，也就是脾胃，一个是少腹，也就是小腹，小腹聚集水等物质。中医认为，腹部为阴，寒也属于阴，因此腹部不能受寒凉侵袭。因为这个缘故，中国提倡在夏季，即使天气再炎热，也不能睡觉不盖被子，这样可以防治腹部着凉。

其实，腹部的温度与健康有很大的关系。

经研究发现：过百岁的老人，凡面色红润，行动自如，身体健康者，其腹部温度都在36℃以上，而一些疾病缠身，整个人显得老态龙钟者，腹部温度都比较低，研究得出这样的结论：人体腹部健康的判断标准就是温度的高低，也就是说，腹部的温度越低，人的健康状况往往越差。而对于那些腹部有寒的人而言，五脏六腑受寒气侵扰，难以安宁，会产生各种疾病。

那么，我们该如何判断腹部是否有寒气呢？有一个简单的自我检查方法：比较额头与腹部的温度。如果你感觉腹部的温度比额头的低，说明你的腹部比较寒凉。为什么这么说呢？因为腹部经常会有衣服遮挡，热量的散发比较少，而额头经常露在外面，散发的热量比较多。即便是这样，如果腹部的温度仍比额头低的话，表示你的腹部处于寒凉状态。

腹部寒凉的人一般有这些症状：夏天容易喉咙发炎，冬天容易手脚冰冷，容易衰老，脸上容易长斑，长皱纹，精神疲惫，身体素质差，腹部容易堆积脂肪，形成肥胖，大便异常（容易便溏或便秘），人体的肠胃功能比较差，女性容易出现月经不调，经血色暗或有血块，并伴有痛经症状。对照一下自己的情况，如果你的身体与以上两项相符，就意味着你有腹寒。

如果腹部有寒的话，可用以下几个方式祛寒：

## 1. 拍打腹部法

拍打腹部是一种简单的日常锻炼方法，最好在洗澡后当身体发热的时候，采取平躺的姿势，双手交替在腹部上拍打，最好有一点儿痛感，拍打的力度以个人能够承受为宜，直到拍打至腹部皮肤潮红或感觉腹部发热就行了。

## 2. 揉腹法

中医认为，揉腹部可分理阴阳，去旧生新，充实五脏，祛寒邪。另外，揉腹有利于减肥，可以防治失眠多梦，也对动脉硬化、高血压、脑血管病有很好的辅助治疗效果。

揉腹方法：腹部按揉一般选择在夜间入睡前和起床前进行，排空小便，洗清双手，取仰卧位，双膝屈曲，全身放松，左手按在腹部，手心对着肚脐，右手叠放在左手上，先按顺时针方向绕脐揉腹50次，再逆时针方向按揉50次。按揉时，用力要适度，精力集中，呼吸要自然。

# ▶ 摩腹是清除肝火的捷径

生活中，一些老年人躺在藤椅上，闭目养神，同时双手在肚子上轻缓地揉摩。你千万不要小看这种做法，其实，这是一种很好的养生保健方式——摩腹养生。

关于摩腹，还有一个有趣的故事：在清朝，有一个叫方开的中医，他的拿手绝活就是用摩腹法来治病，凭借这门绝活，他治好了很多病人。有一天，一个叫颜伟的男孩上门就医，方开了解完男孩的病情之后，任何药也没有开，只让男孩按摩自己的肚子，几个月后，男孩竟然奇迹般地病愈了。

除了方开以外，还有很多古代名医与学者都热衷于摩腹，比如唐朝名医孙思邈就"常以手摩腹"；宋代的文人陆游也有"摩挲便腹一欣然"的感慨。

在中医眼里，摩腹不仅是一种保健之道，更是一种治疗慢性病的良方。前面我们介绍过，人的腹部集中了肝、胆、脾、胃、肾等重要的器官，另外，腹部还是足三阴经以及任脉的必经之地。所以，摩腹不仅可以强身健体，还可以治疗很多慢性病，比如糖尿病、腰酸背痛、月经不调、前列腺增生、便秘、消化不良等。

那么，我们该怎么摩腹呢？其实，摩腹的方法非常简单：第一步是在每天睡前或醒后，要排空大小便，仰卧在床上，屈曲双膝，全身放松。第二步是搓热双手，一般情况下搓 30 次即可，然后双手相叠，把掌心放在腹部上，围绕肚脐，先顺时针按摩 60 下，再逆时针按摩 60 次，总共 120 次。

中医指出："五脏六腑之宫城，阴阳气血之发源"。痛经、胃炎、肛肠疾病等都会在腹部有所表现，这些患者都可以采用摩腹法来祛病强身。在日常生活中，躺在床上或者沙发上，或者看电视时把两手搓热交叠，温柔地按摩腹部，透过手掌把温度传递给腹部，腹部温暖了，腹内的五脏六腑自然会生机勃勃，气血自然也会调和。

但是，我们摩腹时要注意以下几点：第一，需选择一个安静的场所。第二，摩腹时，要保持良好的心情，不能有杂念。第三，在饭前或饭后，过饥或过饱时，均不宜摩腹。第四，对于那些确诊腹部患有某些疾病的人，如恶性肿瘤等，不能采取摩腹法。要确认自己否能采取摩腹法，最好要咨询一下医生。

## ▶ 腹部的"祛寒温补药"——建里穴

脾胃就像人体的大粮仓一样，婴儿切断脐带之后，营养的供给来源就靠脾胃，食物在脾胃被消化，然后运输到全身，来滋养五脏六腑。在这个过程中，要经过一个穴位的帮助，那就是建里穴。以肚脐为中心线划一条竖线，在肚脐上 3 寸就是建里穴。

其实，在食物进入胃以后，并不是一开始就能生化成精微物质的，而是有一个逐渐消化的过程，一直到达建里穴这里，中焦脾胃之气才开始形成，脏腑也因此而强健。在整个过程中，建里穴起打基础的作用，所以因此而得名。

中医指出，胃有五窍，五窍为胃气出入的部位，也就是胃的门户。出现因胃而生的疾病时，可以刺激建里穴，先强壮根基，中和胃气，打通门户，五脏才能安然无恙。

在中医中，在治好病症之后，都会刺激建里穴来巩固治病的疗效。这就是"三分治七分养"的中医智慧的具体体现，刺激建里穴就是养，是做善后工作的。如果这个过程没做好，会影响到胃抵御寒邪的强弱。所以从这个角度来看，建里穴是"温补药"。

建里穴是一个补穴，具有和胃安神的作用，经常刺激建里穴胜过任何补药。如果你吃饭时没有胃口，食欲很差，此时可以按摩建里穴了。具体方法是：用拇指沿着建里穴的位置旋转按摩，每次按摩 100 下，这个方法可增进食欲，防病健体。

## ▶ 拒绝露脐装，防寒要护好肚脐

现在很多女性喜欢穿露脐装，这对身体是很有坏处的，因为神阙穴位于肚脐眼上，如果肚脐眼长期暴露在外的话，寒气容易通过神阙穴进入体内，会使消化系统功能受损，就会出现呕吐、腹痛、腹泻等胃肠系统疾病。另外，肚脐部位的肌肉比较娇嫩，很易受损，肚脐眼袒露于外，容易汇集污垢，一不小心就会引起感染，发生脐炎。对女性而言，这会影响经期的规律，还很容易导致痛经，并影响子宫的结构功能。

神阙穴是连接脐带的地方，首先肚脐是胎儿从母体吸收营养的途径，向内连着人身的真气真阳，能大补阳气。中医认为，脐腹属脾，所以本穴能治疗脾阳不振引起的消化不良、全身性的阳气不足，以及四肢发凉怕冷、男科妇科等多种生殖系统疾病。

现代研究表明：刺激肚脐上神阙穴可以很好地增强人体的免疫力。任脉上的穴位，艾灸是最好的途径，尤其是神阙穴更适合艾灸。

在此，介绍一下肚脐隔盐灸的方法：先将一小把粗盐填在肚脐眼上，上面放上切成薄片的姜片，然后用艾柱灸，灸到最后，肚脐上填满了黄黄的盐姜水，这样对于身体的保健效果相当好。上了年纪的人如果经常感到身体冷痛，或者腹部不适的话，可以隔段时间做一次神阙穴隔盐灸，此法有很好的保健功效。

既然肚脐上的神阙穴如此重要，生活中，我们一定要呵护好自己的肚脐部位，那些爱穿露脐装的女性更要注意。

（1）深秋和初冬气温变化很大，也不适合穿露脐装，不要因为追求美丽而损害了健康。

（2）胃肠、腰部或肾部有慢性病的女性不宜穿露脐装，以免加重病情。

（3）要注意肚脐的卫生。因为夏日出汗多，身体上的污垢很容易随汗液进入脐眼而沉积，所以平时要对脐部进行清洁，每天用温热的清水加中性沐浴液擦洗脐周及肚脐眼，以清除污垢，防止病菌滋生。但是，擦洗时不宜用力搓擦，以免搓伤皮肤，发生感染。

（4）要注意防风寒。肚脐周围是胃肠部位，这个部位容易受凉，除不要在天寒冷时穿露脐装外，就是在夏季天热的时候，早、晚天气较凉或者阴雨天温度较低时，穿露脐装也会使肚脐和胃肠受凉，所以不宜穿露脐装。电扇、空调的凉风不要正对着肚脐部位吹，晚间睡眠时不要让肚脐部位当风而吹，要在腹部盖上毛巾被。

（5）应防止脐部意外损伤。肚脐周围都裸露，缺少衣着的保护，往往容易遭到意外损伤，如划伤、撞伤等，所以在日常起居中要小心，动作幅度不宜过大、过猛。

## ▶ 姜红茶，女人治疗痛经、温暖脏腑的良药

女性因为生理期与生活习惯的问题，湿气和寒气很容易郁结在体内，给五脏六腑带来负担。只有把这些湿寒之气都泻掉，身体才能重新温暖起来。要去除体内的寒气，姜红茶就是很好的选择。

姜红茶是由生姜、红糖、红茶组成的，是女性祛寒暖身的良药。

生活中，体寒的女性如果有痛经或者感冒，喝一点儿姜红茶就可以有效缓解症状。为什么姜红茶有此神效呢？要从姜红茶的成分说起。

首先看生姜的功效。中医学认为，生姜味辛，性温，是助阳祛寒的药物。另外，生姜有发汗的作用，能令身体立刻暖和；生姜中的辛辣成分能燃烧体内的脂肪，对减肥很有帮助，服用生姜可以排出身体内多余的脂肪，改善寒性体质。另外，生姜具有开胃止呕、化痰止咳、发汗解表的作用，中医常用它治疗脾胃虚寒、食欲减退、恶心呕吐或痰饮呕吐、胃气不和的呕吐，风寒或寒痰咳嗽，感冒风寒、恶风发热、鼻塞头痛等病症。

现代医学也表明，生姜含有多种活性成分，其中姜辣素有很强的对付自由基的本领，它的抗衰老作用比维生素 E 的功效还强。生姜中含有一定量的姜烯酚和姜酚，这种物质可以扩张血管，使血液流通顺畅，血液流通顺畅了，体内的营养与氧气交换就会加速，所以身体会暖和起来。

红糖有哪些功效呢？中医认为，红糖性温、味甘、入脾脏，具有益气补血、健脾暖胃、缓中止痛、活血化瘀的作用。气血是滋养五脏六腑的基础，只有气血充足，才能供养五脏六腑，进而产生阳气，温养人体。

现代医学表明，人在食用一定量的红糖后，体内血液中红细胞的数目明显增加，并且发现末梢血管的血流加速，这种变化可以明显改善人体的微循环状况，有利于阻塞血管的再生和人体肌肉组织的完善，并可以在人体内通过生物转化作用，转化为皮下脂肪，储存起来，使人体的御寒能力增强的同时，增加后续能量源，可以使身体变暖。

红茶有什么功效呢？红茶有健脾和胃、利于消化、促进食欲、利尿、消除水肿、强壮心脏的功效。红茶通过改善人体的脾胃功能，促进消化吸收，提高营养物质的转化率来充实人体的气血，所以也可以起到防寒暖身的作用。

姜红茶制作方法：红茶包 1 包，生姜 18 克，砂糖 10 克。当然这一剂量是常规用量，具体操作时的剂量可以做出相应调整。将生姜、红茶、红糖这三种原料依次放在一个茶杯中，向其中加入沸腾的热水 1000 毫升，浸泡 15 ~ 30 分钟就制作完成了，可以慢慢享用了。

刚开始时 1 天可以喝 2 ~ 3 杯，逐渐适应后可以增加到 4 ~ 5 杯。

制作姜红茶时要注意以下几点：第一，生姜的处理因人而异，可以磨成姜末，包成小包，像茶叶一样浸泡；或洗干净去皮后切成姜片、姜丝，当然最省事的办法就是直接用刀背拍散生姜块。第二，姜红茶最好趁热喝，这样暖胃效果会更好。第三，姜红茶的配方也可以根据个人体质来调整，如果睡觉困难可以加两三颗桂圆，如果大便干燥可以加入少量蜂蜜，效果会更好。

## ▶ 处处精心，莫让六腑被寒伤

中医指出，五脏六腑是相对应的，五脏与六腑互为表里，五脏为里，六腑为表，一脏配一腑，心与小肠，肝与胆，脾与胃，肺与大肠，肾与膀胱，心包与三焦互为表里在生活中，在养护好五脏的同时，不能忽视了对六腑的呵护。

我们知道，五脏贮藏人体生命活动所必需的各种精微物质，如精、气、血、津液等；六腑主管食物的受纳、传导、变化和排泄糟粕。所以，保养六腑应以"传而不藏，保持通畅"为原则。

中医著作《黄帝内经》中有"凡十一脏，取决于胆"的说法，胆的好坏影响到胆汁的分泌疏泄，而胆汁的分泌疏泄又会影响到食物的分解，食物分解的好坏影响到食物营养成分的吸收与转化，而营养成分的吸收转化又直接影响到人体能量的补充供给，能量补充供给又会影响到其他脏腑的能量需求。

我们要养好胆，关键就要养成良好的生活习惯：三餐营养科学，尤其是一定要吃早餐；晚饭后不要躺着看电视，也不要饭后立即睡觉；饮食以温热为宜，以利胆管平滑肌松弛和胆汁排泄；少吃高胆固醇食物，多吃植物纤维类、富含维生素类食物；少量多次喝水可加快血液循环，促进胆汁排出，预防胆汁瘀滞，利于消炎排石；作息规律，睡眠充足。

胃是人体制造能量的基地。所以，中医把"固护胃气"当作重要的养生和治疗原则。

大肠位于下腹中，它有"上传下达"的功效，它的主要作用就是传化糟粕。说得具体一些就是，大肠接受经过小肠泌别清浊后所剩下的食物残渣，吸收多余的水分，形成粪便，经肛门而排出体外。《素问·灵兰秘典论》中说："大肠者，传导之官，变化出焉。"大肠的这一功能是胃的降浊功能的延伸，一旦大肠传导功能减弱，会导致泄泻或便秘或便脓血等症状。

如何保护大肠呢？首先要多吃富含碳水化合物的主食，如大米、玉米、小麦等，以及根类蔬菜，如土豆、山药等，此外还包括各种豆类和香蕉等含淀粉比较多的水果；多吃带皮的谷类、蔬菜、水果和坚果等高纤维食物，因为纤维素在肠道中不被消化，可以刺激胃肠道蠕动，增加胃肠道的容积，软化大便，加快粪便排出，另外，也可以增加饱腹感，可预防过量饮食，为胃肠道减负。

## ▶ 脾虚寒常导致消化不良

脾虚寒是指因脾气虚、脾阳虚出现的一系列的症状。孙思邈的《千金要方·脾脏》对脾虚寒进行了详细的介绍："右手关上脉阴虚者，足太阴经也。病苦泄注，腹满气逆，霍乱，呕吐，黄疸，心烦，不得卧，肠鸣，名曰脾虚冷也。"脾虚冷就是脾虚寒。脾虚寒大多是脾精虚亏导致的。

我们都知道，脾胃为后天之本，人体的濡养都离不开脾胃的功能。如果脾虚不运，脾阳受损，或者饮食不调，过多地食用寒性食物，都会使脾气散精无源，从而导致脾虚寒。脾虚寒常常表现为各种影响不良症状。

在孙思邈的《千金要方》有几款治疗脾虚寒的几个良方：

### 1. 麻豆散

取大豆黄36克，大麻子（熬至味香）45克。先把两味药切捣过筛后制成散药，每次用汤液之类服用1.65克，每日4～5次。此方可和中消积，常用于治疗脾气虚弱而致的饮食不下等症。

### 2. 温脾丸

取黄柏、大麦蘖、吴茱萸、桂心、干姜、细辛、附子、当归、大黄、黄连各3克。先把以上诸药分别研为细末，用炼蜜调和，制成梧桐子大小的丸，每次空腹用酒送服15丸，每日3次。此方有健脾和胃的功效，主治久病虚羸，脾气虚弱而致的食不消化、嗳气等症状。

### 3. 槟榔散

槟榔（皮、子并用）8枚，人参、茯苓、陈曲、厚朴、麦蘖、白术、吴茱萸各6克。把以上诸药切碎并过筛为散，每次饭后用酒送服2克，每日2次。这个方子有和中消积的功效，主治脾寒而致的饮食不消、疲倦、气胀噫满等症。

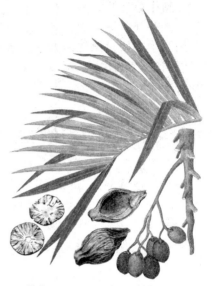

▲ 槟榔
槟榔有止呕的作用。

## ▶ 秋天拉肚子多半是脾胃受寒

到了白露，气温已经很低了，如果此时受寒或饮食不当，就会发生急性的腹泻。老百姓常说："好汉抗不住三泡稀。"为什么这么说呢？因为这种腹泻一般有发热、水泻、进食减少、体力下降、浑身没劲，以及感冒等多种不适反应，这么折腾，身体再强壮的人也吃不消。

由于这种腹泻的发病原因是由中焦受寒，也就是脾胃受寒引起的，所以，在白露时节，腹部防寒是最重要的，尤其是不要让脾胃着凉。

在白露时节，昼夜温差逐步变大，此时再吃一些寒性食物的话，脾胃功能受到影响，不能消化食物，所以容易发生腹泻。

那么，如何治疗因受寒引起的腹泻呢？

防寒性腹泻，在立秋之后少吃瓜类水果。民间谚语"秋瓜坏肚"是在警告我们：立秋之后就不应再吃食寒性瓜类水果了，尤其是脾胃虚寒的人更不要吃。

中医认为，五脏各有所主，肝主春，心主夏，脾主长夏，肺主秋，肾主冬。而脾的特性是喜燥恶湿，长夏湿气本来就重，如果这个时候不小心淋雨，或是没有及时更换被汗水浸透的衣物，就极易使脾脏为湿邪所困，从而出现食欲不振、大便稀溏、肢体困重等症状。这个时候你再多吃寒凉食物的话，就会更加加重脾胃的负担，所以，秋天拉肚子的人特别多。此时，一定要特别注意饮食，护好脾胃。

另外，在白露时节不要穿过于暴露的服装。

俗话说，"处暑十八盆，白露勿露身"，这句话的意思是，处暑天气仍热，每天还是要用一盆水洗澡，过了18天，到了白露，就不要再赤膊了，否则会受寒。白露季节有一个重要的原则，就是不要穿过于暴露的衣服。尤其是老年人应及时添加衣服，气温很低时要穿羽绒服保暖。

中医常说，寒从脚下起，在白露节气，连地面水汽都能遇冷而凝结成小水珠，可见地面寒气还是比较重的，而脚底是最容易受寒的部位，就不能光脚穿鞋了，必须穿袜子来保暖脚。

## ▶脾胃虚寒，打打太极拳

太极拳是一种传统的健身方式，不论是男女老少，还是体弱多病者，都可以练习太极拳。老年人对太极拳情有独钟，而很多年轻人就不太喜欢这个健身方式了，慢悠悠的，实在没有耐心练习。其实，这就是因为不了解太极拳。实际上，太极拳特别适合年轻人练习，尤其是那些平时饮食不规律、工作压力大的职场人士。尤为可贵的是，练习太极拳可以很好地改善人的脾胃功能。

生活中有些年轻人食欲不振，吃饭没有胃口，越来越不爱吃饭了，而且经常胃反酸，精神萎靡，睡眠不好。其实，这是因为生活压力大，脾胃虚寒引起的。对这些人而言，练习太极拳可以有效地治疗这些症状。

人体生命活动的维持离不开后天水谷之精来滋养。如果一个人的脾胃不好，消化能力虚弱，身体不能获得足够的营养，人怎么能健康呢？

太极拳锻炼对人的消化系统疾病有很好的防治作用。练习太极拳的时候，要求人的注意力集中，上下相随，一动无有不动，即手动、腰动、足动，眼神也随之动。这些动作可以提高中枢神经的调节作用，从而改善其他系统的功能活动，因此练习太极拳可以防治某些因神经系统功能紊乱而产生消化系统的疾病。

打太极拳也可让人练习腹式呼吸，而腹式呼吸能够使腹肌膈肌上升，对脾胃、肝脏有规律的按摩，从而改善消化道的血液循环，促进消化功能，可以预防消化性溃疡、胃下垂、便秘等疾病。

打太极拳还可以促进人体经络疏通与气血流畅，有利于新陈代谢和增强各器官及人体各系统的功能，从而增强人体抵御寒邪的能力。

在生活中，女性也可以练习太极拳。因为女性本身体质弱，不适合剧烈的运动，而太极拳具有轻、柔、绵、缓的特点，所以非常适合女性练习。另外，由于受生理上的影响，女性朋友的气血易于亏损，容易出现贫血、肾虚、内分泌紊乱等问题，会让人提前衰老，而练习太极拳可以让女性延缓衰老。

发展到今天，太极拳分出了很多流派，比如杨式太极拳、武式太极拳、吴式太极拳、孙式太极拳等。相对而言，杨式太极拳简单易学，女性可以打打杨式太极。

在打太极拳时，要选择那些空气清新、空间旷达、环境幽雅的地方，如林间、水边、公园、厅堂等都可以。

## ▶生姜胡椒艾叶暖胃祛寒，胃寒者的"救命稻草"

生活中，有些人吃了过多的寒性食物常常会出现腹胀、消化不良的症状。其实，这也与胃受寒有关。中医指出，体内的寒气是往下走的。如果胃里有寒，腹部的脾脏和下焦的肾、膀胱、大肠和小肠都会受到影响，进而出现腹胀、消化不好、便溏、身体无力等情况。

除此以外，如果胃寒持续的时间较长，位于胃上部的心脏和肺也会受到牵连，进而出现心肺虚寒的症状——容易感冒，面色苍白，血压偏低，气血不足等。

胃寒也会引发各种慢性病，因为胃寒会导致吸收不好，身体得不到足够的营养，身体的整体功能都会下降，各种慢性疾病随之滋生。

导致胃寒的原因很多。首先就是饮食过寒，现代人喜欢吃各种冷饮和冰冻食品，这样最容易让寒气进入胃部，导致胃寒。

其次就是夏季身处空调低温环境。在城市中，到处都是温度开得很低的空调，银行、机场、商场、办公室里空调的温度开得非常低，这样也会导致胃寒。

再次就是晚睡晚起。晚睡会导致阳气不能运行到下焦，长期会导致下焦虚寒，肾里没有能量，下焦虚寒自然会导致中焦胃部也出现虚寒的情况。

那么，胃寒的人如何祛寒暖胃呢？最基本的措施就是食疗法，下面几种食物就非常适用于胃寒的人食用：

### 1. 胡椒、生姜

胃寒的人可以喝一点儿胡椒猪肚汤或生姜水。胡椒和生姜是健胃、暖胃的调味品，可以调理好胃寒的病症，让脾胃恢复健康。

### 2. 艾叶

中医认为，艾叶具有散寒止痛、温经止血的作用，可治疗心腹冷痛、泄泻转筋、久痢、吐衄、下血、月经不调、崩漏、带下、胎动不安、痈疡、疥癣等症。现代研究发现，艾叶可以保护胃黏膜，利胆以及缓解平滑肌痉挛。另外，艾叶对于寒性便秘也有较好的治疗效果。

在此，推荐一款祛寒暖胃的药膳——艾叶鸡蛋汤。做法：用艾叶15克（鲜品30克）洗净切碎，鸡蛋2个打在碗里拌匀，接着把艾叶放进碗里和蛋液一起搅拌均匀，然后在铁锅里放少许油，待油烧热后将艾叶蛋液放入炒至半熟，加入清水200毫升，水沸5分钟即成。舀出后待其稍凉，渣水共服。服用30分钟后疼痛减轻大半，隔4小时再按上方加工，再服1次，胃痛痊愈。艾叶鸡蛋汤适用于寒性胃痛，症状常有胃脘疼痛，得温痛减，呕吐清涎，口淡喜热饮，食消不化，舌淡苔白滑，脉沉迟等，但是阴虚血热者不宜服用。

## ▶ 丁香温中健脾，可散脾胃之寒

说到脾胃虚寒，不能不说丁香这味中药，因为丁香是著名的"消化药"，它具有独特的温中健脾的作用。

关于丁香还有一个有趣的故事：在唐代，有一个著名的诗人名叫宋之问。宋之问这个人仪表堂堂，满腹诗文，按常理应得到当时在位皇帝武则天的重用，但事实却恰恰相反，女皇武则天并不喜欢宋之问。

为什么武则天不喜欢宋之问呢？原因就是宋之问有一个令人厌恶的毛病——口臭，因此武则天对宋之问很冷淡。后来，为了改善口臭的症状，宋之问经常口含丁香。此法倒还真见效，宋之问含了一段时间丁香之后，口臭的症状就得到了缓解。丁香之所以能除口臭，是因为丁香有健脾胃的功效。

口臭是怎么产生的呢？脾胃健运失常，食物不能很好地被消化吸收，大量食物糟粕不能排出体外，越积越多，

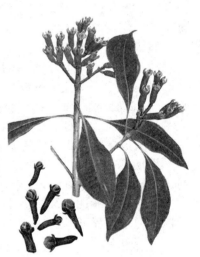

▲ 丁香
丁香是温脾驱寒的良药。

就会积滞生热，产生臭气；若是臭气向上蒸发，人就会出现口臭的症状。丁香味辛，而辛味的食物可健脾开胃，使脾胃的功能得到改善，食物中的精微物质得以消化吸收，糟粕得以顺利排出体外，自然也就不会有口臭了。

如果人过食生冷食物、受寒、熬夜等会损害脾胃中的阳气，导致体内阴寒过剩，于是脾胃化生气血运送水谷精微及其津液的功能都将被削弱。再加上脾胃中的寒气比较重，阳气的温煦作用不足，因此患者会出现胃部寒凉、冷痛的情况。如果你有以上症状的话，说明你脾胃中的寒气已经很严重了。

脾胃寒气重的症状有：泛吐清水、食欲缺乏、手足不温、大便溏薄、神疲乏力等。此时，丁香就可以派上用场了。丁香性温，入脾、胃二经，可对脾胃起到温煦的作用，对寒邪引起的胃痛、呕吐、呃逆、腹痛、泄泻等都有不错的治疗效果。

"丁香粥"是一款适合脾胃有寒者服用的一道药膳。制作方法：先准备橘皮、丁香各3克，大米100克，红糖适量。把橘皮、丁香洗净之后，放到砂锅中，加入1000毫升左右的清水，用小火煎煮到500毫升左右，去渣留汁；将大米倒入，大火烧开，改小火熬到粥熟烂即可食用。每日1次，温热食用即可。

## ▶ 狗肉驱胃寒有奇效

说起狗肉，民间有很多谚语，如"狗肉滚三滚，神仙站不稳""吃了狗肉暖烘烘，不用棉被可过冬""喝了狗肉汤，冬天能把棉被当"，等等，可见，狗肉不仅是美食，更是暖身补胃的良药。

中医认为，狗肉性大温，对于体质虚寒的人来说，吃狗肉暖胃、补胃的效果特别好。据《本草纲目》记载，狗肉专走脾、肾二经，具有滋补血气、暖胃祛寒的功效。另外，《普济方》中有狗肉"久病大虚者，服之轻身，益气力"的说法。狗肉有补肾、益精、温补、壮阳等功用，对那些胃寒的人而言，狗肉是一款不错的温补药。

从现代医学的角度来看，狗肉中含有少量稀有元素，对治疗心脑缺血性疾病、调整高血压有一定的好处。在冬天，用狗肉和辣椒做成美食，可增强人体抗寒能力。

在此推荐两款狗肉类药膳，不仅能补充营养，也可以祛寒防病。

### 1. 淮山药炖狗肉

准备 1000 克狗肉，淮山药 60 克，枸杞 60 克，清鸡汤 1000 毫升，生姜、香葱、米酒各适量。先把狗肉切成 4 厘米见方的方块，用开水汆透，与生姜、香葱同放入热油锅炒，烹入米酒，然后倒入砂锅，放入淮山药、枸杞子、清鸡汤，用小火炖至熟烂，放入味精、胡椒粉和食盐调味食用。此药膳有滋补肝肾、益精明目功效，适用于年老体弱、畏寒怕冷者食用。

### 2. 陈皮炖狗肉

选取 1000 克的带骨狗肉，3 ~ 5 克大蒜末，豆瓣酱、芝麻酱各 15 克，60 克姜片，鸡汤、食盐、陈皮、酱油、红糖各适量，30 毫升植物油。先把狗肉切成块，每块约 15 克，放入锅内炒干，把血水取出；把大蒜末、豆瓣酱、芝麻酱下热油锅爆炒，再放入姜片及狗肉，边炒边加植物油，约炒 5 分钟后，放入米酒，加鸡汤、食盐、陈皮、酱油、红糖，煮沸后倒入砂锅内，用小火焖一个半小时，加入味精即可食用。此药膳具有补脾健胃的功效，适用于肾虚遗精、营养不良等症。

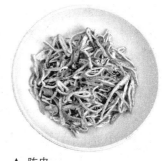

▲ 陈皮
陈皮理气健脾，调中，化痰。

但是，吃狗肉时要注意：第一，狗肉有土腥气味，不宜立即食用，应先用盐渍一下，以除去土腥味，然后取出切成块，以清水充分洗净后烹调。第二，烹调时务必烧熟、煮透，不要吃生食或半生半熟的狗肉。第三，吃狗肉后不要喝茶，因为茶叶中的鞣酸与狗肉中的蛋白质结合，会生成一种叫鞣酸蛋白质的有害物质。第四，阳虚内热、脾胃温热及高血压患者忌吃狗肉。


## ▶ 动脚趾，健脾胃祛寒邪

脚趾是最容易被人们忽视的部位，其实，这个不起眼的部位也有很多的保健功效。中医认为，脾胃的最主要状态就是运动，而推动这种运动的主要动力就是人体的阳气，如果人体的阳气强盛的话，脾胃的消化功能自然就强盛，这样消化功效才会好。由此可见，要增强消化功效，需从补充脾胃的阳气入手。

中医认为，动动脚趾头也有补充脾胃阳气的功效。在人体经络中，脚趾是脾胃经络循行的起点与终点，脚的第二趾和第三趾之间是胃经通过的地方，与脾胃功能相关的内庭穴也在脚背第二趾和第三趾结合部前方凹陷处。可见，要养好脾胃，需呵护好脚趾部位。

胃肠功能好的人，一般脚的第二、三趾粗壮而有弹性，站立时抓地也相对牢固。胃肠功能差的人，脚的第二、三趾多干瘪而无弹性，站立时往往会出现抓地不牢的现象。刺激脚趾可以提升人体的阳气，人体的抵御寒邪力也会变强。同时，刺激脚趾可以保健脾胃，能大幅度地增强脾胃运动，脾胃的阳气得到了补充，人体更能耐受寒冷，也就起到了祛寒健胃的作用。

以下是几种活动脚趾的方法：

### 1. 跷脚趾

脚趾取站位或坐位，将两脚趾同时向上跷或交替跷脚趾，也可用抓、放松相结合的方式活动脚趾，以此来交替刺激脚趾上的经络和穴位。

### 2. 揉搓脚趾

健脾祛寒也可以用手按压、揉搓脚趾，或用两足脚趾相互交替着挠。反复多次，至有热感即可。

### 3. 扳脚趾

每天晚上临睡前用温水泡足，练习用二趾和三趾夹东西，有意识地反复活动脚趾，可刺激局部胃经的穴位，持之以恒会逐渐增强胃肠功能。另外，洗完脚后，反复将脚趾往上扳或往下扳，同时按摩、揉搓第二、三脚趾趾缝间。

### 4. 按摩脚趾

顺着脚趾的方向按摩，可以促进胃肠消化，改善口臭、便秘等症状；而脾胃虚弱、腹泻者，逆着脚趾的方向按摩，效果更好。

# ▶ 寒冬要打好"保胃战"

冬季是进补的季节，但是有些人由于盲目进补，结果反而把脾胃给补乱了。从夏秋季节的清淡食物转到脂多厚味、辛辣之品，娇嫩的脾胃会因为无力承担繁重的劳动而"闹情绪"，各种脾胃疾病也就来了。

在中医看来，冬天是收藏的季节，也是蓄势待发的季节，此时人体的阳气是内敛的，胃的阳气自然也属于内敛状态，所以，这个时候人的消化能力特别好。如果这个时候大量地进补，很容易加重脾胃的负担。因此，冬季暖养脾胃一定要讲究方式，千万不能盲目进补。

### 1. 小寒时节宜喝腊八粥

冬季要想养胃，不妨在这个时间喝点粥。《本草纲目》中说：粥能"益气、生津、养脾胃、治虚寒"。

在冬季，民间有过腊八、喝腊八粥的习俗。根据《燕京岁时记》记载："腊八粥者，用黄米、白米、江米、小米、菱角米、栗子、红豇豆、去皮枣泥等，合水煮熟，外用染红桃仁、杏仁、瓜子、花生、榛穰、松子及白糖、红糖、琐琐葡萄，以作点染。"上述食物均为甘温类食物，有调脾胃、补中益气、补气养血、祛寒强身、生津止渴的作用。

### 2. 糯米粥防寒暖胃

当然，在冬季其他时间段，我们也可以喝点糯米粥，也是养脾胃的好方法，而且糯米还有御寒的作用。

在用糯米粥养胃的时候，需要注意，糯米虽好，但不能贪吃。因为糯米本身黏滞，不容易消化，吃多了很可能会引起胸腹胀满，尤其是老人、儿童这些肠胃功能不好的人群更不能多吃。

有一款美食特别适于祛寒暖胃，那就是红枣桂花糯米饭。制作方法是：先把红枣去核煮熟，糯米洗净后先浸泡半个小时，然后把糯米连同桂花糖搅拌均匀煮成米饭，在八成熟的时候加入红枣。也可以加入有补血功效的葡萄干或者有温肾壮阳效果的核桃仁等食物。

### 3. 冬季饮食不要过寒或过热

有些人冬天喝冰冻啤酒，很容易让这些寒气在体内形成湿邪，进而损伤脾胃。另外，在冬季也不要贪吃火锅、烤羊肉串等辛辣类食物，因为辛辣的食物"火气"太大了，很容易耗伤胃阴。

### 4. 饮食要有规律

孙思邈的《千金方》中有"饮食以时"的观点，也就是说饮食要有规律。冬天脾胃消化功能最强的时候，如果饮食不规律，脾胃也会由强变弱。所以，冬季养胃一定要养成三餐定时、定量，不暴饮暴食的好习惯。

## ▶ 胆虚寒，多喝一点儿"温胆汤"

生活中，有些人总是头晕目眩，眼睛发黄，脚趾不能摇动，如果你有这些症状，多半是胆虚寒引起的。如果胆受到寒邪侵袭，就容易发生胆虚寒证。

胆为六腑之一，与肝相连，互为表里。从疏泄的角度来看，肝的疏泄功能直接控制和调节胆汁的分泌及排泄。肝舒畅气机，胆气才会疏通，胆汁才会流畅。日常生活中，我们在久坐后，常常会到阳台上对着太阳伸伸懒腰，在这个过程中一般人都会憋住气，其实，这就是在给胆经施加压力，促使阳气生发。

《千金要方》指出，胆虚寒的症状常有晕眩痿厥，足趾不能摇动，足病不能行走，动则跌倒，眼睛发黄，失精，看不清东西等症状。中医认为，治疗肝虚寒应"温胆安神"或"养心安神"。

《千金要方》中对胆虚寒进行了辨证论治，并详细介绍了几款治疗胆虚寒的良方：

### 1. 千里流水汤

准备半夏、麦门冬各9克，茯苓12克，酸枣仁36克，甘草、桂心、黄芩、远志、萆薢、人参、生姜各6克，秫米20克。把上药分别切碎，先取秫米用10000毫升水煎煮，煎至沸腾如蟹目状，扬汤数次，取清汁2000毫升，入他药再煎，取汁500毫升，分3次服用。此药方有养心安神的作用，主治因虚烦引起的失眠。

### 2. 酸枣仁汤

准备酸枣仁54克，人参、桂心、生姜各6克，石膏12克，茯苓、知母各9克，甘草4.5克。把将上药分别切碎，先取酸枣仁用水2000毫升煎煮，取汁1400毫升，去枣仁，放入其他药再煎，取汁600毫升，分3次服用，每日3次。这个药方具有为养心安神的作用，主治因虚劳症导致的烦扰不安、失眠等。

### 3. 温胆汤

准备半夏、竹茹、枳实各6克，橘皮9克，生姜12克，甘草3克。将上药分别切碎，用1600毫升水煎煮，去渣，取汁400毫升，分为3次服用。此药方有温胆安神的功效，可主治大病以后胆腑虚寒而致的虚烦失眠等症。

### 4. 栀子汤

大个的栀子14枚，豉11.2克。先取栀子用8000毫升水煎煮，取汁500毫升，入豉再煎三沸，去渣，取汁300毫升，分2次温服。此药方有清热止痉的功效，主治严重下痢后虚劳不得入眠等症。

## ▶ 治肝虚寒，以温补肝阳为主

什么是肝虚寒呢？《千金要方·肝虚实》中对此病症有记载："右手关上脉阴虚者，足厥阴经也，病苦胁下坚，寒热腹满、不欲饮食、腹胀、悒悒不乐、妇人月经不利、腰腹痛，名曰肝虚寒。"肝虚寒主要是因为肝阳虚、肝血虚导致的。肝虚寒的症状主要有胁肋痞胀或隐隐作痛，畏寒肢冷，善悲易恐，郁郁不乐，精神萎靡，少气懒言，面色黧黑，舌淡苔白滑，脉弦细或沉细无力等。

根据致病因素，中医治疗肝虚寒证常以"养血和脉、温补肝阳"为原则。但由于个体差异，肝虚寒证的临床表现常常有所不同。

《千金方》中有几款治疗肝虚寒的药方：

### 1. 防风补煎

取防风、细辛、川芎、白鲜皮、独活、甘草各9克，橘皮6克，大枣21枚，甘竹叶（切）100克，蜜100毫升。将上药中先取前九味用水2400毫升煎煮，取汁1600毫升，去滓，入蜜再煎两沸，分为4服，日间3服，夜间1服。此药方有养肝明目的功效，主治肝虚寒而致的两眼昏花、视物不明等症。

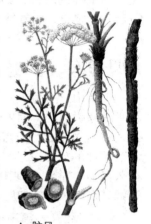

▲ 防风
阴虚火旺者一定要慎用。

### 2. 补肝散

山茱萸、桂心、薯蓣、天雄、茯苓、人参各3.75克，川芎、白术、独活、五加皮、大黄各5.25克，防风、干姜、丹参、厚朴、细辛、桔梗各4.5克，甘菊花、甘草各3克，贯众1.5克，橘皮2.25克，陈麦曲、大麦蘗各10克。将上药切捣并过筛为牧，每次用酒服下1克，每天2服。此方有暖肝益气、能消食、破气、止泪的功效，主治左胁偏痛日久、宿食不消、目视不明、迎风流泪而遇风寒尤甚等症。

### 3. 槟榔汤

取槟榔24枚，母姜21克，附子7枚，茯苓、橘皮、桂心各9克，桔梗、白术各12克，吴茱萸15克。把上药切碎，用水1800毫升煎煮，取汁600毫升，去渣，分3次温服。这个药方有温阳行气的功效，主治肝中虚寒而致的胁下痛、胀满气急、双目浑浊、视物不清等。如果伴有气喘，可以加川芎9克，半夏12克，甘草6克。

### 4. 补肝汤

甘草、桂心、山茱萸各3克，细辛、桃仁、柏子仁、茯苓、防风各6克，大枣24枚。将上各药切碎，用水1800毫升煎煮，取汁1000毫升，去渣，分3次服用。这个药方有暖肝益气的功效，主治肝气不足而致的筋脉拘急、不得太息、四肢厥冷、目视不明以及女子心痛乳痈、膝热消渴、爪甲干枯、口面色青等症。

# ▶ 小肠虚寒，小腹隐隐作痛

小肠虚寒是指小肠因虚寒而其分清别浊的功能减退所表现的症候。《千金要方·小肠腑》中说："病苦颅际偏头痛，耳颊痛，名曰小肠虚寒也。"引起小肠虚寒的原因有，体内阳虚，贪食生冷食物，阳虚中寒，小肠分清别浊功能衰退等。小肠虚寒的人常出现慢性肠炎、胃十二指肠溃疡、慢性泌尿系感染等疾病。

那么，我们如何判断自己是否有小肠虚寒证呢？小肠虚寒会有小腹隐痛、喜温喜按、便溏，甚或完谷不化、尿清频数不爽、畏寒肢冷、面色白、舌质淡胖嫩、脉沉迟无力等症状。

小肠位于小腹部位，如果小肠虚寒，寒性收引凝滞，会导致经脉拘急，气机不畅，所以常有小腹隐痛的症状。如果小腹温暖了，小肠内的寒气会被温暖散开。另外，如果按摩小腹部，小肠内的气血暂得畅通，所以疼痛感也会得以缓解，因此，生活中小肠虚寒的人总喜欢按摩小腹部。

一旦小肠虚寒了，小肠的功效就会衰弱，因此会出现大便溏泻，甚至会出现吃什么拉什么的情况。另外，体内有寒气，津液得不到温煦，所以会出现小便清长、小便次数多的情况。中医认为，治疗小肠虚寒宜采取"温通小肠"的原则。

以下是几款治疗小肠虚寒的良方：

### 1. 党参鹌鹑

党参、山药各 10 克，鹌鹑 10 只。将鹌鹑宰杀洗净后，净锅置火上放猪油，加姜、葱调味，再放鹌鹑，稍炒，放党参、山药和清水（约 100 毫升），灼至汤浓肉熟起锅。使用时吃鹌鹑即可。此药膳适用于气虚乏力、食欲不振者食用。

### 2. 板栗粥

板栗、糯米各 100 克，生姜 10 克，精盐 5 克。将板栗去壳打成颗粒，与另三物同入砂锅，放 1000 毫升清水，小火煮至汤稠即可。此药膳适于脾胃虚弱、腹痛腹泻患者服用。

### 3. 山药鸡胗

鸡胗 250 克，鲜山药 100 克。将鸡胗切成薄片，山药切片，锅置火上，注入菜油，下姜丝，炒香后，下鸡胗、山药同爆，熟后起锅。此药膳适用于脾胃虚寒、小肠虚寒证。

### 4. 附子理中汤

熟附子 9 克、党参、炒白术、干姜各 10 克、甘草 8 克。将上药分别切碎，加入适量水煎煮，取汁 300 毫升，分 3 次服用，每日 1 剂。此方适用于小肠虚寒、腹痛隐隐之症。

### 5. 干姜汤

干姜 9 克，当归、黄柏、地榆各 12 克，黄连、阿胶各 6 克，石榴皮 3 枚。将上药分别切碎，除阿胶外用 1400 毫升煎煮，取汁 500 毫升，去药渣，加入阿胶，熬至阿胶溶化尽为止，分 3 次服用。此方具有温通小肠的功效，主治小肠虚寒证。

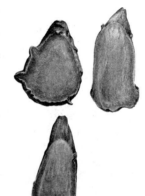
▲ 附子
附子有除湿祛寒的功效。

## ▶ 大肠虚寒，应温中散寒，涩肠止泻

中医认为，大肠虚寒是由于大肠阳气虚衰引起的病证。《千金要方·大肠腑》中说："右手寸口气口以前脉阳虚者，手阳明经也。病苦胸中喘，肠鸣虚渴，唇干目急，善惊泄白，名曰大肠虚冷也。"大肠虚冷也就是大肠虚寒。在生活中，阳虚体质人易发生大肠虚寒，另外，如果贪吃生冷的食物也会导致大肠虚寒。或者久病伤阳、久泻久痢的人也会发生大肠虚寒。

大肠虚寒的症状主要有下痢稀薄、完谷不化、便次增多、粪便色淡不臭，或大便失禁，甚则脱肛、肠鸣、腹痛隐隐、喜热喜按、四肢不湿、舌淡苔白滑、脉沉弱等表现。大肠虚寒者常患慢性肠炎、慢性痢疾等疾病。

中医认为，治疗大肠虚寒宜采取"温中散寒、涩肠止泻"的方法。以下是两款治疗大肠虚寒的良方：

### 1. 真人养脏汤

人参、当归、白术各 18 克，肉豆蔻 15 克，肉桂、炙甘草各 24 克，白芍药 48 克，木香 42 克，诃子 36 克，罂粟壳 108 克。将上药分别切碎，共研为粗末，每次取 6 克，水煎去滓，饭前温服。这个药方有温补脾肾的功效，主治泻痢无度、滑脱不禁，甚至脱肛，或下痢赤白，或大便脓血、倦怠食少等症。

### 2. 黄连补汤

黄连 12 克，茯苓、川芎各 9 克，酸石榴皮 5 片，地榆 15 克，伏龙肝（研末）40 克。将以上诸药分别切碎，除伏龙肝末外，用 1400 毫升水煎煮，取汁 500 毫升，去渣，加入伏龙肝末，分 3 次服用。这个药方有温肠止痢的功效，主治大肠虚冷而导致的下青白痢、肠中雷鸣不停等症。

## ▶ 膀胱虚寒，小便难正常

膀胱为人体水液聚集的地方，中医将其称为"津液之府"，负责储尿、排尿的活动。

那么，什么是膀胱虚寒呢？《千金要方·膀胱腑》中说："左手尺神门以后脉阳虚者，足太阳经也，病苦脚中筋急，腹中痛引腰背不可屈伸，转筋恶风，偏枯，腰痛，外踝后痛，名曰膀胱虚冷。"膀胱虚冷就是膀胱虚寒。这段话的意思是说，左手尺中神门以后脉象阳虚的，即足太阳经虚。膀胱虚寒的人常受脚肿筋急之苦，腹中疼痛牵引腰背不可屈伸，转筋，怕风，偏枯，腰痛，外踝后部疼痛，或病人有肌肉跳动、脚中筋急、耳聋、听不清、怕风之苦。如果你有以上这些症状，就是膀胱虚寒了。

膀胱虚寒最常见的现象有小便不禁、遗尿、前列腺肥大致尿潴留等症。导致膀胱虚寒的原因有很多，比如先天禀赋不足、肾亏、劳倦过度、纵欲过度、久病及年老体衰等。

以下是几款治疗膀胱虚寒的良方：

### 1. 羊肾汤

准备 1 具羊肾，人参、玄参、桂心、川芎、甘草各 9 克，茯苓 12 克，地骨皮、生姜各 15 克，白术 18 克，黄芪 9 克。将以上诸药分别切碎，先取羊肾用水 2200 毫升煮，水减少 600 毫升时，去掉肾放入其余的药，煮取药汁 600 毫升，去药渣。分 3 次服用。羊肾汤有培补下元的功效，主治膀胱虚寒引起的咳唾带血、喉鸣喘息等症。

### 2. 龙骨丸

龙骨、柏子仁、甘草、防风、干地黄各 1.5 克，桂心、禹余粮、黄芪、茯苓、白石英各 2.1 克，人参、附子、羌活、五味子各 1.8 克，玄参、川芎、山茱萸各 1.2 克，磁石、杜仲、干姜各 2.4 克。将以上诸药分别切碎，并研成细末，用蜂蜜调和，制成梧桐子大小的蜜丸，空腹时用酒送服 30 丸，每日 2 次，随后可逐渐加至 40 丸。此方有温补下元的功效，主治膀胱及肾寒，症见坐起欲倒、目光昏愦、气不足、骨痿等。

### 3. 磁石汤

磁石 18 克，黄芪、茯苓各 9 克，杜仲、五味子各 12 克，白术、白石英各 15 克。将上药分别切碎，用 1800 毫升水煎煮，取汁 600 毫升，分 3 次服用。此药方具有培补下元的功效，主治膀胱虚寒证。

# 第十章

# 散宫寒，子宫温暖女人才好

## ——温暖子宫，妇科疾病的治本之道

## ▶ 宫寒的女子不易受孕

子宫是孕育生命的一个神奇场所，对女人来说，守护好子宫是健康的根本。如果女人不注意保护子宫，会出现子宫脱垂、子宫肌瘤、子宫内膜炎、宫颈癌等疾病。据统计，50%左右的妇科病都与子宫有关。

其实，女人的子宫好不好，可以从月经的情况看出来。如果女性的月经量少，经常延期，甚至几个月来一次，而且在经前和行经期小腹坠胀、腰酸痛，月经发黑有血块，浑身发冷，全身乏力，多半是宫寒。

宫寒与体质有关，有的女性体质偏寒，脸色苍白，手脚总是冰凉的，冬天怕冷，吃一些凉东西就闹肚子，这类女性容易出现宫寒症状。另外，不良的生活习惯也会造成宫寒，比如吹空调，穿着单薄，等等，也就是外感风寒导致的宫寒。

宫寒的症状主要有下腹坠胀、疼痛、白带多、月经前或经期小腹疼痛、乳房胀痛、月经颜色偏黑。如果女性发现自己有宫寒，要及时治疗，否则，耽误了可能会引起不孕症。

如果血气遭遇寒邪，就会损伤子宫阳气。所以，治疗宫寒引起的不孕症重点是改善子宫内环境，祛除子宫里的寒气，让子宫暖和起来。

宫寒者可以服用益母草鸡汤。先准备鸡一只（黑骨白毛者佳），酒、醋、姜汁、川芎汁各适量，益母草500克。再把500克益母草分成4份，分别用酒、醋、姜汁、川芎汁浸透，浸透之后将其炒干。然后将制好的益母草放入鸡腹内，用清汤煮即成。食用时喝汤吃肉即可。此方可明显改善宫寒症状。

另外，宫寒的女人多运动。中医认为，动能生阳，所以寒性体质的女性平时可以多散散步，也可以在卵石路上慢走，这样做能调畅气血，温暖子宫。

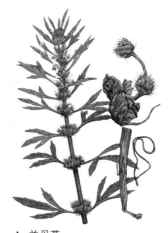

▲ 益母草

益母草是女性调理宫寒的良药。

## ▶ 辨别宫寒的四个"风向标"

生活中，哪些女性容易患宫寒呢？一般而言，包括这三种女性：先天性体质虚弱的女性、后天受到寒冷刺激的女性、腹部手术后失于调理的女性。

生活中，有的女人为阳虚体质或者气虚体质，这类女性的子宫本身温度就低，常表现为怕冷畏寒。如果她们再不注重生活习惯，忽视了子宫的保暖工作，长期受寒冷的刺激，就很容易出现宫寒。

另外，有些女性本身不是阳虚体质，但是她生活中受到了寒冷的刺激，外部感受的寒邪侵入到人体，并且进入到下焦，从而引起宫寒的症状。中医讲的受寒不仅仅是指穿衣少或者洗冷水澡，也包括贪吃寒凉类食物。

此外，女性在腹部手术后，例如人工流产、产后、妇科手术、外科手术等，如果不注意调理，也容易出现宫寒症状。

一般而言，宫寒的女性常有以下4种症状，如果你也有同样症状，那就要注意了。

### 1. 小肚子怕冷

宫寒的典型症状之一就是小肚子冷，也就是肚脐以下的部分怕冷。

### 2. 月经不正常

中医认为，宫寒可以造成一系列疾病，月经异常是其中最典型的症状之一，宫寒造成的月经异常多表现于月经的延期，即月经周期的变长；每次月经量较少；另外，月经颜色也不正常，颜色通常为黑色或者褐色。

### 3. 痛经

宫寒造成的身体疼痛主要是指痛经。痛经可分为原发性痛经和继发性痛经两种。多数痛经出现在月经期间，但有一部分女性疼痛会发生在月经前几天，月经来潮后腹痛加重，月经消失后，疼痛症状消失。

### 4. 后腰或臀部发凉

腰后部发凉是指系皮带部位以下的腰骶部怕凉，甚至臀部冰凉。当然，人的臀部的温度比身体其他部位的温度稍低一点儿是正常的，但是有些女性会感受到那种异常的冰冷，中医认为，这是因为肾阳虚所致，阳气不足，子宫得不到温煦，所以也会导致宫寒。

## ▶ 宝宝最需要妈妈的"体温"

温度是女性身体是否健康的重要指标。子宫温暖，体内气血运行通畅，按时盈亏，经期就正常。如果子宫受寒邪困扰，血气遇寒就会凝结，繁衍后代更无从谈起。宝宝最需要妈妈的体温，说的就是这个道理。

为什么宫寒的女人难以受孕呢？

《会元针灸学》中说："父母相交而成胎时，先生脐带形如荷茎，系于母之命门。天一生水而生肾，状如未敷莲花，顺五行以相生，赖母气以相传，十月胎满，则神注于脐中而成人。"从受精卵着床就是新生命的起点，受精卵的生长速度非常快，但是到了第40 ~ 50天至为关键，胎儿往往会在此时停止发育。因为胎儿要开始生长自己的能量罐——肾精了，这个时候，如果妈妈的阳气不足，胎儿肾精就无处可取了，尤其是那些体寒的女人，容易发生这种情况。这样一来，就很容易导致胎儿停止发育，甚至是胎死腹中。

其实，胎儿需要的不单纯是物质上的营养，怀胎以后，更要注重母亲的阳气，阳气不是一朝一夕就能补足的。此时，如果孕妇胡乱补充营养，吃得太多太杂，不但不能补阳，反而会伤害到胎儿。

世界上的万事万物都是相通的，我们以海洋中的生物为例加以说明。海洋生物产出幼体后，这些幼体为了避免近亲繁殖会向其他海域迁徙。在迁徙的过程中，科学家发现：这些幼体遇到寒冷的海水时，它们很少停留下来，而是继续前行，当到了温暖的海水中时，它们就会留下来，在那里安家。这说明生命有离寒就温的特性。其实，人类的胎儿也是如此。如果孕妇阳气不足，子宫的温度就很低。当子宫里的温度过低时，里面的热量达不到胎儿要求，胎儿又不能像海洋生物的幼体那样去迁徙，所以，它们就会被迫停止发育，甚至是死亡。

由此可见，子宫的热量足不足，将直接决定胎儿的生长和发育。那么，子宫的温度来自哪里呢？来自肾阳之气，所以，肾阳虚亏就会导致不孕不育。那么，宫寒的女性要想孕育宝宝，该怎么办呢？当发现自己得了宫寒后，最明智的方法就是到正规医院接受治疗。

在治疗期间，还应该注意改变自己的不良生活习惯，避免损害体内阳气的一切不良行为。

## ▶ 枸杞子，生殖系统的最佳恩物

枸杞子当属最著名的滋养之物了，服用枸杞子可以益寿延年，而且尤其适合女性，因为它可以滋补女性的生殖系统。

关于枸杞子有一个有趣的传说：古时候，在宁夏香山脚下卫宁平原居住着一户三口之家，一位老婆婆和他的儿子狗子、儿媳。狗子夫妻俩男耕女织，奉养老母，小日子过得其乐融融。后来，国家招兵戍边，老婆婆的儿子狗子也被征召入伍，不得不离开家乡，随军出征。几年后，战争结束了，狗子回到家乡时，家乡正闹饥荒，饿殍遍野。凄凉的景象让狗子不仅惦念起家里的老母亲和妻子。到家后，见母亲面如菜色，而妻子却面色红润，就怀疑妻子虐待老母亲。

后来，妻子解释说，自己和老母亲一样饥饿度日。每天没有食物吃，还要到田地里面劳作。渴了就饮香山山泉，饿了就吃山间的红果。狗子了解了事情的前因后果，深感愧疚。后来，人们发现狗子妻子所吃的红果有一定的保健功效，于是将山间红果命名为"狗妻子"，后来就演变为"枸杞子"。

枸杞子尤其对女性有很好的滋补功效。中医认为，枸杞子性平，味甘，有阴阳双补的作用，尤其是对肾有很好的补益功效。枸杞子是生殖系统的最佳补养之物，它对女性生殖系统的保护作用非常好。在各种妇科药方中，最常用到的就是枸杞子，因为枸杞子不仅可以滋阴养血，还可以美发养颜。

另外，枸杞子补气又补血，这一点更适合女性。我们知道，女性每月都要来一次月经，所以会损失血液，补血是女性一生最重要的问题。此时，枸杞子就派上用场了。女性适当服用一些枸杞子，只要长期坚持，会有意想不到的收获。平时也可以做一些枸杞子粥，或者在煲汤的时候放一些枸杞子，都可以呵护女性的生殖系统。但是，女性在服用枸杞子的时候一定要注意：枸杞虽好，但不能多吃，每天吃 20 ~ 30 克为宜。另外，感冒发热、身体有炎症、消化不良、腹泻者不宜食用枸杞子。病人也一定要咨询医生的意见后再决定是否用枸杞子。

## ▶ 葵花子得太阳之阳气，温暖女人防痛经

生活中，很多女孩喜欢嗑葵花子，不要小看了葵花子这个平常之物，它对女人而言有特殊的功效。葵花子也就是向日葵的种子，向日葵有跟随太阳生长的特点，早晨太阳在东方升起的时候，它的花盘便迎着太阳；中午太阳在南方，它的花盘还迎着太阳；晚上，落日的余晖从西边洒过来，它的花盘竟又转到西边，仍朝着太阳，因此得名"向日葵"。因为这个特性，葵花子比别的植物能获得更多的太阳之气，所以非常适合阳虚体质的女人食用。

吃葵花子是很多女性的独爱，闲来无事的时候，抓上一把葵花子，边吃边看电视或看书，悠闲惬意。其实，常吃葵花子有助于消化，因为瓜子的香味刺激舌头上的味蕾，味蕾将这种神经冲动传导给大脑，大脑又反作用于唾液腺等消化器官，分泌含有多种消化酶的唾液，从而使整个消化系统活跃起来。

另外，葵花子还有美容养颜的功效。现代医学研究表明：葵花子中含有蛋白质、脂肪、多种维生素和矿物质，其中亚油酸的含量尤为丰富。亚油酸又称为"美肌酸"，具有保持人体皮肤微血管的正常通透性和保护皮肤免遭各种射线损害的作用，因而有助于保持皮肤细嫩，可防止皮肤干燥和生成色素斑。

阳虚体寒的女人容易出现痛经，而葵花子有补阳虚的作用，所以，葵花子再加上其他药物可以治疗痛经。在中医里，就有一个含葵花子的偏方可以治疗痛经，那就是葵花子山

楂红糖饮。做法是：先准备葵花子 15 克，干山楂 30 克，红糖 60 克，然后把葵花子和山楂烤焦后研末，最后加入红糖冲服或煎服，每剂分 2 次服，当日服完，痛经的女性应在经前 1～2 日开始服或月经来时服用，每次月经周期服 2 剂，连用 1～2 个月经周期，对痛经有很好的治疗效果。

葵花子虽然有众多的功效，也不能过度食用，否则会引起上火，容易出现口腔溃疡等症状。

## ▶ 艾叶生姜煮鸡蛋，可治宫寒型痛经

如果女人有宫寒的话，最常见的症状就是痛经。痛经之痛，让很多女性苦不堪言。因寒而引起的痛经，中医称之为"宫寒痛经"。寒气有凝滞的特性，内体气血被寒气凝滞了，就是不通了，不通则痛，则表现为经期疼痛。宫寒痛经的疼痛感在各类痛经中是最严重的。

26 岁的王女士深受痛经的折磨，每月经期来临之前，就开始感到四肢冰凉，小腹部寒冷，还不敢使劲按，按了就疼，而且她的舌苔发白，月经量少，颜色暗，还有血块。经过中医诊断，原来王女士体内有寒，她患的是宫寒痛经。

引起宫寒痛经的原因主要有贪吃生冷、外感风寒。那么，如何治疗宫寒痛经呢？

一般热性、温性的中药乃至食物都是清扫体内寒气的灵丹妙药。有宫寒或体质偏寒的女性在饮食中应注意少吃黄瓜、冬瓜、藕、莴苣、荸荠、瘦猪肉、鸭肉、海蜇等寒凉类食物，少吃西瓜、梨、柿子等寒性水果，少喝绿茶、绿豆汤等寒性饮品。要多吃韭菜、芫荽、牛肉、羊肉、鸡肉、鳝鱼、海虾等温热类食物，在做饭菜的时候可多放葱、姜、蒜、辣椒、花椒、胡椒等热性调料，多喝生姜红糖水、红茶等温热类饮料。喜欢吃零食的女性还可以适当多吃点葵花子、核桃仁等温热类零食。

有一个既能治宫寒又味美解馋的良方——艾姜煮鸡蛋。我们可以到中药店买一点儿艾叶、干姜，到商店买些鸡蛋、红糖。做法：取 10 克艾叶、15 克干姜，2 个鸡蛋、适量的红糖。先把干姜切片，把艾叶、鸡蛋一同放进锅里，加适量清水，先用文火把鸡蛋煮熟；随后把煮熟的鸡蛋剥壳，再放进锅里的药汁中煮 10 分钟，加进红糖即可。服用时，可以吃蛋喝汁，既美味可口，又可治宫寒痛经，可以说是一箭双雕。

在这道药膳中，艾叶有暖气血、温经脉的功效，主治女性气血寒滞、腹中冷痛。干姜能去脏腑之沉寒，最擅治疗下焦虚寒、胃部冷痛；红糖能补血活血，扶正祛邪。

这道药膳还可以治疗女性体寒的其他症状，例如经常怕冷、手脚冰凉、唇舌青紫、小便清长、大便稀而不成形、肚子冷痛、月经紫暗夹血块等。这类寒证虽然名目杂多，但都可以靠"得温则舒"，"得温痛减"这条准则来辨别。《黄帝内经》中说："寒者热之，热者寒之。"对于寒性疾病，多半需要用热性药物或者热性食物进行调理，广大女性把握好这个大原则就可以了。

## ▶ 冷饮也会让你变成"宫寒女"

在生活中，体寒的女性最好不要在夏天喝太多的冷饮，也不要贪吃冰淇淋等生冷食物。月经是每个女人生命中必须要经历的，假如贪吃寒冷的食物，会使寒气堆积在腹部，从而导致宫寒痛经。

女性夏天贪吃凉食，首先会伤害到脾胃和肝。中医有"肝藏血、脾统血"的说法，一旦肝脾被伤害，它们的统血和藏血功能就会降低，血不循经就容易出现经血不净。很多女性夏季牙龈出血、鼻孔出血等也都是这个原因引起的。

本来女性体质属阴，如果再贪凉，无异于雪上加霜，会大伤阳气，寒邪内生而侵害子宫。我们频繁提到不能吃冷饮，也许有人会问，连小孩子都能吃的东西，为什么成年女性反而不能吃了呢？其实，原则上，青少年也要少吃，但是由于夏季气温高，加上他们活动

量大，适量吃点的话，寒气是可以随着汗液一起排出体外的。并且，青少年由于体内阳气旺盛，而阳气可以化解生冷之物不至于伤害脾胃。

在夏天，女性不能贪喝冷饮，至于冰更不能轻易吃了，尤其是在经期内更要与冰绝缘。

中医反对女性经期内吃冰。女人为什么不能吃冰呢？经血是子宫内膜的剥落，借由子宫的收缩将经血排出，而吃冰时，肠胃的温度下降，导致子宫收缩变差，经血较难排出，于是形成血块，子宫为将血块排出，只得加大收缩的力度，这是吃冰可能造成经痛的原因。

除了不宜喝冷饮以外，女性在夏天要采取空调房里的保护措施。不管您是穿吊带还是短裙，一定要准备外套或者披肩遮盖在肌肤裸露的位置。颈部、肩膀、背部、腰部、腿部、膝盖甚至脚，都不能受凉。所以，怕冷的女性与其光着腿，不如穿上丝袜，既多一层保暖又增加几分性感，何乐而不为呢？

为了防止宫寒，女性一定要慎重对待减肥这个问题。很多女性为了拥有苗条的身材，就借助节食、减肥药等手段企图快速减肥。加上夏季本来就吃不下饭、厌食等原因，确实有人能在短期内达到效果。但是，这种以非正常手段排出多余水分和脂肪的做法，中医是不提倡的。因为寒邪很可能乘虚而入，攻击子宫。女性不能对脂肪恨之入骨，脂肪也有保暖作用，尤其是腹部脂肪，它也与子宫的健康也有关系。子宫的健康远比减肥重要，所以，我们不能舍本求末。

## ▶ 夏季谨防"空调病"

在夏季，闷热的天气让人心情烦躁，于是人们就纷纷打开了空调：办公室有空调，坐车开空调。虽然空调是清凉的使者，同时也是健康的杀手。很多女人待在空调环境里过久，会产生头晕、打喷嚏、流鼻涕等症状。如果衣着再过于单薄，还会引起关节酸痛、颈肩麻木等症。这就是空调综合征，即我们常说的"空调病"。

其实，空调病是长期吹空调所导致的人体功能衰退的表现。人为什么会产生空调病呢？中医认为，大自然年复一年重复着春生、夏长、秋收、冬藏的变化规律。人与天地相合身体才能健康。夏天天气热，人的阳气都是浮越于外的，气血也是向外走的。

表面上看，空调虽然给人营造了一个人工的低温环境，但寒为阴邪，在人工制造的寒冷环境里，人体的阳气就极易受到损耗，从而出现一系列脾、肾阳虚的症状，如关节酸痛、颈僵腰痛等。

空调病虽然不是什么重症，但是长此以往，也会给健康埋下隐患。所以，在夏季女性朋友们一定要注意保养好身体里的阳气，身体如果失去了阳气的保护，就好像生长在温室里的花朵，一旦失去了温室的保护，花朵就会枯萎。人的阳气弱了，不能温运气血，头部失去充足的气血就会感觉头晕目眩；腹部失去了阳气温煦，胞宫血脉虚寒，就使得血行迟滞。血液喜欢温暖，在失去温暖的环境里，就好像鱼失去了水而没有了活力，从而造成月经迟迟不来，或者是来了后经量很少。

那么，在夏季女性该如何防治空调病呢？

### 1. 喝姜枣茶

食用生姜后，人的全身会有火辣辣的感觉，其实，这是生姜发汗解表的表现。出汗了不仅能排毒，同时也把身体里的寒气带走了。另外，因为空调病引起的小腹疼痛，可以喝一碗姜枣茶。做法是：把生姜切成丝，然后与5枚大枣，放在水中一起煮即可。

### 2. 喝黄芪牛肉粥

先取炙黄芪30克，牛肉100克，大米100克，大枣10枚，食盐适量。将牛肉切成小丁，同黄芪放入锅中，煮半小时，去黄芪；加入大米，用文火煮成稀粥，调入食盐即可。每天早、晚各喝1碗，此粥具有补脾健胃、调和营卫的功效。

### 3. 喝藿香正气水

藿香正气水的成分有藿香、苍术、陈皮、厚朴、白芷、茯苓、大腹皮、半夏、甘草、紫苏等。其中，藿香、紫苏、白芷有解表的功效，可以直接驱赶寒邪，茯苓、半夏有祛湿的功效，陈皮、厚朴可以理气。所以，藿香正气水可以防治空调病，但藿香正气水不宜长期服用，最关键的还是要少吹空调。

### 4. 艾灸法

防治空调病可以艾灸中极穴、关元穴、归来穴。中极穴在人体上下左右的中心，中极穴治疗内在不通类疾病有奇效，如女性月经不畅、痛经等都可以找它。关元穴在肚脐下三寸，它是小肠经的募穴，小肠之气结聚此穴并经此穴输转至皮部，它为精血之室、元气之所，是人生命的根本所在，具有培元固本、补益下焦的功效。归来穴位于人体的下腹部，当脐中下 4 寸，距前正中线 2 寸处，它有调理气机、纳气归原、行气止痛、温经散寒、升阳举陷的功效。

艾灸刺激这 3 个穴位，可以温通经脉，祛寒除湿，温补肾阳，行气活血。具体方法是：艾灸时仰卧，将艾条一端点燃，悬于施灸穴位上固定不要移动，当病人感到皮肤灼痛时移去艾条，至皮肤出现红晕为度。每次施灸 15 ～ 20 分钟，每天 1 次，灸 7 天后隔一天再灸。

## ▶ 冰冻三尺非一日之寒，经期保暖最重要

中医认为，人体的健康"总管"是由气血掌握的，气血流通顺畅，人才会安然无恙，而气血瘀滞，人就会生病。血在体内的流通是由气来推动的，而气又是由温度来掌控的。因此对于女性而言，温度适宜时，血流畅通，才会感觉温暖舒适，子宫的功能才会很好，经期不适等症状自然不会出现；一旦体内寒气重，血液流速减慢，就出现凝滞，进而引发各种妇科病。所以可以说，使血液流动起来的动力就是温度，温度可以决定人体的气血盛衰。

要防止宫寒，女性在经期的时候更要注意保健。特别是在炎炎夏日，人们往往尽一切办法降温散热，不过，女性经期如果过于贪凉，容易出现宫寒证。因此，专家提醒女性夏季尤其要做好经期保健。

经期时，女性的胃是最伤不起的，否则，不仅会引起胃肠道因冷刺激而导致痉挛，而且会引发或加重痛经；经期时尽量少吹电风扇，尤其是在入睡之后，腹部要注意保暖，以免受凉导致痛经和延长经期；在行经期间，更不要洗冷水澡，人体是通过出汗来调节体温并排泄体内"废物"的，洗冷水澡会使毛细血管骤然收缩，汗孔关闭，机体热量无法向外排放，生理调节功能出现紊乱，而且经期时人体抵抗力较低，冷刺激易引起伤风、感冒、腰背酸痛、月经失调、阴道炎等病症；经期里不要坐卧石凳，因为石凳含潮湿之气，长时间坐卧，极易被潮气所伤，引起肌肉组织收缩、痉挛、抗病能力下降、气血运行不畅，可导致腹痛、月经减少、经期延长等妇科病；经期时，女性不要在过于阴凉的地方久待或久坐。

女性要想顺利舒适地度过生理期，一定要经常处于温暖的状态下，这样气血才能畅通无阻。大多数女性都是按照传统的护养思路来选择保养方式的，身体冷了就穿衣保暖，事实上，保暖的方式远不止这一种，在此介绍 3 种保暖新方法：

### 1. 热石疗法

按摩热石经过特殊加热后，放置在人体的皮肤或经络上，热石具有大地的能量，作用于身体局部和整体系统，通过深层的热传导方式把热力源源不断地输入体内，对肌肉组织及关节具有激发调节功能。热石疗法深受欢迎，原因是借助石头的温度可以带走体内的寒气。

### 2. 沙袋疗法

热沙袋也是一种很简单的温暖疗法，做完芳香护理后，用热沙袋热敷女性的腰、骶部，都会产生很好的促进血液循环的作用。血液流动起来了，血通自然就不会出现头痛症状了。

### 3. 精油香熏疗法

精油加香熏的疗法对于女性月经期也很有效，但需要注意的是，在进行精油香熏疗法的时候，环境温度要比平常更加高一些。

其实，在传统的方法里，也有与精油相通的疗法，比如：对一些月经不通畅的女性，中医喜欢用茴香酒，即把茴香浸在黄酒中，在月经期内，每晚少量饮用。其主要原理是，肝气对人体经血在体内运行有很重要的推动作用，而茴香酒能够很好地提升肝气。而这些中医的传统应用都有利于精油发挥功能。所以，可以说两者之间有着紧密的联系。

精油香熏疗法除了可以缓解经期不适之外，还具有安神的作用。女性在月经期往往会表现出烦躁、易怒等情绪症状，而中医非常重视月经期的情绪问题，对此多采用安神的治疗方法，如饮用菊花茶、玫瑰花茶都有很好的静心作用。这和芳香疗法中经常使用罗马甘菊、玫瑰来处理月经问题是一样的道理。

在使用精油进行按摩时，一定要了解相关穴位。所以，当女性处于经期时，可以按摩双脚、双下肢，有时候也可以做一些腰部的按摩，由于这些部位有脏器反射区，同时这些部位没有过多的脂肪，血液循环畅通，可以很好地吸收精油。

# ▶ 月经里有血块，多半是宫寒

在正常情况下，月经是鲜红色的，没有紫暗色血块，一旦发生有血块的月经，可能与宫寒有关系。

中医认为，肾主管人的生长发育和生殖功能，因此，肾在寒邪的侵袭下，长期阳气不振，再加上寒邪刺激子宫，使其长期处于收缩状态，极易引起行经不畅，血块聚积等问题。

月经期的女性身体是敏感而脆弱的，容易受到各种因素的影响，其中寒冷的侵袭是最敏感的因素。寒冷易使女性月经失调，并产生痛经、腰痛等症状。归根结底，女性月经的产生受自身激素水平和神经功能的调节，当身体温度降低时，皮肤里的感应器将这一信息迅速传递到大脑的体温中心，体温中心发布指令，使血管收缩，并在体内产生热量。女性月经来潮前 4 天左右，雌激素分泌量迅速减少，血液循环速度减慢，此时若受了寒邪，就会导致女性排卵障碍，最直接的表现就是月经失调和各种妇科疾病的发生。因此，寒邪是妇科疾病的罪魁祸首。当你发现月经周期不定、月经有暗紫色血块、月经期小腹部坠胀疼痛时，就说明你已受寒了，需要引起高度重视。

因宫寒引起的月经有血块该如何调理呢？

这种情况首先应注意保暖。不吃生冷食物，不过于劳累，保持心情愉快，劳逸结合。对颜面色素沉着者，可通过外病内治的方法，调理月经获得痊愈。

如果想用中药调理，可用川芎、丹参、红花等较为温和的药材。根据症状和体征，采用活血化瘀、理气通络的方法，有较好的治疗效果。诸如红花、桃仁、薄荷、泽兰、赤芍之类，对改善症状和体征均有良好效果。不过，这要在医生的指导下进行。

如果你发现自己的经血少且色淡，可以用当归、黄芪、熟地、桂圆、人参等中药来调补。此外，还要补充维生素 C。面临更年期的女性还可以定期服用维生素 E。维生素 E 不仅可以延缓衰老，还能促进骨盆血液循环顺畅。总而言之，直到经期结束之前，食物性质都要以温热为主。

很多女性朋友在月经期间或者是月经期的末尾才会出现血块，这正常吗？月经是由于子宫内膜脱落引起的，脱落的子宫内膜和血液混合在一起，而组成了经血。如果有较大的内膜脱落，即有血块，属于正常的生理现象。但是如果出现月经量大，而且月经期间血块多，则为血瘀症。月经过多时，可以先考虑服用中成药来止血。但血止后，可以及时到医院进行详细检查，主要是排除其他诱发病因。

妇科炎症，内分泌失调，卵巢病变，月经期间吃凉的、辣的东西，都会引发月经期间出现血块的现象。女性朋友可以在月经期间多喝红糖水，红糖具有活血化瘀的作用，并且要放松心情，但是，如果有血块增多等异常现象，应及时到医院检查。如果子宫内膜有感染的情况下会有出血增多，血块增多、血块变大、腹痛等症状，需及时去医院进行治疗。

# ▶宫寒外治法——艾灸关元、神阙、命门、气海

中医治病常分为内治和外治两种思路。治疗宫寒时，拔罐、刮痧、按摩、针灸、盐敷等都是宫寒的外治方法，但因为艾灸用起来比较方便，也最适合治疗虚寒证，所以外治宫寒常用艾灸法。

古时候，人们常把艾绒直接放在皮肤上，或者隔着姜片或者盐进行直接灸，现在直接灸的很少，一般使用艾条放在艾盒里或者用手拿着做艾灸。那么，艾灸外治宫寒时，需要选择哪些穴位呢？

### 1. 关元穴

关元穴位于肚脐下三寸的地方。艾灸关元穴可增强人体阳气，补虚益损。对阳气不足，身体虚弱怕冷等症状有不错的治疗效果。

### 2. 神阙穴

肚脐部位的神阙穴是任脉上的要穴。当人体气血阴阳失调导致某些疾病时，中医常常通过刺激或药敷于神阙穴，这样可以调节阴阳，使阴阳处于平衡状态，阴阳平衡了，人体也就重新回到健康状态了。

### 3. 命门穴

命门穴也可以治疗宫寒证，它在背部，位于第二腰椎与第三腰椎棘突之间，艾灸此穴的同时常加上两侧距离背部中线3厘米的肾俞穴。艾灸命门穴可强肾固本，可治疗女性虚寒性月经不调、习惯性流产等症。

### 4. 气海穴

艾灸位于人体下腹部的气海穴也可以治疗宫寒。气海穴位于下腹部，直线连接肚脐与耻骨上方，将其十等分，从肚脐3/10的位置。艾灸气海穴对月经不调、崩漏、不孕有很好的防治作用。防治宫寒，除了艾灸气海穴之外，也可以按摩气海穴。具体方法是：可取仰卧位，将双手的手掌叠在一起（右手在上，左手在下）放在小腹上，然后沿着顺时针方向在腹部进行环形按摩，可每次按摩100圈，以小腹有温热感为度。这种按摩方法可以补肾益气，对宫寒的调理很有好处。

有宫寒的女性，在艾灸这些穴位的时候，一定要注意：艾灸时要控制好时间，艾灸30～40分钟即可，不要超过1个小时，否则会引起口干舌燥的现象，也会导致便秘，而且还会烫伤皮肤。

# ▶踩鹅卵石也可治宫寒

有个最方便的方法可以帮女性朋友们调理宫寒，那就是多踩踩鹅卵石。因为踩鹅卵石可以加速血液循环，疏通经脉、调畅气血，气血通了，寒气就无法在体内"行凶"了。

首先，要选择合适的铺有鹅卵石的甬道。

鹅卵石有大有小，什么样的鹅卵石甬道才最为合适呢？这要看个人的具体情况。过于稀疏不平或者路面破损厉害的鹅卵石甬道，千万不要赤脚行走，因为会导致行走中深一脚浅一脚的情况，对脚底的按摩效果很差，还会伤害脚部的骨骼和肌肉，要尽量选用光滑圆润、大小适中的鹅卵石，鹅卵石不宜太大，更不宜太尖。

体质较好的女孩子，耐疼痛能力较好，而且气血相对比较充足，所以可以选择颗粒较大而稍微稀疏的鹅卵石甬道进行锻炼，这样一来，脚底的穴位可以得到充分的刺激。

其次，要选择合适的鞋子，不要穿鞋底较厚的那种鞋，因为鹅卵石甬道的保健作用是通过按摩足底穴位来实现的，硬而厚的厚底鞋会明显阻隔鹅卵石对足底的按摩作用，使保健效果大减。最好要穿那种鞋底较薄较软的那种鞋子。

具体方法是：脚踩鹅卵石时，可以根据环境条件和个人的喜好选择正走、倒走、快步、慢步交替的方式。另外，还要注意三点：可选用小步的轮替踩踏，使鹅卵石对足底有间歇而频繁的挤压，步伐细碎既可以缓解初次联系时鹅卵石挤压足底的疼痛感，并且可以使气血的流通得到合理分布和交替；要注意不断调整足底的姿势，使鹅卵石对足底的挤压全面到位；多用足趾抓鹅卵石，这样一方面避免了足底负重过于集中到足跟和前脚掌，另一方面也使脚趾与脚掌间狭窄的连接部位得到锻炼。

脚踩鹅卵石的时，还可以配合一些其他的锻炼方式，比如做眼保健操、叩齿、按摩耳朵、梳发挠头、活动颈椎或用双手轻微击打躯体的有关部位等，可以增强按摩效果。

最后，要把握好锻炼的时间。凡事都要有度，过犹不及。踩踏鹅卵石小道对足底是一种较强烈的刺激，且伴有一定的疼痛感，踩 15 ~ 30 分钟为宜，身体体质再好的女人也不能超过 1 小时，如果时间太长，会导致足底肌肉充血和骨骼的磨损。

鹅卵石温度较低时，会使关节受凉疼痛，最佳的锻炼时间应该是鹅卵石接受一天日照后变得较温暖的下午。踩鹅卵石后最好用热水泡脚 20 分钟，并用干毛巾把脚擦至发热，这样可以增强练习效果。

脚踩鹅卵石虽然可以防治宫寒，但并不是每个女性都适合走鹅卵石，尤其是以下几种女性：

（1）平衡功能受损的女人，如帕金森病人、小脑共济失调的病人，以及某些患有严重颈椎病的女性都不适合脚踩鹅卵石，因为她们很难控制好自己的步伐，会有摔倒的危险。

（2）下肢关节不健康的女性也不适合长期走鹅卵石小道，因为患有较严重的髋关节、膝关节病的女性关节活动不灵活，凹凸不平的路面行走反而会增加受病的关节负荷，加重关节的病症。

（3）长期卧床或下肢受伤后长时间没有运动的女性也要注意谨慎行走鹅卵石小道，因为长期的不运动会让人体的下肢肌力不足，马上进行这种锻炼有可能会突然摔倒。

（4）患有下肢肌无力和肌肉萎缩的女性也不能练习此法。

## 第十一章　补虚祛寒防肾虚

### ——肾气不固、肾精不足多是身体虚寒

## ▶ 肾虚肾寒的自我诊断法

肾虚了，肾寒了，都需要及时补肾，那么，我们如何判断自己是否需要补肾呢？如果你的身体出现以下几种情况，就是肾脏给我们释放出来的信号，意在提示我们，该补补肾了。

### 1. 尿频

尿频最明显的特征就是"量少次多"。中医认为，当身体素质下降时，肾气出现虚亏，膀胱会出现气化无力、肾关不固的情况，就像大门关不严一样，所以会出现尿频和尿失禁现象。

如果你有这个症状，要注意保暖了，另外还可以多吃些专门补肾的食物，比如枸杞、山药、韭菜、羊肉、狗肉、核桃仁等。如果女人出现尿频且尿量多，如 24 小时尿总量超过 2500 毫升，就要考虑是不是糖尿病了。

### 2. 身体突然发胖

在生活中，我们要注意自己的体重，不仅要控制饮食，而且还要经常健身。如果你最近却莫名其妙地胖了几千克，就需要考虑是不是肾虚了。中医理论指出，肥胖的基本原因是痰、湿、滞，说得具体一点，可能是肾气虚引起了虚胖。

如果你有这种情况，可以吃些补气的食物，比如鹅肉、兔肉、鲤鱼、鸭肉、糯米、小米、粳米、大枣等。

### 3. 莫名其妙地失眠

如果你最近突然莫名其妙地睡不着觉，尽管试过了各种方法进行调理，但依然不见效，甚至形成了这样一个习惯：吃药睡觉，不吃药数数。其实，这可能是肾阴虚引起的。

中医指出，肾阴虚则虚火内扰，让人烦躁；心肾不交则会导致失眠、健忘。另外，紧张的情绪、房事过度，或者大量食用温燥食物之后，都可能出现肾阴虚。

如果你因为肾阴虚而睡不着觉，可以吃鸭肉、甲鱼、藕、莲子、百合、枸杞子、木耳、葡萄、桑葚等食物；另外，晚上应减少令神经兴奋的活动，如高谈阔论、收听收看紧张刺激的节目、做剧烈运动等。

### 4. 长出"熊猫眼"

如果你发现自己有"熊猫眼"，而且面色也非常难看，这可能是肾虚引起的。在中医理论中，黑色代表肾，眼圈黑往往是肾虚的外在表现。而且肾主水，如果人肾虚了，人体内的水分代谢失调，导致水肿。

那么，如何治疗"熊猫眼"呢？我们在睡觉前要少喝水，少熬夜，宜常吃桃仁黑芝麻糊来调理。桃仁黑芝麻糊的做法是：桃仁 30 克，黑芝麻 50 克，南杏仁 15 克，薏苡仁 25 克。先把以上材料洗干净，然后放入砂锅内，加清水适量，文火煎煮 1 小时，加冰糖 30 克

调味即可。

### 5. 总是掉头发

如果你平时工作不是很忙，也很注意保养，不抑郁也不失眠，但是总是掉头发，可能是肾虚惹的祸。中医认为"肾主骨生髓，其华在发"，肾脏的功能好坏也表现在头发上。头发柔韧有光泽，说明肾脏健康。肾虚的人常常头发易断并且没有光泽，容易出现脱发现象。

要治疗掉头发，可以多吃一些益肾的食物，如山药就是很好的补肾食品，既补气又补阴，还可以煮枸杞羊肉汤温补肾气。另外，还要少吃辛辣刺激性的食物。

### 6. 性欲减退

中医认为，肾虚不仅能让人性欲低下，而且还影响生育能力。因为"肾藏精"，人的生殖系统就是在精气的呵护下逐渐发育成熟的。如果肾精不足，就会使性欲减退，甚至影响生殖能力。

### 7. 月经总不正常

经常月经不调，不是提前就是推迟，要不就是月经的颜色不正常。中医认为，肾气充盛，才能使气血调和，冲脉任脉功能正常才能使月经周期正常循环，因此，肾气不足是月经不调的一个重要原因。如果女性出现月经量少而且色淡的情况，可以经常吃一些红枣，在冬季可以用人参粉、阿胶做成膏来补肾。

### 8. 既怕冷又容易腹泻

在严冬，不论你穿得有多厚，依然感觉很冷，而且一受寒就腹泻，可能是肾阳虚了。中医认为，肾阳为全身阳气的根本，生命活动全靠阳气鼓动，如肾阳不足，不能温煦身体，就会出现怕冷的情况。

如果你有这种症状，可以吃一些壮阳的食物，比如狗肉、羊肉、牛肉、韭菜、葱、姜、龙眼等食物，也可以多参加健身运动，来加速血液循环，增强机体抗寒能力。

## ▶ 肾阳虚，总是畏寒怕冷

一般而言，肾虚常有这几种类型：肾阳虚、肾阴虚、肾气不固、肾精不足等。肾虚了，自然要补肾。但是，中医讲究对症治病，补肾虚的时候要分清自己是哪种肾虚，千万不能盲目补肾，否则，不但补不了肾，还会伤肾。

中医认为，肾阳虚多是由于年老体衰、久病伤阳、房劳伤肾、下元亏损、命门火衰、肾阳虚损等原因导致的肾温煦、生殖、气化功能下降的表现。

肾阳虚最典型的表现就是畏寒怕冷。阳气就像身体里的小太阳，对身体起着温煦的作用，如果阳气不足，身体的"火力"不够，自然会出现畏寒怕冷，尤其是双腿更怕冷。其实，判定肾阳虚只要抓住几个主要的症状就可以了——畏寒怕冷、腹泻，如果有一些肾虚的典型症状，再加上这两点主要症状，基本上就可以断定是肾阳虚了。

另外，肾阳虚的人在腰痛的同时，还会觉得腰部发凉，扩展到全身，会出现全身也怕冷的情况。因为肾阳是一身阳气的根本，如果根虚弱了，整个身体的阳气的温煦作用就会下降。

那么，怎么调理肾阳虚呢？

我们知道，肾主藏精，精是构成人体生命的基本物质，也是生长发育、五脏六腑各种功能活动的物质基础。肾精充足，则身体强健，五脏六腑功能正常，一旦肾虚，则生命力减弱，各种疾病就会逐渐袭来。所以，要治疗肾阳虚，赶走畏寒怕冷的毛病，需要从"温补肾阳"入手。

肾阳虚患者在饮食上应补阳气，使肾阳气充沛。可以多吃一些温肾阳的热性食物。肾阳虚患者运动时应以"按摩为主，打太极拳为辅"的原则来调理肾阳虚。

补肾也可以按摩按摩肾俞穴。肾俞穴属于足太阳膀胱经，为肾之背俞穴。肾俞穴位于第二腰椎棘突旁开 1.5 寸处。《经络腧穴学》中说："肾，指肾脏。本穴为肾脏之气输注之处，是治肾疾之重要腧穴，故名。"按摩方法是：两手轻握拳，以拇指或示指背根关节突出部位按压在肾俞穴上，吸气时，两手由内往下向外揉按，呼气时，两手由外往上向内揉按。一吸一呼为一圈，即为 1 次，至少 8 次，多则 64 次。然后，还可以按相反方向揉按，方法与次数同上。最后，做 3 次压放呼吸动作。

如果嫌按摩肾俞穴比较麻烦，还可以按摩腰部。两手掌对搓，至手心热后，分别放至腰部两侧，手掌向皮肤，上下按摩腰部，至有热感为止。早晚各 1 次，每次约 200 下即可。

# ▶ 寒邪是损害肾脏的第一大杀手

寒邪对肾脏的损伤，常常表现在性生活不和谐上面。研究发现，男性的性能力在 25 岁之后就渐渐显得力不从心；而女性的性能力减退也在 30 岁之后开始逐渐明显。男性表现为性功能降低、性欲降低、阳痿、遗精、滑精、早泄等，女性也会出现卵巢早衰、闭经、月经不调、性欲减退等，而且受孕也逐渐变得困难起来。

导致这种情况的原因是什么呢？原因往往是人们在年轻、肾气旺盛时，没有注意避免寒邪对人体的危害，没有及时添衣保暖，饮食又过于寒凉，对肾气造成伤害。年轻人感觉自己还年轻，往往不注重身体保养，结果导致寒邪由脾胃及于肾脏，形成沉寒痼冷，影响肾主生长发育与生殖的生理功能，最终造成了性生活方面的困扰。

寒邪伤肾还体现在泌尿方面，如尿频、尿急、小便量多等异常症状。这种异常情况是由于寒邪年深日久的损伤，使肾气主管泌尿与排尿的功能受到严重损害所导致的。所以，我们应该意识到，寒邪是肾气最大的敌人。让寒邪远去，我们才拥有强大的生命活力。

在《千金方》中，有以下几款治疗肾虚寒的良方：

### 1. 生地黄豆方

生地黄（取汁）720 克，乌头 150 枚，大豆 63 克。先取乌头切碎，用酒 3000 毫升与地黄汁浸泡，绞汁去渣，入大豆再浸，沥出晒干，再浸再晒，浸至汁尽，晒干即成，初服每次用酒服下 2 粒，可依据病情逐渐加量至 20 粒。此药方有温补肾阳、益气强壮、发白变黑、齿落再生的功效，适用于治疗痼冷、风眩、寒中、手足冷、胃口寒、脐下冷等疾病。先患热病者忌服。

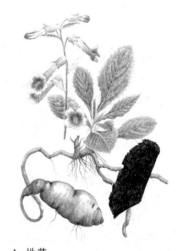

▲ 地黄
生地黄有滋阴清热、凉血补血的功效。

### 2. 生干地黄散

生干地黄 240 克，苁蓉、白术、巴戟天、麦门冬、茯苓、甘草、牛膝、五味子、杜仲各 24 克，车前子、干姜各 15 克。将以上诸味分别切捣并过筛为散，每顿饭后用酒服食 1 克，每日 3 次。此药方有温补肾阳的功效，适用于治疗肾气虚寒而致的阳痿、腰背痛、身重缓弱等症。

### 3. 生地黄汁散

生地黄汁 400 毫升，生天门冬汁、白蜜各 600 毫升，羊肾（炙）1 具，白术、麦曲各 48 克，甘草、干姜、地骨皮各 24 克，桂心、杜仲、黄芪各 12 克，当归、五味子各 9 克。除生地黄汁、生天门冬汁、白蜜外，将其他药研为细末，入盆中，用生地黄汁、生天门冬汁、白蜜调和捣研，置微火上反复研末，研至汁尽，晒干再研，每次用酒服食 1 克，每日 2 次。此药方有温补肾阳的功效，适用于治疗肾中虚寒而致的腰脊苦痛、行房无力、耳鸣焦枯等症。

## ▶肾气不固，二便、精液、白带、月经难正常

老中医给肾虚的人看病时，常会说"肾气不固"。肾气不固是怎么回事呢？我们知道，肾是藏精的地方，它有储存、封藏精气的作用。中医认为，气有固摄作用，所以，肾气只宜固藏，不宜泄露。有些人因为内劳倦、淫欲过度、久病失养耗伤精气，使肾气的固摄功能变弱，最终导致肾气不固。

肾气不固会发生哪些症状呢？一般而言，二便、精液、白带、月经、孕胎会出现异常情况，这都是肾气不固导致的。

中医认为，肾主管大便和小便，如果肾气不固，膀胱就会出问题，小儿出现遗尿、成人出现昼尿频多、尿后余沥不尽、夜尿清长、小便失禁等问题，这些都是因为膀胱功能失常造成的。另外，也会使肛门出现问题，导致大便滑脱、久泻不止、大便失禁等症状。

说得通俗一些，肾气好比是守护肾精的门卫，如果肾气不固，门卫没有力气关门，身体里的精液、月经、白带等就失去了控制。因此，肾气不固的男性会出现精液自遗（即使不性交也会有精液流出，性交时又一触即发）、滑精、早泄的问题。肾气不固的女性会出现白带清稀，量多不止，或者经期过长，量少而淋漓不止的症状。另外，孕妇可出现胎元不固、滑胎的问题。

那么，我们该如何调理肾气不固呢？因为肾气不固属于肾阳虚的范畴，所以治疗肾气不固宜采用以"温阳益气为主，佐以固涩"的方法。

当人出现肾气不固的症状时，中医常用芡实、五味子、山茱萸、金樱子、沙苑子、海螵蛸、莲子、龙骨、牡蛎等中药治疗肾气不固，有时也用金锁固精丸、水陆二仙丸、缩泉丸、茯菟丸、锁阳固精丸、五子衍宗丸等中成药（济）治疗肾气不固。

## ▶肾精不足——生长发育不好、抵抗力下降

生活中，有些小孩发育迟缓，同龄的孩子明显比他们高大强壮，而且这些孩子很容易生病，每一波流行感冒都落不下他们。为什么会出现这种情况呢？原因就是肾精不足。

在五脏六腑中，肾的作用非常重要，其主生长发育和生殖，肾脏的好坏将直接影响人的生长发育。

我们都知道，肾是储藏先天之精和后天之精的地方，先天之精是从父母那里得来的，与生俱来，是构成胚胎发育的原始物质，也是产生新生命的物质基础。人每天都要吃饭，吃进肚子里的食物先要经过脾胃消化吸收，转化为水谷精微物质，这些物质经过脾胃吸收，进入脏腑，被各脏腑利用代谢后分成两部分，一部分转化为代谢物被代谢到体外，另一部分转化成更加精微的物质藏于肾中，对先天之精进行补充，以维持肾中精气的充盛。这就是肾脏里的"后天之精"生成的过程。

由此可见，先天之精与后天之精不是单独存在的，它们相互促进、相互影响。比如：先天之精旺盛可以使人的生命活动旺盛，摄取水谷精微的能力强大，后天之精的来源才有保障，后天之精的来源充足可以不断地补充先天之精，使先天之精更加充盛。生活中，我们补肾的目的就是要让身体达到这个良性循环的境界。

肾精不足会影响到人的生长发育，在生命之初就会对人产生重大的影响。为什么肾精不足，会引起发育迟缓呢？因为肾精可以生髓，髓充养骨骼，使骨骼健壮，牙齿坚固；髓充养于脑，则脑的生理功能得以充分发挥。如果肾精亏虚，不能生髓，则骨骼失养，牙齿脱落松动；髓海不足，则头昏神疲，智力减退。

另外，肾精虚亏还容易导致多种疾病。因为肾精可以化气，而气相当于我们身体里面的卫士，对疾病有防御的功能。如果肾精充足的话，那么就能生化充足的气，气充足，血液循环会更加通畅，人的免疫力也就强。如果肾精亏虚，肾气不足，人的免疫力就会下降，所以就容易得病。

中医认为，治疗肾精不足宜采用补肾填精之法。但是，由于肾精不足的患者，有的偏

阳虚，有的偏阴虚，治疗的时候还应该根据自身的实际情况进行辨证调理，需先请老中医诊治，在医生的指导下采取一些调补措施。

## ▶肾功能失常会影响生殖功能

生活中，为什么男人不愿意让人说自己肾虚呢？因为大多数人认为，肾虚的男人不算真正的男人，"床上功夫"不给力。另外，说到肾虚，很少有人会想到女人，其实女人也会肾虚。

肾与人的生殖功能息息相关。那么，到底肾和生殖之间有什么关系呢？这还得从"肾藏精"的观点说起，肾里藏先天之精和后天之精，其中，先天之精又叫生殖之精，是生殖活动的物质基础，因此，肾与生殖活动密切相关，不分男女，肾功能强的人，生殖功能也就强大。

精、气、血是人体的根本。人从生命形成到降生、成长、衰老，直到死亡，这个过程与肾气的盛衰变化有关。人生下来之后，生命体刚刚形成，生命力是很弱的，随着肾气的充盛，生命力得以增强。人的生命力增强，一个很重要的标志就是性发育的逐渐成熟。

《黄帝内经》里说："女子七岁，肾气盛，齿更发长。二七天癸至，任脉通，太冲脉盛，月事以时下，故有子；丈夫八岁，肾气实，发长齿更。二八，肾气盛，天癸至，精气溢泻，阴阳和，故能有子。"这表明性功能是由于肾气充盛才成熟的，相反，如果肾气不足，性功能自然差。

遗精、早泄、阳痿是困扰男人的几种疾病；月经不调、痛经、不孕不育是困扰女人的常见疾病，这些都与肾虚有关。可见，补肾是多么的重要了。

所以，在生活中，我们一定要呵护要自己的肾，改变那些损伤肾的各种不良习惯，比如，纵欲过度、熬夜等。

## ▶肾阴虚用六味地黄丸，肾阳虚用八味地黄丸

补肾不能乱补，还一定要对症而补。肾虚最怕的就是补反了。例如肾阴虚的如果吃了壮阳药，只会越补越虚。如果肾阳虚的人吃了滋阴药，也会越补越虚。通常情况下，肾阴虚的人吃了补肾阳的药，腹泻、小便多、疲乏无力、怕冷、精神萎靡、记忆力差等肾阴虚的症状会加重；肾阳虚的人吃了滋阴的药会使阳气更弱，出现头晕、耳鸣、失眠、烦躁、大便干结、小便赤黄、血压升高等情况。所以说，不同类型的肾虚必须使用不同的补虚方法。

一般人都熟悉六味地黄丸，六味地黄丸补肾阴虚的效果非常显著。六味地黄丸是由熟地黄、山茱萸、山药、泽泻、牡丹皮、茯苓这六味中药组成的。中医认为，熟地黄可补肾阴；山茱萸则是肝肾同补，通过补肝来补肾；山药可以健脾，脾为后天，肾为先天，通过补后天而使先天强壮。由此可见，六味地黄丸可以补肾阴、补肝阴、补脾阴，可谓三阴同补，所以，肾阴虚的人可以用六味地黄丸来补。而阳虚的人就不能吃六味地黄丸了。

肾阳虚的人该怎么补呢？中医常用八味地黄丸来补。八味地黄丸又叫"金匮肾气丸"，是在六味地黄丸的基础上加了桂枝、附子两味药。这个药方出自东汉张仲景的《金匮要略》。八味地黄丸不仅具有六味地黄丸滋阴补肾的作用，还能在补阴中生火助阳，具有温补肾阳的功效。

不管是肾阳虚还是肾阴虚，在服用六味地黄丸或八味地黄丸时，必须先经过医生的诊断，并在医生的指导下服用。

除了肾阳虚和肾阴虚以外，还有一种情况，那就是肾阴阳双虚。其实，肾阴虚与肾阳虚也不是截然分开的。无论哪种肾虚，如果匮乏到一定程度，就会阴损及阳，阳损及阴。肾阴虚时间长了会有肾阳虚的症状，肾阳虚时间长了也会有肾阴虚的症状。因此，经验丰富的老中医在治肾虚的时，一般遵循"善补阴者，阳中求阴；善补阳者，阴中求阳"的补肾原则。

## ▶ 多吃温暖的食物，补足肾气

中医指出："肾气足，百病除。"现代社会，很多人肾气虚是由不良的生活习惯引起的，比如：有些人总喜欢吃冷饮，喝冰水；整个夏季都在空调的环境里度过，长期处于一种寒凉状态中；生活工作压力大，心情浮躁等，这些都是造成肾气虚的原因。

肾脏位于人体腹部的最底端，如果肾气充足，则肾脏的热量和能量都能够向上面不停地滋养温暖脾脏、肝脏，五脏六腑都能够有一个好的生存环境，好好地生长，汲取营养，我们的身体才会健康。然而，假如最底端的肾气虚，那么，身体内脏就会变成摇摇欲坠的树叶，生病是不可避免的。

肾气虚有哪些表现呢？首先，肾气虚会在脸上体现出来——脸色苍白、黑眼圈、嘴唇周围的肤色发暗、面容散发出枯槁的迹象，头发也会随之丧失活力，肾气虚的人还会有腰膝酸软、耳鸣等症状。

当然，要摆脱肾气虚的困扰，食补是最理想的方式，方法也很简单——适当多吃温性食物，少吃寒性食物，这就是中医中所说的"温补"。

在前文我们已经介绍过，肉类中的牛肉、羊肉、狗肉属于温热性食物，可用于补肾气。蔬菜中的南瓜、胡萝卜、辣椒、大蒜等属于温热性食物，适合肾气虚的人食用。

在此，给大家介绍一款补肾气超级有效的美食——用芡实、莲子和糯米煮粥，每天早晚各喝一碗，坚持7天，可以有效改善肾气虚弱产生的一切面容早衰问题。

## ▶ 羊肉益气补虚，补肾又防寒

在寒冷的冬天，围着暖烘烘的炉子吃涮羊肉已经成了人们的最爱。羊肉为什么深受追捧呢？因为羊肉是老百姓心中的大补美食。

中医指出，羊肉性温，入脾、肾经，味道甘而不腻，有开胃健脾、益气补虚、温中暖下、补肾壮阳、生肌健力等功效，所以，冬天吃羊肉，既能抵御风寒，又可滋补肾脏，可以说是两全其美。

现代研究表明，羊肉含有丰富的钙和铁，所以对于肺部疾病，如肺结核、气管炎、哮喘等疾病以及贫血、久病体弱、阳痿早泄、营养不良等大有裨益。一般人都可以吃羊肉，尤其适用于肾阳虚的人吃。

羊肉有各种吃法，比如胡萝卜炖羊肉不仅味美，而且补虚功效还很好。做法是：先将羊肉洗净切块放入沸水中焯一下，捞起沥干，胡萝卜切块。锅中放油，炒热后将羊肉放入，快速翻炒至颜色转白，再放入胡萝卜、水及葱、姜、蒜、盐、料酒，用大火煮开，小火再煮1小时即可。

炖羊肉最大的优点是既能吃肉又能喝汤。煮过肉的汤，营养价值非常高，是滋补身体的佳品。而且，羊肉经过炖制以后，更加熟烂、鲜嫩，易于消化。

在炖羊肉的时候，调料的搭配作用也不可忽视。在炖羊肉的时候，最好放点不去皮的生姜，因为姜皮辛凉，有散火、除热、祛风的作用，与羊肉同食还能去膻味。

烹调羊肉时应少用辣椒、胡椒、生姜、丁香、小茴香等温辛燥热的调味品，也可以放点莲子心，因为莲子心可以清火。

另外，还可以把羊肉和山药一起做成粥，即山药羊肉粥，制作方法是：取羊肉250克，鲜山药100克，糯米100克。将羊肉洗净，放入沸水中焯去血水，切成小块备用。再将山药洗净，切块。最后再把羊肉、山药一同入锅，加水800毫升，用小火煮烂，加入糯米煮成粥，每天早、晚热过之后即可食用。山药羊肉粥具有补脾益肾、温中暖下的功效，适合脾胃虚弱、寒性腹泻患者食用，但那些胃热以及患便秘的人应忌食。

羊肉与萝卜搭配做成汤，也可以起到补肾阳虚的作用。在此推荐一款白萝卜羊肉汤。做法是：取白萝卜500克，羊肉500克，豌豆100克，草果6克，香菜1把，生姜10克，盐、胡椒各适量。将羊肉洗净，在沸水中焯去血水，捞出沥干，切小块。萝卜洗净，切块，豌豆、香菜洗净，生姜拍破。在砂锅内加水适量，放入羊肉，煮开锅，除去上面的泡沫，再放豌豆、萝卜、草果于汤内，再用旺火烧开，改用小火煨60分钟左右，至肉烂为止。最后起锅前放盐、胡椒，再煨片刻，起锅后放香菜于汤上即成。这道美食具有助阳、益精的功效，适用于体虚、肾阳虚的人食用。

我们在吃羊肉的时候要注意，因为羊肉属大热之品，所以，凡有发热、牙痛、口舌生疮、咳吐黄痰等上火症状者都不宜食用。患有肝病、高血压、急性肠炎或其他感染性疾病者，发热期间都不宜食用羊肉。吃完羊肉之后，不能马上喝茶，否则可导致排便不畅或大便秘结。此外，羊肉不能与醋搭配食用。

## ▶ "肾之果"板栗，补肾强筋

对肾不好的人来说，有一种美食不能错过，那就是香甜可口的板栗。中医指出，板栗对人体有着很强的滋补功能，可与人参、黄芪、当归等媲美，所以，板栗有"肾之果"的美称。

中医理论指出，栗子味甘，性温，入脾、胃、肾三经，可以补脾健肾，补肾强筋，活血止血，常用于治疗肾虚所导致的腰膝酸软、腰肢不遂、小便频数等症。

唐代名医孙思邈这样评价板栗："栗，肾之果也，肾病宜食之。"《本草纲目》中说："治肾虚、腰脚无力，以袋盛生栗悬干。每日吃十余颗，次吃猪肾粥助之，久必强健。"由此可见，板栗是肾虚者不可错过的滋补佳品。

我国民间用板栗补养治病的方法很多，但多数人都是熟吃，殊不知，生食板栗补肾的效果更好。早在唐代，名医孙思邈就在《千金方·食治》中说："（板栗）生食之，甚治腰脚不遂。"这话的意思是说，生吃板栗可以治疗腰和腿的毛病。宋代的苏辙写过一首诗："老去自添腰腿病，山翁服栗旧传方，客来为说晨兴晚，三咽徐妆白玉浆。"意思是说，把新鲜的栗子放在口中细细咀嚼，直到满口白浆，然后再慢慢吞咽下去。中医认为，这种吃法也可以补肾。

人到中老年，由于阳气渐渐衰退，不仅会出现腰膝酸软、四肢疼痛，还可能出现牙齿松动甚至脱落等情况，这些都是肾气不足的表现，应当从补肾入手，食用生板栗就是可行的方法之一。生吃板栗的时候要注意，脾胃不好的人生食不宜超过5枚。因为栗子富含柔软的膳食纤维，血糖指数比米饭低，只要在加工烹调中没有加入糖，糖尿病人也可适量吃一些。

## ▶ 韭菜炒蚬肉，阴阳搭配最补肾

在餐桌上，有一道菜，肾虚的人一定要尝一尝，因为这道菜不仅是美食，更是养肾补肾的良药。什么菜这么神奇呢？就是韭菜炒蚬肉。

制作这道菜非常简单：先准备250克韭菜、1个尖椒，适量的姜、蒜、料酒、生抽。先把蚬肉洗净，再把韭菜等配料切好待用。起油锅，爆香姜蒜、辣椒。往锅中放入蚬肉煸炒。然后再加入韭菜炒匀，倒入料酒、盐、生抽调味。待韭菜断青后，放一些胡椒粉、鸡精炒匀即可。

韭菜炒蚬肉是一道阴阳搭配的菜肴，对肾虚有很好的保健功效。为什么这么说呢？先说这道菜的原料之一——韭菜。

关于韭菜还有一个有趣的传说：新莽末年，天下大乱，身为一介布衣却有前朝皇家血统的刘秀在家乡乘势起兵。在一次战斗中，刘秀兵败，军队溃散，四处逃亡。为了逃命，刘秀不得不策马狂奔。跑了一天一夜，来到一处村寨。因饥渴难耐，于是他进入一户农家，乞讨一些食物。农家穷困，没有像样的食物招待刘秀，仅仅是用不知名的野菜做了一些菜，让刘秀充饥。因为野菜没有名字，又救了刘秀的命，便将其取名"救菜"，后来，就演变成为"韭菜"。

韭菜又叫起阳草，它具有健胃、提神、止汗固涩、补肾助阳、固精的功效。韭菜根根味辛，入肝经，温中，行气散瘀；韭菜叶味甘，性温，入胃、肝、肾经，温中，行气，散瘀，具有补肝肾、暖腰膝、壮阳固精的功效。韭菜子也能补肾壮阳，可以改善命门火衰导致的肾阳虚症状，诸如阳痿、遗精、遗尿、尿频等症。韭菜子可散发出一种独特的辛香气味，有助于疏肝理气。

常吃韭菜有帮助人体保温的作用，还能增强体力和促进血液循环。平时手脚冰冷、下腹冷、腰酸或妇女月经推迟者适合常食韭菜。

因为韭菜含膳食纤维丰富，所以又叫洗肠草，常吃韭菜可以帮助人体排毒。韭菜蚬肉不仅味道鲜美，而且能补肾祛寒，肾虚的人要多尝尝这道菜。

这道菜的另一材料就是蚬肉了，中医认为，蚬肉性寒，味甘，营养丰富，具有很高的药物价值，它有通乳、明目、利小便和去湿毒的功效。尤其是蚬肉可以滋补阴虚，它与补肾阳的韭菜搭配，可以起到阴阳双补的功效，补阳又补阴，可以治疗补肾最容易出现的上火症状。

# ▶ 补肾壮阳，多吃鳗鱼

鳗鱼有"水中人参""鱼类软黄金"的美誉，鳗鱼分为河鳗和海鳗两种。《本草纲目》中记载：鳗鱼性平，味甘；强肾壮精，祛风杀虫。鳗鱼肉质鲜美、细嫩，纤维质很少，富含多种营养成分，具有补虚养血、祛湿、抗结核等功效，适合久病、虚弱、贫血、肺结核等病人食用。

此外，由于鳗鱼体内还含有一种很稀有的蛋白，而这种物质可以强精壮肾，所以，多吃鳗鱼能达到壮阳补肾的功效。

### 1. 枸杞鳗鱼汤

准备 500 克鳗鱼，15 克枸杞，15 克米酒。先把鳗鱼处理干净，去除内脏，洗干净后切段，放入沸水中氽烫，捞出备用；然后，准备一个炖锅，将所有材料放入锅中，加水盖过材料，撒入 15 克枸杞之后武火煮沸。煮沸后，再加入一些水，转用文火煲煮 30 ~ 40 分钟，煲至快熟时加入少量盐和 15 克米酒调味即成。

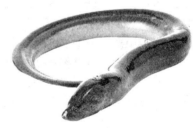

▲ 鳗鱼
鳗鱼还可与山药搭配，能补中益气、温肾止泻。

在这道汤中，鳗鱼富含优质蛋白质，能提供机体所需要的各种必要的氨基酸，还有助于提高人体的免疫力，促进生殖细胞的成长和活动力。而枸杞具有滋补肝肾、益精明目等功效，也可以改善体虚乏力、头晕眼花等症状。这两种原料都有壮阳的功效，搭配在一起更是威力无穷。之所以使用米酒，一来可以借助甜甜的酒香让汤的味道更醇香，二来不会破坏汤品的清透颜色。

### 2. 清蒸鳗鱼

准备 300 克河鳗，50 克猪油（板油），50 克火腿肠，大葱、姜、料酒各 5 克，3 克盐，2 克味精，3 克胡椒粉。先将鳗鱼宰净，切段，放开水锅中氽一下，捞出，用清水洗净。猪油（板油）切丁，火腿切末。然后在盘中放鳗鱼，放入猪油丁、火腿末、葱、姜、料酒、盐、味精、胡椒粉，上笼用旺火蒸 20 分钟取出，除去葱、姜即可。

### 3. 烤鳗鱼

准备一条海鳗鱼，生抽、老抽、白酒、胡椒粉、咖喱粉各适量。先将海鳗鱼清洗干净，片下鱼肉；然后用 1 勺生抽、1 勺老抽、半勺白酒、半勺糖、半小勺胡椒粉、半小勺咖喱粉、半小勺孜然再腌一下。接着烧热锅，涂一薄层油，放入腌好的肉片。再用中火煎 2 分钟，翻一面。重复这个过程 2 ~ 3 次，鱼肉煎香、煎透就可以了。这道烤鳗鱼也可以用烤箱来做，用同样方法腌好鳗鱼肉，200℃烤 15 ~ 20 分钟即可。

鳗鱼在营养方面唯一明显的缺陷就是几乎不含维生素 C，吃鳗鱼时应搭配一些蔬菜来弥补这个缺陷。

# ▶ 中医补肾常用药——锁阳、肉桂、淫羊霍

在中药里，具有壮阳功效的药物有很多，在此详细介绍一下中医补肾最常用的三味中药——锁阳、肉桂、淫羊藿。

### 1. 锁阳

锁阳具有哪些功效呢？锁阳是补肾壮阳的名药，不过，它跟一般人理解的补阳药不太一样，锁阳在扶阳的时候，能够补阴，调节阴阳平衡，阴虚了补阴，阳虚了补阳，所以适用范围比较广。

《本草纲目》记载："锁阳性温、补肾、润肠通便，用于骨蒸潮热、腰膝痿弱、筋骨无力，肠燥便秘。"锁阳可以治疗老年尿频和阳痿早泄、便秘，腰膝酸软，失眠、脱发等症。

锁阳的食用方法很多，可泡酒、煲汤、炖肉、做菜、泡茶、入药等。另外，锁阳酒也有补肾的功效。用锁阳泡酒的方法也很简单：只要将 30 克的锁阳洗净切片后，放入 500 克的白酒内浸泡 7 日，每日摇一摇，即可饮用。

### 2. 肉桂

肉桂又叫桂皮，也是被经常用到的一味中药。中医认为，肉桂味辛、甘，性大热，入肾、脾、心、肝经，有温中补阳、祛风健胃，活血化瘀、散寒止痛之效，适用于脾肾亏虚所致的畏寒肤冷、遗尿尿频、脘腹冷痛，虚寒吐泻、食少便溏，虚寒闭经、痛经等。

肉桂有温补肾阳的作用，另外也可以温补脾阳。现代药理研究也表明：肉桂含挥发油及鞣质等，对胃肠有缓和的刺激作用，能增强消化功能，排出消化道积气，缓解胃肠痉挛，又有中枢性及末梢性血管扩张作用，能增强血液循环，并有明显的镇静，解热作用。

在利用肉桂补肾的时候，可以将肉桂磨成粉，每天取出一茶匙，用温开水冲服。还可以加入些蜂蜜，这样能够温暖脾胃的阳气，对脾胃虚寒的人特别有好处。

由于肉桂极易伤阴助火，所以，一定要根据自己的体质来选择，应该在医生的指导下食用，而且不宜过量和长期食用。因热上火、咳嗽痰热、风热感冒的人应忌食。

### 3. 淫羊藿

淫羊藿也是补肾最常用的一味中药。淫羊藿的功效非同小可，中医认为它有益肝肾、强筋骨、补阳益精、补肾壮阳、兴奋性功能、祛风除湿、降血压、抗病毒的作用，主治阳痿、遗精、尿频、腰膝冷痛、腰膝痿弱、筋骨挛急、半身不遂、神经衰弱、健忘症、风湿痹痛、高血压等病症。在此介绍一款食效显著的药酒。

淫羊藿酒：准备淫羊藿 30 克，白酒 500 毫升，浸泡 7 天后，即可饮用。每次 20 毫升，每日 2 ~ 3 次。此药酒可以治疗肾虚阳痿、腰膝冷痛等症。

# ▶ 驴肉、鹌鹑肉、苁蓉，阴阳双补效果好

肾脏如同男人的"加油站"，女人的"美容院"，所以，我们要多关爱自己的肾脏。

冬天是天寒地冻、万物闭藏的季节，中医认为，冬令补肾可达到事半功倍的效果。

在生活中，绝对的肾阴虚患者和绝对的肾阳虚患者是很少见的，往往是阴中有阳，阳中有阴，两类症状兼而有之，常有烦躁疲惫、坐立不安，又缩手缩脚，畏冷惧寒等症状。这时候怎么补呢？就是在温补肾阳的同时，还要兼补肾阴。常见的具有补肾阳又补肾阴功效的食物主要有驴肉、鹌鹑等，此外，中药肉苁蓉有阴阳双补的功效。

### 1. 驴肉

驴肉是一种高蛋白、低脂肪、低胆固醇的肉类，是高级的食疗滋补品，有"天上龙肉，地上驴肉"的美誉。中医认为，驴肉味甘性凉，入心、肝经，有补气养血、滋阴壮阳、定心去烦的作用。身体虚弱、气血亏虚的人食用，补益效果更佳。

驴肉的肉质也十分鲜嫩，很多不爱吃肉的人也会爱上驴肉的味道，而且吃驴肉也不用担心肥胖的问题。驴肉可以清炖也可以红烧，如果嫌麻烦，可以买酱好的驴肉，直接切片食用，既能补肾阳，又有助于滋补肾阴。

### 2. 鹌鹑

鹌鹑是飞禽中不可多得的补益食物，肉质鲜嫩，香而不腻，营养丰富，被称为"动物人参"。鹌鹑味甘，性平，能够补五脏、益精血、温肾助阳。鹌鹑肉也是高蛋白、低胆固醇的食物，有高血压和心血管疾病的人也可以食用。

### 3. 肉苁蓉

肉苁蓉是一种寄生植物，主要寄生在沙漠中的梭梭树下。肉苁蓉是补肾的名药，素有"沙漠人参"之称，与其他补肾药不同的是，肉苁蓉具有肾阴肾阳双补的功效。吃别的温补药容易上火、流鼻血，而肉苁蓉不会，因此它是一种非常难得的较为和缓的补肾药。

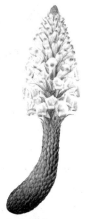

▲ 肉苁蓉
肉苁蓉是历代补肾壮阳类处方中使用频度最高的补益药物之一。

# ▶ 按摩穴位，保肾护肾

补肾一直是个热门话题，除了饮食补肾以外，我们还可以利用经络穴位来补肾。以下是几个有补肾养肾功效的穴位，平时我们可以多按摩这些穴位：

### 1. 涌泉穴

涌泉穴是肾经要穴，从名称上也可以看出它的重要性，"涌泉"的意思是说，肾经之气犹如喷涌而出的泉水，来源于人体足底，喷涌而出，滋养灌溉着人体周身四肢，起到了让生命常青的作用。点按或者热敷涌泉穴都能通过经络传递作用，引导肾脏虚火及上身浊气下降，具有增精益髓、补肾壮阳、强筋壮骨之功。涌泉穴在足底，位于足前部凹陷处第2、3趾趾缝纹头端与足跟连线的前三分之一处。当你用力弯曲脚趾时，足底前部出现的凹陷处即是涌泉穴。

按摩方法：盘腿而坐，用双手按摩或屈指点压双侧涌泉穴，力量以该穴位达到酸胀感觉为宜，每次50～100下。若能长期坚持点按此穴，自然会增强肾脏功能。由于这个穴位比较敏感，故不能用太大力度，以边按边揉为佳，持续5分钟即可。

### 2. 太溪穴

太溪穴是足少阴肾经的原穴，也就是肾脏的元气居住的地方。中医认为，怕冷是由于体内阳气虚弱所致。治疗手脚冰凉的症状，主要在于疏通经络、活血化瘀、改善血液循环和新陈代谢。经常按摩肾经上的太溪穴，可以缓解手脚冰凉的症状。此穴能够激发、调动身体的原动力，具有滋肾阴、补肾气、壮肾阳的作用，但调动起来后一定要把它储藏起来，即储藏到涌泉穴，这样你就拥有健康的根基了。

在日常生活保健中，太溪穴有很多功能，上至头痛、目眩、耳聋、耳鸣、牙痛等，下至遗精、阳痿、小便频数、下肢厥冷等，中间管咽喉肿痛、咳嗽、气喘、胸痛咯血、月经不调、腰脊痛等，还有就是男性最担心的性功能减退，女性的习惯性流产，都可通过刺激这个穴位来改善症状。

从脚踝内侧中央起，往脚趾后方触摸，在脚踝内侧和跟腱之间，有一个大凹陷，这凹陷中间，可感到动脉跳动之处就是太溪穴。

按摩方法：每天在睡觉前按摩此穴，每次按摩 20 ~ 30 分钟，除了要有酸胀的感觉之外，还要有麻麻的感觉，在长期反复按摩之下，可将肾经气血调动起来。

### 3. 膻中穴

膻中穴，在前正中线上，两乳头连线的中点。膻中穴的主治病症有胸部疼痛、腹部疼痛、心悸、呼吸困难、咳嗽、过胖、过瘦、呃逆、乳腺炎、缺乳症、咳喘病等。如果有胸闷、咳喘、吐逆、心悸等症状，只要拍打、按摩膻中穴，就能立刻取得良好的解郁、养肾效果。

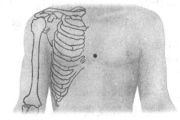

▲ 膻中穴

按摩方法：按摩膻中穴一般选用拇指或中指的指腹，力度以稍有疼痛感为宜。每次按摩 10 来秒即可，6 次为 1 遍，一般每日按摩 3 ~ 5 遍。为了增强效果起见，按摩切忌用蛮力。体质好的朋友按摩时，用力可稍大些；体质不好的朋友，动作要轻柔些。

### 4. 照海穴

照海穴属足少阴肾经，是八脉要穴之一，有通阴跷脉、滋肾清热、通调三焦之功。照海，从字面意义理解就是光明照耀到大海，这就相当于在深水之中，孕育着一股火，也就是水中的真阳。照海穴就是这股真阳潜藏的地方，虽然渊深如海，但是依然能够照耀全身。常用于治疗尿道炎、肾炎、神经衰弱、癫痫、月经不调、功能性子宫出血等。

照海穴在足内侧，内踝尖下方凹陷处，先找到内侧脚踝，在内侧脚踝的下面有一个凹陷的小坑是照海穴。

按摩方法：在按摩照海穴的时候，要闭口不能说话，感觉到嘴里有津液出现，一定要咽到肚子里去。一般来说，点揉 3 ~ 5 分钟后就会感觉到喉咙里有津液出现，咽喉疼痛也会马上随之缓解。

## ▶ 常扶腰温煦肾阳，肾阳虚者不再怕冷

肾对温度其实是很苛刻的，肾脏喜温喜温暖恶寒冷，常抚腰，按摩腰眼处、肾俞穴，都能刺激肾经，温煦肾阳，畅达气血，使人中气十足。治疗肾阳虚衰引起的畏寒怕冷，就可以经常做抚腰练习。

### 1. 腰眼穴

中医认为，腰为肾之府，腰眼穴，顾名思义，就是肾在腰部的"眼睛"——肾开在腰部位置的窗户，可见，腰眼穴对肾多么重要。

腰眼穴在带脉上，常搓腰眼不仅可以疏通带脉和强壮腰脊，还可以利耳目，固精益肾，延年益寿。中老年人搓腰眼，可保持腰背挺直，防治风寒引起的腰痛。

具体方法是：每天清晨起床后，先饮一大杯清水。然后直立，双脚分开如肩宽，两手抚腰。两手对搓发热，紧按在腰眼部位，稍停片刻，用力向下搓到尾闾部的长强穴，每次做 50 ~ 100 遍；再两手轻握拳，用拳眼或拳背旋转按摩腰眼处，每次按摩时间为 5 分钟左右；或两手握拳，轻叩腰眼处，或用手捏抓腰眼部，每次做 3 ~ 5 分钟。

### 2. 肾俞穴

肾俞穴位于第二腰椎棘突旁开 1.5 寸处，属于足太阳膀胱经。肾脏的水湿寒气由肾俞穴外输膀胱经，因此可以外散肾脏之热，在晚上临睡前按摩肾俞穴可以治疗腰痛、肾脏病、高血压、低血压等疾病。

具体方法是：晚上入睡前，端坐床上，两手握拳，用示指指掌指关节突起部位放在两侧肾俞穴上，按顺时针方向按揉 9 次，再逆时针方向按揉 9 次，如此连按 36 次，感觉通体舒服为止。按时把意念贯注于肾俞穴，每天按揉此穴有滋阴壮阳、补肾健腰的功效。

肾俞穴是肾脏输出寒湿水汽的地方。膀胱属于足太阳膀胱经，而肾属于足少阴肾经，肾和膀胱是表里的关系，膀胱的排毒功能通过肾阳的气化作用实现。所以，经常按摩肾俞穴，不但能强肾、固元、调理气机，还可以驱散体内积聚的湿寒之气，使之随尿液排出体外，可有效改善肾阳虚引起的畏寒。

## ▶ 荔枝淮山药莲子粥，可治疗"五更泻"

老中医经常提到"五更泻"这个病，但一般人都不清楚这是一种什么病。在秋天，天气逐渐变冷，很多老人每到黎明的时候，肚脐周围就会隐隐作痛，一上卫生间拉完就不痛了。到医院也检查不出什么问题。这种病是一种慢性病，多复发于受寒饮冷后的第二天清晨，因此老百姓把它称为"五更泻"。老年人阳气虚衰，所以容易患五更泻，而且持续时间比较长，很伤身体，令人痛苦不堪。

其实，五更泻与脾肾阳虚有关，因此中医也将其称之为"肾泻"。治疗五更泻，不仅要补脾，还要补肾，荔枝淮山莲子粥就具有这两方面的功效，可以用于治疗五更泻。

此粥的做法是：先准备干荔枝 10 ~ 15 颗，淮山药、莲子各 10 克，粳米 30 克。把荔枝去掉外壳和核，和其他 3 种食材一起用适量清水熬粥喝。每天 1 次。在服用荔枝淮山莲子粥的时候，可以根据服用效果，3 ~ 5 天 1 个疗程，中间要间隔几天再服用。

荔枝性温，味甘，入肝、脾经，最益脾肝精血。老百姓常说"一把荔枝三把火"，就是说荔枝具有阳火之性。黄元御的《玉楸药解》称："阳败血寒，最宜此味。"《泉州本草》说它可以"治老人五更泻"，由此可见，荔枝的温补效果是非常显著的。另外，《玉楸药解》认为荔枝干品性味有所减退，不如鲜荔枝药性强，但是对老人们来说，还是用干品更好。因为荔枝毕竟属于甘温之品，多吃则发热，容易引起牙龈肿痛，或者鼻出血。

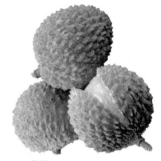
▲ 荔枝
荔枝可理气补血、补心安神。

在这个药方中，淮山药味甘性温，可入肺、脾、肾经。《本草纲目》评价淮山药的时候，说它"益肾气，健脾胃，止泻痢"。

莲子性味甘平，可以入心、脾、肾三经。古人认为，经常服食莲子可以祛百病。同时，莲子对肾的固涩能力也很强。新鲜莲子性平，干莲子接受日晒时间较长，所以性温。中医指出，荔枝、莲子、淮山药都能入脾，其中荔枝、莲子性温，山药、莲子入肾，加上补脾的粳米，可以很好地温补脾肾，因此，很适合五更泻的老年患者服用。

另外，老年人要治疗五更泻，还要注意防寒。因为老年人自身调节功能下降，在季节变换时容易着凉导致五更泻，尤其是要做好腹部及下肢的保暖措施。

## ▶ 女人益肾暖身良方——枸杞山药羊肉汤

其实，女人也需要补肾。女人不仅会肾虚，而且比例并不比男人低。女性的一生中的各个阶段均可出现肾虚的情况——幼儿期肾虚会导致发育迟缓；青春期肾虚会导致初潮延迟，月经稀少；成年期肾虚会导致不孕不育、性欲淡漠，提前绝经；更年期肾虚易发生骨质疏松心脏病变等。

另外，女人的一生要经历月经、怀孕、分娩等不可避免的生理过程，这些都与肾密切相关。所以，对于女人来说，护肾也是十分重要的。再加上现代生活中，女人的压力大大增加，以致透支了自己的体力。这就相当于长期高负荷运转的机器，各种零件磨损严重，最终打破了内部的平衡。这种平衡一旦被打破，就会出现肾虚症状了。

女人肾虚有哪些症状呢？早上起床，经常有头发掉落；经常忘记自己想要做什么；即使是平时喜欢的菜肴也味同嚼蜡；晚上经常失眠，就算睡着了也经常做梦；白天经常往厕所跑，晚上也经常起夜；对夫妻性生活总是提不起兴趣；工作状态不佳，经常想发火，但又无力发作；精力下降，身体倦怠，总盼望可以早些下班回家休息；乳房没有以前坚挺，肌肉松弛，渐渐有发胖的感觉；皮肤变得干燥、出现皱纹，月经也出现紊乱。

如果女性同时出现以上情况中的3种情况，就很可能是肾虚了。

肾虚了自然就得补。其实，有一种办法是为女性量身定制的，这个办法就是食疗。对于女人"厌于药，喜于食"的天性来说，药膳无疑成为补肾的最佳选择。

在此，介绍一下枸杞山药羊肉汤，可以帮助女人解决肾虚的问题。制作方法是：先取羊肉500克，山药20克，枸杞子一小把（大约20克），大枣5枚，桂圆5个。准备好以上食材后就可以做了。先把山药去皮，切成小块备用。再在炒锅中加入适量植物油，等烧到六七成热时，把羊肉放进去翻炒。之后加入适量清水煮。待煮沸之后，把肉汤倒入砂锅内，再将刚才切好的山药，以及洗净的红枣、桂圆、枸杞子一起倒入锅内，加入适量食盐。等到羊肉酥烂时就可以食用了。

根据《本草正义》记载："山药，能健脾补虚，滋精固肾，治诸虚百损，疗五劳七伤。"所以对于肾虚患者来说，山药也是十分难得的药食俱佳的食材。羊肉、枸杞、山药三者搭配，可谓是强强联合，可以给女性虚弱的肾注入活力，让女人拥有健康的人生。

# 第十二章

## 补虚祛寒抗衰老
### ——身体不虚寒，活到一百不显老

### ▶ 补虚祛寒做得好，人就看起来年轻

生活中，爱美的女性经常抱怨自己的脸色差，人也显得很苍老。导致女性脸色差、看上去显得苍老的原因有很多，中医认为，其中最重要的因素就是面部的气血瘀滞。导致面部气血瘀滞的原因之一是受寒气侵袭。

其实，脸色能够反映女性身体内在的健康状态。人体就像正在苗壮生长的绿色植物，植物一旦缺少了阳光的照射，就无法进行光合作用，营养物质的供应也就无从谈起，时间长了，面部就会出现泛黄、长斑等情况。面部正常代谢所必需的气血，如果不足的话，会出现面色灰沉、暗黄、粗糙等情况。

在中医看来，心、脾、肾三个脏器的功能失常，导致气血不足，也会导致女性皮肤晦暗，脸色差。

中医认为，脾胃不和会导致皮肤肌肤暗黄、发灰，许多职场女性一旦忙起来，饮食就没有规律，营养摄取也不合理，就很容易造成脾胃不和，而脾胃不和在受到外界寒邪或摄入寒冷食物的刺激后会更加明显。我们知道，寒邪有收引的特点，它会导致气血瘀滞，这种瘀滞如果发生在脾胃，就会加重消化不良，并导致血虚，所以，肌肤不能得到营养。另外，女人也容易多愁善感，思虑伤脾，就会使肌肤逐渐变得暗淡、发黄。

另外，有的女性面色为灰黑色。其实，灰黑的面色比黄色晦暗更为严重。根据五行学说，黑色与肾相对应，如果女性肾阳不足，就会导致毒素与津液在体内的蓄积，所以面色就会发黑。

生活中还有一些女性脸色发红，这种红并不是红润，而是特别红。这种脸色与心脏受损有关。脸色红润是气血充足、人体健康的标志。如果女性脸色过分的红，尤其是面颊发红，并夹杂大量暗红血丝，那多半就是心脏有问题了。

心脏主管全身的血脉，面色暗红反映的是末梢血管的病变。当血脉处于舒张状态，血流速度加快的时候，如果突然受到外界寒冷邪气的刺激，就停滞在那里，因此脸部的皮肤就会很红。

总而言之，不论是脸色发黄、发黑、发红，都与体虚有关，同时也与受寒有关，因此，女性要想拥有健康的脸色，就需要补虚祛寒了。调养好了五脏六腑，气血才会充足，皮肤颜色才会正常，人就显得更年轻了。

### ▶ 体质偏寒，赘肉总是防不胜防

体型虚胖是偏寒体质的一个特点，而中医把肥胖分为两种类型：一种是"经常便秘，小腹突出"的实胖型，一种是"皮肤白，水肿，易出汗，膝关节易疼痛"的水肿型。实胖型就是西医说的"苹果形肥胖"，水肿型虚胖就是"梨形肥胖"。

在现代社会，因为过度摄取水分、体寒导致的水肿型肥胖居多。大部分女性都是偏寒体质，所以，容易出现水肿型肥胖，身上到处是赘肉，各种减肥手段都用过，还是减不掉，真是让人心烦不已。

为什么体质偏寒的女人容易长赘肉呢？我们以肾阳虚为例加以说明。中医认为，肾阳虚会导致身体水分囤积，人长赘肉，是因为身体里大部分是没有排出的水分，只有少部分是脂肪。所以，体质偏寒的女人要减肥，关键是要从温补肾阳、调节身体水湿环境入手，而不是盲目地吃减肥药。

女孩小刘总觉得自己手脚冰凉，一冬天都没有暖和过；而胸部憋闷，浑身无力，舌苔发白，月经颜色时红时暗。小刘还没有结婚生子，但这两年她胖了很多，身上到处是赘肉。小刘的症状与肾阳虚的症状相符，她这种肥胖属于肾阳虚型肥胖。原因就是肾阳不足，脾、肺功能受损，不能将吃到身体里去的水谷精微吸收，其他脏腑得不到营养的补充，但是水谷精微就会堆积起来，就形成了虚胖。归根结底，这种虚胖是由偏寒体质引起的。

那么，如何治疗这种虚胖呢？可以多吃一些可以补纳肾气的食品，如鸭肉、鹅肉、兔肉、鱼类等。

在此，介绍一下酱油巴戟蟹这道药膳。取巴戟天10克，蟹4只（500克），料酒10克，姜10克，葱10克，酱油20克，盐5克，素油50克。先将巴戟天去内梗，洗干净，切2厘米长的段，加水煮15分钟，去药渣，留汁液；酱油、葱粒拌匀，装在小碟内。将蟹入锅，与巴戟天水同放锅内，再加清水少许，用中火煮30分钟，捞起，揭开蟹盖，把每只蟹剁成4块，再将蟹盖盖上，连同酱油碟同时上桌即成。每日1次，既可单食，又可佐餐。

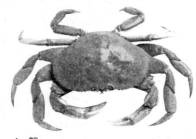
▲ 蟹
蟹肉可以清热消食，所以适合减肥的人食用。

这道药膳有滋补肝肾、壮阳益精的功效，适用于体质偏寒的人食用。对于喜欢美食而又想要减肥的女性来说，也可以食用。

另外，体质偏寒的肥胖者可以用经络按摩疗法来减肥。下面介绍一种经络按摩减肥的方法——循经摩擦拍打去脂法。用鬃毛刷、毛巾或者手掌在身体脂肪积聚处不限时间地摩擦，可以随时进行。

先用毛刷或手掌沿足少阴肾经（大小腿内侧至足心部位）来回做5次螺旋状摩擦，再由小腹向胸部沿肾经支脉循行部位摩擦。支脉循行线由会阴上经腹（正中线旁开1.5厘米），走胸（正中线旁开2厘米），止于俞府穴。

然后，将左手甩到身体背后用手背拍打右肩10次，再用右手背拍打左肩10次；用左手从右臂内侧拍打至颈部10次，再用右手拍打左臂内侧至颈部10次，可消除肩臂部脂肪。

另外，用左手握、捻右肩、臂脂肪丰满处10次，再用右手握、捻左侧10次，然后向前、向后旋转双肩各10次，也可消除肩臂部多余的脂肪。

## ▶ 体内虚寒重，皮肤容易下垂

对女人而言，寒邪简直就是一个克星，身体只有温暖起来，气血才会旺盛，气血旺盛了，皮肤才会好。对女人而言，体内虚寒，很难真正美丽起来。

生活中，有些女孩虚寒怕冷，疲劳乏力，经常感颈肩背酸痛，尤其是肤色看起来很差，皮肤暗淡无光，对爱美的女孩来说，这是伤面子的事情。

小陈就是这样的女孩，她的嘴角两边的法令纹却很明显，这让她显得比同龄女孩显得老很多。

民间谚语说，男怕伤肝，女怕伤肾。肾主管生殖、生育以及人体的代谢、循环，女性是不是能够青春长驻，衰老延缓，直接受肾脏的影响。例如，一些孕妇因为要供养胎儿，会出现眼睑肿胀、血压升高等症状，而且脸部气色灰暗，人显得没有精神。其实，这是肾气不足引起的。如果女人肾气不足的话，严重的会出现黑眼圈、水肿等情况。

不管是未婚女孩，还是已经为人母的女性，要想皮肤好，都应该养好自己的肾。要摒弃不正确的健康理念，不要去计算什么卡路里，不要害怕吃肉，害怕吃粮食，单吃水果和蔬菜的话，只会让女人的体质寒邪更重。这就是女性减肥总是失败的原因。

其实，温暖的女人才是最美丽的。女人在日常生活中，要注意保暖祛寒。要保暖，当然在饮食生要避寒就温。红肉、植物种子等富含营养的所有食物都是女性的恩物，适当地吃一些会让女性容颜焕发，更加美丽。

脸上总是长痘痘的女性可以吃一些嫩姜，因为嫩姜比老姜更温和。另外，蛤蜊姜丝汤、姜丝鸡汤、姜汁黑木耳露也都是不错的祛寒、暖身、养颜的美食，体质虚寒的女性可以适当地吃一些。

## ▶ 铁元素带来面色红润的暖美人

"气为血之帅，血为气之母"，这句话说明了气与血的关系。温度是血气的外在表现，气血充足的女人，身体是温暖的。女性如果血气足，就不怕寒冷，即使在寒冬，手脚也是温暖的。女人如果血气虚亏，就会特别怕冷，完全是个"冷美人"。这种情况在体质虚寒的女人身上最常见。

女人要美容养颜，最根本的办法就是补气血。气血充盈了，身体的自我修复系统也会恢复工作，将疾病损害的机体进行修复，于是身体就恢复了健康。当血气再一步提升时，人体各器官由于得到充足血气的滋养，女人就会更年轻美丽。

女人气血好，容颜才会好。而补血离不开铁元素，因为铁元素是血红蛋白的重要组成成分。铁元素直接参与氧的运输和存储，如果体内的铁含量不能满足红细胞的正常生成，就会造成机体缺血缺氧，轻则使人产生头晕眼花、面色微黄、头发干枯等贫血症状；严重的还会导致人体免疫功效低下，引发感冒、腹胀，甚至心脏不堪重负而骤发心力衰竭等症。

女性补血可以吃一些含铁丰富的食物，比如动物的肝、肾、血、心、肚及瘦肉、蛋黄、鱼子、虾子等动物性食品，以及黄豆、黑豆、豆腐、红枣、木耳、紫菜、海带等植物性食品，其中，动物性食品中的铁更容易为人体吸收，更容易造血。

科学研究表明，维生素 C、叶酸可以促进铁在肠道的吸收。所以，在补铁的同时，应多吃富含维生素 C 的水果和蔬菜，也要适当地食用富含叶酸的食物（肝脏、肾脏等），以促进人体对铁的吸收。

另外，谷物的麸皮和种子、高产出比的面粉、豆类、坚果及种子中的植酸、菠菜中的叶酸、富含磷的食物都会抑制铁的吸收，不能多吃，而茶、咖啡等含有潜在抑制因子的食物，也不宜多吃。

想要达到好的补铁效果，不单单要依靠健康的饮食，还得规律生活，适度运动，这样才能充分促进人体对铁的吸收。

## ▶ 奶酪配红酒，让你成功变成暖美人

体寒的女性可以借助奶酪和红酒的力量让自己暖和起来，而且这两种食物还有养颜美容的作用。

奶酪含有丰富的蛋白质、B 族维生素、钙质，牛奶中含有的营养物质，奶酪都含有。不仅如此，奶酪的营养价值比牛奶营养更高，因为每千克奶酪制品都是由 10 千克的牛奶浓缩而成。

生活中，奶酪的吃法花样繁多，可以直接吃，也可以抹在面包上或是加在饼干里一起吃，还可以搭配着水果和坚果吃。但是，与奶酪最完美的搭档就是红酒。这种搭配尤其适

合女性。

为什么奶酪和红酒适合搭配在一起呢？这要从奶酪与红酒的制造过程说起。在制作过程中，奶酪与葡萄酒都是经过发酵的，比如放入奶酪中的发酵微生物在很大程度上决定了奶酪的风味，不同品种的奶酪，发酵时间不同，一般在四到六个月之间。当然，奶酪不能像红酒，一存数十年，但是保存的温度和湿度适宜，也是可以保存一段时间的。如果红酒不是好年份酒，就要趁着新鲜喝，奶酪也一样，并不是时间越长越美味，相反，通常是发酵期越短越新鲜，价格也就贵一些了。

红酒可以刺激人体的经络，人体从内到体表、从上到下都能到达，所以，红酒可以作为药引，疗效迅速且明显。对女性而言，适量地喝点红酒可以通利血脉，养脾补肝，美容驻颜，滋润肌肤，延缓衰老，堪称女人暖身养颜的极品。

需要注意，饮用红酒的最佳时间是在晚餐时，或晚餐后至睡觉前这段时间。

# ▶ 补好肝脾肾，轻松祛除黄褐斑

对女人而言，最伤面子的要属黄褐斑了。人为什么会长黄褐斑呢？中医认为，导致黄褐斑最直接的原因就是人体的内分泌有问题。当人体内分泌紊乱时，气血运行不畅，经脉不通，就会导致瘀血，气滞不畅，皮肤中的黑色素就不能随着人体的正常新陈代谢排出去，长期积累下来就形成了色斑。

具体来说，色斑与五脏六腑的功能有着直接关系。在五脏六腑中，脾和肝的功效失调，最容易使人长黄褐斑。

在中医里，黄褐斑被称为"肝斑"。肝藏血，又主疏泄。当肝郁气滞，疏泄失当时，气血就会凝滞。而且，郁又化火，伤了阴血，发散到面部就是色斑。肝郁气滞的人除了长色斑以外，还会出现急躁易怒、胸胁胀痛、情志不舒、胸闷气短、忧虑叹息，甚至月经不调、痛经等情况。所以，治疗黄褐斑应该以"疏肝理气、活血退斑"为原则。

在此，介绍一款可以疏肝理气的药茶——枸杞菊花茶。具体做法：准备枸杞子6克，菊花3克，然后用开水冲泡，每天适量饮用即可。

枸杞子归肝、肾、肺三经，具有养肝、滋肾、润肺的功效。枸杞子不仅能调和气血，还能美容养颜，使女人面若桃花。因为枸杞子具有很强的温热身体之功效，所以，血压高、性情太过急躁的人要慎食。

在这款药茶中，菊花入肝、肺二经，味苦，性微寒，具有散风清热、平肝明目的功效。菊花性凉，所以，气虚胃寒、食少泄泻的人要慎食。菊花与枸杞子属于黄金搭档，两者一起泡茶，经常饮用，能使眼神明亮，淡化肝斑。

那么，黄褐斑与脾有什么关系呢？

我们知道，脾是气血生化之源，脾虚则津血亏虚，不能滋养肌肤，导致皮肤干燥，脸色灰暗黄黑，时间久了就会长斑。另外，脾虚还会导致湿热蕴蒸，面部看起来很油腻，面色蜡黄或斑色点点，同时还会有困倦、四肢无力、饭量变小、口淡无味等症状。

这类人治疗黄褐斑应该以"健脾化湿、活血脱色"为主。在此，介绍一下薏菱粳米鸡粥，它具有健脾利湿的作用，适用于治疗脾虚型黄褐斑。具体做法：先准备薏苡仁15克，菱角30克，粳米50克，仔鸡肉150克。把鸡肉洗干净，略焯一下，切成小块，然后将鸡肉块与薏苡仁、粳米、菱角肉一同放入砂锅中，加入适量清水，大火煮开后改成小火炖，等鸡肉烂熟，再加入姜、精盐、味精、葱花等调味即可。

在这款药粥里，薏苡仁性质温和，几乎所有体质都适用，属于非常"亲民"的美容佳品。从药效来讲，薏苡仁可以健脾益胃，补肺清热，祛风胜湿，养颜驻容，益寿延年。对于脾虚型黄褐斑患者来说，常食薏苡仁能刺激血液循环，促进代谢，软化皮肤角质，消除色素斑点，使皮肤变得光滑白皙。薏菱粳米鸡粥是健脾祛湿、补气养血的良方，经常食用，既保健又美容，女性朋友们可不要错过了。

另外，菱角味甘性平，可以解暑气积热，止消渴，是健脾养胃、补肾养血的极品。《名医别录》中说它有"安中、补五脏、轻身"的功效。所以，脾胃不好的人可以适量吃一些菱角，能调脾胃、益气养血，从根本上消除色斑。因为菱角为寒性食物，所以不要多吃。

　　中医认为，粳米入脾、胃二经，自古以来就是养胃生津的佳品。《伤寒论》中调理脾胃的"白虎汤""桃花汤""竹叶石膏汤"等都用到了粳米。常吃粳米可以补中益气，健脾养胃。

　　如果肾脏不好也会导致黄褐斑。中医认为，肾阳不足也是长斑的另一个重要因素。肾虚而气不足，则肾水不能上承，本色不能上泛，郁结在面部，从而使皮肤暗黑、长斑。治疗肾虚型黄褐斑应以"温阳益肾，化瘀退斑"为主。

　　猪肾山药薏仁粥可以治疗肾虚型黄褐斑。具体做法：准备粳米200克，猪肾1对，山药50克，薏苡仁50克。先将猪肾处理干净，切成小块，焯掉臊味；粳米淘洗干净。山药与薏苡仁入砂锅，同煎，去渣留汁，然后放入粳米与切好的猪肾块，加适量清水，煎烂，最后用盐或糖调味即可。趁温热服，每天可多次食用。

# ▶ 手足皲裂多因受寒、血虚而起

　　手足皲裂常在冬季发生，是一种常见疾病，表现为手、足部皮肤由于干燥和线状裂隙而出现皲裂。中医认为，手足皲裂主要有两个原因：一是后寒而裂。天气寒冷，人体血液流通缓慢，皮肤失于濡养，手足部皮肤弹力消失或减弱，变的干而脆，进而枯槁而裂。二是血虚而裂。血虚的人，由于体内气血不旺，通常表现出面色淡白、面容憔悴，毛发枯萎，冬天天气干燥寒冷，伤寒邪气损伤皮肤，进而导致手足皲裂。

　　治疗手足皲裂要内外兼治，但是，不管是外治还是内调，治疗的关键都在于御寒和润肤。生活中，人们防治这种病常用外部涂抹法，比如先用热水擦洗皲裂的手足部位，然后涂上蜂蜜，每天2次或3次，连用几天便可缓解皲裂的疼痛，直至愈合。

　　蜂蜜中富含葡萄糖、果糖、氨基酸、矿物质等，直接涂在冻裂的皮肤上，能为细胞提供养分，有利于裂口愈合。

　　对于比较严重的足部皲裂，可以用热茶水泡洗足部，等裂口处皮肤变软后，用干毛巾擦干，涂上蜂蜜，或者贴上伤湿止痛膏，穿上一双袜子，然后用塑料袋把脚包起来，再穿一双袜子。一般1周后足跟会变得柔软，不再干燥，皲裂的口子也会愈合，连穿1个月裂口就会完全愈合。

　　对于血虚型手足皲裂如何治疗呢？当然要补血了。

　　可以采取胡萝卜热敷加按摩法：先取一个胡萝卜，用热水烫热，并将其擦碎，然后用纱布包住，在皲裂的地方来回涂擦，同时进行按摩。此法可以促进血液循环，促进裂口愈合。

　　为什么要用胡萝卜呢？胡萝卜素能促进血红素的增加，提高血液浓度及血液质量，弥补血虚者血液循环不佳的情况，可活气行血，从而起到御寒、散瘀、愈合皲裂的功效。

　　手足皲裂患者应以防寒为重点，可以多吃一些如羊肉、狗肉、牛肉、当归等温补御寒类食物。

　　红糖猪皮膏可以治疗血虚型手足皲裂，方法是：取新鲜猪皮300克，加适量水，煨煮成厚膏状，用红糖调味即可。每次服50克，每天2次。

　　为什么要用猪皮呢？猪皮味甘性凉，归肺、肾二经，具有清热润燥、益气养血的功效。中医理论中有"猪肤……润燥而除烦……肺金清凉而司皮毛"的说法。用现代医学的眼光来看，猪皮含有丰富的胶原蛋白与多种组织细胞成分，能补充和合成人体内的胶原蛋白，可以加速和改善微循环，起到滋润肌肤、减少皱纹、光泽头发、延缓衰老等诸多功效。而红糖是最常用的补血食物。

　　经过内外兼治，当身体内的气血调和，暖而不寒的时候，外在的寒气不能伤到裸露的手足肌肤，手足皲裂就可以根除了。

## ▶ 女人养颜防衰，养足气血是根本

女人养颜防衰老，必须要好气血。有的女孩皮肤很好，白里透红，令人羡慕。但是一遇到妇科手术，比如宫外孕等，皮肤马上就变了，不仅气色不好，而且还长黄褐斑。其实，这都是气血不足造成的。因为宫外孕手术会严重损伤气血，所以这种女性，要想保养好皮肤，就要调补气血。

女人只有补血理气，调节内里气血平衡，血液充足，肤色才能饱满红润，才能真正达到美容养颜的目的。养颜看似是外在问题，其实是内部五脏与气血运化的问题。可以说，五脏健康是整体美容的保证，气血充盈是整体美容的物质基础，所以，女人养颜防衰，要从补虚祛寒入手。在此，介绍几款补气血的美容粥，女性经常食用可以起到补气血、润肤养颜的作用。

### 1. 百合粥

准备 40 克百合，100 克粳米，适量的冰糖。先把百合、粳米加水适量煮粥。粥将成时加入冰糖，稍煮片刻即可，代早餐食。百合粥对于各种发热症状治愈后遗留的面容憔悴，长期神经衰弱，失眠多梦，更年期妇女的面色无华，有较好治疗作用，适于肺功能失常的女性食用。

### 2. 龙眼莲子粥

准备 30 克莲子肉，30 克龙眼，100 克糯米，先把龙眼、莲子肉、糯米放入锅中，加入适量的水，然后用武火烧沸，再改为小火慢慢煮至米粒烂透即可。常服龙眼莲子粥可以养心补血，润肤红颜，适用于心气虚、心血亏少的女性食用。

### 3. 银耳菊花粥

准备银耳、菊花各 10 克，糯米 60 克。将这些以上材料一起放入锅内，加水适量煮粥，粥熟后调入适量蜂蜜服食。常服此粥可以起到养肝、补血明目、润肤祛斑、增白的功效。银耳菊花粥适用于肝脏失调的女性食用。

## ▶ 三红茶温凉双调，让女人从内到外散发美丽气质

现代社会，职场女性的压力很大，又久坐在办公室，很容易因劳累过度而伤及肾阳，身体出现亚健康状况的女性比比皆是。这种女性，其实也不需要服用什么补品，喝喝三红茶也可以达到保健养颜的目的。

三红茶是由藏红花、红豆粉、红枣、枸杞子、菊花泡制而成的。具体做法：藏红花、红豆粉酌量各取一小撮，红枣三枚去核，枸杞子一匙，菊花两朵，放入保温杯中，盖上杯盖，沸水浸泡半小时，揭盖当茶饮用，且饮且加沸水，味淡为止，每日饮用 1～2 次。

中医认为，红豆味甘、酸，性平，入心、小肠经。《本草纲目》称之为"心之谷"。现代医学表明：红豆中含有丰富的维生素，可增强肠胃蠕动，减少便秘，促进排尿，消除心脏或肾病引起的水肿。

对于红枣，从它的别称"天然的维生素丸"，我们就可以知道其功效了。红枣富含铁元素和维生素，女性食用红枣可以健脾益胃，补气，养血，安神。

至于藏红花，中医认为，藏红花味甘、微苦，性凉，入心、肝经。藏红花花蕊的提取物对于女性闭经、产后瘀血腹痛有治疗作用，长服可增强体质，调神静气，调节内分泌，美肤养颜，因此藏红花被誉为"植物黄金"，是女性天然的"保健美容药"。

由红豆、红枣、藏红花三物结合配制的三红茶，对人体脏腑的心、肝、脾，肾补益兼顾。肾为"先天之本"，五脏得到营养滋润，则肾阳强盛，人体内阳气充足，女性从内到外散发出亮丽的气质。

另外，三红茶中的枸杞味甘性平，滋肝补肾、明目润肺的作用，菊花味甘苦性凉，可

以清热解毒，与红豆、红枣配伍泡茶，就有温凉并调、补清同用的奇妙功效了。

　　三红茶具有补虚美容的功效，是爱美女士的知心伴侣。制作三红茶时，我们可以根据不同季节和体质调整原料用量，酌情加减：如果你肾虚严重，可多加点枸杞子；如果你有头晕乏力的症状，可加食红枣；夏天的时候，可适当多放菊花以清热解毒。三红茶不必天天都喝，但如果长期坚持，定会使肾阳得补，让女人面色红润光泽。

# ▶ 何首乌补肝肾，益精血

　　对于何首乌，很多女性都很熟悉，都知道何首乌有乌发润发的作用，其实，何首乌的最大功效就是补血补肾，乌发润发只是这个功能的外在体现。

　　何首乌是一种多年生草本植物，其入药部分为根茎。中医认为，何首乌味苦、甘、涩，性微温，入肝、肾经，可以补肝肾，益精血，乌须发，强筋骨。

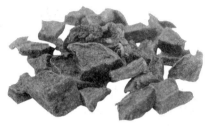

▲ 何首乌
何首乌能促进透血功能，增强免疫功能。

　　对女人而言，何首乌最吸引人的地方，就是它可以补血养颜，可预防女人容颜枯黄、早衰、乳腺增生等症状。尤其是步入中年的女性，在采用何首乌养肾时，还会收到润发、抗衰老的多重功效。

　　何首乌有生何首乌与制何首乌之分，直接切片入药为生何首乌，与黑豆同煮后晒干的为制何首乌。生何首乌有解毒、润肠通便的功效；制何首乌有补益精血的作用，是补血的佳品。因为制何首乌是补血的佳品，为此，女性用何首乌补虚一般都是用制何首乌。

　　此外，何首乌还有红白之分。李时珍说："白者入气分，赤者入血分，赤白合用，气血交培。"这句话所表达的意思是：白何首乌补气，红何首乌补血，两者同用，有补益气血的功效。其实，两者并不是一种植物，入药的何首乌一般均为红何首乌。一般的血虚女性可以用红何首乌补血，预防妇科疾病，但是阴虚阳亢、大便溏泄、有痰湿者慎用。

　　现代医学研究发现，何首乌中含有一种叫蒽醌类的物质，其具有降低胆固醇、降血糖、抗病毒、强心、促进胃肠蠕动等作用，在促进纤维蛋白溶解活性上也有一定作用，对心脑血管疾病有防治作用；何首乌中所含卵磷脂是脑组织、血细胞和其他细胞膜的组成物质，经常食用何首乌，对神经衰弱、白发、脱发、贫血等病症有治疗作用；何首乌还有强壮神经的功效，可健脑益智，能够促进血细胞的生长和发育，有显著的抗衰老作用，这一作用是为众多的女性朋友所青睐的。中年女性经常食用何首乌，可防止早衰的发生和发展。

　　因为有强大的药效，何首乌可以治疗很多的常见病。如果是肝肾不足、精血亏虚、腰膝酸软、头晕耳鸣、须发早白者，何首乌可以与当归、枸杞子、菟丝子等配伍；如果是血虚精亏、肠失滋润、大便秘结，何首乌可与当归、火麻仁、黑芝麻等配伍，以增强养血润肠通便之效。如果痔血排便困难，可单味煎服何首乌，或与枳壳等同用；治疗气血两虚时，何首乌多与人参、当归等配伍。

　　最后，为女性朋友介绍一款何首乌粥，此粥可以保肾养颜，调补体虚，防病治病。具体做法：准备 50 克何首乌，100 克粳米，5 枚红枣，然后将何首乌洗干净，放入砂锅内，加水煎取汁，去渣。将米、红枣分别洗净。将米、红枣同煎汁放入砂锅内，加入适量水，用大火煮沸，改用文火煮约 30 分钟。加入糖再煮段时间即成。每日早晚服食。

# ▶ 滋补五脏六腑，容颜不衰不是梦

　　中医讲究治病治本，同样养颜也要养好五脏，补五脏之虚，祛五脏之寒，这才是养颜的根本。

　　面部气色是体内气血的反映。五脏中的心主血，心血充盈了，面容就会光泽红润。所以，养心能让女人容颜润泽如水。

女人养颜要先从养心开始。女性养心可以用龙眼冰糖膏，方法是：把龙眼肉加冰糖熬制成膏，每天早晚冲服一汤匙。也可将龙眼肉、莲子肉各 30 克，糯米 100 克，武火烧沸后改为小火慢慢煮至米粒烂透，常吃此粥可以养心补血，润肤红颜，适用于心气虚、心血亏而面色无华的女性。

蜂蜜是女性美容佳品。蜂蜜既可单独食用，也可与阿胶、红枣、龙眼肉、核桃、枸杞等制成膏。女人经常食用可以面若桃花。

在五脏中，肝主藏血，主疏泄，能调节血流量和调畅全身气机，使气血平和，面部血液运行充足，表现为面色红润有光泽。如果肝之疏泄失职，就会出现黄褐斑。如果肝血不足，面部皮肤缺少血液滋养，会出现面色无华、暗淡无光、两目干涩、视物不清等症状。

春天是养肝的最好时节。当春季来临，要顺应季节的变化，抛开一切烦恼和杂念，让自己融于大自然中，体会蓬勃生长的感觉，这对养肝护肝有很好的效果。对肝功效失调的女性，可以服用银杞菊花粥。制作方法是：先取糯米 60 克、银耳 10 克、菊花 10 克，放入锅内，加水适量煮粥，粥熟后调入适量蜂蜜服食。女人常服此粥有养肝、补血、明目、润肤、祛斑、增白的作用。

中医认为，脾胃为后天之本，如果脾胃失调，气血津液不足，不能营养颜面，会出现精神萎靡、面色淡白等情况。

中医建议，脾胃不好的人可以食用红枣茯苓粥，做法是：取粳米 100 克、茯苓 30 克、大红枣 20 枚，将红枣洗净剖开去核，茯苓捣碎，与粳米共煮成粥，代早餐食用。女人服用此粥有滋润皮肤、增加皮肤弹性和光泽的功效。

肺作为呼吸器官，人体通过肺气的宣发和肃降，使气血津液得以布散全身。如果肺功能失调，皮肤就会干燥，面容就显得苍白憔悴。

中医认为，秋养肺，在秋天女性宜以养阴生津之品为主，可以多吃芝麻、蜂蜜、梨、莲子、银耳、葡萄、萝卜、蔬菜等柔润的食物。

肾脏的健康与否也会影响到女性的容颜。肾主藏精。肾精充盈、肾气旺盛时，五脏功能也将正常运行，气血旺盛，容貌不衰。当肾气虚衰时，会使容颜黑暗，鬓发斑白，齿摇发落，未老先衰。肾功能受损者可服用芝麻核桃粥：准备糯米 100 克、芝麻 30 克、核桃仁 30 克，将以上原料同放入锅内加水适量煮粥，代早餐食。这款粥能帮助毛发生长发育，使皮肤变得洁白丰润。

中医理论主张标本兼治，美容养颜也不例外。五脏与人的容颜有着密切的联系，用好的化妆品养颜固然重要，但养好五脏才是关键。

# ▶吃吃喝喝抗衰老，让自己光彩照人

很多人，尤其是女性朋友，希望远离衰老，永葆青春容颜，所以经常去美容院，用高级护肤品。其实，只要多吃养颜美容的食物，平时注意和花花草草"亲密接触"，照样能让肌肤光彩照人，其效果不亚于其他方法。以下是几种养颜抗衰的本草良方：

### 1. 脸上长斑、月经失调可饮玫瑰花茶

玫瑰花性质温和，适宜长期饮用。玫瑰花有行气、活血、化瘀、调和脏腑的作用，经常饮用可使气血顺畅运行，让人面色红润。玫瑰花茶的制作方法是：取玫瑰花 15 克泡水，气虚者可加入大枣 3～5 枚，肾虚者可加入枸杞子 15 克。可以根据个人的口味，调入冰糖或蜂蜜，以减少玫瑰花的涩味，加强功效。需要注意的是：玫瑰花最好不要与茶叶泡在一起喝，因为茶叶中有大量鞣酸，会影响玫瑰花舒肝解郁的功效。此外，由于玫瑰花活血散瘀的作用比较强，月经量过多的女性在经期最好不要饮用。

### 2. 牙齿比较黄可吃甘蔗

甘蔗是冬令佳品，还是口腔的"清洁工"。因为甘蔗纤维多，反复咀嚼时就像用牙刷刷

牙一样，可以把残留在口腔及牙缝中的垢物通通清除，从而能提高牙齿的自洁和抗龋能力。同时，咀嚼甘蔗还可以锻炼牙齿、口腔肌肉和面部肌肉，能起到美容的作用。此外，甘蔗还有以下妙用：甘蔗切片涂搽，可以防止皮肤燥裂、口唇干裂；用甘蔗汁漱口，可防止口臭，治疗口腔发炎疼痛；用粳米熬粥，加放甘蔗汁，食之可以生津止渴、清热润燥，还可以解酒；用甘蔗汁、葡萄酒各50克，混合服，早晚各一次，对慢性胃炎、反胃呕吐有很好的疗效。

### 3.皮肤衰老可用黄瓜敷脸

黄瓜具有防止皮肤老化、抗衰老之功效。把一根鲜黄瓜洗净切成薄片，先用热毛巾将脸部仔细擦拭，接着将黄瓜逐一贴在脸部、鼻子，保持10～15分钟，最后再用热毛巾把面部擦拭干净。此美容法能使皮肤柔润，毛孔内不积存污物，防止皮肤衰老，让肌肤光滑柔嫩。

### 4.菠萝配木瓜让脸部亮起来

菠萝和木瓜不仅好吃，将二者做成面膜还有很好的美容功效。准备面粉2汤匙，菠萝1小块，木瓜1小块（约核桃大小），蛋白1个。将鸡蛋留蛋白备用，将菠萝和木瓜在碗中捣成果泥，再与面粉和蛋清搅拌均匀。用指腹先在脸上轻轻按摩，加速血液循环，之后将面膜敷在脸上15分钟后，清水冲洗干净。此法适合任何需要去除老化角质的肌肤。菠萝中含有菠萝蛋白酶，具有很好的去除肌肤死细胞、防止毛孔堵塞的功效；木瓜中含有木瓜蛋白酶，同样有去除老化角质的功效。用这两种水果榨出的汁调制成面膜，清除老化角质的功效更好。

# 第十三章 补虚祛寒防百病 〰
## ——调补良方为健康护航

## ▶ 感冒

中医认为，感冒是因人体正气不足，感受外邪，引起鼻塞流涕、恶寒发热、咳嗽头痛、四肢酸痛为主要症状的疾病。感冒最常见的有两种：一种是风寒感冒，另一种是风热感冒。春季以风热感冒居多，而冬天则以风寒感冒为主。

鉴别风寒感冒，有个三字诀："冷""痛""汗"。冷就是怕冷，中医称之为"恶寒"。风寒感冒的患者，穿多少件衣服、盖多少床被子都没用，还是觉得冷，这就是恶寒。"痛"就是全身会出现疼痛症状，可能是关节疼，也可能是肌肉疼，也可能是说不清楚哪里痛。"汗"是指没有汗，有汗多属风热，没汗多属风寒。风热一般是高热，除此之外，还有汗出不畅，头痛，流黄脓鼻涕等症状。流黄脓鼻涕这一点很重要，不懂中医的人也可通过鼻涕或者痰液来判断感冒是风寒感冒还是风热感冒。流黄脓鼻涕的、咳嗽时吐黄痰的，多属于风热感冒；流清鼻涕的，吐白痰的，多属风寒感冒。

至于这两种感冒的原因，其实都是外邪袭表、肺气失宣引起的。

### » 黄芪党参茶，补足气不感冒

中医最常用的补气药就是黄芪。《本草求真》中有黄芪"为补气诸药之最"的记载。黄芪与人参一样，都是补气良药，但二者又各自有侧重点。人参适用于大补元气，多用于虚脱、休克能急症，能起到民间所说"起死回生"的作用。人参不宜多用，否则容易上火。黄芪则刚好弥补了人参这方面的不足，它可以经常食用，对虚证有较好的疗效。有的人天气稍微有些变化，就会感冒或者反复感冒，这在中医里叫作"表不固"，也是气虚引起的。这时候，就可以用黄芪来治病了。

中药里还有一味补气药，那就是党参。党参偏重于大补元气，回阳救逆，常用于虚脱、休克等急症；而黄芪则以补虚为主，常用于体衰日久、言语低弱、脉细无力的人。所以，经常疲劳的感冒患者可以服用黄芪党参茶。具体做法：取 15 克党参，30 克黄芪，5 片生姜，5 条葱白。将以上这些药材用水煎煮 30 分钟。当茶饮用。黄芪党参茶可以补益肺脾，发汗解表，适用于因体虚风寒感冒早晨服用，可连服 7 天。夏天服用，可预防冬天风寒感冒。

### » 感冒吃生姜，温暖来了感冒好了

中医认为，生姜性微温，味辛，可以暖脏腑，通阳气，祛风散寒，因此生姜常被用来治疗风寒感冒。阳虚体质者处于空调环境中，容易外感风寒，如果能经常吃几片生姜或喝碗红糖姜汤，则能有效驱除体表寒气。

在此介绍有一款含有生姜的药膳——神仙粥，做法是：准备生姜 3 片，连须葱白 5 段，糯米 50 克，食醋 15 毫升，先把糯米淘洗干净之后与生姜一块放入锅中熬煮，煮两开之后再放入葱白，等粥快熟的时候，放入米醋，再熬煮一两分钟即可。神仙粥最好趁热吃，不

能等到凉了的时候才吃，吃完后便躺在床上盖好被子静卧，以免再感风寒，直至身体有汗发出。

此粥为什么叫神仙粥呢？因为此粥品对风寒感冒有奇效，如对因为风寒感冒引起的头疼发热、怕冷、浑身酸痛、鼻塞流鼻涕等症都有很好的效果。神仙粥专为风寒感冒所用，夏季风热感冒的不宜服用。

## » 麻黄牛肉葱姜汤，发汗祛寒，可治风寒感冒

治疗风寒引起的感冒，最重要的是要发汗，驱除肌肤表层里的寒气即可。这在中医里叫作"辛温解表"，其实，生活中具有辛温解表的食物很多，比如葱、姜都属此类。另外，麻黄牛肉葱姜汤就可以起到发汗的作用。具体做法：取15克炙麻黄，10克生姜，250克牛肉，10克葱白。先将牛肉洗净，切成块。然后将麻黄加水煮沸，去掉浮沫后，再煮10分钟左右，捞出麻黄。再将牛肉放入麻黄汤中，用文火煨炖到牛肉熟烂，然后将生姜切丝、葱白切段，加入汤中，加盐适量，沸后即可。服用时可以吃肉饮汤。一日分早晚2次温服。

麻黄是解表的常用药，它具有强大的发汗功效。但是，用麻黄发汗并非出汗越多越好，出汗过多伤津耗气，不但治不好感冒，还会诱发其他疾病。民间有句谚语："麻黄不过钱。"意思是说，成人用麻黄一次用量不能超过一钱。炙麻黄可缓和麻黄的发汗作用，还可增强止咳平喘的功效，可以适用于治疗风寒性感冒。

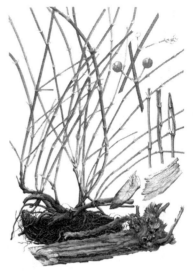

▲ 麻黄
麻黄中的麻黄碱是导致血压升高的主要因素。

但是，麻黄可使人的血压升高，所以高血压患者不宜使用麻黄。身体虚弱的、虚喘的、多汗的、患有心脏病的患者都不宜服用麻黄。用此汤治疗感冒最好在医生的指导下进行。

## » 苏叶茶散表寒，专治风寒感冒引起的发冷

有的人得了风寒感冒后，全身上下冷得不行，其实，这是机体要防御但力不从心的表现。此时，我们可以找苏叶来帮忙。苏叶有祛寒的作用，体内的寒气没了，发冷的症状也就消失了。

在古代就有苏叶泡茶防治感冒的传统。中医认为，苏叶有散表寒、发汗的功效，适用于治疗因风寒引起的恶寒、发热、无汗等症状，常配生姜同用。

苏叶茶制作方法很简单，每次取3～5克苏叶，用开水泡几分钟，然后喝下去。在苏叶的刺激下，人体的气血开始活跃起来，就会产生足够的抵抗力把外邪给控制住。所以喝下苏叶水不多久，人就会感觉身子开始发热、微微冒汗，一出汗体内的寒气就被排出来了。

但是，因为苏叶有发挥的特性，因此不能长时间地熬苏叶，这样会破坏苏叶的药性。通常是用开水泡，或者开锅两三分钟就可以了。另外，饮用苏叶茶时不能空腹，因为空腹时人体的元气不足，无法发汗。

治疗感冒发冷时也可以将苏叶放入盆中以热水冲泡后泡脚，这样会使身体快速暖和起来。

## » 按摩迎香、人中、风府、大椎等穴，轻松治感冒

患风寒感冒后，经常出现鼻塞的情况，有一个小方法可以化解鼻塞症状。那就是按摩迎香穴。迎香穴位于鼻翼外缘处。当因为感冒而鼻塞时，先将两手搓热，然后用掌心、贴脸颊，自上而下又自下而上地搓面50次左右，直至面部有火热感，然后再把两示指指尖按住鼻子两侧的迎香穴位置，按揉64次。

为什么按摩迎香穴可治疗鼻塞呢？迎香穴是大肠经上的穴位，肺与大肠相表里，按摩大肠经，自然也就会疏通肺，让鼻子呼吸到新鲜的空气了。按摩迎香穴不仅可以缓和鼻塞，使头脑清醒，而且还有预防感冒的功效。

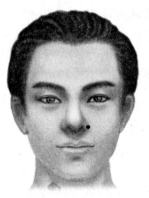
▲ 迎香穴

另外，治疗风寒感冒还可按摩人中穴和风府穴。人中穴位于鼻唇沟上中 1/3 交界处，是常用的急救穴；风府穴在枕骨末上隆凹陷处，为风寒入侵的门户，也是治疗感冒或伤寒的要穴。两穴都属督脉，督脉主一身之阳，因此，按摩这两个穴位可以补充阳气，提高身体御寒能力。按摩这两个穴位会在局部产生生物电，促进血液循环，增强人体抵抗力。这个方法具有扶阳御风寒的功效。

点揉大椎穴也是治疗风寒感冒的一个良方。大椎穴位于颈部下端，第七颈椎棘突下凹陷处，主治感冒。大椎穴位于督脉上，而且它不但是督脉上的大穴，同时还是手上的三条阳经和脚上的三条阳经的交会穴，共有 7 条经络在这个穴位交会，所以，这个穴位的性质是阳中之阳穴，具有统领一身之阳气的作用。因此，易感风寒的人可常点按大椎穴。

点按大椎穴的方法：先深呼吸，在气止时用示指缓缓用力按压穴位，缓缓吐气；持续数秒，再慢慢放手，如此反复操作 3 ~ 5 分钟。此法适用于各种人群，而且不拘于时间，一天可做 1 ~ 2 次。

## » 风热感冒应辛凉解表，用疏散风热的薄荷最合适

中医认为，风热感冒是风热之邪犯表、肺气失和引起的，治疗风热型感冒以"辛凉解表"为重点。以下两款药膳可以有效治疗风热感冒：

### 1. 桑菊薄荷饮

取桑叶 6 克，菊花 6 克，薄荷 3 克，苦竹叶 15 克，少许蜂蜜，将以上药材用水煮沸即可，代茶频服。桑叶清肺热；菊花疏散风热，明目平肝；薄荷为疏散风热之要药，能迅速解除发热头痛等症状。

### 2. 薄荷粥

取 15 克薄荷，60 克粳米，适量的冰糖。先把薄荷水煎取药汁候凉，粳米加水煮粥，待粥将成时，加入薄荷汁及适量冰糖即可。稍温即服。薄荷为疏散风热的常用中药，加粳米、冰糖制粥，能发汗，又可护胃。薄荷粥适用于初感风热的患者。

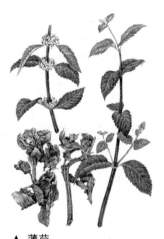
▲ 薄荷
薄荷适于治疗头痛、咽喉肿痛、食滞气胀、风疹瘙痒、胸闷胁痛等病。

## ▶ 支气管哮喘

支气管哮喘是一种慢性呼吸系统疾病发作时，喉咙中哮鸣有声，呼吸气促困难，严重的喘息得不能平卧，而且伴有咳嗽等症状。支气管哮喘大多在秋冬季发作，根据临床表现进行辨证一般分为寒哮、热哮、肺气虚、脾气虚、肾气虚等类型。

支气管哮喘一般经历两个阶段：第一个阶段是发作期，饮寒犯肺、风热袭肺、风痰阻肺是其主要病机证型。第二个阶段是缓解期，主要是肺脾肾虚型。患者多因受凉或刺激性过敏而于春秋季诱发和加重病情，严重影响生活质量。

支气管哮喘症状在夏季较轻，根据中医冬病夏治的原则，可以在夏季进行调补。

## » 山药暖身，远离气喘

山药虽貌不惊人，但其肉质洁白细嫩、质地柔滑鲜脆，还含有丰富的营养物质，是饮食中的佳品，对人体有较强的补益作用，被称为"滋补药中无上品"。

中医认为，山药具有补益肺气、滋补肺阴的功效，所以常用来治疗肺虚久咳等症。清代名医张锡纯在《医学衷中参西录》中说："山药色白入肺，味甘归脾，液浓益肾，能滋润血脉，固摄气化，宁嗽定喘，强志育神。"山药是脾肺肾三脏同补的第一药食，可用来治疗支气管哮喘，以下是几款山药类药膳：

### 1. 蔗汁淮山糊

准备 60 克淮山药，250 克甘蔗汁。先把淮山药捣烂，再加入甘蔗汁，放锅中隔水炖熟即成。每日早晚餐或作点心食用。此药膳可以补脾润肺，化痰止咳，可以治疗脾气虚型支气管哮喘。

### 2. 山药甘蔗羹

准备 120 克山药，200 克甘蔗汁。先将山药去皮蒸熟，捣成泥状，再与甘蔗汁和匀，放入砂锅中，用小火煮热即可服用。每日早晚分 2 次服，可连服 1 个月。此药膳可以健脾益肾，润肺平喘，适用于哮喘脾肾虚弱、阴津亏虚者，症见口干、咽干、纳谷不香、面色潮红等。

### 3. 山药柚子炖鸡

准备 30 克山药，1 个柚子，1 只母鸡。先将鸡去毛、头足、内脏，洗净。柚去皮取肉，山药洗净切块。将柚子肉、山药块一起放进鸡肚，放入砂锅内，加水少量，隔水炖 60 分钟即成。早晚 2 次分服，可连服 1 个月。此药膳可以健脾化痰，肃肺平喘，可以治疗脾气虚型哮喘。

### 4. 山药茯苓包子

准备 100 克山药粉，100 克茯苓粉，200 克面粉，300 克白糖，碱适量。先把山药粉、茯苓粉加水适量调成粥状，蒸半小时后，调以面粉、白糖，发酵，以猪油、青丝、红丝少许为馅，包成包子，蒸熟即可。可做早点或点心食用。此药膳具有健脾益气、化痰的功效。

## » 用虫草炖鹌鹑，滋肺阴

冬虫夏草的名字比较古怪，名字当中既有虫又有草，因此人们认为其生长变化神秘莫测，其实，冬虫夏草既不是虫，也不是草，而是一种菌。冬虫夏草是一种名贵的补药，有良好的补益强壮作用，它与人参、鹿茸、阿胶齐名，被人们誉为四大补药之一。冬虫夏草能治诸虚百损，是一味阴阳平补之品。

中医认为：冬虫夏草味甘，性平，入肺、肾经，有补肾阳、滋肺阴、填精髓的功效。现代医学研究也表明：冬虫夏草能舒张支气管、止咳、平喘、祛痰，适用于防治支气管哮喘。在此，为大家介绍一款可治疗支气管哮喘的良方——虫草牛姜炖鹌鹑。

具体做法是：先准备鹌鹑 2 只，虫草 6 克，生姜 50 克，盐各适量，然后用开水烫泡鹌鹑，拔毛，剖腹去内脏，洗干净后切块备用。把虫草切成小丁，把生姜剁成姜茸，然后和鹌鹑块混合腌制 2 小时，一起放入锅中，放入适量的水和盐，用小火煮 1 小时左右，等鹌鹑肉熟即成。此方有散寒补肾、纳气平喘的作用，适于寒型哮喘伴有肾虚者服用。服用方法是：每日早晚分 2 次食用，食肉喝汤，可连服 1 个月。

## » 粳米粥补肺肾驱寒气，咳喘不用愁

粳米粥有"世间第一补人之物"的美称。粳米味甘，性平，归脾、胃经，有补中益气、健脾和胃的功效。现代医学研究发现：粳米含有人体必需的淀粉、蛋白质、脂肪和其他营养物质，可以提供人体所需的营养和热量。粳米与杏仁、旋覆花、款冬花、灵芝、核桃仁

等食物搭配食用，对于治疗支气管哮喘有很好疗效。以下是两款可治疗支气管哮喘的良方：

### 1. 寒食粥

准备杏仁、旋覆花、款冬花各 10 克，粳米 50 克。先将杏仁、旋覆花、款冬花清洗干净，放入锅中，加清水适量，煎煮取汁，把洗净的粳米放入汁中，熬煮成粥，空腹食用。此药粥具有止咳平喘的功效，适用于咳喘偏寒者食用。

### 2. 灵芝粥

准备 100 克粳米，灵芝、核桃各 25 克。先将粳米清洗干净，与灵芝、核桃仁一同放入锅中，加清水适量，烧开后用文火煮至米烂汤稠，表面浮有粥油时放入少许精盐。此药膳具有补肺肾、止咳喘的功效，适于治疗肺肾虚损引起的咳喘症。

## » 冬季可用姜瓜麦芽膏治哮喘

治疗支气管哮喘还可以用膏方，虽然膏方一年四季都能服用，但以冬天为最佳。偏方姜瓜麦芽膏就可以治疗支气管哮喘。具体做法：准备 60 毫升鲜姜汁，5 个南瓜，1500 克麦芽糖。将南瓜去子，切成小块，放入锅中加水煮，等到烂熟如粥时，用纱布将南瓜渣滤去，只取汁液，然后加入姜汁、麦芽，用小火慢慢熬成膏，收入瓶中密封冷藏。每晚取 2 匙服用。如果症状较重的话，可改为早、晚各 1 次。

中医学认为，南瓜有补中益气、消炎止痛、解毒杀虫的功能，所以对支气管哮喘有治疗的作用。在选择南瓜时，一定要用老南瓜，因为老南瓜钙、铁、胡萝卜素的含量都比嫩南瓜高，而这些营养物质可有效防治哮喘。

## » 黄豆热敷天突穴，轻松赶走支气管哮喘

治疗支气管哮喘，热敷天突穴也是一个非常好的办法。天突穴非常好找，就在我们喉咙的下面，两锁骨中间凹陷的地方，一摸就能摸到。喉咙上的天突穴就像是肺部与外界相通的一个窗口，治疗肺部疾病，尤其是哮喘，当然离不开天突穴。

方法是：用一个小棉布袋，里面装满黄豆，然后将布袋缝紧，使用前放在微波炉转上两分钟，趁热放在天突穴上，其中黄豆的滚动可以很好地刺激天突穴，是一种很简便的温灸方法。在温灸的同时，可以用手指按摩天突穴。另外，热敷过程中要注意控制好热敷的温度，避免烫伤。

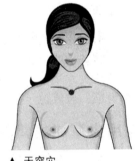

▲ 天突穴

## » 冬病夏治，三伏贴护风门穴祛寒治哮喘

中医讲究冬病夏治，三伏贴就是这个道理，也就是利用夏天的热气来驱逐体内的寒气，一般选取的时间是夏至到立秋中间这段时间，每隔十天敷贴一次，更严格的说法是在每伏的第一天在穴位上进行敷贴。在风门穴上贴三伏贴对于支气管哮喘有非常好的效果。

风门穴在背部，当第二胸椎棘突下，旁开 15 寸的地方。风门穴最大的作用就是治疗支气管哮喘。天突穴和风门穴一个在背后，一个在前胸，二穴前后相对，遥相呼应。很多医院都推出了三伏贴特效疗法，很多年轻人也都喜欢使用。前面天突穴处贴一块，以保护气管，而后面的风门穴处也贴上一块，以阻隔风的侵袭，前后夹击，阻断一切可能的风邪侵入途径。因此，天突穴与风门穴联合治疗支气管哮喘效果更佳。

## » 支气管哮喘的夏季艾灸疗法

在夏天进行艾灸可以防治支气管哮喘。以下是几个在夏季治疗支气管哮喘的艾灸法：

方法一：选取大椎穴、定喘穴（俯卧位或正坐低头，后正中线上，第七颈椎棘突下定大椎穴，旁开 0.5 寸处）、肺俞穴、足三里穴、风门穴。让患者取适当的体位，采用艾条温和灸的方法，用艾条依次灸治大椎、定喘、肺俞、足三里、风门穴。通常于夏至后开始，

每次每穴熏灸 5 ~ 10 分钟，每周灸治 2 ~ 3 次，每年连续灸治 3 个月左右。这个艾灸法可以有效治疗支气管哮喘症。

方法二：取足三里穴、石门穴（位于人体下腹部，前正中线上，当脐下 2 寸处）。患者取适当的体位，采用艾条温和灸的方法，用艾条依次灸治足三里（10 分钟左右）、石门（5 分钟左右）穴，以皮肤发红为度。通常于夏至后开始，起床及睡前各灸治 1 次，10 日后改为每日 1 次，可常年灸治不断，也可每于夏至后灸治 3 个月左右。此法可以有效防治支气管哮喘。

方法三：取膻中穴、天突穴、尺泽穴、肺俞穴，让患者取适当的体位，局部常规消毒后，采用先针后灸的方法进行治疗。先行针刺，得气后以艾炷置于针柄上燃之，使艾火之温直达经脉。通常于夏至后开始，每周灸治 1 ~ 2 次，可灸治 4 ~ 8 周。这个方法适用于支气管哮喘咳痰清稀，气短懒言，气喘痰鸣，遇冷易发者。

## » 宣肺理气，宁肺平喘——支气管哮喘的刮痧疗法

刮痧对支气管哮喘有良好的辅助治疗作用，应用刮痧疗法调治支气管哮喘，可以起到调和阴阳气血、养肝补肾健脾、宣肺理气、止咳化痰、宁肺平喘、扶助正气、增强机体抗病能力等作用。

支气管哮喘急性发作期患者通过刮痧，能减轻或消除喘息、气急、胸闷、咳嗽等自觉症状，缓解哮喘发作；支气管哮喘缓解期患者通过刮痧，能预防急性发作，可有效控制病情。

方法一：选取大椎穴、定喘穴、肺俞穴、天突穴、膻中穴、中府穴（胸前壁的外上方，云门穴下 1 寸，前正中线旁开 6 寸，平第 1 肋间隙处）、尺泽穴。患者取适当的体位，局部皮肤常规清洁消毒后，用刮痧板进行刮痧治疗。先刮大椎穴和两侧定喘及肺俞穴，再刮天突、膻中、中府穴及前胸部，然后刮尺泽穴及上肢内侧，力度由轻到重，通常每穴刮 3 ~ 5 分钟，至皮肤出现痧痕为度。一般间隔 3 ~ 5 日可再治疗 1 次。此法适用于支气管哮喘发作期。

方法二：选取定喘穴、风门穴、肺俞穴、肾俞穴、志室穴（位于腰部，在第二腰椎棘突下方，左右五厘米处）、太渊穴、足三里穴。患者取适当的体位，局部皮肤常规清洁消毒后，用刮痧板进行刮痧治疗。先刮定喘、风门、肺俞穴，再刮肾俞、志室穴及腰部，然后刮太渊穴及前臂内侧，最后刮足三里穴，力度适中，通常每穴刮 3 ~ 5 分钟，至皮肤出现痧痕为度。一般间隔 3 ~ 5 日治疗 1 次。此方适用于支气管哮喘缓解期。

# ▶ 高血压

对于高血压，中医典籍中常以"眩晕""头痛""中风"等论述。比如《黄帝内经》中说，"诸风掉眩，皆属于肝"，"肾虚则头重高摇，髓海不足，则脑转耳鸣"。

人到老年后，肾气会自然衰减，气虚无力推动血行，瘀血内生，就会导致血压升高。另外，一些高脂肪的食物不仅会使人变胖和血脂增高，而且大量的脂肪还会压迫血管或堆积于血管中，使得血管变窄，进而引起血管堵塞、硬化，血栓就会形成，极易导致高血压。

当人体内的气机不畅时，也会导致高血压。肝主疏泄，一旦肝疏泄功能下降，会引起气滞血瘀，久而久之，会引起血栓，最终使血压升高。所以，辅助治疗高血压应从补肝肾入手。

## » 山楂、芹菜、玉米都是降压的好帮手

高血压患者的饮食原则是"低盐、低脂"，可以适当吃些高纤维素类食物。《本草纲目》中记载的山楂、芹菜、玉米等都是不错的降压食品。

### 1. 木瓜胡萝卜玉米粥——健脾利湿

中医认为，玉米味甘淡，性平，具有健脾利湿、开胃益智、宁心活血的作用，适宜脾

胃气虚、气血不足、营养不良之人食用，适于高血压患者食疗。

木瓜胡萝卜玉米粥做法如下：

准备熟玉米粒 100 克，粳米、木瓜、胡萝卜各 50 克，盐适量。先把粳米淘洗干净，浸泡半小时后，加水用小火慢慢熬煮。木瓜去皮、子，胡萝卜洗净去皮，放入锅内蒸熟，两者一同放入搅拌器内，搅成蓉。将木瓜、胡萝卜蓉加入粳米粥内，并放入熟玉米粒，煮沸后加入盐搅匀，即可盛起食用。此药膳具有预防血管老化、稳定血压的功效。

### 2. 山楂豆腐——降血脂降血压

中医认为，山楂性平，味甘酸；入脾、胃、肝经，具有化滞消积、活血化瘀、降血脂、降血压的功效，特别适宜中老年心血管疾病患者食用。

山楂豆腐的具体做法如下：

准备豆腐 3 块，山楂糕 25 克，淀粉 20 克，白糖、葱末、姜末、蒜末、酱油、味精、盐、醋各适量，植物油 500 毫升。先把豆腐、山楂糕切成小块，用热油炸透（深黄色为宜），倒入漏勺内。锅坐火上，放底油，用葱、姜、蒜末爆锅，投入豆腐块和山楂糕块，再倒入用白糖、酱油、醋、味精和盐兑好的酱汁，淀粉勾芡即可。此药膳可治疗高脂血症、冠心病。

### 3. 糖醋芹菜——利水消肿

《本草推陈》认为，芹菜能"治肝阳头痛，面红目赤，头重脚轻，步行飘摇等症"。《生草药性备要》中也指出，其可以"补血、祛风、祛湿"。中医认为，芹菜性凉，味甘辛，无毒；入肺、胃、肝经，具有清热除烦、平肝、利水消肿、凉血止血等功效，主治高血压等病症。

糖醋芹菜的具体做法如下：

芹菜 500 克，白糖、醋、香油各适量。将嫩芹菜去叶留茎洗净，入沸水余过。待茎软时，捞起沥干水，切寸段，加白糖、盐、醋拌匀，淋上香油即可。此药膳具有降压、降脂的功效。高血压病患者可常食。

## » 简易食疗法，将高血压一口"吃"掉

高血压与饮食的关系，不论中医还是西医，认识都是一致的，即不良的饮食习惯是高血压的高危因素。所以，我们只有在饮食上严格把关，才能远离高血压。对于高血压患者而言，合理饮食是治病的根本。在此，推荐几款高血压食疗方：

### 1. 银耳香菜豆腐

取银耳 30 克，嫩豆腐 250 克，香菜叶 10 克，精盐、味精、湿淀粉各适量。先把银耳用冷水浸泡，去杂质洗净，放在沸水锅中焯透，捞出，均匀地摆放在炖盘中。然后把嫩豆腐用清水漂洗干净，压碎成泥，加入精盐、味精、湿淀粉，搅拌均匀，装入碗中，上面撒香菜叶，上笼蒸 5 分钟左右，取出后均匀放在装银耳的炖盘里，备用。将锅置火上，加适量鲜汤，烧沸后加少许精盐、味精，用湿淀粉勾芡，浇在银耳炖盘中即成。此菜肴具有滋阴清热、和血降压的作用，适合阴虚阳亢型高血压患者食用。

### 2. 海带爆木耳

取水发黑木耳 250 克，水发海带 100 克，蒜 1 瓣，调料适量。将海带、黑木耳洗净，各切丝备用。把菜油烧热，爆香蒜、葱花，倒入海带、木耳丝，快速翻炒，加入酱油、精盐、白糖、味精，淋上香油即可。此菜肴具有安神降压、活血化瘀的功效，适合高血压患者食用。

### 3. 菊茉炒鸡片

取鸡胸脯肉 250 克，鸡蛋 2 个，菊花 3 朵，茉莉花 70 朵，花茶叶 15 克，小白菜 500 克，清汤 250 毫升，精盐、味精各适量。鸡胸脯肉去筋膜，切成薄片，用凉水漂洗。小白

菜剥去老叶，抽去筋洗净，用热水烫熟再用凉水泡上；将菊花和茉莉花用钢丝串成小串放入沸水内烫泡，取水 100 毫升（花物捞出不用）备用。取蛋清和适量淀粉与少许精盐和味精调成糊状抹在鸡肉片上，置于火锅上烧沸后离火。把茶叶用沸水泡上，待茶色泌出，取茶叶水 50 毫升并注入 250 毫升清汤，下小白菜、食盐、胡椒粉、味精，烧入味，捞出置于菜盆周围。在锅内注入清汤，加入待用花汤再加入适量精盐、味精，烧沸后放入鸡片稍煮呈香浓味时出锅淋放在小白菜上即成。此药膳具有祛风清热的功效，对高血压患者头涨头痛，眩晕发作尤为适宜。

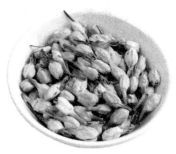

▲ 茉莉花
茉莉花可以起到很好的安神降压、滋肾明目的食疗作用。

### 4. 山楂肉片

取山楂片 100 克，荸荠 50 克，猪腿精肉 250 克，植物油 20 克，鸡蛋 2 个，味精、精盐、黄酒、姜末、葱花各适量。先把山楂片洗净，分两次煎液，文火浓缩至 100 毫升。猪腿精肉洗净，切薄片状，用鸡蛋清和适量淀粉拌匀上浆。荸荠洗净，去外皮切片。油锅倒油烧至六成热。将肉片下油锅炸至浮起，呈黄白色时，加荸荠片熘炒，再入山楂片焖熟，入黄酒、葱花、姜末翻炒出香味，加精盐、味精，再炒几遍即可。此药膳具有滋补肝肾、泄浊降压的作用，适宜于治疗各类证型的高血压。

## » 醋泡花生米，治疗原发性高血压有奇效

醋泡花生米的具体做法是：准备半碗带衣的花生和适量的醋。先把生花生泡入醋中，7 天后取出，每天早晚各吃 10 粒。血压下降后，可隔数日服 1 次，只要长期坚持，对于治疗原发性高血压有奇效。

在民间，花生又称之为"长生果"。中医认为，花生能滋养补益，有助于延年益寿。花生富含锌元素，锌可激活中老年人脑细胞，有效地延缓人体过早衰老，具有抗老化作用。花生里的亚油酸可使人体内胆固醇分解为胆汁酸排出体外，避免胆固醇在体内沉积，减少因胆固醇在人体中超过正常值而引发多种心脑血管疾病的发生率。

醋有活血散瘀的功效，《本草经疏》中说，醋"酸入肝，肝主血……温能行逆血"，所以醋常用于治疗高血压、动脉硬化等心脑血管疾病。

## » 七款降脂降压茶，轻松赶走高血压

现代科学研究表明，茶叶中含有 450 多种对人体有益的化学成分，如叶绿素、维生素、类脂、咖啡因、茶多酚、脂多糖、蛋白质和氨基酸、糖类、矿物质等对人体都有很好的营养价值。

下面几款有助于降血压的药茶，这些茶饮的降压疗效已经被验证，可以放心饮用。

### 1. 决明子茶

每天数次，用 15 ~ 20 克决明子泡水代茶饮用。中药决明子具有降血压、降血脂、清肝明目等功效，经常饮用决明子茶有助于治疗高血压。

### 2. 荷叶茶

用鲜荷叶半张洗净切碎，加适量的水，煮沸放凉后代茶饮用。荷叶的浸剂和煎剂具有扩张血管，清热解暑及降血压之效。同时，荷叶还是减肥去脂之良药。

### 3. 首乌茶

取制首乌 20 ~ 30 克，加水煎煮 30 分钟后，待温凉后当茶饮用，每天 1 剂。首乌具有降血脂，减少血栓形成之功效。血脂增高者，常饮首乌茶疗效十分明显。

### 4. 葛根茶

将葛根洗净切成薄片，每天取 30 克，加水煮沸后当茶饮用。葛根具有改善脑部血液循环之效，对因高血压引起的头痛、眩晕、耳鸣及腰酸腿疼等症状有较好的缓解功效。经常饮用葛根茶对治疗高血压具有明显的疗效。

### 5. 菊花茶

取 3 克菊花（应为甘菊，尤以苏杭一带所生的大白菊或小白菊最佳）泡茶，每日饮用 3 次。另外，也可以菊花加金银花、甘草同煎代茶饮用，有平肝明目、清热解毒之特效。对高血压、动脉硬化患者有显著疗效。

### 6. 莲子心茶

取莲心 12 克，开水冲泡后代茶饮用，每天早晚各饮一次。中医认为，莲子心味虽苦，却具有极好的降压去脂之效，此药茶不仅能降低血压外，还可以清热，安神，强心。

### 7. 桑寄生茶

取桑寄生干品 15 克，煎煮 15 分钟后饮用，每天早晚各 1 次。其中，桑寄生为补肾补血之品。用桑寄生煎汤代茶，对治疗高血压具有明显的辅助疗效。

## » 四款治疗高血压的中药药膳

高血压患者除了通过饮食调理外，也可以在医生的指导下通过药膳来调理，以下是几款对症治疗高血压的药膳：

### 1. 莲须山药

莲须 12 克，女贞子 12 克，桑葚子 12 克，山药 15 克，钩藤 10 克，地龙 10 克，旱莲草 10 克，生牡蛎（先煎）25 克，龟板（或鳖甲）（先煎）25 克，牛膝 15 克。此药膳具有滋肾养肝的功效，主治肝肾阴虚性高血压。每日 1 剂，水煎服。

### 2. 七子汤

决明子 24 克，枸杞子 12 克，菟丝子 12 克，女贞子 15 克，金樱子 9 克，沙苑子 12 克，桑葚子 12 克。每日 1 剂，水煎服。此药膳具有滋肝补肾、降压息风的功效，主治肝肾阴虚性高血压。

### 3. 桑葚枸杞猪肝粥

桑葚 12 克，枸杞子 12 克，猪肝 50 克，大米 100 克，盐适量。桑葚、枸杞子洗净、去杂质；猪肝洗净，切成薄片；大米淘洗干净。把大米放入锅中，加清水适量，用大火烧开，再加入桑葚、枸杞子和猪肝、盐，煮粥即成。可在粥里加入少许姜丝，这样可以去除猪肝的腥味。每日 1 次，早餐食用，能补肝肾，降血压。

### 4. 滋阴潜阳汤

玄参 12 克，麦冬 9 克，牛膝 9 克，茯苓 9 克，钩藤 9 克，菊花 9 克，蝉蜕 6 克，代赭石 15 克，龙骨 15 克，牡蛎 15 克，炙远志 6 克。每日 1 剂，水煎服。此药有潜阳息风的作用，主治肾阴亏损，水不涵木，肝阳上扰型高血压。

## » 应对高血压，从肝肾两脏入手

中医理论指出，高血压的发病与肝肾两脏有关，大多是由于肝阳上亢、肝肾阴虚所导致的，因此治疗高血压应从肝肾两脏入手，以补益肝肾、平肝潜阳为主。中医经络学说指出，肾经起于足底涌泉穴，肝经起于足大趾趾甲下缘大敦穴。所以，刺激足部就可以起到补益肝肾、平肝潜阳的功效。

### 1. 按摩涌泉穴

涌泉穴位于脚板前部凹陷处第2、第3趾趾缝纹头端与足跟连线的前1/3处。涌泉穴是足少阴肾经的起点，是肾经的井穴，位于心肾两经相交的地方。如果肾阴不足，也就会引起肝阴不足，肾脏精气不足，肝脏也就会受到损害。按摩脚底的涌泉穴有降低血压的作用。按摩方法：用指腹在穴位上轻推，也可以是直接在穴位上轻揉，还可以用整个手掌在穴位上擦。但要注意按摩时一定要注意用力要轻，每次四五分钟，稍有感觉就可以了。最好早晚各一次，持之以恒能收到良好的效果。另外，按摩足三里穴、三阴交穴、内关穴、风池穴等也有降压作用。

### 2. 拿捏大脚趾

人的大脚趾是血压反射区所在。当血压因情绪激动而突然升高时，可立即用手指上下揉搓大脚趾背侧，2分钟左右，血压会明显降低。

### 3. 转动脚踝

取盘腿坐位，用手抓住脚尖，缓缓地转动脚踝。也可以坐在椅子上，身体稍前倾，将双膝抬起，足尖着地，转动脚踝，左右脚分别做50次，早晚各做一次。这个方法具有降低血压的功效。

## » 艾灸足三里、三阴交、涌泉穴，可治疗阳虚型高血压

治疗阳虚型高血压可以采用艾灸法，在艾灸的刺激下，可以舒经活络，让气血运行更通畅。

艾灸涌泉穴：涌泉穴相当于足底的肾上腺反射区，每天温灸3～5分钟，不仅可以补益肾精，还可以用于辅助治疗高血压。

艾灸足三里穴：足三里穴是足阳明胃经的合穴，艾灸足三里穴有增加胃肠蠕动、强壮脾胃的功效。每个星期灸1次，每次约10分钟。

艾灸三阴交穴：将艾条对准三阴交穴，灸3～5分钟。开始时每周温通2次，当血脂指标正常后，每半个月灸1次就可以了。这种方法可降血压、降血脂。

# ▶ 类风湿性关节炎

类风湿性关节炎在中医里属于"痹证""痹病"的范畴，常有慢性、对称性、多滑膜关节炎和关节外病变。类风湿性关节炎容易在手、腕、足等小关节反复发作，而且还呈对称分布。此病在早期有关节红肿热痛和功能障碍，还可能出现关节周围或内脏的类风湿结节，并可有心、肺、眼、肾、周围神经等病变，晚期关节可出现不同程度的僵硬畸形，并伴有骨和骨骼肌的萎缩，极易致残。阴阳气血不足的人，很容易受到风寒湿邪的侵袭，引发气血痹阻，进而导致类风湿性关节炎。在冬季寒冷、潮湿环境下，易发此病。夏季调治此病，中医主张宜采取"温阳化湿、补肝补肾"的治疗方案。

## » 牛尾砂锅，补气又养血

黄牛或水牛的尾巴，不仅可以入食，也可入药。牛尾是治疗类风湿性关节炎的佳品。中医认为，牛尾可以补气、养血、强筋骨，适于治疗类风湿性关节炎患者食用。

类风湿性关节炎患者可以用牛尾砂锅这道药膳来调理病情。牛尾砂锅的具体做法是：准备500～1000克牛尾，适量的黄酒、葱、生姜。把牛尾洗干净，放入水、黄酒、葱、生姜，用砂锅炖至烂熟，食肉喝汤。此药膳可以益气、强筋壮骨，适用于类风湿性关节炎患者腰膝酸软者。服用方法为每日1次，可连续服用5～7天。

### » 乌梢蛇补肝气，祛寒除湿气

乌梢蛇俗称"乌蛇""乌风蛇"，属于体形较大的无毒蛇。乌鞘蛇可入药，是中医常用的祛风湿类药物，其药用价值很高。中医指出，乌鞘蛇性平，味甘，归肝经，可补肝气，祛风除湿，通络止痉。中医常用此药治疗风湿顽痹，麻木拘挛，中风口眼㖞斜，半身不遂，抽搐痉挛，破伤风，麻风疥癣，瘰疬恶疮等症。以下是两个可治疗类风湿关节炎的乌鞘蛇药方：

#### 1. 乌梢蛇砂锅

准备 30 克乌梢蛇肉，10 克橘皮，适量的盐、葱、料酒、生姜。先把乌梢蛇肉洗干净，切成小块，放入砂锅内，加适量的水，再放入橘皮、生姜、葱、料酒，炖烂熟，加盐调味，即可食用。此药有祛风除湿的功效，可以治疗各种类风湿性关节炎。服用方法：每周 1 次，4 周为一个疗程。

#### 2. 大枣乌梢蛇汤

准备 250 克乌梢蛇肉，150 克土茯苓，100 克红小豆，20 克生姜，8 枚大枣，适量的盐。先把乌梢蛇肉洗干净，放入开水煮熟，拆肉去骨；把土茯苓、红小豆、大枣、生姜洗干净，一同放入锅内，加入适量的清水，然后用大火煮沸，再用小火炖煮 3 小时，最后调味就行了。此药有清热、除湿、通络的功效，可以治疗类风湿性关节炎湿热痹阻，症见关节红肿热痛。服用方法：喝汤食肉，一周服用两次，半个月为一个疗程。

### » 二活粥，养脾胃，祛寒湿，轻松除去关节痛

类风湿性关节炎属于慢性病，在治疗时一定要保护好脾胃。因为脾胃是"后天之本"，是给身体提供能量的基地。脾胃强壮，身体才能源源不断地得到供养，病才能好得快。风湿关节炎患者可在饮食里面加点"料"，做成药膳食用。

在此，为类风湿关节炎患者推荐一款调理药膳——"二活粥"。二活就是指羌活、独活。羌活、独活各取 10 克，与粳米一起煮粥，粥熟后调入白糖就可以食用了。羌活、独活都有祛湿止痛的效果，但功效却有不同。其中羌活的气是向上行的，所以主攻上身的风寒湿邪；而独活则正好相反，它对下身的腰腿疼痛麻木、关节屈伸不利等风湿疼痛有效。两者结合，正好互补，可有效治疗类风湿性关节炎。

### » 松叶妙无穷，治疗类风湿关节炎

中医理论指出，鲜松叶为补阴要药，其性多燥，比如《本草汇言》中说"松毛，去风湿，疗癣癞恶疮立药也。性燥质利，炒黑善去风湿……生取捣烂作丸，能治大风癞疾，或历节风痛……"。"历节风痛"即为风湿。由此可见，无论是炒用还是生用，松叶对于风寒湿邪都有良好的治疗效果，当然也可以用于治疗类风湿性关节炎。

#### 1. 松叶茶

先取一大捧松叶，放在锅里加少许水煮沸，为的是将上面的松油和灰尘去掉。将松叶捞出洗净后，再加入 4 碗水煎，煎到只剩 2 碗时，停火，滤取汁液，代茶饮。松叶茶开始喝味道有点涩，特别是油松。如果想要去掉涩味，煮之前先将松叶在清水里多泡些时候，或者煎的时间稍长一会儿。另外，也可加入一点儿蜂蜜、柠檬或是麦芽糖等调剂一下味道。这里说的是新鲜的松叶。采集松叶以后，将其放在深色透气的塑料袋中，袋口不需密封，敞着就好。然后置于阴凉处自然阴干，每次用时取一些就可以了。

#### 2. 松叶酒

取松叶 1500 克（洗净），白酒 1250 毫升。将松叶浸泡在白酒里，密封 7 天后开封饮用。每次 1 小杯（约 30 毫升），每天 3 次。酒性温，能活络通经，祛风除寒，再加上松叶的祛风燥湿功能，可有效治疗类风湿性关节炎。

## » 生姜白葱热敷，温中散寒，轻松治疗类风湿

治疗类风湿性关节炎可以生姜葱热敷法。方法是先取鲜生姜、鲜葱白，按1：3的比例配用，混合捣烂如泥，趁热敷在患处，每48小时更换1次。此方中的生姜味辛性温，能发散风寒，化痰止咳，还能温中止呕，解毒，刺激毛细血管的感官，加快血液循环，带走血液中新陈代谢的垃圾，对风湿性关节炎有好的辅助疗效。

## » 推拿上下肢，有效防治类风湿

推拿上下肢，可舒经活络，使气血运行顺畅，气血顺畅了，风寒湿邪就无法在体内作乱了，因此此法适用于类风湿性关节炎患者。

### 1. 推拿上肢

患者采取仰卧姿势，两手臂自然伸直置于身体两旁，让家人先在右侧用按法从掌背面向上沿腕背、前臂至肘关节进行推拿。往返3～5遍，然后患者翻掌再以揉法施治，并配合肋、腕、掌指关节的被动运动。

患者采取俯卧姿势，接上势，在肘、腕部以按揉法1～2分钟并配合肘关节的伸屈和腕关节的摆动。然后以捻法，捻每一手指关节与掌指关节并配合小关节的摇动，最后再摇肩关节，搓上肢3～5次，左右相同。

### 2. 推拿下肢

患者采取俯卧姿势，推拿者先用揉法施于患者臀部再向下沿大腿后侧、小腿后侧，直至跟腱，往返2～3次。

患者采取仰卧势，推拿者站在旁边，用揉法推拿患者大腿前部及内外侧，再沿膝关节向下到小腿前列侧、足背，直至趾关节。同时配合踝关节屈伸及内、外翻的被动运动，可有效治疗类风湿性关节炎。

## » 艾灸大椎、命门等穴，益气通阳，让关节远离疼痛

艾灸治疗类风湿性关节炎，效果明显而且见效快，不过操作起来比较麻烦，需要有专业的医师进行指导，如果有条件，也不妨试一下。具体做法是：取腹部的元气、气海、肾俞、足三里等穴，拿药艾条一根，点燃后悬空放在穴位上方，不易过近，温热最佳。每个穴位艾灸10～20分钟，每日1～2次为宜。

# ▶ 中风

中风就是西医所说的急性脑血管疾病，它是一种非外伤性而又发病较急的脑局部血液供应障碍引起的神经性损害。因其发病急骤，所以又叫"脑卒中"或"脑血管意外"。脑卒中一般分为出血性和缺血性两类，生活中常见的脑血栓和脑栓塞都属于缺血性脑卒中。脑卒中的临床表现主要有突然昏厥，不省人事，并伴有口眼㖞斜、舌强语謇、半身瘫痪、牙关紧闭或目合口张、手撒肢冷、肢体软瘫等。重者可突然摔倒、意识丧失、陷入昏迷、大小便失禁等。中风后遗症（脑卒中后遗症）主要表现有肢体瘫痪、失语、思维迟钝等。中医认为，脑卒中是因气血亏虚、心肝肾三脏阴阳失调所致，多由忧思恼怒、情志内伤、饮食不节等诱发。脑卒中患者宜在夏季采取"益气活血、温通血脉"的原则来调养。

## » 龟血汤，缓解中风后遗症

众所周知，龟是大补之品，所以老百姓常用龟来滋补身体。其实，中风后遗症患者适量食用龟血可以改善病症。《本草纲目》在分析龟血时指出，龟血咸，寒，无毒，入肝、肾二经，补肝肾，可治肝肾阴虚、气血不足，适用于气阴不足、肝肾虚衰的脑卒中患者。

龟血汤冰糖羹就有治疗中风后遗症的功效，其具体做法是：取龟血50克，冰糖30

克。龟血加等量清水及冰糖，放入锅中隔水炖熟食用。每日1次，7天为1个疗程。此羹适用于脑卒中引起的半身不遂、行走困难、口眼喝斜、语言謇涩等症状。夏日可连续服用数个疗程。

## » 天麻炖鱼头，兼治内外风

药膳天麻炖鱼头就是脑卒中的克星。制作方法取20克天麻，1个鱼头（鲤鱼、青鱼、鲢鱼等鱼头均可，重约250克），适量的姜、葱、料酒、精盐。先把天麻拣杂洗净后切成片，备用。再将鱼头去鳃、洗净，放入大碗内或汤盆中，将天麻片放入鱼头内，再加葱、姜、料酒、精盐及清水适量，放入锅中隔水蒸煮30分钟，至鱼头酥烂即成。

在这道药膳中，鱼头自然是补脑的，对中风有治疗作用，所以中医称鱼脑髓为"补脑汤"。天麻属于平肝息风类的中药。因此，天麻炖鱼头既可以治疗内风，又可以治疗外风，还可以治疗中风后遗症（脑卒中后遗症），非常适合脑卒中患者食用。但是感冒病患者，发热、消化不良的患者不能食用此药膳。

## » 三伏天敷贴膏方，缓解冬日症状

在三伏天，气温高，人体毛孔张开，血液流动加快，此时利用中药贴治疗中风可以获得很好的疗效。以下是三伏天治疗中风的外敷贴方：

### 1. 巴戟天黄芪膏

取巴戟天30克，生黄芪20克，路路通20克，制附子6克，红花6克，当归10克，桂枝10克。把这些中医一同研磨成末，用适量生姜汁调成糊状。贴敷方法：在睡觉前，将药贴贴在两脚的脚心位置，第2日揭去。每隔一天贴敷一次。此药贴具有温阳益气、化瘀通络的功效。

### 2. 穿山甲葱白饼

取穿100克山甲、100克川乌、100克海蛤，将这些中药捣成细末。每次取5～10克，另将葱白捣汁，和上药成饼。贴敷方法：外敷左右脚心，一周外敷两次即可。此药有祛瘀通络的功效。

## » 艾灸调气血，益脏腑，可改善中风后遗症

在相应穴位施灸能够调节气血和脏腑功能，从而改善中风后遗症（脑卒中后遗症），可以用艾炷直接灸法。

如果是上肢瘫痪取肩髃、曲池、外关（位于手背腕横纹上2寸，尺骨与桡骨之间，阳池穴与肘尖的连线上）、阳池、后溪、合谷、髀关、伏兔（位于大腿前面，在髂前上棘与髌底外侧端连线上，髌底上6寸）、阴市、阳陵泉、足三里、悬钟（位于小腿外侧，在外踝尖上3寸，腓骨前缘）、解溪（位于足背与小腿交界处的横纹中央凹陷中，足拇长伸肌腱与趾长伸肌腱之间）、昆仑，按照先灸上部再灸下部、先灸背部再灸胸腹部的顺序进行艾灸。

直接灸法：让患者取舒适体位，在穴位皮肤上涂上一层凡士林，以黏附艾炷，避免脱落。先把小艾炷放置在皮肤上，点燃艾炷。当艾炷燃至接近皮肤，或皮肤发烫有灼痛感时移去艾炷，重新施第二壮。每次施灸5～7壮，施灸结束后，在施灸部位会出现比艾炷略大一点儿的红晕，若起水疱，可不用挑破，让其自行修复。这样的治疗每日1次，5次为1个疗程。每个疗程间隔3天。

## » 夏季防中风，找中冲穴来帮忙

夏季防中风也可以找穴位来帮忙，手厥阴心包经上的中冲穴就有苏厥开窍、清心泄热的功效，是为常用穴之一。人的五指对应五脏，中冲穴位于中指指尖上，如果疾病不适使心脏受不了时，人对疼痛感格外敏感。按摩中冲穴可以疏通经络，调和阴阳。它是心包经的井穴，可以改善心脏功能，心主血脉，心脏好了，气血就会旺盛，可以有效防治中风。

方法是用左手手指甲掐按或者直接用左手指揉捏右手上的中冲穴，时间约 1 分钟即可，然后再换右手同样手法按摩左手上的中冲穴，时间也是 1 分钟，按摩完毕之后，对比一下哪只手痛感明显，哪边明显就再按哪边，直到痛感相同就可以了。

## » 摆颈耸肩，活血通络，保护脑血管

以下是两个预防脑卒中的健身处方，平时在家里或者办公室里都可以做一做：

### 1. 摆颈法

取坐、站姿均可，双手缓慢放于腰部，双眼目视前方，头分别向前、后、左、右偏折各 1 次。然后重复做 1 次。这样，每天坚持 2 ~ 3 次，每次 3 ~ 5 分钟。动作尽量柔和舒缓，以达到最佳效果。摆颈法可以增强头部血管的抗压力，减少胆固醇沉积于颈动脉的机会，有利于预防脑卒中。

### 2. 耸肩法

每天清晨缓缓起床，坐直身体，双眼平视，双臂自然下垂。双肩向上尽量缓慢上提，以不能提高为度。然后，缓慢下降。这样反复做 10 ~ 15 次，每次 3 ~ 5 分钟即可。耸肩运动可以活血通络，减少脑供血不足的可能，可以预防脑卒中。

## » 中药泡脚，活血通络，可调理中风后遗症

在生活中，中风后遗症患者应以"活血通络""温经散寒"为调养重点。患者可以用以下几个足浴方法进行调养：

### 1. 透骨草山甲汤

取透骨草 25 克，穿山甲 25 克，急性子、片姜黄、荆三棱、莪术、汉防己、威灵仙各 15 克。将上药放入锅中，加清水适量，浸泡 5 ~ 10 分钟后，水煎取汁，放入浴盆中，熏洗患手、患足，每次洗 30 分钟。此方有活血通络，消肿止痛的功效，适用于脑卒中后手足肿胀症。每日 2 次，7 日为 1 个疗程，间隔 2 ~ 3 日行下一个疗程，连续 2 ~ 3 个疗程。

### 2. 二草红花汤

取 30 克伸筋草，30 克透骨草，30 克红花。先把诸药放入搪瓷脸盆中，加清水 2000 毫升，浸泡 5 ~ 10 分钟后，煮沸 10 分钟取出，放入浴盆中，药液温度以 50 ~ 60℃为宜，浸洗患肢，先浸洗手部，再浸洗足部，浸洗时手指，足趾在汤液中进行自主伸屈活动。手足麻木者可加 250 克霜桑叶（桑叶）煎汤熏洗全身或频洗患肢。此方有活血通络、理筋透骨的功效。适用于脑卒中后手足疼挛。每次 15 ~ 20 分钟，药液温度下降后可再加热，每日 3 次，连续 2 个月。

### 3. 石菖蒲汤

准备制川乌、吴茱萸、炮山甲（代）、海蛤粉各 90 克，石菖蒲 180 克，葱白适量。将前四味药共研细末，葱汁适量调为稀糊状捏成圆饼样，贴在患侧足心涌泉穴，纱布带束紧。将石菖蒲加清水 5000 毫升煮沸，倒在杉木桶中，中间放一木凳，将患足踏在木凳上，再用毛巾被裹住桶口，勿使热气外散，熏蒸患足，待水温适宜时，取出木凳，足浴，待身上有微汗出时去掉药饼，拭干腿足，卧床覆被避风静养。此法有温经散寒，活血通络的功效，适用于调理脑卒中后半身不遂症。此方宜在刚患病时立即用 1 次，以后每隔 7 天 1 次，一般连续 3 次后，手足便逐渐恢复自主活动。

### 4. 五枝茄根汤

蓖麻仁 5 克，桃枝、柳枝、桑枝、槐枝、椿枝、茄根各 40 克。将上药放入锅中，加入清水适量，浸泡 5 ~ 10 分钟后，水煎取汁，放入浴盆中，待温时熏洗患处及足浴此方有活血通络的功效，适用于调理脑卒中后半身不遂。每日 2 次，每次 10 ~ 30 分钟，连续 1 ~ 2 个月。

### 5. 参芪活血汤

准备党参、黄芪、当归、丹参、川芎、牛膝，伸筋草、透骨草、马钱子各 30 克，威灵仙 50 克。将上药放入锅中，加清水适量，浸泡 5 ~ 10 分钟后，水煎取汁，放入浴盆中，待温时熏洗患处及足浴。此方有益气活血、通络止痛的功效，适用于调理脑卒中后半身不遂、肢体疼痛。每日 2 次，每次 10 ~ 30 分钟，连续 1 ~ 2 个月。

# ▶ 颈椎病

颈椎病是一种颈椎椎间盘变性退化，颈椎骨质增生引起的综合征，该病由颈椎管先天狭窄，即可压迫周围的脊髓、神经根、血管等，而形成颈椎病。发病时常伴有头颈肩部疼痛、上肢麻木、肌肉无力、眩晕、猛然昏倒，压迫交感神经可产生头晕、眼花、耳鸣、心律不齐、步履蹒跚、汗出异常，压迫食道可引起吞咽困难等症状。任何年龄的人均可患颈椎病，但以中老年人居多。中医认为，肝肾亏损，外感风寒湿邪都会导致颈椎病，所以防治颈椎病应"补气血，祛寒邪"为主。

## » 牛肉暖胃，常吃补气血

牛肉素有"肉中骄子"的美称，是中国人的第二大肉类食品，仅次于猪肉。现代医学研究认为，牛肉含有丰富的蛋白质，氨基酸组成比猪肉更接近人体需要，所以能够提高机体抗病能力，对生长发育及手术后、病后调养的人特别适宜。

中医认为，牛肉味甘，性平，入脾、胃二经，常吃牛肉可以补充气血，健脾利胃，可以缓解颈椎病症状。颈椎病患者可以食用牛肉糯米粥进行调理。具体做法：准备牛肉 50 克，糯米 100 克，适量的生姜、葱、油、盐。先把牛肉切成肉丁，同糯米放入砂锅内煮粥，待肉烂粥熟后，加入生姜、葱、油、盐等调味品服用。此药膳可以益肾养肝，滋养筋脉，适用于颈椎病，以手足拘挛为特征者服用。一天分 2 次服用，半个月为 1 个疗程。

## » 用葛根煮粥，减轻颈椎痛

《本草纲目》载，葛根性凉，气平，味甘，归脾、胃经，具清热、降火、排毒等功效。现代医学研究表明：葛根中的异黄酮类化合物葛根素对高血压、高血脂、高血糖和心脑血管疾病有一定疗效。中医常用葛根治疗颈椎，比如张仲景的《伤寒杂病论》中说："太阳病，项背强几几。反汗出恶风者，桂枝加葛根汤主之。"以下是两款含葛根的药膳。

### 1. 葛根赤豆粳米粥

准备葛根 15 克，红小豆 20 克，粳米 30 克。先把葛根水煎去渣取汁，加入红小豆、粳米，大火煮沸，小火熬至粥成即可。日服 2 次。一般可以连续服用半个月。此药方可以祛风化湿、舒筋活络，适用于颈椎病痹痛型，以上肢窜痛、麻木为特征者。

### 2. 葛根五加粥

准备葛根、薏米仁、粳米各 50 克，刺五加 15 克。先把以上药物洗干净，葛根切碎，刺五加先煎，去渣取汁，与余料同放锅中，加水适量。大火煮沸，小火熬成粥。可加冰糖适量。日服 2 次。一般可以连续服用半个月。此药可以有祛风除湿止痛的功效，适宜于风寒湿痹阻型颈椎病、颈项强痛者。

其实，颈椎病需要三分治七分养，平时患者应改善工作及生活不良习惯及姿势，还应适当地进行锻炼。

## » 后溪穴，帮你摆脱颈椎病的困扰

后溪穴是小肠经上的穴位，它有非凡的治病疗效，尤其对于颈椎病更有神奇疗效。

怎么找后溪穴呢？我们可以把手握成拳，在小指掌指关节后的远侧掌横纹头赤白肉交际的地方就是后溪穴。后溪穴可以直接通达人体一身阳气的督脉，督脉的阳气旺，则全身的阳气旺。因此按揉后溪穴，一般按揉几分钟后就可振奋督脉的阳气，并由此振奋全身的阳气，让人能感觉到身体像熊熊燃烧的火炉一样，暖彻心扉，祛寒除邪的效果非常好。

在生活中，让双手的后溪穴抵在桌沿或键盘上，来回滚动、揉按，这一动作每个小时进行 1 次，持续进行 5 ~ 10 分钟就足够好地刺激了你的后溪穴。如果用手操作，宜用拇指和示指同时对后溪穴发力，需要提醒的是，由于手上的穴位比较敏感，按摩的时候力度要合适，不要过重，这样会给人体带来不适感，并容易伤及手上的皮肤。

养成按揉后溪穴的习惯，可以补阳气、祛寒邪，可以很好地保护颈椎。

## » 艾灸通畅气血，舒筋通络，轻松治疗颈椎病

中医认为，形成颈椎病的原因主要是风寒湿痹、经络受阻、肝肾亏虚、经络瘀滞等。在相关穴位施灸可以舒筋通络，改善血液循环，达到治疗颈椎病的目的。

### 1. 艾条温和灸

取大椎、大杼（位于背部，在第一胸椎棘突下，旁开 1.5 寸）、颈百劳（项部，在大椎穴直上 2 寸，后正中线旁开 1 寸）、阿是穴等穴位，让患者取俯卧位，施灸者立于患者身体一侧，将艾条的一端点燃，距离皮肤 3 ~ 5 厘米高度，火头对准穴位皮肤施灸。以患者感觉温热而不感觉到疼痛为宜。每穴灸 15 ~ 20 分钟，以患者感觉到舒适，局部皮肤潮红为度。每日灸 1 ~ 2 次。施灸者要集中注意力，不要左顾右盼，以免艾灰掉落或火头接触到皮肤。

### 2. 艾炷隔姜灸

取风池、大椎穴，先灸风池穴，再灸大椎穴。把新鲜的老姜切成厚约 0.3 厘米的薄片，用针扎数个小孔。然后把姜片放置在需要施灸的穴位上。把中艾炷放置在姜片中央，点燃艾炷施灸。当患者感觉灼痛时，可将姜片抬起，使其离开皮肤片刻再放下，反复操作。每穴灸 5 ~ 7 壮，以局部皮肤潮红为度。每日灸 1 ~ 2 次即可。

## » 练练五步操，保护颈椎效果好

不良的生活习惯也是导致颈椎病的原因，尤其是那些长期伏案工作的人更是如此，所以，生活中，为了保护颈椎一定要多运动。预防颈椎病，可以练习一下五步操，每 1 ~ 2 个小时可练习一次，非常适合长期伏案工作的人。

第一步是按揉后颈。选取坐或站立位，用一只手的手掌覆盖在颈后，拇指与其余的四指分开，五指自上向下均匀用力按揉，往返 20 ~ 30 次。

第二步是双手托颅动作。站立，头微后仰，双手交叉托在头后方，向上提托头颈，一张一弛，往返 20 ~ 30 次，也可以同时配合胸部后仰，活动脊柱的上部及胸廓、肩背等部位，达到放松诸关节的效果。

第三步是后望动作。站立，双手叉腰，两脚分开与肩同宽，双眼平视，头颈部反复向左及向右转动。活动范围从小到大，次数控制在 20 ~ 30 次即可。

第四步是前伸动作。站立，双手叉腰，两脚分开与肩同宽，颈前伸并侧转，看前下方，反复交替进行。注意动作要自然、连续、和缓，头颈始终保持前屈位。

第五步是回头动作。站立，双手叉腰，两脚分开与肩同宽，头颈转向身后，左右交替，反复 10 ~ 20 次。

经常练习五步操可以缓解颈肌紧张、改善局部血液循环，增强颈背部肌肉力量，保持颈椎的稳定性，可预防颈椎病。

## ▶ 更年期综合征

女性更年期综合征是指妇女在绝经前后，因卵巢功能逐渐衰退或丧失，以致雌激素水

平下降所引起的以自主神经功能紊乱及代谢障碍为主的一系列症候群。临床症状主要表现为心烦易怒、久晕目眩、耳鸣出汗、情绪多变、健忘多疑等，以及心悸失眠、血压增高等。中医认为，女性在绝经后，肾虚精亏，导致阴火旺盛，人体阴阳水火的平衡被打乱，所以会出现心烦易怒、头昏目眩、失眠等症状。调理更年期综合征，应以补肾气、养血安神为主。

## » 核桃帮你轻松度过更年期

健康的饮食加上正确的养生方法，就可以有效缓解更年期症状。在此，推荐一则食疗偏方——核桃莲肉猪骨粥，可治疗更年期综合征。

具体做法：准备猪骨 200 克，核桃肉 50 克，莲肉 50 克，大米 100 克。将核桃肉、莲肉、大米洗净，猪骨洗净斩小块。先把核桃肉、猪骨、莲肉一起入锅内，加水用武火煮开，改用文火煮 30 分钟，再加大米煮至成粥，调味温热服食。此粥适用于更年期综合征脾肾两虚所致的头昏耳鸣、腰膝酸软、夜尿频数、面浮肢肿、月经紊乱等症状。

## » 小麦甘草粥，滋补阴气，养血安神

对于那些为更年期综合征所苦的女性来说，可以食用一些小麦大枣粥，因为小麦能养心气，让人安神；甘草补脾胃不足，散表寒，养阴血；大枣补中益气、养血安神。

具体做法：准备小麦、粳米各 50 克，大枣 10 枚，甘草 15 克。先把甘草煎一煎，去掉渣，然后放入水、粳米、小麦以及大枣熬成粥。每天空腹吃 2 次。此粥不仅能清热止汗除烦，还能养血安神，可有缓解虚汗淋漓、心烦不寐、哭笑无常、心悸多梦等症状。

## » 蜜百合，让阴虚女性远离更年期烦恼

处于更年期的阴虚体质女性，比其他女性更易出现烦躁不安、燥热失眠、记忆力下降、皮肤长斑、起皱等现象。此类女人可以用蜜百合来调理这些症状。

具体做法：准备百合和蜂蜜各 20 克，搅拌均匀后蒸熟，于每晚睡前服用。蜜百合能滋润心肺，去燥去热，不仅能缓解更年期症状，也适宜肺阴虚干咳、心阴虚失眠和阴虚火旺烦躁的阴虚体质者长期食用。

## » 对症治疗更年期综合征的三款药膳

更年期的女人尤其需要调整饮食，以下是三款针对不同类型更年期综合征的药膳：

### 1. 百合莲子羹

取百合 50 克，莲子 20 克。将两者洗净后，清炖，喝汤、吃莲子，具有补肺安神、养脾润燥的功效，适合脾虚肝旺的更年期女性。

### 2. 枸杞桑葚饮

取枸杞子、桑葚各 50 克。先将干的枸杞子加水泡软，跟桑葚一起放入榨汁机后打汁。长期饮用，有益肝肾、清降虚火的作用，适合肝肾亏虚的更年期女性。

### 3. 二地当归粥

取生地、熟地各 20 克，当归 15 克，大米 100 克。将所有材料洗净后，加适量的清水，一起煮粥。长期食用，能够滋阴养血、健脾调经，适合阴虚的更年期女性。

## » 肝肾阴虚者，按摩太溪、太冲可缓解更年期综合征

对女性来说，更年期并不是磨难，而是一个审查自己身体的好时机，只要悉心调养，就可使体内的新陈代谢在一个新的基础上达到平衡的状态。每天坚持按揉太溪（位于内踝高点与跟腱之间的凹陷中）、太冲（位于足背，第一与第二跖骨结合部之前凹陷中）两个穴位，太冲要从后向前推按，每次单方向推 100 次、太溪顺时针按揉，每天早晚 2 次，每次 2

分钟。这样就可以有效缓解更年期综合征，而且适用于肝肾阴虚的女性。

## » 按摩手部反射区，补充肾气，更年期不再心烦失眠

中医认为，更年期综合征多是因为肾气不足导致的。所以，改善更年期综合征应补肾气。按摩手部反射区法，再配合食疗，可以很好地补肾气。

手部反射区是指手部的一些地方，比如指尖、手掌中央等，这些地方可以反映人体的五脏六腑，对它们进行按摩可以起到很好的辅助治疗的效果。手部与肾有关的反射区有：腹腔神经丛反射区，位于双手掌侧第二、第三和第三、第四掌骨之间，肾反射区位于双手掌中央；生殖腺反射区，位于双手掌根部横纹中点；腹股沟反射区，位于双手腕侧横纹处，骨头凹陷处；肾上腺反射区位于双手掌侧第二、第三骨之间，距离第二、第三掌骨头约2厘米。这几个反射区与肾脏和生殖系统密切相关，按摩这些部位可以强肾健体。

按摩方法：用温水洗手，剪短指甲，做几个深呼吸，放松心情，首先由近端向远端推按腹腔神经丛反射区20次；点按肾反射区2分钟；点按生殖腺反射区2分钟；按腹股沟反射区1分钟；按摩肾上腺反射区2分钟。

有一点需要注意，在进行按摩时注意要放松身体，保持愉快的心情，而且用力不要过重，也不可急于求成，需要长期坚持才有效果。

## » 艾灸关元、中极、心俞等穴，顺利度过更年期

艾灸可以减轻病痛，调节能量平衡，使女性平稳顺利地度过更年期。比如艾灸任脉关元（位于腹部前正中线上，脐下3寸处）、中极（位于前正中线上，脐下4寸处）两穴，有调益冲任、培补元气的功效；艾灸心俞、肝俞、肾俞三穴，有滋阴壮阳、充养肝肾的功效，艾灸足三里、三阴交、太冲三穴有健脾和胃、益气生血的功效。

施灸时，将艾条一端点燃后，先对准腰背部的心俞、肝俞、肾俞穴，腹部的关元、中极穴，高悬于这些穴位上方2～4厘米处，每穴各熏灸20分钟左右，随后，再按同样的方法在足三里、三阴交、太冲三穴，各熏灸20～30分钟。也可采用艾炷隔附子饼灸，腰背部、腹部每穴灸5壮，四肢每穴灸5～7壮即可。

# ▶ 慢性支气管炎

慢性支气管炎简称"慢支"，虽然在临床上有实证和虚证之分，但中医里说久病必虚，慢性支气管炎多为"久病"，因此多为虚证，而且虚证又有脾肺两虚和肺肾两虚之分。

如果是咳嗽气短，特别容易乏力疲倦、大便溏薄，每次遇到风寒的时候咳嗽气喘便加重，这多为脾肺两虚。因为肺主气，肺虚了常常会气短而喘。如果脾虚很容易大便溏薄，甚至胃口不好。当感受风寒时，肺气就更加损伤，咳痰气喘就会更加严重了。

肺肾两虚的患者经常会感觉四肢冰凉，而且特别怕冷，咳出来的痰也往往比较稀，颜色也相对比较白。肾气虚弱，阳气不足，人会感觉到四肢发凉。因为原因不同，在治疗慢性支气管炎的时候，一定要对症治疗。

## » 枇杷——赶走慢性支气管炎的勇士

研究发现，枇杷中含有苦杏仁苷，这种物质能够润肺止咳、祛痰，可治疗各种咳嗽。枇杷果实及叶有抑制流感病毒作用，常吃可以预防四时感冒；枇杷叶可晾干制成茶叶，有和胃降逆的功效。但是脾虚泄泻者忌食枇杷，因为枇杷含糖量高，糖尿病患者也要忌食。枇杷仁是有毒的，千万不可食用。

以下是治疗慢性支气管炎的两款药膳：

### 1. 枇杷冻

取枇杷500克，琼脂10克，白糖150克。把琼脂用水泡软；将枇杷洗净，去皮，一剖

为二，去核。锅置火上，放入适量清水、糖和琼脂，熬成汁；将枇杷放入碗中，倒入琼脂汁，凉凉，放入冰箱内冷冻即成。

### 2. 秋梨枇杷膏

取雪梨 6 个，枇杷叶 5 片，蜜糖 5 汤匙，南杏 10 粒，蜜枣 2 颗，砂纸 1 张。先把 5 个雪梨切去 1/5 做盖，再把梨肉和梨心挖去。把枇杷叶、南杏和蜜枣洗净，放进梨内。余下的 1 个梨削皮、去心、切小块，将所有梨肉和蜜糖拌匀，分放入每个雪梨内；盖上雪梨盖，放在炖盅里，封上砂纸，以小火炖 2 小时即可。

## » 白梨——治疗"慢支"的佳品

中医主张，治疗慢性支气管炎应"调养五脏，健脾养肺"为重点。白梨是不错的选择，因为白梨营养丰富，多汁可口，有平肝降火、润肺化痰、止渴生津的作用，《本草纲目》说白梨能"润肺凉心，消痰降火"，是历代医家都会选取的治疗肺病的常用药材之一。

### 1. 冰糖白梨

准备 1 个白梨，9 克川贝母，12 克冰糖，将白梨挖一个空洞，纳入冰糖及川贝母，水煎至梨熟。每日分 2 次服用，6 剂为 1 个疗程。

在这个药方中，川贝母性苦，微寒，既能止痰化咳，又能清热润肺，是治疗肺热咳嗽的佳品。冰糖是诸种糖类中性较甘平的，能和胃润肺，止咳化痰。白梨、川贝母、冰糖都是专门针对慢性支气管炎的药材，可谓是多管齐下，治疗效果非常好。

### 2. 蜂蜜白梨

准备 1 个白梨，30 克蜂蜜。先把将大白梨挖空后，装入蜂蜜，然后蒸熟即可食用，每天 2 个，连服 1 周。在这个药方中，蜂蜜有润脏腑，通三焦，调脾胃的功效，还有，滋养、润燥、解毒的作用，可有效治疗慢性支气管炎。

## » 冬天吃橘子，止咳润肺防治慢支

慢性支气管炎患者在饮食上也要多加注意，多吃一些清淡、润肺的食物，离辛辣、厚味的食物远一点儿。因为无论是辛辣的食物还是脂多厚味的食物都不容易消化，很容易在体内产生痰湿，为慢性支气管炎提供"痰"的基础。另外，更不要吸烟喝酒。

在冬天的时候，慢性支气管炎患者可以多吃一点儿养肺的梨或者橘子。尤其是橘子，味甘酸、性凉，入肺、胃经，具有开胃理气、止咳润肺的功效。在古代，就有人曾经用橘子治疗慢性支气管炎的经验。

## » 猪肺粥治脾胃虚型慢支，核桃人参饮治肺肾虚型慢支

防治脾肺两虚引起的慢性支气管炎，首先要益气健脾，化痰去湿。猪肺粥就具有这样的功效。

猪肺粥的做法很简单，先把猪肺 500 克洗净，加适量水烧开，把猪肺焯一下，去掉泡沫，然后捞出来切成小丁，再把薏米 50 克、粳米 100 克一起用大火煮沸，然后再用文火煨熬，米熟时加入少许盐、味精调味即可。其中，薏米具有健脾去湿的功效，而猪肺具有补虚、止咳的作用，所以猪肺粥可以有效治疗脾肺两虚引起的慢性支气管炎。

对于肺肾两虚的慢性支气管炎，可以用核桃人参饮来调理。

具体做法：先将 20 可核桃仁、6 克人参以及 3 片生姜加入适量的水一同煎煮，取汁一小碗约 200 毫升即可，喝之前加入适量的冰糖调味就可以了。核桃是入肾经的，经常吃核桃有补肾的功效，而生姜又有温肺止咳的功效，所以核桃人参饮具有温肾纳气、止咳化痰的功效，适用于治疗肺肾两虚引起的慢性支气管炎。

## » 治疗慢性支气管炎的四个中药方

除了饮食调理慢性支气管炎以外，也可以用中药治疗此病。以下 4 个小偏方可以治疗慢性支气管炎。

### 1. 沙参百合茶

取 15 克沙参，15 克百合，川贝母 3 克。将三种中药研成粗末，冲入沸水，加盖闷 30 分钟，代茶饮用。本方适用干燥热型急性支气管炎，症见干咳无痰，或痰中带血，鼻燥，咽干，大便干燥、小便黄少等。每日 1 剂。

### 2. 苏子大米粥

取 15 ~ 20 克苏子，100 克大米，适量的冰糖。将苏子捣烂如泥，加水煎取浓汁，去渣，放入大米、冰糖，同煮为稀粥。苏子有止咳平喘、养胃润肠的功效，所以此粥适用于急慢性气管炎、咳嗽多痰、胸闷气喘、大便干结者。

### 3. 黄精冰糖方

取 30 克黄精，50 克冰糖。将黄精洗净，用冷水发泡，置砂锅内加适量水慢煮，直至黄精烂熟，加冰糖服用。每日 2 次，吃黄精饮汤。黄精可清肺、健脾、益肾。本方适用于肺燥干咳无痰、食少口干、肾虚腰痛支气管炎。

### 4. 蜜枣甘草汤

取 8 颗蜜枣，6 克生甘草。将蜜枣、生甘草加清水 2 碗，煎至 1 碗，去渣即可。本方具有补中益气、润肺止咳的功效，适用于慢性支气管炎引起的咳嗽、咽干喉痛等症。饮服，每日 2 次。

## » 按摩陶道穴，改善肺功能

中医理论指出，按揉陶道穴能够显著地改善肺功能。督脉在后背上的穴位都是井然有序、并列排列的，大椎往下的第一个胸椎就是陶道穴。慢性支气管患者或者经常咳嗽、自觉肺功能不太好的人，平时可以经常刺激陶道穴。

按摩方法是：在按摩的时候可以低下头，一手将头按住，另一只手的大拇指顶住穴位，其余四指抓住脖颈得力，用大拇指按揉。按摩的时候多用点劲，每次按摩大概 100 下。这个按摩方法可以改善肺功能，可用来防治慢性支气管炎。

## » 艾灸风门、肺俞等穴，清肺消炎效果好

中医指出，引起支气管炎的原因主要是脾、肺、肾亏虚及肝、肺实热。在相应穴位施灸可以改善脏腑功能，进而改善慢性支气管炎的各种症状。以下是治疗慢性炎支气管炎的两种艾灸方法：

### 1. 艾条温和灸

选择风门（位于背部，在第二胸椎棘突下，旁开 1.5 寸）、大椎、大杼、肺俞等穴位施灸。让患者取俯卧位，露出穴位皮肤，施灸者立于患者一侧，将艾条的一端点燃，对准穴位，离皮肤 3 ~ 5 厘米高度施灸，以患者局部有温热感而无疼痛感为宜。每穴灸 15 ~ 20 分钟，至皮肤出现红晕为度。如果患者感觉迟钝，施灸者可把示指和中指置于施灸部位两侧感受温度，防止灼伤患者皮肤。每日灸 1 ~ 2 次即可。

### 2. 隔姜灸

选择肺俞穴施灸。先把新鲜的老姜切成 0.3 厘米厚的薄片，用针在姜片上扎数个小孔。让患者取俯卧位，把姜片放置在肺俞穴上。在施治过程中患者不要移动身体，以免艾炷脱落烫伤皮肤。在姜片上放置如半个枣核大的中艾炷，点燃施灸，当患者感觉灼痛时，可抬起姜片缓解疼痛，旋即放下，继续灸治，反复进行。每次施灸 5 ~ 7 壮，以局部皮肤潮红

为度。每日灸 1 ～ 2 次即可。

## » 小小保健操，让你远离慢性支气管炎

下面是一套适合病情稳定的慢性支气管炎患者的保健操。这套操共三节，可以早晚各做 1 次。

第一节是颈部牵伸动作，共八拍。取站或坐位，双手下垂。第 1 拍，吸气，头向左肩倾；第 2 拍，呼气，回位；第 3 拍，吸气，头向右肩倾；第 4 拍，呼气，回位。交替进行。

第二节是扩胸吸气动作，共八拍。站立和坐下都可，双手叉腰。第 1 拍，吸气，尽量地耸肩，保持数秒；第 2 拍，呼气，回位，肌肉放松；第 3 拍，吸气，两肩肘尽量后伸，保持数秒；第 4 拍，呼气，回位，肌肉放松。再重复运动 4 拍。

第三节是缩胸排气动作，立和坐下都可，双手掌心放置在软肋部。第 1 拍，吸气，气沉丹田；第 2 拍，呼气，双手缓慢压迫软肋，直到呼气结束为宜；第 3 拍，吸气，动作同第 1 拍；第 4 拍，缩嘴呈吹口哨状，同时双手重复第 2 拍的动作。后 4 拍重复即可。

这套健身操可以改善呼吸功能，帮助清除支气管分泌物，可改善慢性支气管炎的症状。

# ▶ 失眠

失眠是指至少在 3 个月以上，出现慢性、长期的睡眠障碍，难以入眠，睡后易醒，睡眠不实，伴有疲劳、记忆力下降等症状。中医认为，心主神志，也就是说睡眠的问题归心管，一旦人的气血不足，心失所养，就会出现失眠的症状。另外，还有一种人长期情绪不畅，郁郁寡欢，导致身体里面肝郁气滞。一旦气机不畅，壅滞在身体里面，到达不了该到的地方，就会化火扰心。中医里有"胃不和则卧不安"的说法，意思是说人的胃肠失调会导致气机失畅，进而内扰心神，引起失眠。

失眠多是阳气旺盛阴气虚弱所致，所以治疗失眠要以滋阴为主，秋冬季是失眠患者调养的好时节，患者可利用这个机会好好地调补一番。

## » 想要一夜安眠，煮粥加白莲

莲子是中医治病最常用的一味中药。莲子性平，味甘、涩，具有养心安神、健脾补肾、固精止遗、涩肠止泻之功效，可以治疗脾虚泄、肾亏遗精、妇女崩漏与白带过多、心肾不交之心悸失眠、虚烦消渴及尿血等症。莲子除含有多种维生素、微量元素外，还含有荷叶碱、金丝草苷等物质，对治疗神经衰弱等病症有效。所以，失眠者可以适量吃一些莲子，当然也可以用小米加莲子熬粥，也可以做成冰糖莲子汤或银耳莲子羹，这些方法对失眠都有很好的治疗效果。

## » 五味子膏调和气血，补心肾，让人安然入睡

中医认为，治疗失眠应以疏通经络、调和气血为主。五味子膏就有这种功效。五味子膏药的做法很简单，准备五味子 250 克，蜂蜜半瓶。先把五味子用清水泡半天，然后加水煎，大火烧开后再改用小火熬，使汁液慢慢浓缩，然后加入蜂蜜，不断搅拌，直至浓缩成膏，收在容器中密封好，放入冰箱保存。每次取 2 小匙冲服，每天早、晚各 1 次，空腹服。连续服几个月，失眠症状得到改善。

五味子对五脏都有补益的作用，五脏安，人自然也就能安然入睡了。五味子因其产地的不同，又有南、北之分，入药的多为北五味子。所以，在选择购买五味子时，一定要分辨清楚，以免影响疗效。一般来说，北五味子色黑，南五味子色红。

## » 要养心安神，找灵芝来帮忙

《本草纲目》中说，灵芝味甘，性平，入心、肺、肝、肾经，可以益心气能养心安神，是治疗失眠的最佳补品。经常服食灵芝，对于心气虚弱、心脾两虚、气血不足等所致的失

眠、多梦、健忘、心神不宁等诸多症状，都能起到较好的改善作用。此外，灵芝还有助于增强免疫力，延缓衰老。如果是想用灵芝养心安神，不妨服食"灵芝心子"药膳。

具体做法：先准备猪心 500 克，灵芝 10 克，适量的花椒、白糖、味精、生姜、葱、食盐、香油、卤汁。把灵芝冲洗干净后放到砂锅中，加入水 600 毫升，煎煮 30 分钟，滤出汁；猪心洗净，放到开水中略煮一下，除掉血水，然后一剖两半，将其放到砂锅中；将药汁、生姜、葱、花椒同入锅煮到六成熟，捞出凉凉；将猪心放在卤汁锅内，用文火煮熟捞起；取适量卤汁，加入食盐、白糖、味精、香油，加热收成浓汁，均匀地涂在猪心里外即可食用。此药膳具有养心安神的功效，适用于治疗失眠症。

## » 百合红枣绿豆粥，滋阴养血，清心安神

失眠的阴虚体质者可服用百合红枣绿豆粥来改善睡眠效果。百合红枣绿豆粥可治疗因内热旺盛、焦虑烦躁、心悸、神经衰弱等引起的失眠。

具体做法：取百合绿豆各 50 克，红枣 20 枚，粳米 50 克。先将绿豆煮至半熟，然后放入百合、红枣和大米，再煮成粥服食。每天食用即可。百合红枣绿豆粥可清心安神、清热除烦、滋阴养血，也适合处于更年期的阴虚体质者食用。

## » 治疗肝郁血虚型失眠可用酸枣仁加柴胡

有些人失眠是因为肝气郁结得不到疏泄所致。此类失眠患者应以"疏泄肝气，补足血气，清肝泻火"为治疗重点，以下是两款治疗肝气郁结型失眠的药方。

### 1. 酸枣仁汤加柴胡

酸枣仁 9 克，甘草 3 克，知母 9 克，茯神 12 克，川芎 6 克，柴胡 12 克。方中酸枣仁养肝血、安心神；川芎调畅气血，疏达肝气，茯神、甘草宁心；知母清热除烦，加入柴胡可以加强疏肝的功效。

### 2. 龙胆泻肝汤

龙胆草 12 克，泽泻 9 克，木通 3 克，当归 6 克，柴胡 12 克，生地黄 9 克，车前子 12 克。方中龙胆草清肝泻火；泽泻、车前子清利肝经湿热；当归、生地黄养血和肝，柴胡疏畅肝胆之气，此药方具有清肝利湿、泻火的作用。

## » 艾灸心俞、脾俞等穴，让你一夜睡到天亮

中医认为，失眠主要是由脏腑功能紊乱、气血亏虚、阴阳失调造成的。在相关穴位艾灸可以调节脏腑功能、平衡阴阳，从而改善失眠症状。

### 1. 艾炷隔姜灸

艾灸方法是取心俞、脾俞、膈俞（位于背部，在第七胸椎棘突下，旁开 1.5 寸）、神门（位于腕部，腕掌侧横纹尺侧端，尺侧腕屈肌腱的桡侧凹陷处）、足三里等穴位，按照先上部后下部的顺序施灸。将新鲜的老姜切成厚约 0.3 厘米的薄片，用针在其上扎数个小孔。然后让患者取合适的体位，把姜片放置在要施灸的穴位上。把中艾炷放置在姜片的中央，点燃施灸。若艾灸过程中患者感觉疼痛，可抬起姜片片刻缓解疼痛旋即放下，反复操作。燃完第一壮再更换第二壮。每穴灸 3 ~ 5 壮，以皮肤潮红为度。这样的治疗每晚 1 次，7 次为 1 个疗程。这种方法尤其适用于心脾不足引起的失眠。

### 2. 艾炷隔芹菜根灸

艾灸方法是取心俞、肾俞、志室（位于腰部，在第二腰椎棘突下，旁开 3 寸）、大陵（位于腕掌横纹的中点处，在掌长肌腱与桡侧腕屈肌腱之间）、神门、太溪、然谷（位于足内侧缘，足舟骨粗隆下方，赤白肉际）、涌泉等穴位，按照先灸上部穴位再灸下部穴位的顺序施灸。将鲜芹菜根切成厚约 0.3 厘米的薄片，用针在薄片上扎数个小孔。然后让患者取合适的体位，把薄片放置在穴位上。把中艾炷放置在芹菜根片上，点燃施灸。在艾灸过程中

若患者感觉疼痛，可将芹菜根片略抬起旋即放下，反复操作，以缓解疼痛。每穴灸 3 ~ 5 壮，以穴位处皮肤潮红为度。这样的治疗每晚一次，7 次为 1 个疗程。此种方法尤其适用于心肾不交引起的失眠。

## » 按摩心俞等穴可治疗心脾两虚型失眠

治疗因心脾两虚造成的失眠，可以选神门穴、内关穴、百会穴（位于头部，前发际正中直上 5 寸）、安眠穴，再加上心俞穴、脾俞穴、三阴交穴。心俞穴属于足太阳膀胱经上的经穴，是心的背俞穴，刺激此穴可治疗心痛、惊悸、失眠、健忘等证。每天坚持按摩以上各穴位 3 ~ 5 分钟，或对每个穴位进行温和灸 10 ~ 20 分钟。长期坚持，可有效防止失眠。

## » 各类失眠症的贴敷疗法

以下是各类失眠症的贴敷疗法，失眠患者可以尝试一下：

第一种方法是取耳部的神门、肝、脾、皮质下、交感等穴位，任选两三个穴位贴菜籽，每 24 ~ 72 小时换 1 次，这些穴位可交替进行贴敷。此法适用于各种类型的失眠症，尤以肝郁脾虚型为佳。

第二种方法是取心俞穴、神堂穴（位于人体背部，当胸椎棘突下，旁开 3 寸处）、膻中穴、神门穴，从中任选一两个穴位，再取类似于绿豆、红豆、菜籽或大米的粒状物，用伤湿止痛膏贴在穴位处。此法适用于各种类型的失眠症，尤以肝郁脾虚型为佳。

第三种方法是用吴茱萸、肉桂、川椒研末，取各等量，用伤湿止痛膏将其敷在涌泉穴上。涌泉贴敷适合于虚寒体质或老年的失眠患者，这些药物研末后有挥发油的成分，所以要把剩余的药物装在瓶子里面保存。此方适用于肾之阳气亏虚或心肾不交者，常见症状有口干、舌红、心烦及下肢发凉等。

第四种方法是分别将陈皮、山楂、枳实、莱菔子研末，取适量，填满肚脐，用手指压一压后，贴上胶布，一两天换 1 次，适用于胃肠失调的失眠患者。

## » 治疗失眠的三种中药足浴法

俗话说"睡前洗洗脚，犹如吃补药"，生动地表明了泡足的好处。事实上，古人早把"睡前一盆汤"视为养生之道，失眠患者不放用以下药方泡脚。

### 1. 黄连肉桂汤

取黄连 10 克，肉桂 5 克。将上药放入锅中，加清水适量，浸泡 5 ~ 10 分钟后，水煎取汁，放入浴盆中，待温时足浴，每晚 1 次，每次 15 ~ 30 分钟，2 日 1 剂，浴后即可上床睡觉，连续 3 ~ 5 天。此药方有清心安神的功效，适用于治疗失眠多梦、心烦不寐等症。

### 2. 二仁磁石汤

取酸枣仁、柏子仁、磁石各 25 克，当归、知母各 20 克，朱砂 10 克。将上药放入锅中，加清水适量，浸泡 5 ~ 10 分钟后，水煎取汁，放入浴盆中，待温时足浴，每晚 1 次，每次 15 ~ 30 分钟，2 日 1 剂，浴后即可上床睡觉，连续 3 ~ 5 天。此药方具有清热镇惊、和胃安神的功效，适用于治疗失眠、多梦、易惊醒等症。

### 3. 安神磁石汤

取磁石 30 克，菊花、黄芩、夜交藤各 25 克。将上药放入锅中，加清水适量，浸泡 5 ~ 10 分钟后，水煎取汁，放入浴盆中，待温时足浴，每晚 1 次，每次 15 ~ 30 分钟，2 日 1 剂，浴后即可上床睡觉，连续 3 ~ 5 次。此药方有清热镇惊、和胃安神的功效，适用于治疗失眠、多梦、易惊等症。

# ▶ 多汗症

生活中，我们经常碰到一些人稍微一活动就出汗，这并不是因为天热，气温高，而是由于自身的卫气不足造成的，在中医里属于"汗症"。汗症又分为自汗和盗汗。盗汗是指夜间入睡出汗的症状，盗汗主要是阴虚内热引起的，阴虚的人体内都有内热，内热会把体内的津液逼出来，所以人会出汗。自汗是白天稍微活动就大汗淋漓。自汗的人一般都伴有不耐风寒、极易感冒、时时畏寒、气短气促、倦怠懒言等症状。自汗主要由气虚所致，临床表现为汗出、恶风、动则加重、神疲乏力、少气懒言、面色少华、古淡苔薄白、脉弱等。中医认为，防治多汗应从补气阴、调节阴阳入手。

## » 大枣黑豆配黄芪，补益气血治多汗

我们知道，大枣是很好的补气养血功效，是一种最常用的美食和药材。大枣能健脾和胃，富含蛋白质、脂肪、糖类、胡萝卜素、各种维生素以及钙、磷、铁和环磷酸腺苷等营养成分，能够消除疲劳、扩张血管、增加心肌收缩力，是气血不足、倦怠无力者的补养佳品。以下是两款大枣药膳，可以补气血，除热止汗，适用于治疗多汗症。

### 1. 大枣黑豆粥

取 20 枚大枣，50 克黑豆，30 克黄芪，在这些食材中加入水适量，大火开锅后小火熬30 分钟，倒出药汁；重新加水熬制，将 2 次的药汁混合，约有一碗的样子。这是 1 天的剂量，10 天为 1 个疗程。

### 2. 大枣小麦饮

取 10 枚大枣，7 克乌梅，15 克浮小麦，先把这些药材用布包裹好水煎，再加糖调服。每日 1 次，8 ～ 15 日为 1 个疗程。其中，乌梅可以消除疲劳，去烦躁，可治自汗、口燥咽干等疾病；浮小麦有除虚热、止汗的作用。

## » 中药贴敷治盗汗

盗汗者可以用中药贴敷的方法进行调理，以下是几个贴敷方法：

第一种贴敷方法是分别将五味子和五倍子研末，各取等量，在心俞穴、肝俞穴中任选一穴，用伤湿止痛膏将药粉贴在穴位上，每日 1 次。此方法适合任何盗汗患者。

第二种贴敷方法是分别将肉桂、山萸肉研末，各取等量，用伤湿止痛膏将药粉贴在涌泉穴上，每次贴 12 小时，每天 1 次。此方法适合任何年龄的盗汗患者。有一点需要注意：孕妇禁止贴敷涌泉穴。

第三种贴敷方法是取耳部的心、肝、肾、肺、脾、交感、神门等穴位，取几粒王不留行子，用胶布将其贴在穴位上，每天贴 12 个小时。此方法适合任何年龄的盗汗患者。

## » 艾灸肺俞神阙等穴，益气固表治多汗

中医认为，内分泌失调、体质虚弱、精神因素等都会导致多汗症，在相关穴位施灸能够调节内分泌，益气固表，提高机体的抗病能力，可以改善多汗症。

### 1. 艾条温和灸

取肺俞、心俞、脾俞、肾俞（位于腰部，在第二腰椎棘突下，旁开 1.5 寸）、足三里等穴位，按照先灸上部穴位再灸下部穴位的顺序施灸。让患者取合适的体位，施灸者点燃艾条的一端，手持艾条，让火头对准穴位皮肤，距离皮肤 3 ～ 5 厘米施灸，使患者穴位处皮肤有温热感而无灼痛感为宜，每穴灸 15 ～ 20 分钟，以患者穴位处皮肤潮红为度。施灸时施灸者注意力要集中，避免艾灰掉落灼伤皮肤。每日 1 ～ 2 次。

### 2. 艾条回旋灸

取神阙、关元穴，让患者取仰卧位，露出穴位皮肤，施灸者点燃艾条，火头距离施灸

穴位皮肤 3 厘米左右，施灸者手持艾条在穴位上方左右往返移动或旋转移动，移动范围在 3 厘米左右。使穴位皮肤有温热感而无灼痛感。每穴灸 10 ~ 15 分钟，以穴位处皮肤潮红为宜，不要艾灸过度，以免引发其他不适症状。

## » 自汗患者可按脾俞、肾俞、气海等穴

凡自汗者，不分年龄阶段，皆可用按摩法治疗自汗症：用手指指腹依次按摩脾俞穴（在脊柱区，第 11 胸椎棘突下后正中线开 1.5 寸）、心俞穴、肾俞穴、百会穴、合谷穴、复溜穴（在小腿内侧，内踝尖上 2 寸跟腱的前缘）、气海穴、太溪穴，每次任选 3 ~ 5 个穴位，每个穴位 3 ~ 5 分钟。按摩的时候，力度要小，时间不宜过长。

## » 多汗症的中药足浴疗法

除了饮食、贴敷、按摩可以治疗多汗症以外，中药泡脚法也可以治疗多汗症，下面介绍几个泡脚方剂。

### 1. 黄芪止汗汤

准备黄芪 30 克，防风 20 克，浮小麦、麻黄根各 15 克。将上药放入锅中，加清水适量，浸泡 5 ~ 10 分钟后，水煎取汁，放入浴盆中，待温时足浴，每日 2 次，每次 10 ~ 30 分钟，每日 1 剂，连续 5 ~ 7 天。此药方具有固表止汗的功效，适用于表虚自汗，盗汗、虚人易感冒等。

### 2. 桃树叶汤

准备 200 克桃叶。将桃叶择净，放入锅中，加清水适量，浸泡 5 ~ 10 分钟后，水煎取汁，放入浴盆中，待温时足浴，每日 2 次，每次 10 ~ 30 分钟，每日 1 剂，连续 3 ~ 5 天。此药方具有收敛止汗的功效，适用于盗汗者。

### 3. 甘蔗叶煎汤

取适量甘蔗叶。将甘蔗叶择干净，切成段，放入锅中，加清水适量，浸泡 5 ~ 10 分钟后，水煎取汁，放入浴盆中，待温时足浴，每日 1 ~ 2 次，每日 1 剂，连续 2 ~ 3 天。此药方具有清热止汗的功效。

## ▶ 冠心病

冠心病是一种最常见的心脏病，是指因冠状动脉狭窄、供血不足而引起的心肌功能障碍或器质性病变，所以又叫"缺血性心脏病"。在中医里，冠心病属于"心痛"范畴，对中老年人而言，脏腑功能出现虚损，比如脾胃阳虚、心气不足、肝气郁结等，就会导致气滞血瘀、痰浊内生，进而使得心脉痹阻而致病。冠心病患者还易引发高脂血、高血压等症。冠心病冬季为高发期，中医讲究冬病夏治，在夏季治疗冠心病宜采取温补心阳、祛寒活络的方法进行调理。

## » 瓜荷姜三汁饮，改善冠心病胸闷气短

瓜荷姜三汁饮是冠心病导致的胸闷气短者的"康复药"。制作方法是取荷叶汁 15 毫升，黄瓜汁 30 毫升，生姜汁 3 毫升。一次服下，每日 2 ~ 3 次。7 日为 1 个疗程。方子中的荷叶汁具有滋阴润燥等功效。黄瓜所含的丙醇二酸，有抑制糖类物质在机体内转化为脂肪的作用。冠心病患者吃黄瓜有一定益处。姜对大脑皮质、心脏、延髓的呼吸中枢和血管运动中枢均有兴奋作用，是心血管系统的有益保健品。瓜荷姜三汁饮适用于治疗冠心病胸闷气短症。

## » 枣香皮冻，"吃"走冠心病

冠心病患者可以用枣香皮冻进行调理。枣香皮冻具有补血、止血作用，可改善血液循环，加快血红蛋白和红细胞的生成，对冠心病具有辅助治疗和营养康复功效。

具体做法：先准备大枣 25 枚，猪皮 500 克、鲜姜 5 片，白酒、熟猪油、绵白糖各适量，然后在砂锅内放适量清水，将大枣洗净，待水沸时放进去煮 5 分钟左右捞出，去皮和核，然后捣成枣泥备用。再将洗净的猪皮放锅内氽水 5 分钟后捞出，将猪皮切成小块备用。在砂锅内重新放适量清水，将切好的猪皮小块放入锅中，将鲜姜和白酒放入，用文火把猪皮煮熟，再放入绵白糖、枣泥，再煮 10 分钟左右，等猪皮烂熟时捞出。最后，碗的内壁上涂抹熟猪油，将煮至烂熟的猪皮放入，冷却结成皮冻后倒出，切成长条或小块即可食用。

## » 治冠心病需补气血，黄芪三七最得力

中医理论指出，治疗心血管疾病，最重要的一点就是清瘀。当然，由于瘀血阻滞还会造成两个严重的后果，一是耗伤气血，二是碍气血化生。因此在治疗冠心病时，除了控制减少血液淤积外，还需要补充气血。

黄芪是补气的名药，在这款药膳中的作用是补气的。中医认为，血液要在血管里正常运行，就要有气的一个推动，如果没有这个推动力运行也就缓慢了。可见，黄芪在这款药膳中功效之大。三七这种药既能止血，又能活血，中医里有种说法叫"人参补气第一，三七补血第一"，各种出血症状都能用三七来治疗，因此我们用它来辅助治疗冠心病。

黄芪三七鸡是一道可以防治冠心病的药膳。具体做法：准备黄芪 60 克，三七 10 克，仔母鸡 1 只，调料适量。先将黄芪洗净切片，三七打碎，同入砂锅。再将仔母鸡宰杀去毛和内脏后放入砂锅，加水 1500 毫升，加料酒 10 克，大火煮沸，撇去浮沫，加食盐少许，老姜 1 块捶破，小火炖至鸡肉烂熟。之后再将黄芪、三七等渣去掉。吃鸡肉喝汤，空腹或佐餐食用都可。1 只鸡 2 天内分多次吃完，每周吃 2 ~ 3 只鸡即可。这款药膳也非常适合冠心病患者。

## » 冠心病刮痧疗法

防治冠心病，可以用这个刮痧法：选取大椎、膏肓、神堂、心俞、厥阴俞（位于足拇趾背侧中线，跖趾关节处）、内关、郄门等穴位。找准穴位后，进行常规消毒，然后在所选穴位上均匀地涂抹刮痧油或润肤乳。操作时，施术者一手持刮痧板，一手扶患者。先用刮板棱角刮拭背部大椎、膏肓、神堂、心俞及厥阴俞，以出痧为度。还可用刮板棱角点按心俞和厥阴俞。再刮内关、郄门，刮 20 ~ 30 次，至此穴处皮肤发热为宜。刮痧时不要用力过大。

## » 按摩内关穴，减轻心脏压力

中医学认为，心经为本经，心包络经则与心经互相联络，心脏有邪，心包络直接受其过，如果心脏有病，可以反映于心包经络经，而内关穴是手厥阴心包络经的重要合穴，所以能治冠心病等心脏病。内关穴在我们戴手表的地方，在腕内侧，腕横纹上两寸（三横指），两个大筋腱的中间。经常按一按内关穴，会减轻心脏的压力，有利于睡眠，尤其是经常睡不好觉、有心脏病的患者，按摩内关穴可改善症状。用点、揉手法均可，时间以 3 ~ 5 分钟为宜。另外，当心绞痛、心律失常发作时，用力不停点按内关穴，每次 3 分钟，间歇 1 分钟，有快速止痛的作用。

## » 得了冠心病，可以这么吃

饮食调理是治疗冠心病的基本方法，以下几道美食或药膳适合冠心病患者服用：

### 1. 丹红鸡

取丹参和红花各 10 克，土鸡 1 只。将土鸡中加盐、酱油等调料腌制，备用。锅中加适量

的水，大火烧开，放入丹参和红花后，隔水蒸煮土鸡。此药膳可以治疗脾虚血瘀型冠心病。

### 2. 田七人参汤

准备田七 10 克，人参 5 克。平时在煲汤的时，加入田七和人参即可。这种方法可以治疗气虚血瘀型冠心病。

### 3. 洋葱炒肉片

准备洋葱 150 克，瘦猪肉 50 克。先把瘦猪肉洗净切薄片，洋葱洗净切片，将油锅烧热，先放瘦肉翻炒，再放洋葱与肉同炒，加调料，再炒片刻即成。此药膳具有滋肝益肾、化浊去瘀、利湿解毒的功效，适用于治疗冠心病。

### 4. 山楂红花粥

按照 1 : 5 的比例，取适量的山楂和红花，洗干净，备用。锅中加水，大火烧开，将红花和山楂放入锅中，再加大米 100 克，煮成粥即可。此药膳可以治疗痰瘀内阻型冠心病。

## ▶ 心悸

心悸是指患者自觉心中悸动，甚至不能自主的一类症状。发病时，患者自觉心跳快而强，并伴有心前区不适感，在中医学中，属于"惊悸"和"怔忡"的范畴。中医认为，此病主要是由气血耗损、脏腑功能失调、心脉不畅、心气虚弱等引起的。另外，本病症可见于多种疾病过程中，多与失眠、健忘、眩晕、耳鸣等并存，凡各种原因引起的心脏搏动频率、节律发生异常，均可导致心悸。中医讲究对症治病，因此我们在进行调养之前一定要弄清自己的病因。

### » 莲子养心神补气血，是治疗心悸的良药

中医认为，莲子有养心神、益肾气、健脾胃、涩大肠的功效，主治夜寐多梦、失眠、健忘、心烦、口渴等病症。经常食用莲子或用莲心泡茶饮用，有助于补中益气、安神养心、增智安神，可作为心悸患者的食疗品。

#### 1. 桂圆莲子粥

取莲子、桂圆各 15 克，糯米 50 克，红枣 5 颗，白糖少许。先将莲子去皮，去心，洗干净；把红枣去核；糯米淘洗干净。将糯米倒入锅内，加入红枣、莲子肉、桂圆肉、白糖，水适量，置武火上烧沸，再用文火熬煮至熟即可。此药膳有补血安神、健脑益智、补养心脾的功效，对失眠、心悸、神经衰弱有较好的疗效。

#### 2. 蜜汁红莲

取白莲子 300 克，白糖 200 克，红枣 5 颗，大油 60 克。先将莲子用温水泡软，去尽莲心，用清水洗净；大油洗净，切丁待用；红枣温水洗净。砂锅置火上，放入莲子、红枣，加水烧开，用小火焖 1 小时，至莲子焖酥后，下白糖、大油，再用小火焖约 20 分钟，待汁干即可食用。此药膳具有健脾补肾、养心安神的功效，适于心悸失眠患者服用。

### » 黄芪粥补益心气，可治疗贫血型心悸

黄芪里含有黄芪总黄酮成分，这种物质可以防治心律失常，还可以增加心肌营养，起到强心效果，比如贫血引起的心悸心慌，其实就是损伤了心气，可以用黄芪来补气养心。以下是一款黄芪类药膳——补心汤。

具体做法：黄芩、附子各 3 克，甘草、茯苓、桂心各 9 克，石膏、半夏、远志各 12 克，生姜 18 克，大枣 20 枚，饴糖 48 克，干地黄、阿胶、麦门冬各 9 克。将以上诸药切碎，用水 3000 毫升煎煮，取汁 1000 毫升，入饴糖，分 4 次服用。此方有养心安神的功效，主治虚损不足、心气亏弱而致的心悸等。

## » 人参当归猪心汤，养心补血，益气补阳

中医学认为，猪心性平，味甘咸、平，入心经，具有补虚，安神定惊，养心补血等功效，适用于治疗心虚失眠、惊悸、自汗、精神恍惚等症。心悸患者吃猪心可以起到"以心养心"的作用。心悸患者在夏季食用人参当归猪心汤有很好的养心功效。

具体做法：取猪心1个，当归15克，人参3克，味精、食盐各适量。先将猪心剖开两半，切去筋膜，用清水洗去血污，切成片状，备用。人参、当归分别切成片状，用清水洗干净。煲内加入适量清水，先用猛火烧至水沸，然后放入以上全部材料，改用中火继续煲3小时左右，加入盐调味即可，食用时注意将当归拣出，只吃猪心、人参和喝猪心汤即可。

## » 心悸的两种按摩理疗法

生活中，我们也可以按摩相关穴位来防治心悸，具体方法如下：

第一种按摩方法很简单，先用拇指指腹依次按压内关穴、神门穴、阴郄穴（位于前臂掌侧，当尺侧腕屈肌腱的桡侧缘，腕横纹0.5寸处）、郄门穴（在前臂掌侧，曲泽穴与大陵穴的连线上，腕横纹5寸处）、心俞穴、神堂穴、三阴交穴，每次选取两三个穴位，每个穴位大约按摩5分钟。除了自己按摩外，也可以在这些穴位上贴个菜籽或绿豆，隔12～14小时换1次。这种按摩疗法可以改善适合任何心悸患者。

第二种方法就是在前面穴位的基础上，加按膈俞穴、血海穴，每个穴位按摩3～5分钟。如果心悸有规律的话，在发作前半小时进行按摩；没有规律的话，症状出现时及时进行按摩就行，这种方法适用于治疗心血不足引起的心悸。

## » 艾灸心俞、脾俞、膈俞等穴，养心补气治心悸

中医理论指出，如果在相应穴位进行艾灸，可以调节脏腑功能，养心补气，可有效防治心悸。

### 1. 艾条温和灸

取心俞、脾俞、膈俞、膻中、气海、关元、间使（位于前臂掌侧，在曲泽穴与大陵穴的连线上，腕横纹上3寸，掌长肌腱与桡侧腕屈肌腱之间）、内关、足三里等穴位，按照先背部后胸腹部、先上部后下部的顺序施灸。施灸者立于患者身体一侧，点燃艾条的一端，让其对准穴位，距离皮肤3～5厘米施灸，以患者感觉皮肤温热而无疼痛感为宜。每穴灸15～20分钟，以穴位皮肤潮红为度。施灸者注意力要集中，以免艾灰脱落，灼伤皮肤。这样的治疗每日1次，10次为1个疗程，这种艾灸方法适用于气血不足的心悸患者。

### 2. 艾条雀啄灸

选取脾俞、肾俞、命门（位于腰部，在后正中线上，第二腰椎棘突下凹陷中）、关元、内关、足三里等穴，按照先背部后胸腹部、先上部后下部的顺序施灸。施灸者将艾条的一端点燃，对准施灸部位，像鸟雀啄米似的一上一下移动，火头与皮肤应保持2～3厘米的距离。每穴灸10～15分钟。施灸者注意力要集中，以免维持距离不当，灼伤皮肤，患者也不可乱动，避免接触火头，烫伤皮肤。这样的治疗每日1次，10次为1个疗程。这种艾灸法适用于脾肾阳虚的心悸患者。

## ▶ 便秘

便秘是多种疾病的一种症状，而不是一种病。对不同的人来说，便秘有不同的症状，常见症状是排便次数明显减少，每2～3天或更长时间一次，无规律，粪质干硬。便秘通常有三种形式：痉挛性便秘、梗阻性便秘、无力性便秘。

中医认为，气虚、阴虚、脾肾阳虚都会引起便秘。中医都讲究辨证施治，便秘也有类

型之分。热秘是由体内热毒引起的，需要润肠来通便。而气虚便秘则是大肠传导无力，血虚便秘则因津枯不能滋润大肠。乍一看症状差不多，但病因往往不同，所以一定要根据自身情况来调理。

## » 芝麻养血补血，可治气血虚不足引起的便秘

中医指出，芝麻具有补气养血的作用，芝麻与杏仁、桑葚、粳米、何首乌等食物搭配食用，可用于治疗气血不足引起的便秘。

### 1. 芝麻杏仁饮

准备芝麻 200 克，杏仁 25 克，白糖适量。将芝麻、杏仁洗干净，烘干，一同研碎成末。放入锅中，加水适量，大火煮沸，炖透后调入白糖，搅拌均匀即成。此药膳具有滋阴通便、润肺止咳的功效，适用于习惯性便秘。

### 2. 芝麻粳米粥

准备粳米 100 克，芝麻 25 克，桑葚 25 克。将芝麻、桑葚洗干净、烘干，研为细末，备用。粳米入锅，加水适量，熬煮成粥，调入芝麻、桑葚粉，搅拌均匀即成。此药膳具有补益肝肾、滋阴养血的功效，适用于习惯性便秘。

### 3. 何首乌芝麻饮

准备何首乌 100 克，芝麻 100 克。另将何首乌、芝麻（炒熟）洗净，烘干，研碎为末，二者混合搅拌，备用。每日 2 次，沸水冲泡。此药膳有补肾养血、润肤养颜的功效，适用于治疗便秘。

## » 山药炖兔肉、无花果蜜粥，可治阴虚型便秘

虚秘中有一种称阴为虚秘，阴虚秘表现为大便干结如羊屎状、形体消瘦、头晕耳鸣、心烦少眠、盗汗等症状，如果你确定自己是阴虚体质，不妨试试下面的食疗方法。

### 1. 山药炖兔肉

准备山药 200 克，兔肉 150 克，葱、姜各 10 克，料酒、五香粉、盐、味精适量。山药去皮、洗净、切小块；姜、葱洗净，姜切片，葱切段；兔肉洗净，切小块。油锅烧至六成热，放入兔肉块，大火炒至兔肉变色。放入山药块、姜、葱同炒，加清水、五香粉、料酒，以小火烧煮，待兔肉熟烂，山药变软后，加入盐、味精调味即可。此药膳具有养阴生津、润肠通便的功效，主治阴虚津液不足之大便秘结、消渴等症。

### 2. 无花果蜜粥

准备粳米 50 克，无花果 30 克，蜂蜜适量。将粳米洗净，放入锅中，加适量水，大火烧开。放入无花果，熬成粥。喝粥时调入适量蜂蜜。该粥具有益气润肠的功效，阴虚体质者经常食用可有助于加快肠蠕动，可有效缓解便秘症状。

## » 牛奶蜂蜜加葱白，补气血，润肠道，轻松赶走虚秘

如果人气血两亏，津液不能滋润大肠，大肠就会干涩，就会发生排便困难的情况。此时，可以用牛奶蜂蜜加葱白来调理。方法很简单，先取 220 毫升的袋装纯牛奶 1 袋，大葱 1 根，蜂蜜 60 克，把葱洗净，去掉葱叶，只取葱白部分，切碎后用蒜臼捣成泥，然后将牛奶、蜂蜜倒入锅中，大火烧开后再将葱泥调入，再煮一会儿即可。每天清晨空腹喝，一般连服 1 周后便秘情况就会得到缓解。牛奶具有补虚弱、养心血的功效。葱白能通上下阳气，可通脉活血。此方适用于治疗虚秘。如果你觉得葱泥不好吃，可以用纱布将葱泥包起来绞汁，然后用葱汁与牛奶、蜂蜜同煮。

## » 治疗便秘的良方——麻子仁粥

引起便秘的主要原因有饮食不均衡、运动不足、压力过大、生活不规律等。用饮食调理便秘自然是长久之法，但有的时候也要适当辅之以药物。麻仁丸是我国中医用来治疗便秘的一个良方，它可以润肠通便，滋养补虚，适用于邪热伤阴，或素体火旺、津枯肠燥所致的大便秘结，脘腹胀满，恶心欲呕等。

不过这个方子有些复杂，我们可以适当改良一下，改喝麻子仁粥。具体做法：准备麻子仁20克，大米100克，白糖适量。将麻子仁洗净，放入锅中，加清水适量，浸泡5～10分钟后，水煎取汁，加大米煮粥，待熟时调入白糖，再煮一二沸即成，每日1剂，连续3～5天。但要注意，年老体虚、津亏血少者，不宜服用麻子仁。

## » 撮谷道，固精强肾，可预防肾阳虚型便秘

改善便秘症状有一种安全有效的保健方法——撮谷道。撮谷道，其实就是收缩肛门。为什么撮谷道能治便秘呢？在中医看来，肾开窍于二阴，司二便，也就说肾掌管着大小便的排泄。肾阳是人体阳气的根本，对各脏腑组织起着温煦、生化作用，如果人肾阳亏损，不能濡润肠道，就会出现便秘。老年人易发生这种情况。而撮谷道具有固精强肾的作用，所以能改善因为肾阳虚导致的便秘。

撮谷道的方法为：放松全身，将臀部及大腿用力夹紧，配合收气，舌舔上腭，向上收提肛门，稍闭气，然后慢呼，全身放松。每天坚持收（提）缩若干次，每次1～2分钟，若大便后应延长至2～3分钟。此法适合各个年龄段的人群，尤其是中老年人。在练习的时候要注意：撮谷道养生法须坚持较长时间锻炼，方能见效。对于肛门局部感染、急性发炎、肛周脓肿等患者忌用此法。

## » 天枢穴——摆脱便秘的要穴

在经络中，天枢穴属于足阳明胃经穴位，是阳明脉气所发处。《黄帝内经·素问》中记载："天枢之上，天气主之；天枢之下，地气主之，气交之分，人气从之，万物由之。"明代医学家张景岳解释说："枢，枢机也。居阴阳升降之中，是为天枢。"人体吸收的营养物质从天枢穴开始分成清与浊，清归上，浊归下，天枢穴就像一个中转站。

那么，在哪里呢？仰卧时腹部肚脐向左右三指宽处，即为天枢穴。天枢穴不仅是胃经上的重要穴位，还是大肠经的"募穴"。募穴是指集中了五脏六腑之气的胸腹部穴位。因为天枢穴近邻脏腑，所以，如果内外的病邪侵犯，天枢都会出现异常反应。从位置上看，天枢正好对应肠道，因此对此穴的刺激，能促进肠道的良性蠕动，增强胃动力。所以，便秘患者可以找天枢穴来解决，比如可以按摩天枢穴，按摩次数一般以出现酸麻胀痛感为宜。

# ▶ 痛经

痛经又叫经行腹痛，是指妇女在行经前后或正值经期，小腹及腰部疼痛，常可伴面色苍白，头面冷汗淋漓、手足厥冷、泛恶欲吐等证候，而且有周期性的特点。中医认为，不通则痛，通则不痛，一旦气血瘀滞，就会引发痛经。

痛经也分很多种：如果是胀痛或腹部阵痛，属于气滞，需要调畅气机；如果是剧痛，而且血块流出时痛会减轻，这属于血瘀，需要活血化瘀；如果喝热水或敷热水袋后，疼痛减轻，说明体寒；如果遇热后，疼痛加重了，说明体热。在按摩后疼痛减轻，属于虚证；越按摩越痛则说明是实证。经前期痛多属于实证，经后痛或痛更甚多属于虚证。实证多由寒气侵袭，气滞血瘀引起，虚证多由气血亏虚引起。在调养的时候，一痛经就吃乌鸡白凤丸、喝红糖水是不科学的，一定要认清自己的痛经类型再进行调理。

## » 黑豆益气补血，可以缓解痛经症状

黑豆有活血解毒的功效，对女性由痛经所引起的身体不适有改善作用。黑豆与米酒、鸡蛋、猪肉、鸡血藤、白凤仙花等搭配为食，可以缓解及治疗痛经症状。

### 1. 黑豆鸡蛋汤

准备 1 个鸡蛋，50 克黑豆，100 克米酒。先把黑豆洗净，放入锅中，煮熟加入鸡蛋，再兑入米酒，即成。此食疗方有益阳通精、补益气血的功效，适用于经后小腹隐隐作痛，身疲力乏等症。

### 2. 猪肉黑豆汤

准备 50 克黑豆，150 克猪肉，25 克鸡血藤，精盐适量。先把黑豆清洗干净，猪肉洗净，切成块，鸡血藤用纱布包好，再一同放入砂锅内，加水适量，大火熬炖 1 小时，放入调味品，搅拌均匀即成。此食疗方具有调经止痛、养血活血的功效，适用于由气血虚弱引起的痛经。

### 3. 黑豆凤仙酒

准备 50 克黑豆，100 克白凤仙花，500 毫升白酒。先把黑豆、白凤仙花洗净，放入容器中，加入白酒，密封后浸泡一周即成。此药酒具有补虚和血、滋补调经的功效，适用于治疗痛经、月经不调等症。

## » 体质偏寒女性的两个痛经食疗方

寒性体质的女人容易出现痛经的情况，对这些女人可以用以下两种药膳进行调补：

### 1. 当归红花饮

准备当归、红花各等份，用沸水冲泡，或者用水煎煮，饮用时可放适量的红糖。此药膳适用于偏寒的痛经患者。

### 2. 姜枣红糖莲子羹

准备生姜、红枣各 20 克，红糖 30 克，莲子 50 克。先把生姜、红枣、莲子洗净，莲子先浸泡 2 小时，备用。锅中加水，大火烧开后，放入莲子、生姜、红枣，煮 20 分钟后，放入红糖，即可起锅。此药膳适用于体质偏寒、气血亏虚的痛经患者。

## » 盐袋热敷法，可治气血虚亏型痛经

如果女性气血虚亏，也容易产生痛经的情况，此类女人可以用热敷法改善痛经症状。

具体做法：取粗盐 500 ~ 1000 克，桂皮、盐、葱各适量。将所有材料放入锅中炒热，或者用微波炉加热，然后用布袋装好，敷于腰骶部，时间 15 ~ 20 分钟。这个方法具有补肾温阳的功效，尤其适合气血亏虚的痛经女性使用。

## » 隔姜灸，温经散寒，治疗阳虚型痛经

阳虚体质的女性由于素禀阳气不足，虚寒内生，胞宫失于温煦，血失温运，以致血行不畅，不通则痛，最后导致痛经。治疗这种痛经可以艾灸关元、气海、肾俞等穴位，这种疗法具有温补阳虚、疏通气血、疏导经络的功效，可以调整人体的阴阳平衡，增强机体的抗病能力，最后达到扶正祛邪、告别疼痛的目的。艾灸这些穴位可以采用隔姜灸，因为生姜性温热，具有温经散寒的作用。

艾灸方法是先切取厚约 2 厘米的生姜 1 片，用针穿刺 3 ~ 8 个小孔，将姜片放在穴位上，再将艾条点燃，隔着姜片施灸，每次 15 ~ 30 分钟，直至皮肤潮红为度。每天灸 1 次。一旦肾阳得到了温补，体内的经血会流畅起来，阳虚体质有所改善，痛经症状也会减轻或消失。

## » 各种类型痛经的足浴疗法

泡脚也可以帮女性朋友们赶走痛经的困扰，如果再配合使用一些祛寒补虚的中药，效果会更明显。以下是几款治疗各种类型痛经的足浴药方。

### 1. 益母草汤

准备益母草、香附、乳香、没药、夏枯草各20克。将上药放入锅中，加入清水适量，浸泡5～10分钟后，水煎取汁，放入浴盆中，待温度适宜时洗浴并足浴。此足浴药方具有活血散寒、温经止痛的功效，主治痛经伴有小腹疼痛，遇寒加重，经色暗黑夹血块症。每日2次，每洗30分钟，每日1剂，连续2～3天。

### 2. 一味红花汤

准备5克红花。先把上药放入锅中，加入清水适量，先浸泡5～10分钟后，水煎2次，两液合并，置于浴盆中，待温时足浴，每日2次，每日1剂；再将红花药渣捣烂，外敷于足心涌泉穴，每日换药1次，连续3～5剂。于月经前1周开始使用，连用2～3个月经周期。此足浴药方具有活血化瘀的功效，适用于治疗血瘀型痛经，症见小腹刺痛，经色紫暗夹有血块。

### 3. 当归益母草汤

准备当归、益母草各10克。将上药放入锅中，加入清水适量，浸泡5～10分钟后，水煎取汁，置于浴盆中，待温时足浴。此药方有养血、活血、止痛的功效，适用于血虚痛经，症见小腹疼痛，月经量少，面色苍白等。每晚1次，每剂药可用3天，连续2～3剂。于月经前1周开始使用，连用2～3个月经周期。

### 4. 杜仲菟丝子汤

准备杜仲、菟丝子各等量。将二药共研细末，装瓶备用，使用时每次取药末5克，于夜晚睡前置浴盆中加适量温水足浴。此足浴药方具有补益肝肾的功效，适用于治疗肾虚型痛经，症见痛经伴有小腹疼痛，畏寒肢冷。每日1次，连续2～3个月。


# ▶ 腹泻

中医理论指出，人体的胃负责收纳，接收吃进来的食物；脾主运化，把这些食物转化成精微物质，并运输到身体各个部位；小肠负责分清泌浊，把从胃腑接收的物质分辨清浊后，该排的排出去。一旦脾胃之气亏虚了，不但食物运化不了，还会导致小肠无法分辨清浊，于是肠腑内水谷夹杂而下，就会引发腹泻。夏季腹泻多因脾胃受寒湿侵犯引起。另外，脾胃天生不足、久病气虚的人，或者是肾气亏虚的人，往往易患慢性腹泻。由此可见，治疗腹泻时，最关键的就是健脾胃。

## » 山药健脾胃，补肺肾，止腹泻

山药有利于脾胃的消化、吸收功能，是一味平补脾胃的药食，可用于治疗脾胃虚弱造成的慢性腹泻。

### 1. 山药红枣粥

准备山药50克，大米150克，红枣6颗，红糖20克。将红枣去核，山药去皮切片，与大米同放锅内，加适量水烧沸。用文火煮30分钟，加入红糖搅匀。此药膳有补脾胃、止泻的功效，适用于脾虚肠炎患者。

### 2. 青酥山药

准备山药500克，白糖125克，淀粉100克，植物油750毫升，醋30毫升。将新鲜山药蒸熟后去皮，切片，用植物油炸至金黄。将炸山药片放入另一锅里，加入清水、白糖，用文火烧 5 ~ 6 分钟后，加醋、味精，用淀粉勾芡即可。此药膳有健脾胃、补肺肾的功效，适用于脾胃虚弱、腹泻患者。

## » 生姜红枣粥，暖胃祛寒，赶走夏季腹泻

夏季腹泻多因脾胃受寒湿侵犯引起，药膳生姜红枣粥可有效治疗夏季腹泻。

具体做法：取生姜 15 克，红枣 5 枚，粳米 100 克。将生姜洗净去皮，切成姜丝，红枣洗净去核，粳米淘洗干净；然后将粳米放入锅内，加入清水 1000 毫升烧开，放入姜丝、红枣，用文火熬煮成粥。吃法为每日 2 次，早晚温热服食即可。在这道粥中，姜是温胃散寒的良药，用生姜煮粥，确有比较理想的温肺暖胃祛寒的效果。红枣具有补气健脾的功效，是脾虚患者的食疗佳品。

## » 阳虚型腹泻的两种疗法——艾灸神阙、按摩气海

当身体的阳气不足，没有足够的能量运化食物的时候，食物进入胃肠后就直接排出去了，也就是腹泻。针对这种腹泻，可以用以下两种方法来调治。

### 1. 艾灸神阙穴

阳虚的人出现腹泻时，可以艾灸神阙穴。点燃清艾条对准神阙穴（在脐区，脐中央，也就是肚脐的位置），保持适当的距离，不要烫伤皮肤。如果用完一根艾条后，还没有明显改变的话，还可以再尝试一根。

### 2. 按摩气海穴

气海穴（在下腹部位，前正中线上，脐下 1.5 寸）可以调理全身之气，它是小肠经的募穴。如果你的小肠功能不好，老是腹泻，可以经常点按或者艾灸气海穴，这种方法适用于体质虚寒的腹泻患者。

## » 温中散寒，理气祛湿——腹泻足浴疗法

受寒湿侵犯是引发腹泻的一个原因，针对这种情况可以用中药足浴法来调理，具体方法如下：

### 1. 艾叶止泻汤

取艾叶（或鲜野艾）250 ~ 300 克。把艾叶洗净，加水 1500 ~ 2000 毫升，水煎待沸后去渣取汁，趁热置木盆内浴足 10 ~ 15 分钟，每日 3 ~ 5 次，水冷后，可再加热重复应用。每日 1 剂，连续 3 ~ 5 天。此方具有温中健脾的功效，适用于风寒或食积泄泻，症见腹泻反复发作，病程较长，大便不成形，夹有不消化食物等。

### 2. 茜草汤

取茜草 30 ~ 60 克。将上药放入锅中，加清水适量，浸泡 5 ~ 10 分钟后，水煎取汁，放入浴盆中，待温时足浴，每次 15 ~ 30 分钟，每日 2 ~ 3 次，每日 1 剂，连续 3 ~ 5 天。此方具有温中散寒、理气除湿的功效，适用于寒湿型腹泻。

### 3. 吴萸壳汤

取吴茱萸 30 克，罂粟壳、肉豆蔻、桂枝、木香、陈皮各 20 克。将上药放入锅中，加清水适量，浸泡 5 ~ 10 分钟后，水煎取汁，放入浴盆中，待温时足浴，每次 15 ~ 30 分钟，每日 2 ~ 3 次，每日 1 剂，连续 3 ~ 5 天。此方具有温中止泻的功效，适用于各种寒性、慢性腹泻患者。

# ▶ 性功能障碍

性功能障碍是指不能进行正常的性行为，或在正常的性行为中不能获得满足。引起性

功能障碍的原因很多，肾虚只是其中的一种。肾虚一般表现为腰膝酸软、怕冷、大便溏薄等症，像这样的患者才需要补肾。另外，肝气郁结，体内的气机不畅，也会引发性功能障碍。性功能障碍也与脾有关。脾气虚弱了，气血供应不足，导致宗筋失养，作强无力。阳痿、早泄、性冷淡等都属于性功能障碍。

## » 羊肉补肾壮阳，可预防阳痿

中医认为，羊肉性温热，有助元阳、补精血的作用，适时地多吃羊肉能起到补肾壮阳的作用，对阳痿早泄患者很有好处。以下是两个辅助治疗阳痿的食疗方：

### 1. 参归羊肉

准备羊肉500克，党参30克，当归15克，植物油、葱、姜、香菜、盐、花椒、桂皮各适量。羊肉切块，开水氽过捞出；党参、当归用纱布包好。砂锅内放水，下羊肉块、葱段、姜片、党参、当归药包、盐、花椒、桂皮，文火焖3小时，至羊肉烂熟，捞出沥净汤。油锅烧热，放入羊肉块，炸至金黄色，捞出，置盘中，撒香菜段即可食用，吃时要饮一碗羊汤。此食疗方具有增温防寒、补益阳气的功效。

### 2. 羊肾粳米粥

准备1对羊肾，200克粳米。先把羊肾洗净，剔除筋膜腺腺，切块；粳米淘洗干净，与羊肾同放入砂锅中。文火煮至肾熟粥成，甜食、咸食都可，早晚各服用1次。在此食疗方中，羊肾以脏补脏，能温肾壮阳，治疗肾阳不足、肢冷畏寒、遗精阳痿等症。

## » 泥鳅补益肾阳，治肾阳虚型阳痿有奇效

中医理论认为，泥鳅性甘味平，有暖中益气、壮阳的功效，中医建议，肾阳虚的阳痿患者可以多吃一些泥鳅。

### 1. 山楂泥鳅汤

选取养净的泥鳅3条，山楂20～35克，韭菜子25克。先把山楂和韭菜子加水3碗煮沸3分钟，放入活泥鳅，盖好盖，煮2分钟，夹出泥鳅，除去内脏，继续放入锅内，再用文火煎15～20分钟，加少许盐，撒上葱花，饮汤食泥鳅。此药膳具有补肾壮阳的功效，适用于肾阳虚阳痿患者食用。早、晚各1次，7天为1个疗程。

### 2. 虾仁泥鳅汤

选取养净后的泥鳅6条，虾肉40克。先将油锅烧热，放入3片姜爆香，放入泥鳅煎至金黄，加水约3碗，放虾肉50克，大火煮沸，小火煮15～20分钟，喝汤吃泥鳅、虾仁。此药膳具有补益肾阳的功效，能改善阳痿症状。每日服1次。

## » 女人性冷淡，多半是阴虚惹的祸

有这样一个触目惊心的数字，女性性冷淡的发生率约为30%～40%，也就是说，每三个女性就有一个性冷淡。一般来说，女性的性冷淡也有阴虚的原因。在生理上，绝经期以后也会导致出现对性需求的减少情况。另外，长期阴虚，也是导致性冷淡的原因之一。针对阴虚引起的性冷淡患者，可以用以下几种滋阴药膳来调理：

### 1. 鳖甲炖鸽

准备鳖甲50克，鸽子1只。鸽子去毛和内脏，鳖甲打碎，放入鸽子腹内，共放入砂锅，加水适量，慢火炖熟后调味即可。此药膳具有益肾精、补肝血的功效。

### 2. 金针炖水鱼

取水鱼1只（约500克），猪瘦肉200克，金针菜30克，木耳15克，调料适量。先把金针菜、木耳（浸开）洗净。再将猪瘦肉洗净，切成片；水鱼用热水烫，削开，去内脏，洗干净，切成块。把全部材料放入炖盅内，加开水适量，炖盅加盖，隔开水炖2～3小时，调

味食用。此药膳具有滋阴降火、补肾、补血的功效。

### 3. 淮山玉竹炖白鳝

取白鳝 500 克，淮山药、玉竹各 60 克。将白鳝去内脏并洗净，淮山药、玉竹洗净，切短段。将全部材料放入炖盅内，加开水适量，炖盅加盖，文火隔开水炖 3 小时，调味供用。此药膳具有滋阴补虚、退热生津的功效。

### 4. 红烧龟肉

取乌龟 1 只（约 400 克），菜油 60 克，黄酒 20 克，生姜、葱、花椒、冰糖、酱油各适量。将龟放入盛 40℃温水的盆中，使其排尽尿，然后剁去头、足，剖开，去龟壳、内脏，洗净，将龟肉切块。锅中加菜油，烧热后，放入龟肉块，反复翻炒。再加生姜、葱、花椒、冰糖等调料，烹以酱油、黄酒，加适量清水，用文火煨炖，至龟肉烂为止。此药膳具有滋阴补血的功效。

### 5. 冰糖黄精汤

取黄精 30 克，冰糖 50 克。黄精用冷水泡发，加冰糖，用小火煎煮 1 小时即成。此药膳具有滋润心肺的功效。

### 6. 海带鸭块汤

取鸭肉 500 克，水发海带丝 150 克，姜 20 克，盐、胡椒面各 5 克，鲜汤 2000 毫升。将鸭肉洗净，砍成块，用沸水焯一下捞起；海带丝漂洗干净；把姜拍碎；鲜汤入锅，下鸭块、姜、盐、胡椒面、海带丝，先旺火煮开，后用小火炖至鸭块酥烂时即可。此药膳具有清补健身、行滞散结的功效。

### 7. 鱼鳔鹅肉汤

取鱼鳔 30 克，净鹅肉 250 克，精盐、味精、食用油各适量。将鹅肉切块，与鱼鳔共加水煮熟，放盐等调味品。此方具有补气养阴、补肾益智的功效。

## » 泡泡脚，温补肾阳，让男人不再"英雄气短"

阳痿的男人在生活中可以用中药泡泡脚，也能治疗阳痿，以下是几种适合阳痿患者使用的足浴药方：

### 1. 杜仲寄生汤

准备杜仲 50 克，桑寄生、枸杞子、锁阳、桂枝各 30 克。先把上药放入锅中，加入清水适量，浸泡 5 ~ 10 分钟后，水煎取汁，置于浴盆中，待水温适宜时足浴。此足浴方有温补肾阳、填充精血的功效，适用于肾虚阳痿，症见腰膝酸软、下肢无力、神疲自汗等。每晚 1 次，每剂药可用 2 天，连续 5 ~ 10 剂。

### 2. 菟丝子附片汤

准备菟丝子、补骨脂、锁阳各 10 克，附片 5 克。把上药放入锅中，加入清水适量，浸泡 5 ~ 10 分钟后，水煎取汁，置于浴盆中，待水温适宜时足浴。此足浴方有补肾助阳的功效，适用于治疗肾虚阳痿。每晚 1 次，每剂药可用 2 天，连续 5 ~ 10 剂。